中华钩活术系列丛书

中华钩活术

钩鎴针治疗腰骶椎退变性及软组织疾病

魏玉锁　著

U0311461

全国百佳图书出版单位

中国中医药出版社

·北京·

图书在版编目（CIP）数据

中华钩活术钩鍉针治疗腰骶椎退变性及软组织疾病 / 魏玉锁
著 . —北京：中国中医药出版社，2023.8
（中华钩活术系列丛书）
ISBN 978 - 7 - 5132 - 8243 - 7

Ⅰ . ①中…　Ⅱ . ①魏…　Ⅲ . ①腰骶部 - 脊柱病 - 针刀疗法
Ⅳ . ① R245.31

中国国家版本馆 CIP 数据核字（2023）第 108448 号

中国中医药出版社出版

北京经济技术开发区科创十三街 31 号院二区 8 号楼
邮政编码　100176
传真　010-64405721
河北品睿印刷有限公司印刷
各地新华书店经销

开本 787×1092　1/16　印张 27.75　彩插 0.75　字数 589 千字
2023 年 8 月第 1 版　　2023 年 8 月第 1 次印刷
书号　ISBN 978 - 7 - 5132 - 8243 - 7

定价　86.00 元
网址　www.cptcm.com

服 务 热 线　010-64405510
购 书 热 线　010-89535836
维 权 打 假　010-64405753

微信服务号　zgzyycbs
微商城网址　https://kdt.im/LIdUGr
官 方 微 博　http://e.weibo.com/cptcm
天猫旗舰店网址　https://zgzyycbs.tmall.com

如有印装质量问题请与本社出版部联系（010-64405510）

内容提要

本书为中华钩活术钩鍉针治疗腰骶椎退变性及软组织疾病分册，主要内容共8章，包括基础概要、腰椎间盘突出症、脊柱胸腰段骨质疏松症、脊柱腰骶段周围软组织劳伤、腰骶段脊柱周围软组织无菌性炎症、第三腰椎横突综合征、臀部软组织坐骨神经疼痛综合征、其他腰骶部软组织疼痛综合征。各章节中详细介绍了每种疾病的病因病机及病理、诊断、鉴别诊断、辨病、辨证、中医分型钩活术治疗、康复与预防。钩活术治疗部分详细阐述了选穴原则、选穴注意、选钩原则、钩深（深度）、钩角（钩进角）、手法、钩法、钩度及典型病例，体现了钩活术技术规范、高效、安全的特点，且具备了完整的理论体系。本书内容实用，针对性强，论述客观严谨，仅供广大从事中医临床工作的医务人员，尤其是中华钩活术流派的执行人参考使用。

前　言

　　中华钩活术系列丛书共九册，第一册为总论册，介绍基础概念和理论内容；第二册至第九册为分论册，介绍钩活术治疗相关病种的具体内容。本书为系列丛书中的第三册，名称为《中华钩活术钩鎁针治疗腰骶椎退变性及软组织疾病》。历经36年的创新发展，钩活术技术具备了完整的理论体系和丰富的临床经验，随着第一册总论内容的出版，根据临床的需求，尤其是一次性使用钩活术钩鎁针钩针的临床应用内容的更新，分论册亟待陆续发行，目的在于扩大学术交流，使更多的医务工作者掌握钩活术技术，更好地提供钩活术相关中医医疗服务，为更多的腰骶椎退变性疾病、脊柱相关疾病等患者解除病痛，为祖国中医药事业的复兴做出一分贡献。

　　本书共八章，重点突出内容：①一次性使用钩活术钩鎁针钩针治疗腰骶退变性及软组织疾病的操作步骤；②不及与太过理论，五钩法与五手法在腰骶椎疾病中临床应用的标准；③4类86型钩鎁针治疗腰骶椎疾病的使用规律；④梨三穴；⑤重点介绍了重深双软的应用特点和注意事项；⑥疗程和再次治疗的标准；⑦中华钩活术钩度量表与疼痛量表之间的关系；⑧典型病案。反映了应用钩活术技术治疗腰骶椎疾病的创新内容。

　　赵晓明、国凤琴、魏乐为本书的资料收集、内容整理、图表设计、文字校对等做了大量工作，在此表示感谢！

　　由于作者水平有限，书中不足或不当之处，恳请专家、医界同仁和读者给予批评指正。

魏玉锁

石家庄真仁中医钩活术总医院

2022 年 12 月

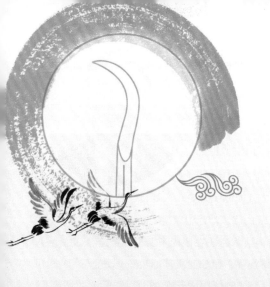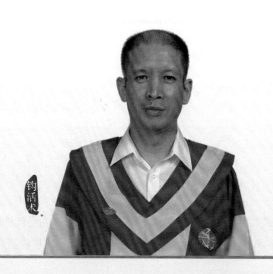

■ 著者简介

魏玉锁，主任中医师，钩活术创始人，钩鍉针发明人，腧穴坐标定位法创始人，钩鍉针君臣佐使系统配伍发明人，新夹脊穴发明人，针法组合解除疾病集合理论的创始人，十针法十治法组合人，视觉模拟钩度法发明人，2009脊柱侧弯测量法发明人，中华钩活术流派开派人和学术带头人，石家庄真仁中医钩活术总医院院长，全国钩活术治疗退变性脊柱关节病临床教育基地主任，中国民间中医医药研究开发协会钩活术专业委员会会长，国家中医药管理局适宜技术钩活术师资教师，中华中医药学会会员，中国针灸学会会员，中国针灸学会新九针专业委员会副主任委员，中国中医药报社理事会理事，河北省中医药学会钩活术专业委员会主任委员，中国民间中医医药研究开发协会专家委员会专家，中国生命关怀协会非药物疗法专业委员会专家，世界中医药学会联合会互联网健康产业分会副理事长。

2003年10月获第二届河北省青年科技奖提名奖；2005年11月获全国农村基层优秀中医荣誉称号；2011年2月获"中华中医药学会科技之星"荣誉称号；2017年11月荣获斯里兰卡"世界传统医学创始人金奖"；2017年11月荣获斯里兰卡"世界传统医学优秀成果奖"；2017年11月荣获斯里兰卡"健康大使"荣誉称号；2018年11月荣获澳大利亚"第四届传统中医药国际论坛演讲证书"。著书16部：中华钩活术专著9部；其他著作7部（其中国家级钩活术标准规范6部、科普1部）；《中医微创钩活术（钩针）技术诊疗方案和临床路径》主编；《中医钩活术技术操作规范》主编；《中医医疗技术手册》2013年普及版编委。获中华中医药学会科技进步奖三等奖1项，学术著作奖三等奖1项；河北省科技成果6项；河北省科技进步奖6项（二等奖3项、三等奖3项）。获国家专利13项（发明专利2项，实用专利11项）；发表核心期刊论文40余篇，其中钩活术相关论文27篇；于中国中医药报以4版篇幅介绍钩活术。

Zhonghua Gouhuoshu

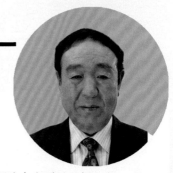

关于对钩活术专著的评价

钩活术疗法是一门新兴的中医学科，其微创治疗方式及相关理论令人耳目一新，也显示了其独特的临床价值。由于在慢性软组织损伤等疾病的临床治疗中获得了确切的、可重复的效果，因此，22年来，在钩活术理论指导下的钩活术疗法在国内不断得到推广。不过，纵观全国的推广现状，似乎在会议推广上尚有待加强。比如此次拜师和经验交流大会是很好的推广模式，我本人恰好了解了钩活术：第一，了解到钩活术的四大创新；第二，了解到钩活术面向全国推广；第三，了解到钩活术强调无菌操作；第四，了解到钩活术的标准设定；第五，了解到钩活术的系列专著。

中医要发展，中医要传承，发展在于创新，传承在于革命，钩活术疗法既有创新，又有革命，在古九针和新九针中锋勾针的基础上创新发展了四位一体的钩鍉针，而且系统性使用了君臣佐使的配伍规律，充分而科学地把方剂学中君臣佐使的配伍规律运用到钩鍉针的创新、研发及相互关系上，这是一场中医针具的大革命。拜师学艺成熟的模式没有变，加之区域保护、微信指导、电话指导、每年一会的传承方式，使钩活术得到了有效而广泛的传承，每个传承弟子得到真传，有效服务于当地患者，遇到技术难题直接与钩活术创始人魏玉锁沟通，利用现代网络工具快速解决问题。

几十年来，针灸学科的实验研究取得了丰硕的成果，有关针灸作用机理的研究也在一定程度上促进了针灸临床技术的进步。但总体来说，传统的针灸治疗仍难以满足临床需要，而钩活术疗法的介入大大弥补了传统针灸疗法的不足。我欣慰地看到，国内多家医疗机构的针推科开展了钩活术技术，我认为这对丰富针灸学的内涵、促进针灸学的学科发展、提高针灸的临床疗效都具有重要意义。尤其是针法中的钩法、割法、挑法、刺法、推法、钻法、弹法、剥法、捣法、抽法已全面用于钩活术临床。

通过对钩活术总医院的现场调研和对魏玉锁钩活术专著的大致翻阅，发现专著中直观地展示了钩活术治病的基本原理及操作要求，并详细介绍了钩活术的治疗过程和辨证论钩及注意事项，钩活术疗法的诞生势必带来很好的社会效益和丰厚的经济效益，无疑对中医的发展起到了积极推动的作用。我推荐其申报中华中医药学会最高著作奖。

国医大师，博士生导师
主任医师，教授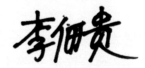

2018 年 1 月 25 日
于石家庄真仁中医钩活术总医院

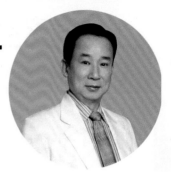

关于对钩活术专著的评价

　　钩活术疗法是在古九针和新九针中锋勾针的基础上发展而来的一种新疗法，2009年6月24日成为国家中医药管理局第四批适宜技术推广项目。钩活术的钩有三个含义：①针具是弧形的弯针——钩鍉针。②钩治过程运动的轨迹是一个弧形。③钩治的靶点是本椎体（弧形）下关节突。活有三个含义：①使动用法，使之活之意。②活血化瘀、舒筋活络。③活动灵活、功能恢复、生机勃勃。术有三个含义：①钩活术无菌操作技术。②中医特异针技术。③中医适宜技术。

　　技术在于创新，钩活术创始人魏玉锁在2017年12月9日上海金庭庄园酒店召开的世界中医药学会联合会第三届传统医药大会暨世界中联传统医药合作委员会成立大会上介绍了钩活术的四大创新：第一是针具的创新。钩活术所用之针具全部是弯针，粗、大、宽、弧、刃、板科学组合，钩尖、钩弧、钩板、钩刃四位一体，是我们治疗疼痛的好工具，战胜疼痛，先进的武器是关键。第二是腧穴的创新。新夹脊穴位于脊柱的两侧，结合现代影像学和解剖学，每个椎体的下关节突在体表的投影为新夹脊穴的定位点，分为脊穴、撇穴、撇撇穴，共83个新夹脊穴，治疗疼痛，脊柱是核心，脊柱运动而产生的疼痛，下关节突是核心。第三是坐标定位法的创新。根据影像的结果，以本椎体的棘突和椎体的下线为基准，建立平面直角坐标系，通过平面直角坐标系精准确定新夹脊穴，准确反映椎体的旋转度、侧摆度和稳定度，精准的靶点是治疗疼痛的关键。第四是理论的创新。中医讲不通则痛、不荣则痛，是我们的传统理论，通过钩活术疗法我们又总结了张力增大则痛、压力增大则痛、不平衡则痛等理论，扩大了疼痛理论的范围。

　　在中医疼痛治疗手段方面，除手法外，针具是关键。钩活术钩鍉针不但力度大、十法并用，而且安全系数较高、患者接受率高、临床疗效显著，充分体现了中医的优势，我认为钩活术疗法的针具设计，君臣佐使配伍合理、材质选择刚柔并举、钩头组合井然有序、型号之多目前之最，临床操作规范，学术水平较高，实用价值较大，治疗机理明确。钩活术专著重点介绍了钩活术疗法所治疾病的诊断及鉴别诊断、中医辨证分型、钩活术选穴规律、钩治过程及方法、钩治要点、深度和钩度、注意事项、五类83型钩鍉针的选择规律、预防与康复，系统而有序，特别适用于临床医生。予推荐钩活术专著申报最高奖项。

世界中医药学会联合会传统医药合作委员会会长
中国脊柱医学会会长
《中华脊柱健康医学》杂志社社长兼主编

2018年1月29日于石家庄

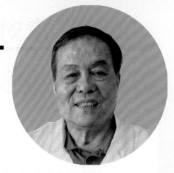

关于对钩活术专著的评价

"标新立异，革故鼎新，继往开来，独树一帜。"钩活术疗法的创立是在古九针和新九针中锋勾针的基础上发展创新，研发了系列钩鍉针，是利用中医特异专利钩鍉针（软组织钩鍉针、硬组织钩鍉针），以中医理论和针灸学理论为指导，结合解剖学、影像学、骨伤科学、骨膜学、软组织外科学、生物力学、疼痛治疗学，通过辨证施治（钩）的原则，对相应腧穴进行常规治疗（钩、割、挑、刺、推、钻、弹、剥、捣、抽），达到钩治法、割治法、挑治法、针刺法、放血法、减压法、减张法、疏松法、温补法、平衡法十法并用为目的的一种无菌操作技术，称为钩活术。

技术在于创新，钩活术创始人魏玉锁在2017年11月18日郑州金庭庄园酒店召开的第十一次全国骨病学术委员会学术研讨会第五届河南省骨伤学术委员会换届会议暨第二届全国罗有明医学学术委员会研讨会上介绍了钩活术的四大创新：第一是针具的创新。钩活术所用之针具全部是弯针，粗、大、宽、弧、刃、板科学组合，钩尖、钩弧、钩板、钩刃四位一体，是我们治疗疼痛的好工具，战胜疼痛，先进的武器是关键。第二是腧穴的创新。新夹脊穴位于脊柱的两侧，结合现代影像学和解剖学，每个椎体的下关节突在体表的投影为新夹脊穴的定位点，分为脊穴、撇穴、撇撇穴，共83个新夹脊穴，治疗疼痛，脊柱是核心，脊柱运动而产生的疼痛，下关节突是核心。第三是坐标定位法的创新。根据影像的结果，以本椎体的棘突和椎体的下线为基准，建立平面直角坐标系，通过平面直角坐标系精准确定新夹脊穴，准确反映椎体的旋转度、侧摆度和稳定度，精准的靶点是治疗疼痛的关键。第四是理论的创新。中医讲不通则痛、不荣则痛，是我们的传统理论，通过钩活术疗法我们又总结了张力增大则痛、压力增大则痛、不平衡则痛等理论，扩大了疼痛理论的范围。

在中医骨伤除手法治疗外，就是针法治疗，钩活术钩鍉针不但十法并用、力度大，而且安全系数较高、临床疗效显著，充分体现了中医的优势，尤其是钩活术钩鍉针的弧顶部能深入骨膜进行骨按摩，这是该针具在按摩方面体现的最大优势。我认为钩活术疗法的针具设计为弧形、材质刚柔并举、钩头钝性锐性反向组合科学合理，临床操作规范，学术水平较高，实用价值较大，治疗机理明确。钩活术专著重点介绍了钩活术疗法所治疾病的诊断及鉴别诊断、中医辨证分型、钩活术选穴规律、钩治过程及方法、钩治要点、深度和钩度、注意事项、五类83型钩鍉针的选择规律、预防与康复，系统而有序，特别适用于临床医生。予推荐钩活术专著申报最高奖项。

世界针灸推拿骨伤学会主席
全国高等中医院校骨伤教育研究会会长
北京中医药大学教授

2018年1月24日于北京

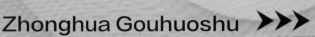

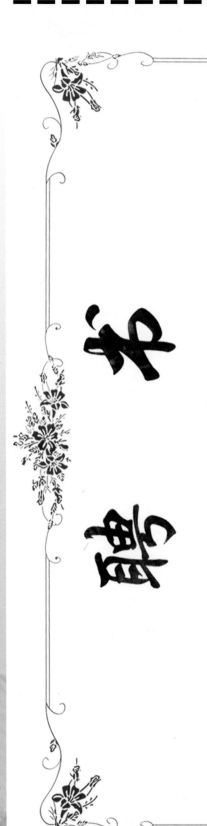

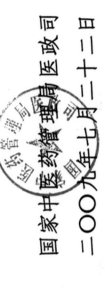

现聘请河北省石家庄市真仁钩活术医院魏玉锁同志为中医药适宜技术（钩活术）省级师资授课教师。

国家中医药管理局医政司

二○○九年七月二十二日

目录

第一章　基础概要

　　腰骶椎病的有关临床检查和中医检查与诊断已在《中华钩活术基础理论与专用钩鍉针》中介绍，所以在本书中不再赘述，本章节简要介绍腰骶的变异、骶髂关节、腰骶椎周围软组织的生理、病理、退变、脊神经和软组织损伤与修复及有关检查，中华钩活术钩鍉针治疗腰骶椎退变性及软组织疾病的基本内容、适应证、禁忌证、术前检查、操作步骤、术时和术后异常情况的处理、疗程等。

第一节　腰骶椎及周围软组织的部分生理解剖

　　重点介绍腰骶的变异、骶管的变异、腰骶部主要关节、腰椎椎间盘、肌肉（梨状肌）、韧带、筋膜等。

一、腰椎骶化和骶椎腰化

　　1. 骶化和腰化　第5腰椎骶化为横突与骶骨融合，可为双侧或单侧，其影响不同。如单侧融合，常引起脊柱侧凸，因肌肉不平衡而易发生关节炎及疼痛；因关节不对称而使腰部易于受伤，此为下腰部疼痛的常见原因之一。另外，第5腰椎骶化者其横突常较宽，位置也较深，第5腰椎神经所通过的椎间孔变窄，可使神经受压迫而产生坐骨神经痛的症状。部分人由于腰骶干跨越腰椎横突前面的部分受牵扯而产生疼痛。

　　有时第5腰椎横突与骶骨翼上面接触而形成假关节，这是骶化的早期，可无症状，亦可出现持续性腰痛。其原因为两骨直接摩擦、邻近的腰骶干受刺激或第5腰神经受压迫所致。

　　第1骶椎腰化时，由于脊柱的胸腰段变长，活动度加大而稳固性相对减小，易于受伤。如骶椎腰化发生在单侧，因关节不对称及肌肉不平衡，同样可引起关节炎及疼痛等症状。

　　（1）肥大的横突与髂骨之间空隙小，对附近筋膜组织产生刺激或压迫第5腰神经后侧支。

　　（2）肥大的横突与骶骨部摩擦，产生继发性滑囊炎，有疼痛的人切除此肥大横突可使疼痛缓解。肥大的横突与骶骨性成假关节者，因关节间软骨薄，易受摩擦而产生骨关节炎。

（3）肥大的横突与髂骨形成假关节，增生的关节边缘刺激其前方走行的 L_4 或 L_5 神经根。

曾有医学专家对不明原因的腰背痛患者及健康成人的 X 线检查进行了对照分析，发现两组之间腰椎骶化或骶椎腰化的发生率并无明显差异，证明腰椎骶化或骶椎腰化引起腰椎痛的可能性并不大，但也不能排除腰背痛患者组一侧横突与骶骨形成假关节导致腰痛。有疼痛专家临床观察中发现，在 141 例腰腿痛患者的 X 线片中，发现腰椎骶化或骶椎腰化 51 例，竟高达 1/3 以上。也有人认为腰化或骶化两侧不对称者，可引起腰部运动不协调而导致慢性腰痛。

2. 钩活术定位　骶椎腰化和腰椎骶化在钩活术定位方面其定位原则是不变的，骶椎依然是骶椎。如骶椎腰化，骶 1 椎成为腰椎，但在定位时它依然是骶 1 椎，该棘突下旁开 1 寸为骶 4 穴，而不是腰 1 穴。又如腰椎骶化，骶化的腰椎棘突旁开 1 寸，依然是腰 1 穴。

二、腰骶段椎管

腰骶段椎管由各腰骶椎骨的椎孔连接而成，终于骶管裂孔，其前壁为后纵韧带及椎体和椎间盘的后面，后壁为椎弓板及黄韧带。腰部横断面近似三角形，而顺序上移渐变为类圆形，至中胸部非常近似圆形。腰骶段椎管内容物主要有硬脊膜囊、椎内静脉丛和小动脉、腰骶神经根和腰骶神经节、脂肪组织和疏松结缔组织等。

在脊髓蛛网膜与软脊膜之间，并与颅内脑室系统和脑蛛网膜下隙相通，内充满脑脊液，在第 2 腰椎至第 2 骶椎水平的蛛网膜下隙扩大，称为终池，其内仅有终丝和马尾神经，腰椎穿刺可在此进行。临床上多在第 3、4 腰椎或第 4、5 腰椎棘突间刺入终池（图 1-1-1）。

三、骶管的结构及常见变异

1. 骶管结构　骶管为椎管的一部分。位于骶骨体的后部，其内腔前后稍扁，上与腰椎椎管相续，下部开口于骶管裂孔，前后借骶前、后孔与外界相连（图 1-1-2）。蛛网膜下隙至第 2 骶椎高度即结束。国人骶管内容积一般在 25~30mL。

骶管的入口呈近似的扁椭圆形。其矢状径平均为 15mm，横径平均 27.6mm。骶管出口即骶管裂孔的尖端矢状径平均 6.3mm。张年甲先生测量骶管之入口横径平均 21mm，矢状径平均 14mm，其出口矢状径平均 5.9mm，个别人骶管出口闭合甚至完全闭塞，一般认为，如矢状径小于 2mm，骶管阻滞麻醉或其他方面的骶管用药则有困难。

骶管的高度在 5~7cm 者，张钰先生等测量骶管平均高度为 6.5cm，其中 8cm 以上者占 19.8%；2cm 以下者占 3.3%。

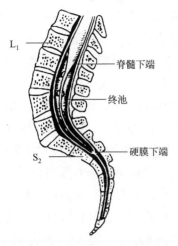

图 1-1-1　椎管下段（侧面观）

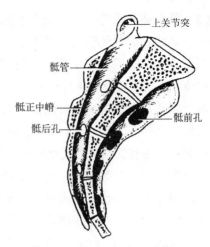

图 1-1-2　骶管正中矢状断面

2. 骶管在发生上常有变异　22% 的人后壁有缺损，甚至完全开放，这种缺损可发生于单侧、双侧或中部，有时因相邻椎板未愈合而在中间呈锯齿状。

骶骨的畸形变异有以下几种。

（1）骶骨发育不良：骶骨两侧可不对称，一侧发育不良，明显萎缩，不仅骶翼变窄，而且骶前、后孔亦变形，甚至相邻 2 孔融合为 1 个细长的裂隙（图 1-1-3）。这种情况魏氏夹脊定位应顺势定位。

（2）移行椎：骶骨的节数常有变化，如 L_5 骶化，则骶椎变为 6 节（图 1-1-4）；如同时 Co_1 与骶椎相愈合，则可能为 7 节；如 S_1 腰化，则剩余的骶椎只有 4 节，因此变化是多样的。这种变异有时仅在一侧发生，为引起腰痛原因之一。移行椎给魏氏夹脊穴的定位带来困难，要求在定位时，应全面了解腰椎、骶椎移行情况，准确定位。

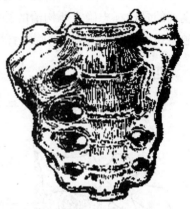

图 1-1-3　骶管一侧发育不良

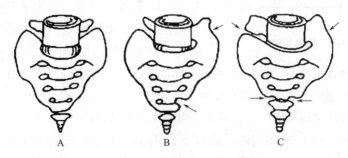

图 1-1-4　腰椎骶化，骶椎腰化

A. 正常 L_5 与骶尾骨　B. L_5 与左侧骶化及 S_5 尾化　C. L_5 两侧骶化，右侧形成假关节，S_5 尾化

（3）骶椎裂：骶骨在发生上常有缺损，两侧椎弓板在后正中部不愈合，或在上、下关节突之间缺少骨性连合。其中椎弓板不愈合最为常见，S_5 甚至 S_4 几乎都有裂隙。骶椎裂可能很小，只是 1 个缝隙，发生于正中或偏一侧，棘突仅与一侧椎弓板相连；在严重情形下，椎弓板本身甚至下关节突也发生缺损。

骶管裂孔是由于第 5 骶两侧椎弓未愈合、椎弓板和棘突缺损所形成的。骶管裂孔的形状分三角形（23.0%）、尖长形（19.4%）、马蹄形（20.0%）、方形（11.3%）或长方形（11.3%），还有少数呈不规则形成（15.0%）。在裂孔的尖端有时有向下伸出的骨片，将裂孔分为左、右两部分，有些骨片可凸向腹侧，或骶管裂孔两侧缘向腹侧生出许多小骨片，相互连成小孔，或骶角不明显而几乎无裂孔，所有这些变异可对骶管用药造成障碍。S_4 棘突与左右连线围成的三角形凹陷即为骶管裂孔，其位置可有变异，其中位于 S_2 者占 3.7%，位于 S_3 者占 22.7%。位于 S_4 者占 62.3%。位于 S_5 者占 11.3%。骶管裂孔尖位于 S_4 者最多，通常距尾骨 5cm。

3. 钩活定位 骶管的常见变异一般不影响新夹脊穴（魏氏夹脊穴）的定位，因为大部分变异是后壁的缺损，后壁两侧缺损的可能性较小，也有可能出现两侧不对称的现象，应根据其变异的情况所定的腧穴也随之改变，必须结合影像学的结果和实际触摸到的骨性标志确定所钩治的腧穴；另外，对于后壁缺损的变异情况，骨性标志已难触摸到，应以影像学和两侧的骨性标志为参照物。

四、关节

腰部椎骨之间的连结主要是关节突关节的连接和椎间盘的连接。

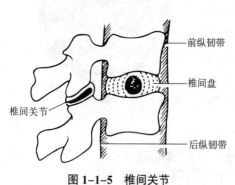

图 1-1-5 椎间关节

1. 椎间关节连接 亦称关节突关节（图 1-1-5），由相邻椎骨的上、下关节突构成，是两个椎板之间的连接。属于平面关节。腰椎的关节突比较松弛，胸椎处较紧张，在腰椎则较肥厚。脊柱各部有不同的运动功能，其重要的形态学基础在于各椎间关节面的朝向不同（图 1-1-6）。腰椎间关节面与水平近似直角，可使脊柱前屈、后伸和侧屈，但几乎不能旋转。当然，不同个体间的关节的朝向均有所差异。

2. 椎间盘连接 椎间盘连接是两个椎体的连接，通过椎间盘把脊柱的椎体连接在一起，维持脊柱吸收震荡和富有弹性的基本功能，尤其是椎间盘中的髓核，在椎体与椎间盘之间起液体交换作用，其内液体可借渗透压扩散到椎体。

3. 腰骶连接 由 L_5 椎体与骶骨底以及 L_5 两侧下关节突与 S_1 上关节突的关节面构成。其构造与其他椎间关节相同，也具有关节腔和关节囊，关节面上也覆盖有透明软骨，只是关节面方向较其他腰椎的关节面倾斜，近似额状位，可以防止 L_5 在骶骨上向前滑动，同时在运动上具有较多的灵活性（图 1-1-7）。

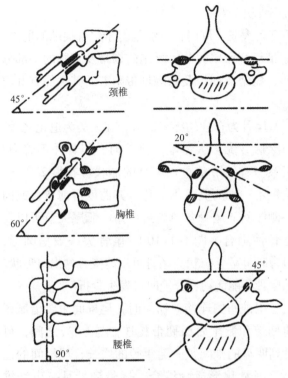

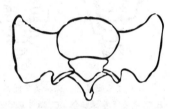

图 1-1-6　各部椎骨椎间关节面朝向示意　　　　图 1-1-7　正常腰骶椎间关节面方向

4. 骶尾关节连接　尾骨（图 1-1-8、图 1-1-9）为三角形的小骨块，通常由 4 个尾椎愈合而成。上宽、下窄，向前下方。幼年时，尾椎彼此都分离，成年后才互相愈合。

第 1 尾椎最大，包括椎体、横突及退化的椎弓。椎体的上面构成尾骨的底部，有一卵圆形关节面，与骶骨尖相关节，其间有纤维软骨盘。关节面的后外侧，有 2 个向上的突起，称为尾骨角，相当于真椎的椎弓根及上关节突，与骶骨角之间由韧带围成一裂孔，相当于最末 1 对椎间孔，有骶神经通过。横突发育不全，自椎体两侧伸向外上方，与骶骨的下外侧角之间，也由韧带围成 1 孔，有骶神经的前支通过。

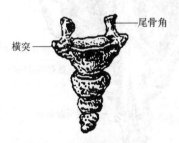

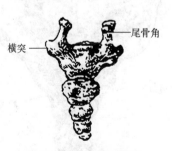

图 1-1-8　尾骨前面观　　　　　　　　图 1-1-9　尾骨后面观

第 2 尾椎比第 1 尾椎小，有椎体及横突的遗迹，两侧及后面有微小的结节，为退化的椎弓。

第3及第4尾椎则退化成结节状的小骨块。

尾骨上有重要肌肉及韧带附着：后有臀大肌、肛门括约肌附着于尾骨尖端的前方，肛提肌附着于尾骨尖端的后方；骶尾韧带环绕骶尾关节，骶尾前韧带及直肠的一部分附着于尾骨前面。尾骨的两侧有尾骨肌、骶结节韧带及骶棘韧带附着。其尖部有肛门外括约肌腱附着。

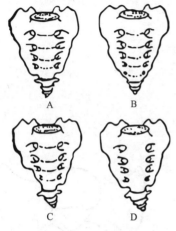

A.正常骶尾骨，保持关节间隙
B.骶尾关节骨性融合　C.骶骨末节及尾骨
第1节两侧不对称，向一侧倾斜　D.尾骨
第1节不对称，尾骨向一侧倾斜

图 1-1-10　骶尾骨畸形变异

尾骨为脊柱的终末部分，在人类为退化之骨，切除后并无多大影响。坐位时，尾骨并不着力，而系坐骨结节负重。尾骨的形状可有很多变异，长短不一，两侧可不对称，其曲度可前弯，或向一侧倾斜。尾骨各节尚可成角。骶尾关节可以发生骨性融合（图 1-1-10）。尾骨尖一般呈圆形，但有时可呈分歧状。尾骨可以改变骨盆出口形状。如尾骨不能活动，分娩时可发生骨折。

尾椎间的连接：幼年时，尾椎间主要借骶尾前韧带和骶尾后深韧带相连；与 $Co_{1\sim2}$ 之间，可见到明显的椎间盘。随年龄的增长，尾椎间的连结逐渐骨化形成骨结合。尾骨韧带是一束纤维组织，由尾骨尖伸至皮肤，在肛门后中线形成一个凹陷。

骶尾关节连接：在 S_5 椎体与 Co_1 椎体之间，借椎间盘及韧带相连构成（图 1-1-11）。椎间盘呈卵圆形。薄而较软，前后较厚，两侧较薄，中部往往有一小腔。

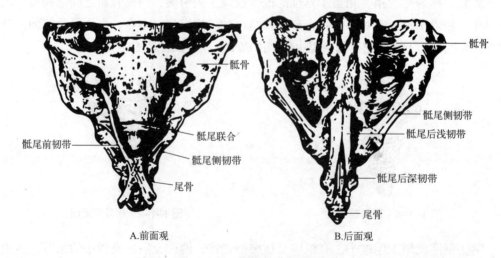

A.前面观　　　　　　　　　B.后面观

图 1-1-11　骶尾关节及其韧带

5. 骶髂关节 骶髂关节在构造上属滑膜关节。从运动方式上可看作屈戌关节或滑动关节。其大小的个体差异较大，既使在同一个人，两侧也不尽相同。

（1）基本结构：骶髂关节由骶骨和髂骨的耳状面构成。骶骨的耳状面在上位3个骶椎的侧部，朝向后外，其前面较后面宽。髂骨的耳状面朝向前内。相对的关节面之间间隙很小，关节面粗糙不平。这样，使两关节面密切相嵌，从而使关节的稳定性进一步加强。临床上该关节的脱位很少见。但有一些人的骶髂关节小而平坦，产生相当的剪应力，这种关节的稳定性主要靠周围韧带维持。

骶骨的关节面覆以一层较厚的透明软骨，髂骨关节面上的透明软骨则极薄，人在中年后关节内常有纤维束横过。关节软骨上可能覆盖一层纤维软骨。在青年人，这些软骨板紧密融合，关节腔甚至完全阻塞。

由于骶髂关节的髂骨关节软骨面较薄，仅为骶骨关节软骨面厚度的1/3。故而较小的穿孔即可使髂骨骨髓暴露，引起骶髂关节炎。

（2）关节稳固性的维持：在关节面周围，特别是后部，骨面极为粗糙，以作为韧带的附着点。在骶髂关节的周围有骶髂前韧带、骶髂后韧带、骶结节韧带、骶棘韧带等，对该关节起重要的加固作用（图1-1-12）。

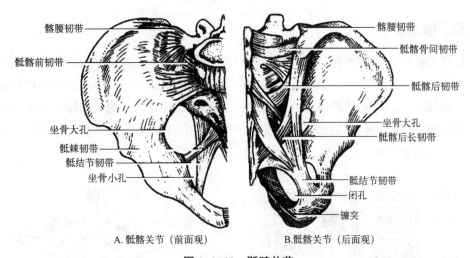

图 1-1-12 骶髂关节

A.骶髂关节（前面观）　　　B.骶髂关节（后面观）

骶髂前韧带：宽而薄，位于关节的前面，连结骶骨骨盆面的侧缘与髂骨耳状面的前缘。

骶髂后短韧带：起自髂粗隆和髂骨耳状面后部及髂后下棘，斜向内下方，止于骶骨外侧嵴和骶关节嵴。

骶髂后长韧带：位于骶髂后短韧带的浅层，自髂后上棘达第2至第4骶椎的关节突。向内与腰背筋膜相连，向外与骶结节韧带相连接。

骶髂骨间韧带：为坚强的纤维束，被骶髂骨后韧带覆盖，连结髂骨粗隆与骶粗隆间，由纵横交错的短纤维构成，填充于关节囊的上方和后方。

骶结节韧带：位于骨盆后方，强韧而宽阔，呈扇形，起自髂后上、下棘和骶骨、尾骨的后方侧部，纤维斜向外下，集中止于坐骨结节的内侧缘，它们的止点稍展开。

骶棘韧带：呈三角形，位于骶结节韧带的前方，起于骶、尾骨的外侧，集中止于坐骨棘。其起始部为骶结节韧带所掩盖。

骶结节韧带、骶棘韧带与坐骨大、小切迹共同围成坐骨大孔和坐骨小孔，有重要的血管和神经由孔内通过。

骶髂关节由骶骨与髂骨的耳状面相对而构成，属微动关节。关节面凸凹不平，互相嵌合十分紧密，关节囊坚韧，并有坚强的韧带加固。主要的韧带是骶髂骨间韧带，位于关节面的后上方，连结于相对的骶骨粗隆和髂骨粗隆之间。在关节的前后还分别有骶髂前韧带和骶髂后韧带加强。骶髂关节的这些结构特征，增强了该关节的稳固性，在一定程度限制了关节的活动，从而有利于重力通过该关节向下肢传递，以及自高处着地或跳跃时起缓冲冲击力及震荡的作用。

6. 钩活定位　以上关节对于新夹脊穴（魏氏夹脊穴）的定位有很大的影响，应随着关节的退变所定新夹脊穴的位置有相应的变化，因为新夹脊穴是以骨性标志为标准进行腧穴定位。骶椎骨变异的以实际骨性标志为标准。

五、椎间盘

1. 腰椎椎间盘　和所有的椎间盘是一样的，由纤维环和髓核组成，亦称椎间纤维软骨盘（图1-1-13、图1-1-14），是椎体之间的重要连结方式。椎间盘的厚度以腰部最厚，颈部次之，中胸部最薄，这是与脊柱各段活动度及身体的支撑作用不同相适应的。腰部椎间盘亦为前厚后薄，特别是第5腰椎和第1骶椎间最显著，腰段的生理弯曲主要由椎间盘形成。

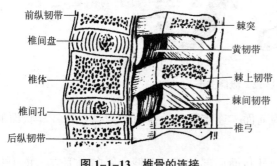

图1-1-13　椎骨的连接

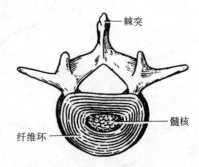

图1-1-14　椎间盘

临床上椎间盘突出好发于腰椎4、5及腰5、骶1之间，除该处椎间盘较厚，活动度较大外。该处椎间盘恰好位于脊柱的活动段与相对稳固段交界处（腰段与骶段之间）。外力不能得到良好缓冲，使椎间盘受到较大的剪应力，也是重要原因。

（1）椎间盘的结构：椎间盘由两部分构成：纤维环和髓核（图1-1-14）。

纤维环由纤维软骨构成，呈同心圆排列，位于相邻两椎骨的椎体之间。纤维环前厚而后薄，髓核不在其中央而是稍偏后，这可能是髓核多向后突出的原因之一。纤维环的前、后分别有前纵韧带和后纵韧带加强，但后纵韧带在宽度和强度上都不如前纵韧带，尤其是腰部的后纵韧带在其两侧更为薄弱，这样就使得髓核的突出多向后外侧。髓核是位于纤维环中部的柔软的胶冻纤维样物质，是胚胎时脊索的遗迹，由黏多糖和胶原纤维组成，水分含量较高，正常人髓核含水量高于80%。

（2）椎间盘的物理特性：椎间盘不但使椎体牢固连结，而且通过椎间盘的弹性使脊柱有可能向各个方向活动，同时还有缓冲震荡的作用。

髓核由于含大量水分，所以是不能被压缩的。当它受压力作用时只是形态有所改变而非真正被压缩。压力作用下的髓核将变得扁平，从而使纤维环向周围突出。脊柱运动使髓核和纤维环各部所受压迫不同：当脊柱向前弯曲时，椎间盘前部挤压变薄、后部增厚，伸直时恢复原状（图1-1-15）。

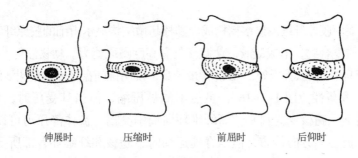

伸展时　　压缩时　　前屈时　　后仰时

图1-1-15　椎间盘的形态变化

椎间盘即使在不负重时也承受较大的压力，这是由于椎骨间的韧带和纤维环及其周围的肌肉不自主收缩造成的，由于腰部椎间盘受的压力较大，所以椎间盘突出症在该处更为常见。

椎间盘是位于人体脊柱两椎体之间，由软骨板、纤维环、髓核组成的一个密封体。上下有软骨板，是透明软骨覆盖于椎体上、下面骺环中间的骨面。上下的软骨板与纤维环一起将髓核密封起来。纤维环由胶原纤维束的纤维软骨构成，位于髓核的四周。纤维环的纤维束相互斜行交叉重叠，使纤维环成为坚实的组织，能承受较大的弯曲和扭转负荷。

纤维环的前侧及两侧较厚，而后侧较薄。纤维环的前部有强大的前纵韧带，后侧的后纵韧带较窄、较薄。因此，髓核容易向后方突出，压迫神经根或脊髓，造成腰椎间盘突出症。据悉，使用纯天然锯峰齿鲛软骨粉可以强化并巩固纤维环。

髓核是一种弹性胶状物质，为纤维环和软骨板所包绕。髓核中含有黏多糖蛋白复合体、硫酸软骨素和大量水分，出生时含水量高达90%，成年后约为80%。

人体脊柱的结构非常复杂，成年人脊柱的椎骨共有33块。因寰椎与枢椎之间，骶椎与尾椎之间不存在椎间盘，所以全身的椎间盘只有23个。它们均位于相邻两个椎体之间。椎间盘的总厚度为全脊柱总长的 1/4~1/5。腰部的椎间盘最厚，约为 9mm。从 T_2 到 S_1 之间都存在腰椎间盘。人们常说的椎间盘突出通常指的是腰椎间盘突出，其实颈椎、胸椎之间均有椎间盘，也同样可以突出，不过症状和体征以及治疗方法不同而已。

2. 椎间盘功能及生理特性 椎间盘不但是椎体间主要的坚强联系与支持结构，同时也是脊柱运动和吸收震荡的主要结构，起着黏弹性垫的作用，能承受身体的重力，将施加于脊柱的力吸收并重新分布。椎间盘能保护和控制脊柱各种活动，有平衡缓冲外力的作用。椎间盘受到压缩或牵拉后，能很快恢复原来形状。椎间盘的负荷和体重直接有关，并随体位改变而不同，在坐位时最大，直立位较小，卧位最小。椎间盘即使在不负重的情况下也承受较大的压力，这是由于椎骨间的韧带和纤维环及其外面的肌肉不自主的收缩所造成的。腰部髓核所受的压力，在平卧时为 $2~2.3kg/cm^2$ 或更高；直立时压力当为 $2.4kg/cm^2$ 与腰部髓核平面以上躯干重量的总和。在身体活动和负重时，压力可增至 100kg 以上。由于腰部椎间盘所受的压力较大，故椎间盘突出症以腰部更为多见。

椎间盘主要由胶原纤维及黏多糖构成。髓核超微结构显示由细的胶原纤维网组成，周围有多糖蛋白质复合物，形成凝胶，使髓核具有高度吸取能力。动物注射 ^{35}S 后，发现在椎间盘的纤维环内层及软骨板处，^{35}S 的含量较高，说明椎间盘是一种代谢活跃的组织。

髓核具有可塑性（图 1-1-16），虽然不能被压缩，但当其受压时，可改变形状，在压力的作用下，髓核变为扁平，而纤维环向周围突出。流体静压力可以平均向纤维环及椎体软骨板各个方向传布，但当脊柱运动时，髓核和纤维环各部所受的挤压是不同的。例如，脊柱屈曲时，纤维环和髓核的前部受到挤压，结果纤维环的前部纤维趋向向前膨出，髓核变成尖向前的楔形，而椎间盘的后部较宽，纤维环的前部纤维处于伸展拉紧状态（图 1-1-17），因此，所谓椎间盘的弹性或伸缩性，是指它所具有的被压变形和恢复原有形态的能力，而不是指髓核的真正被压缩。在相邻脊骨间运动中，髓核具有支点作用，髓核在椎体与椎间盘之间起液体交换作用，其内液体可借渗透压扩散至椎体。椎间盘在出生时含水分最多，但随年龄增长而减少，髓核内的水分也随年龄增长而稳步下降。年轻人椎间盘突出后，水分丢失，胶原蛋白及黏多糖均减少。椎间盘退变说明早期衰老。

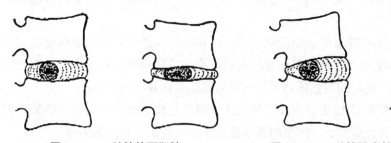

图 1-1-16 髓核的可塑性　　　　图 1-1-17 髓核随脊柱伸屈向前后移动

髓核的营养经软骨板渗透，后者与松质骨密切相连，椎体的松质骨有丰富的血供，与软骨板之间无密质骨相隔，压力的改变可使椎体内的血液流出、流进，直立时压力加大，卧位时压力减小，肌肉张力减少，液体经软骨板渗透至髓核。椎间盘的弹性及张力取决于软骨板的通透性和髓核的渗透性。椎间盘的吸液性如发生改变，不仅影响椎间盘的稳定性，而且可使椎间盘发生变性。血供贫乏可能是引起椎间盘早期退化的原因之一。

椎间盘内液体的改变可用渗透压来解释。软骨板如同半渗透膜，髓核内物质如同不渗透的溶质，将水分自富于营养的椎体吸入。由于椎骨至间盘的水分为椎体内的互相挤压力量所抵抗，在椎间盘内所产生的流体静力压如超过渗透压，则水分可由椎间盘挤回椎体。目前有一种意见认为，椎间盘的流体动力学所改变不是由于渗透作用，而是由于髓核的乳胶体作用。乳胶体可产生高啜取压，能与大于其体积9倍的水分结合。正常髓核占椎间盘面积的一半，承受大部纵向负荷，而纤维环承受切面负荷。髓核退化后，乳胶体的啜取压受损，沿脊柱纵轴力量的传递发生明显变化，退化的髓核不能将负荷重新作放射状分布，结果纤维环承受更多纵向负荷而较少切面负荷，由于纤维环及椎间韧带施加一定张力，即使椎间盘不承受负荷，髓核也始终处于压应力下，负荷的压力经髓核传递，部分经纤维环传递。因此在脊柱的力量传递上，有的作者认为髓核起主要作用，有的认为纤维环更为重要。

椎间盘一直处于正压力下，后者由重力、肌肉张力、骨肉运动共同产生。睡眠时因重力减少及肌肉松弛，此时渗透压超过椎间盘流体静压，水分进入椎间盘内；白昼时情形相反，椎间盘水分减少，故稍萎缩。有学者观察，男性在白天身长缩短2.5cm，女性缩短1.7cm。一天终了时，其身长较早晨起床时缩短1%，还观察到，在1~10岁时身长可变动2%，但到71~80岁，变动只为0.5%，可能与年龄增长、椎间盘水分丢失有关。

髓核的功能取决于界膜的完整，即上、下软骨板及其周围的纤维环是否完好无损。髓核半流体性质允许它在脊柱的活动中改变形状，从而很好地行使功能。

椎间盘虽然面积较小，但可承受相当大的应力。髓核可将施加于纤维环的纵向压力转为水平方向，纤维环的弹性可以消散由髓核传来的冲击，这种弹性机制是纤维环的交叉排列所产生的。

3.钩活术定位 椎间盘是两椎体之间连接的重要枢纽，具有很大的伸缩性，椎间盘的退变直接影响椎体间的距离，必然影响新夹脊穴的定位，故对椎间盘退变老化的患者在新夹脊穴的定位方面，应以当时影像学检查的结果和骨性标志为参照物而确定。

六、韧带

在椎体及椎弓周围有一系列韧带，对脊柱的固定及限制脊柱的运动有重要作用。

1.前纵韧带（图1-1-13） 位于各椎体的前面，很坚韧，是全身最长的韧带，上起自枕骨大孔的前缘，下止于第1或第2骶椎体的前面，与椎体的前面及椎间盘牢固连结。前纵韧带远较后纵韧带坚韧，可限制脊柱过度后伸和椎间盘向前方突出。在腰部特别重要，可协助维持腰曲，防止因承重而腰曲变大。在腰椎压缩骨折中，前纵韧带一般无损伤。

2. 后纵韧带（图1-1-13）位于椎体的后方，较前纵韧带窄而略薄，起自第2颈椎，可与覆盖腰椎的覆膜相延续，向下可达骶管。后纵韧带可限制脊柱过度前屈并在一定程度上防止椎间盘向正后方突出。此韧带两侧的部分远比中部薄，所以椎间盘突出发生于外侧者远多于中线附近者。临床上腰椎间盘突出症侧突者远高于中央突者。

3. 黄韧带　又称弓间韧带，位于相邻椎骨的椎弓板之间，由弹力纤维构成，弹性良好。两侧黄韧带可在后正中线上融合，平均厚约2.8mm，腰部最厚4.0mm，呈黄色。黄韧带能限制脊柱前屈。

黄韧带因连续受伤可发生纤维化并增生肥厚，以第4、5腰椎间最常见，这是形成腰椎管狭窄的重要原因之一。肥厚的韧带可压迫通过椎间孔的神经根，或突入椎管内引起椎管狭窄压迫脊髓，在腰段可出现腰痛，疼痛向一侧或两侧股部扩散，进行蛛网膜下隙造影检查或磁共振检查。可确定病变部位。

4. 棘间韧带　位于相邻两棘突之间，前方与黄韧带相延续，后方与棘上韧带相移行，它可限制脊柱前屈，该韧带在腰部最为强大，故成为损伤的好发部位。

5. 棘上韧带（图1-1-13）起自第7颈椎棘突，上与项韧带移行，下连于各椎骨的棘突末端，前方与棘间韧带相接续，该韧带亦可限制脊柱前屈。临床上此韧带损伤可发生棘上韧带炎，引起相应部位的疼痛。因腰部活动度较大易受损劳伤，所以腰部韧带炎的发病率较高。

6. 横突间韧带　位于相邻横突间，颈部的韧带纤维较少，在胸部呈圆索状，腰部则薄如膜状。

7. 骶尾韧带

骶尾前韧带：位于骶骨及尾骨的前面，为前纵韧带向下的延续部，沿骶骨及尾骨的前面下降。

骶尾后深韧带：为后纵韧带的延续部，沿 S_5 椎体和 Co_1 椎体的后面下降，于 Co_1 的下缘与终丝及骶尾后浅韧带愈合。

骶尾后浅韧带：为棘上韧带的延续部，自骶管裂孔的边缘，沿尾骨的后面下降。此韧带经过骶管裂孔的上方，几乎完全封闭该孔。骶管麻醉时，穿刺针通过此韧带后有明显的落空感，提示已进入骶管。

骶尾外侧韧带：相当于横突间韧带。连结间韧带。连结骶骨外侧缘的下端与 Co_1 尾椎横突之间。上方与骶结节韧带愈合；与骶骨外侧缘之间，围成一孔，有第5骶神经的前支通过。

腰骶部的韧带受伤撕裂，是下腰部疼痛的常见原因之一。在扭伤中常损伤的韧带有棘上韧带、棘间韧带和椎间关节周围的韧带。

8. 钩活定位　韧带的退变对钩活术的定位有一定的影响，因为钩活术的新夹脊穴是以骨性标志为基准，如韧带劳伤引发了退变性腰椎病，出现了腰椎旋转、侧摆、侧弯等，新夹脊穴定位时，骨性标志的位置有变化，所定新夹脊穴也顺其变化而改变。但如临床症状为软组织劳伤，如腰椎棘上韧带炎，钩活术应以敏感点、扳机点、压痛点为所钩治的阿是穴。

七、肌肉

1. 腰骶部　主要肌肉包括骶棘肌、腰大肌、腰方肌、半肌棘、多裂肌、回旋肌、腹前肌、臀大肌、臀小肌、臀中肌、梨状肌等。

（1）骶棘肌：亦称竖棘肌，起自骶骨和髂嵴，向上分出多个肌齿，可止于椎骨、肋骨，最长者可达枕骨。全肌可分为外侧的髂肋肌、中间的最长肌和内侧的棘肌。一侧骶肌棘收缩，可使脊柱侧屈；双侧同时收缩，使脊柱后伸、仰头。

（2）腰大肌：居于脊柱腰段椎体与横突之间的深沟内，呈纺锤状。起自 T_{12} 椎体、上 4 个腰椎体和椎间盘的侧面，以及全部腰椎横突。肌束向下逐渐集中，联合髂肌的内侧部，形成一个肌腱，穿过腹股沟韧带与髋关节囊之间（肌腔隙），贴于髂耻隆起的前面及髋关节囊的前内侧面下行，止于股骨小转子。

（3）腰方肌：位于腹腔后壁脊柱的两侧，为长方形的扁肌。起自髂嵴后部的内唇、髂腰韧带及下方 3~4 个腰椎横突。肌纤维斜向内上方，止于第 12 肋骨内侧半下缘、上方 4 个腰椎横突及 T_{12} 椎体。

（4）部分短肌：短肌有横突棘肌，位于横突之间，此肌收缩，可使脊柱侧屈。双侧同时收缩，使脊柱后伸，另外还有半肌棘、多裂肌、回旋肌及横突间肌、棘间肌等。它们可使脊柱挺伸、侧旋、侧屈。臀部及股后部肌群，如臀大、中、小肌，以及半腱肌、半膜肌、股二头肌等，可维持骨盆后仰。

（5）腹前肌：在腹部，腹前外侧群肌如腹外斜肌、腹内斜肌、腹横肌和腹直肌，除容纳保护脏器、增加腹压外，还能使脊柱前屈、侧屈和旋转。腹后壁的腰方肌、腰大肌亦可使脊柱侧屈。

（6）梨状肌（图 1-1-18）：位于小骨盆后壁，呈三角形或梨形。大部分起于第 2~4 骶椎的前外侧，小部分可起自骶髂关节囊、骶棘韧带和骶结节韧带，几乎充满坐骨大孔，由此离开骨盆移行为肌腱，贴髋关节囊后上部，向外终于大转子上缘。

梨状肌上、下缘臀中肌和上孖肌间，多以筋膜移行，少数以肌纤维或腱纤维移行。在梨状肌腱终止端下方与髋关节囊之间，约 $5\% \pm 2.18\%$ 可见大小不等的滑膜囊，炎症可刺激梨状肌而使其挛缩，引起坐骨神经痛。临床上称梨状肌综合征，这也是下腰部疼痛的原因之一。

由于梨状肌通过坐骨大孔（图 1-1-19），将坐骨大孔分为梨状肌上孔和梨状肌下孔两部分。梨状肌上孔有臀上动脉和臀上神经通过，前者主要供应臀大肌，并分支供应臀中肌、臀小肌及髂后上肌附近的髂骨。而后者为骶丛的分支，支配臀中肌、臀小肌及阔筋膜张肌。梨状肌下孔有臀下动脉、臀下神经、坐骨神经、阴部神经及股后皮神经等通过。

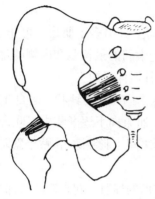

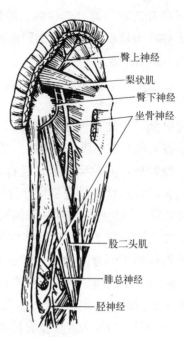

图 1-1-18　梨状肌（正面观）　　　　图 1-1-19　坐骨神经及其走行

梨状肌收缩时可使髋关节外旋和外展。

梨状肌接受骶丛的肌支（S_1、S_2、S_3）支配。

坐骨神经是人体最粗大的神经，由 L_4、L_5 和 $S_1{\sim}S_3$ 组成，由骶丛分出。在臀大肌深面，多经梨状肌下孔出盆腔（图 1-1-19），经坐骨结节与股骨大转子间下行至大腿后面。由上而下。贴附于坐骨背面和上孖肌、闭孔内肌腱、下孖肌及股方肌的后面。在股部贴附于大收肌后面，并位于臀大肌下缘及股二头肌长头之间。在此处按压坐骨神经即可引起麻木感。该神经继续向下走行于股二头肌深面达腘窝处。多在腘窝上角附近分为胫神经和腓总神经两大终末支。在股后部，坐骨神经本干的内侧缘发出肌支至股后区的大部分肌肉，而至股二肌短头的小分支则从坐骨神经的外侧缘发出。

坐骨神经血液供应丰富，阴部内动脉、臀下动脉、股深动脉的穿支及腘动脉均分支供应。其末端分布情况类似输尿管的血管分布。

坐骨神经周围蜂窝组织向上与臀大肌深面的蜂窝组织相通，向下与腘窝的深部蜂窝组织相通，前方经大收肌中部，沿血管周围移行至股前部。

坐骨神经分支平面差异较大。有的分支平面很高，甚至在盆腔内就分为两支。当坐骨神经在骨盆内高位分为腓总神经和胫神经时，它们与梨状肌的关系就可多样化（图 1-1-20）。腓总神经可经梨状肌上缘或穿过该肌；胫神经则经梨状肌下缘或穿该肌。坐骨神经有时也可以一个总干穿梨状肌或经其上缘出盆腔。据国内统计资料：坐骨神经以单干出梨状肌下孔者占 66.3%，而单干穿梨状肌或以两根夹持梨状肌（一支出梨状肌上孔而另一支出梨状肌下孔）等变异型占 33.7%。坐骨神经与梨状肌关系，两侧对称的占大多数。

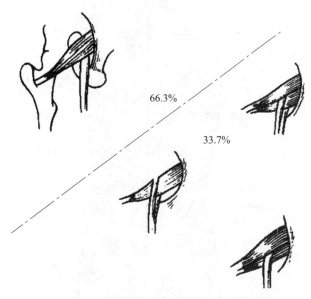

66.3%

33.7%

图 1-1-20　坐骨神经与梨状肌关系

2. 钩活定位　软组织的退变对钩活术的定位有一定的影响，因为钩活术的新夹脊穴是以骨性标志为基准，如肌肉劳伤引发了退变性腰椎病，出现了腰椎旋转、侧摆、侧弯等，新夹脊穴定位时，骨性标志的位置有变化，所定新夹脊穴也顺其变化而改变。但如临床症状为软组织劳伤，如腰肌纤维组织炎，钩活术应以敏感点、扳机点、压痛点为所钩治的阿是穴。

八、筋膜

1. 腰骶段筋膜　主要有腰背筋膜（图 1-1-21、图 1-1-22）包被腰部所有伸展肌群，为一坚韧的纤维膜，可保持肌肉的位置，便于肌群的收缩。腰背筋膜分为浅、深两层：浅层位于斜方肌、背阔肌和下后锯肌的深面，覆盖骶棘肌和背部深层短肌。此层筋膜在腰部，由于背阔肌和下后锯肌的腱膜增强而特别发达。它向上续以项筋膜，向下附于髂嵴等处，内侧与胸腰椎棘突、棘上韧带和骶正中嵴相连，外侧附于肋间筋膜和腹横肌腱膜。此层筋膜在胸背部较薄，略透明；在腰背部较厚，呈腱膜状，色白且有光泽。腰背筋膜深层位于骶棘肌深面。上附于第 12 肋下缘。下附在髂嵴上，内侧连于腰椎横突，外侧与腰背筋膜浅层的外缘融合。临床上骶髂关节外上方的筋膜较薄弱脂肪组织可从此处疝出而引起腰腿痛。其次是腹侧的腹内筋膜，腹内筋膜贴附在腹壁的内表面，随其遮盖的肌肉而命名，例如遮盖腰方肌的为腰方筋膜；遮盖髂腰肌的部分称为髂腰筋膜。

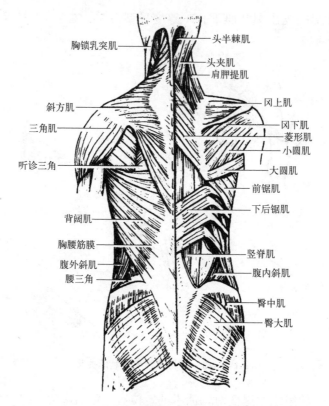

胸锁乳突肌
头半棘肌
头夹肌
肩胛提肌
斜方肌
冈上肌
三角肌
冈下肌
菱形肌
小圆肌
听诊三角
大圆肌
前锯肌
下后锯肌
背阔肌
胸腰筋膜
腹外斜肌
竖脊肌
腰三角
腹内斜肌
臀中肌
臀大肌

图 1-1-21　颈、背、腰部肌肉（浅层肌）

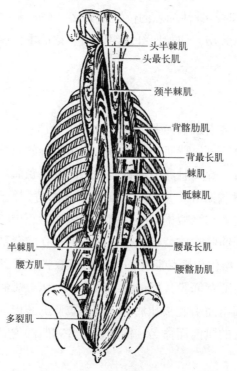

头半棘肌
头最长肌
颈半棘肌
背髂肋肌
背最长肌
棘肌
骶棘肌
半棘肌
腰最长肌
腰方肌
腰髂肋肌
多裂肌

图 1-1-22　颈、背、腰部肌肉（深层肌）

筋膜是解剖结构名，指肌肉的坚韧部分。附于骨节者为筋，包于肌腱外者为膜。是联络关节、肌肉，主司运动的组织。为肝所主，并赖肝血的滋养。《素问·痿论》："肝主身之筋膜。"

筋膜位于肌肉的表面，分为浅筋膜和深筋膜两种。

（1）浅筋膜：位于皮下，又称皮下筋膜，由疏松结缔组织构成，其内含有脂肪、浅静脉、皮神经以及浅淋巴结和淋巴管等。脂肪的多少因身体部位、性别和营养状况不同。临床常作的皮下注射，即将药液注入浅筋膜内。

（2）深筋膜：位于浅筋膜深面，又称固有筋膜，由致密结缔组织构成，遍于全身且互相连续。深筋膜包被肌或肌群、腺体、大血管和神经等形成筋膜鞘。四肢的深筋膜伸入肌群之间，与骨相连，分隔肌群，称肌间隔。

2. 钩活定位 筋膜的退变对钩活术的定位有一定的影响，因为钩活术的新夹脊穴是以骨性标志为基准，如筋膜劳伤引发了退变性腰椎病，出现了腰椎旋转、侧摆、侧弯等，新夹脊穴定位时，骨性标志的位置有变化，所定新夹脊穴也顺其变化而改变。但如临床症状为软组织劳伤，如腰骶部肌筋膜炎，钩活术应以敏感点、扳机点、压痛点为所钩治的阿是穴。

第二节　腰骶椎退行性病变

随着年龄的增长，发育逐渐停止，继之退行性改变亦随之开始，尤其是腰椎的退变极为明显，骶尾椎的退变不太明显。另外过度负荷、不良体位、慢性劳损、直接损伤、慢性炎症都是退变的原因。本章节重点介绍椎体的退变、椎间盘的退变及周围软组织的退变，通过分析这些退变的过程，进一步阐述中华钩活术钩鍉针治疗腰骶部疾病及周围软组织疾病的原理。

一、腰椎体的退变

腰椎椎体表面受损后，骨膜血肿形成，成纤维细胞开始活跃，并逐渐长入血肿中，以肉芽组织取代血肿。如反复刺激，可在同一椎节出现新老病变并存现象。随着血肿的机化和钙盐沉积，最后形成突向椎管或突出于椎体前缘的骨赘（骨刺）。骨赘可因局部反复外伤，周围韧带持续牵拉和其他因素，通过出血、机化、骨化或钙化，而不断增强质地硬度。椎体前缘的骨赘形成唇状，可出现多种形态：一般分为离盘型、向盘型和平行型3种。骨赘的出现应视为机体的一种保护性措施，能起到稳定椎节、避免异常活动和增加负载平面的作用。但如果骨赘朝向椎管内或向椎弓根发展，构成对脊神经根或硬膜囊的压迫时，将产生程度不同的神经压迫症。

二、椎间盘的退行性变

1. 髓核的退变 髓核是富含水分、有小分子弹性黏蛋白的组织，内含软骨细胞和成纤维细胞，幼年时含水量可达 80% 以上。随着年龄的增长，其含水能力降低，老年时可达 70%。椎间盘含水能力的多少决定了其内在的压力调节水平和弹性状态。髓核的退变多在骨关节、纤维环发生变性的基础上而发生变化。一般在 25 岁左右开始。早期为水分脱失和吸水功能减退，使其体积减少。镜下显示：正常组织有崩解现象。基质中有多量黏多糖，因被分解而减少或消失。随着病程的进展，渐渐使其正常组织结构为纤维组织所取代。在局部负荷量大、外伤多和易劳损情况下，由于椎间隙内压力增高而使变性速度加快。因此，一方面促使纤维环的裂隙加深，另一方面，变性的髓核有可能沿着纤维环所形成的裂隙而突向边缘。此时，如果纤维环完全断裂，髓核可抵达后纵韧带或前纵韧带下方，并可形成韧带下方的骨膜分离、出血等一系列变化。变性和硬化的髓核，亦可穿过后纵韧带裂隙进入椎管内，造成对脊神经及脊髓的压迫。

2. 纤维环的退变　由于纤维环无血管供应，以致纤维环最易发生变性。纤维环的退变一般从 20 岁前后开始。早期为纤维组织的透明变性，纤维增粗和排列紊乱，既而出现裂纹，甚至完全断裂。此种网状变化，在早期，即胶原纤维及表面酸性黏多糖、糖类、蛋白复合体的结合状态遭到破坏，继之胶原纤维裸露、嗜银性增生，并出现断裂或消失，其病变程度、纤维方向和深度常与髓核的变性程度、压力方向及强度相一致。纤维环断裂，一般在后侧多见，其主要原因：①纤维环组织在前方较厚；②髓核位置偏后及大部分人习惯前倾屈曲位；③髓核被挤压向后移位等。纤维环的早期变性，如能及时消除病因，有可能使其停止发展及恢复。反之，一旦形成裂隙，则难以恢复。

3. 软骨板的退变　软骨板随着年龄的增长而变薄、钙化和不完整。但软骨板的退变早期主要表现为功能的退变，作为体液营养交换的半透明膜作用减少。当后期软骨板发生质的改变后，产生软骨囊性变和软骨细胞坏死。由于软骨板无神经供应，故软骨板不能再生修复，其具有的滋养功能作用可明显减小甚至完全消失。因此软骨板的退变加剧了纤维环和髓核的变性和老化。软骨终板薄弱处可出现存在于纤维环的后部的小裂隙，称为髓核突出的通道。由于软骨下出血，纤维环退变，椎体边缘骨赘增生而形成椎骨的继发改变。

三、韧带的退行性改变

1. 黄韧带的退行性改变　黄韧带分为椎关节部和关节囊部，是椎管内的主要韧带。正常成人的厚度为 2~4cm，增生时可达 6~8cm 或以上。正常情况下，黄韧带较为松弛，有一定弹性，在发生退变或损伤后，黄韧带则处于紧张状态，逐渐增生肥厚，弹性降低，并出现钙化和骨化，椎间板部增厚的黄韧带可向椎管突出，压迫硬脊膜，并产生继发性椎管狭窄，而关节囊部增厚的黄韧带则直接压迫脊神经根，引起类椎间盘突出的临床症状，影响脊神经的血供和功能。

2. 其他韧带的退行性改变　前、后纵韧带分别附着于椎体和椎间盘的前、后方，是体内最长的韧带，对稳定脊柱运动起着及其重要的作用。前、后纵韧带退变的主要表现为韧带本身的纤维增生和硬化，后期则发生钙化和骨化，失去弹性，在损伤时，其病理性退变的部位与退变的椎节或椎间盘相一致。前、后纵韧带的退变有着利弊相关的两方面，不利的方面是，由于其退变失去正常的生理功能，从而限制了椎体的运动，其增厚和由于椎间盘突出或膨出而压迫脊髓，产生临床症状。但其限制椎体的运动，则又具有稳定椎体的作用，从而减轻退变的发展，因而又可视为是机体的一种自我保护性作用。

脊柱小关节周围尚有许多韧带如棘间韧带、棘上韧带等，随着脊柱退行性改变的发展，这些韧带也随之发生相应的退变。首先是韧带附着处的缺血、缺氧，随后发生增生、肥厚，逐渐波及到韧带的增生肥厚，严重者亦可发生硬化、钙化或骨化，使小关节的正常运动受到限制，小关节及脊柱失去正常的生理功能。

第三节　腰骶段检查

腰骶段部分检查包括综合望诊、综合切诊、综合检查、特殊检查共四方面的内容，通过这四方面的内容进行综合分析，判断腰骶段的生理、病理、退变情况，具体介绍可分两部分，一部分是腰部综合诊察，二部分是骨盆及骶尾部综合诊察。为中华钩活术钩鍉针治疗腰骶段疾病打下基础。

一、腰部综合诊察

1. 综合望诊

（1）动态观察：动态观察主要是对步态的观察，通过步态了解病变是否发生在脊柱以及病变的性质。观察患者步态是否自然，有无跛行，有无震颤，跛行属于哪一类。腰椎间盘突出症患者行走时多出现跛行，行走时患肢不敢伸直，重心集中于健肢，脊柱多倾向健侧。脊柱结核患者行走较慢，身体怕震动，背部向后伸展，有时用双手扶住腰部。脊柱外伤患者行走僵直不灵活，转身慢而困难。一侧或双侧髋关节、膝关节强直患者出现跛行，脊柱向患侧倾斜，病变关节运动节律改变。

观察步态后嘱患者脱去衣服进行腰背部检查，观察患者脱衣的动作是否自然、协调，腰部活动有无僵硬和不协调。腰部活动僵硬和不自然，通常提示该部病变。

（2）静态观察：首先观察患者背部及腰部皮肤有无发红和不正常的皮肤改变。斑片状皮色变红，多系感染或长期热敷的结果。皮肤颜色变深，有网状花纹，多系红外线或远红外照射过多导致。腰背部的脂肪瘤、毛发斑、牛奶咖啡斑、胎斑（少儿除外），常提示其深部有神经或骨的病变。若皮肤表面出现面团样脂肪瘤，提示有脊柱裂的可能。哑铃形脂肪瘤常通过骨缺损处深入马尾部。腰背部的皮垂和有蒂的肿块，常提示神经纤维瘤。

除皮肤观察外，望诊时应注意胸腰椎棘突是否在一条直线上，两肩部和骨盆是否水平，左右两侧的软组织和骨结构是否对称。脊柱侧弯可由多种因素引起。按其解剖结构是否发生改变分为功能性和结构性两类。功能性脊柱侧弯见于姿势性侧弯、代偿性侧弯（下肢不等长、髋内收、外展畸形）和保护性侧弯（疼痛与肌肉痉挛所致）三种。此类侧弯多发生于胸腰段或腰段，一般只有一个呈C形的弯曲，无结构异常，能在某些姿势下纠正，侧弯可逆。如坐姿不良的侧弯纠正坐姿后侧弯消失，下肢不等长者纠正短缩后侧弯消失。腰椎间盘突出症疼痛消失后侧弯消失。脊柱侧弯一般把其凸出的一侧称为侧弯侧。

脊柱结构性侧弯有原发性脊柱侧弯、先天性脊柱侧弯、肌性脊柱侧弯、神经性脊柱侧弯及其他原因所致五种。其中前两种属遗传或先天性椎体异常所致，除侧弯外，通常伴有椎体旋转，形成剃刀背样畸形（图1-3-1）。原发性脊柱侧弯其左右两侧常不对称。结构性侧弯常伴有脊柱后凸或前凸畸形，其侧弯呈S状或C状，改变姿势后不能矫正，严重者可引起胸廓畸形和压迫内脏器官。结构性侧弯是由于椎骨、韧带、椎间盘或肌肉等组织结构异常所致，也可由功能性侧弯失去治疗发展而成。

由于腰椎生理性前凸，其发生后凸时掩盖而不明显。若常出现后凸，表明病变已较严重。腰椎前凸减少、变直，临床可见于腰椎间盘突出症，腰部肌肉痉挛和腰椎屈曲压缩骨折等（图1-3-2）。腰椎前凸加大，多伴有腰骶角增大、骨盆倾角增大现象，临床见于腰椎向前滑脱、前腹壁肌肉无力、肥胖症、克汀病和佝偻病等。驼背、先天性髋关节脱位、髋关节屈曲畸形、扁平髋和双侧跟腱短缩也可继发腰椎前凸畸形，临床检查时需要注意。腰椎前凸加大易引起腰背部软组织劳损和腰椎间盘退行性变。

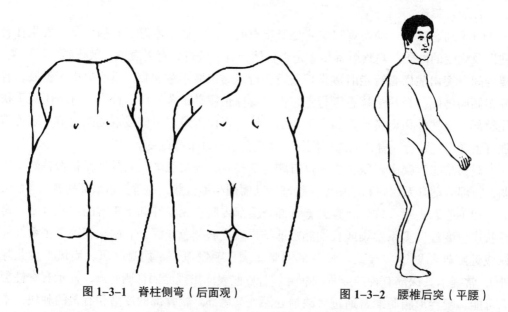

图1-3-1　脊柱侧弯（后面观）　　　　图1-3-2　腰椎后突（平腰）

2. 综合切诊　腰背部切诊可在立位、坐位和俯卧位进行，必要时配合仰卧位进行。切诊首先要根据棘突或邻近骨结构进行定位，然后根据可能病变部位向上或向下进行检查。

先对腰背部骨性标志点定位：距棘突 1.5cm 处是椎板间线，相当于椎弓根、椎板、关节突关节及腰肌所在的部位（也就是魏氏夹脊穴的位置）。距棘突 3~6cm 处是骶棘肌外缘线，相当于横突尖部及骶棘肌外缘。两肩胛骨上角连线平 T_2 棘突水平，肩胛冈内侧三角连线平 T_3 棘突水平，肩胛骨下角连线相当于 T_7 棘突水平，髂嵴最高点连线平 L_4 棘突下缘水平，髂后上棘连线相当于 $S_{1~2}$ 间隙，为骶髂关节之上部，蛛网膜下腔终点。第十二肋与脊柱相交处为 T_{11} 椎水平。

定位后先切诊棘突，用中指和食指并拢沿棘突连线滑行，或将中指放在棘突尖、食指和无名指放在棘突两侧滑行，注意感受棘突连线的平滑度和观察充血带。正常棘突连线为一平滑直线。充血带偏歪和脊柱侧弯，提示椎体有旋转或关节突关节紊乱。有明显外伤史时，多系棘突骨折或椎体骨折脱位。棘突角状后突，提示椎体结核和压缩性骨折。棘突凹陷提示隐性脊柱裂。腰骶部棘突呈台阶样提示椎体滑脱或脱位，若合并有椎体后部骨缺损，可有压痛，疼痛并向背部及下肢放射。切诊一般可发现病变之所在，疼痛部位常是病变部位。棘上和棘间表浅压痛，提示棘上和棘间韧带损伤。棘间切及缺损，表明该韧带撕裂。棘上深压痛提示椎体骨折或骨结核，如腰骶关节棘间的浅压痛提示棘上韧带炎，深压痛提示腰骶关节病变。

切诊时应注意肌肉与筋膜的张力和摩擦感，左右进行比较。为了准确判定腰背部病变的层次，检查时将手指逐渐向下压，并向垂直于肌束方向拨动，以区分筋膜和肌肉的病变。肌肉检查时，要注意骶棘肌张力是否正常，有无压痛，有无肌萎缩，肌内有无包块、结节。一侧骶棘肌隆起、变硬、压痛，为骶棘肌痉挛，常导致脊柱侧弯。两侧肌肉痉挛，导致腰椎前凸消失。结构性脊柱侧弯和神经损伤，则导致一侧骶棘肌萎缩，其张力可高可低。腰背部广泛性压痛，提示腰背筋膜炎。腰三横突综合征及局限性筋膜炎时，在病变的部位可切到摩擦感和听到摩擦音。

从棘突向外，表浅的是腰背筋膜和肌肉，深在是横突。椎板间线切及的浅压痛提示腰肌损伤，深压痛提示椎板、椎弓根骨折，关节突关节紊乱以及腰椎间盘突出症。腰椎间盘突出症患者除局部深压痛外，还有向小腿及足部的放射痛。骶棘肌外缘线切及的浅压痛提示骶棘肌和腰背筋膜病变，深压痛提示横突骨折或横突间韧带撕裂。L_3 横突尖深压痛，并向臀部放射，甚至放射到腘窝，多系腰三横突综合征。

棘突的外侧，从上向下，脊柱旁肋间隙的压痛，并沿肋间放射，提示肋间神经痛。肋脊角的压痛，提示泌尿系病变和第一腰椎横突损伤。髂腰角浅压痛提示骶棘肌或髂腰韧带的劳损和损伤，深压痛提示 L_5 横突损伤或 L_5 骶化，横突与髂骨形成假关节。

切诊除上述部位外，还应切骶骨三角和坐骨神经。骶骨三角由两侧髂后上棘与臀裂顶部形成，下腰部扭伤和肌腱由髂后上棘撕脱时，本区常出现疼痛。腰椎间盘突出症及其他占位性病变常引起坐骨神经痛，此时应切诊坐骨神经，具体方法参见骨盆检查。

3. 综合检查 胸腰椎的活动范围，与患者年龄、性别、职业、体重、是否经常锻炼等多种因素有关，先进行主动运动，后进行被动运动检查。主动运动受患者神经因素的影响较大，能反映脊柱运动的一般情况，被动运动检查能弥补主动运动的不足。检查时应注意前屈和后伸主要发生在腰段，侧屈发生在下胸段和腰段，旋转发生在胸腰段和腰骶段，正确估计各段脊柱的功能。

（1）主动运动：观察患者取站立位，立正姿势。检查者两手扶住患者两侧髂嵴，以了解骨盆是否参加了脊柱运动。前屈运动时，嘱患者立正站好，全身肌肉放松，徐徐向前弯曲，腰背部有疼痛或其他感觉告诉检查者。前屈时注意观察腰的活动度是否正常，活动有无受限，活动过程中有无姿势异常，腰背有无疼痛、疼痛出现及消失的度数等。腰弯曲时，正常呈C形。若腰活动中心位于髋关节，屈曲受限并有疼痛感，腰部平直，姿势发僵，提示腰椎或腰骶关节病变（图1-3-3）。脊柱后侧韧带撕裂或劳损，腰前屈时会使腰背疼痛加重。棘突旁肌肉痉挛患者，常有不愿弯腰的意愿。

后伸运动检查时，嘱患者立正站好，徐徐后伸，注意观察脊柱后伸运动的度数是否正常，活动时有无疼痛出现。腰椎和腰骶关节病变时，后伸过程中出现疼痛，活动范围减少。腰椎管狭窄时，后伸受限，局部疼痛和向患肢的放射痛明显加重。强直性脊柱炎时，患者多不能做脊柱后伸运动。脊柱后侧肌肉撕裂伤，屈曲时肌肉受牵拉疼痛，后伸时肌肉主动收缩，亦使肌肉产生疼痛。腰椎滑脱时，后伸使腰背疼痛加重，前屈使疼痛缓解。腰椎间盘突出症患者前屈和后伸均受限，前屈时坐骨神经受牵拉，后伸时椎管容积变小，使神经受刺激。

侧弯运动检查时，患者仍取立正姿势，足跟不动，双下肢仍置于体侧。嘱患者向一侧弯曲，观察其运动范围及是否出现疼痛。腰椎椎间关节和腰骶关节病变时，侧弯运动时出现疼痛。过伸位侧弯，并能使腰椎间盘突出症和腰椎管狭窄患者疼痛加重。

旋转运动观察时，患者姿势同上。嘱患者先向一侧旋转，然后再向一侧旋转，双上肢可随之转动。但骨盆不能动，观察患者运动范围及运动是否协调等。脊柱的各种关节炎，每个方向的活动均出现疼痛，旋转亦不例外。

（2）脊柱胸腰段是胸椎和腰椎的移行部，其活动度比胸椎大，比腰椎小，为脊柱骨折的好发部位，前屈运动检查时，嘱患者右侧卧位，尽量屈曲髋膝关节，从而使胸腰椎脊柱被动前屈，同时用左手切诊各棘突的活动和棘间距离的大小（图1-3-4）。后伸运动检查时，嘱患者俯卧，双上肢环抱于头前。检查者左手托起患者上身，右手拇指切诊该段棘突（图1-3-5）。

腰段脊柱前屈运动检查方法同胸腰段，另外还可嘱患者仰卧位，屈曲髋膝关节作抱膝试验。检查者双手分别把住患者双膝，用力屈曲其髋膝关节，从而使腰骶部被动屈曲。若活动时腰椎椎间关节或腰骶关节出现疼痛，提示其有病变。后伸运动检查时，患者取俯卧位，双下肢伸直，检查者右手托起患者双下肢徐徐抬高，使其腰部被动伸展，左手拇指切诊腰椎棘突的活动及棘间距离的大小（图1-3-6）。检查儿童腰椎后伸运动时，检查者右手握住患儿小腿下部并向后方提高。正常时脊柱后伸平顺自如，若脊柱平直僵硬，随臀部一起离开床面，称俯卧背伸试验阳性，提示有脊柱结核可能。

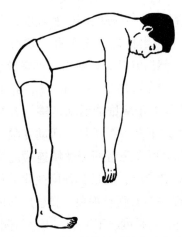

图 1-3-3　脊柱前屈运动检查（主动）

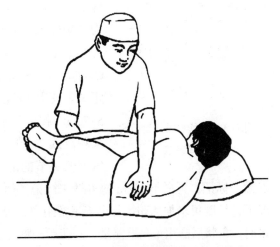

图 1-3-4　胸腰椎屈膝屈髋被动运动检查

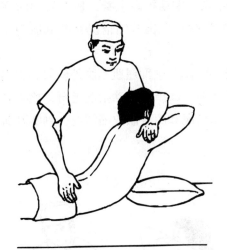

图 1-3-5　胸腰椎后伸被动运动检查

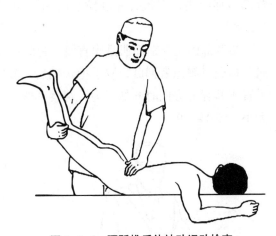

图 1-3-6　腰骶椎后伸被动运动检查

　　侧弯运动检查时，患者取坐位，双臂交叉环抱头前，检查者右手经患者胸前，把住其左腋部，使患者躯干向右侧弯，左手拇指切诊腰椎各棘突，然后用左手把住患者右腋部，使患者躯干向左侧弯，检查者右手拇指进行切诊。

　　旋转运动检查时，患者取坐位，与检查侧弯运动的方法相同。与侧弯检查不同的是使患者躯干旋转，以了解腰椎的旋转情况。另外，还可采取侧卧位检查法：患者先取右侧卧位，右下肢伸直，左下肢适度屈曲，检查者左手把住患者左肩向后推，右手扶住患者左髂嵴向前拉，如同手法中的斜扳法，使患者腰部被动旋转。右侧卧后，再改为左侧卧位，以同样的方法进行检查。并左右进行比较。若活动过程中出现疼痛和不适感。提示腰椎或椎间关节有病变。

　　记录胸腰椎活动范围时可用文字或符号表标明，如前屈 90°，后伸 30°，左右侧弯

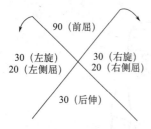

90（前屈）

30（左旋）　　30（右旋）
20（左侧屈）　20（右侧屈）

30（后伸）

图1-3-7　胸腰椎活动范围
符号表示

各20°，左右旋转各30°等，也可用符号表示（图1-3-7）。为了精确测量和记录脊柱前屈受限的部位和程度，可在患者C_7、T_{11}、S_1等棘突上做出标志，先在直立状态下测量C_7~T_{11}，T_{11}~S_1的距离，然后嘱其尽量前屈，再测量它们的距离。正常情况下，C_7~T_{11}可增加3~4cm，T_{11}~S_1可增加5~7cm，腰椎的活动范围大于胸椎的活动范围。若测量结果相反或二者增加距离差不多，提示腰椎活动受限。要了解腰骶关节的活动情况。可在患者两侧髂峰连线的背侧中点做一标记，再向下10cm地方做一标记，然后嘱患者弯腰，测量其长度变化。正常情况下，长度可增加4cm，若小于正常距离，提示腰骶关节有强直现象。脊柱后凸成角测量时，角状后凸用量角器测量，圆背后凸嘱患者俯卧，将弧度绘在纸上，再进行测量。

（3）肌力检查：腰背部的主要伸肌是骶棘肌（脊神经后支，C_8~L_1）。辅助伸肌是腰背髂肋肌。检查时嘱患者俯卧，两手置于体侧，主动抬高上身，检查者同时在项背部施加阻力以对抗，并触摸肌肉的收缩，然后根据肌肉收缩情况判断其肌力（图1-3-8）。

腰背部的主要前屈肌是腹直肌（肋间神经，$T_{5~12}$），辅助屈肌是腹外斜肌和腹内斜肌。检查时嘱患者仰卧，双手抱于脑后，双膝屈曲。嘱患者主动抬起上身，检查者双手置于其膝上方同时施加阻力，观察其躯干上抬情况和腹直肌收缩情况，判断其肌力大小（图1-3-9）。

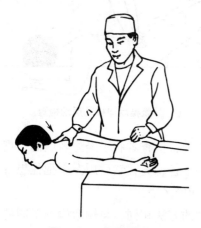

图1-3-8　肌力检查

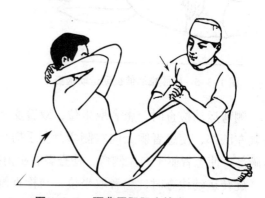

图1-3-9　腰背屈肌肌力检查

腰背部的主要侧屈肌是腰方肌（腰丛，T_{11}~L_1），辅助侧屈肌是腹外斜肌，腹内斜肌和腹横肌。检查时嘱患者坐位，主动侧屈其腰部，检查者同时施加阻力以对抗，并触摸肌肉收缩，然后根据肌肉收缩情况判断其肌力。

腰背部的主要旋转肌是腹外斜肌（肋间神经，T_5~L_1），辅助旋转肌是腹内斜肌。检查时嘱患者仰卧，向上坐起并向一侧旋转，检查者同时施加阻力以对抗，并触摸腹外斜肌的收缩（图 1-3-10）。然后根据肌肉收缩情况判断其肌力。

4. 特殊检查

（1）脊神经检查：脊神经检查是有选择性地刺激脊神经的不同节段，同时观察患者对刺激的反应，借以确定脊神经是否受到刺激和脊神经的某一节段受到刺激的诊断方法。

屈颈试验：又称 Hepu 试验、Soto-Hall 征。患者仰卧，检查者一手置于患者胸前，一手置于其枕后，然后徐徐用力使头部前屈（图 1-3-11）。若活动时患者出现腰痛、坐骨神经痛或臂丛神经痛为试验阳性，提示神经根有刺激现象，临床常见于腰椎间盘突出症和椎体压缩骨折。

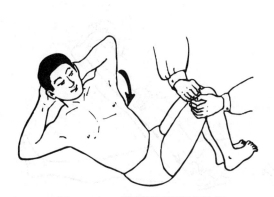 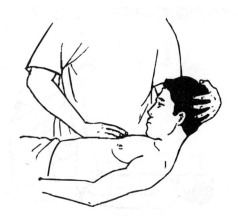

图 1-3-10 腰背侧屈肌肌力检查　　　　图 1-3-11 屈颈试验

颈静脉加压试验：又称 Narraiger 征。检查者用手压迫患者一侧或两侧颈静脉 1~3 分钟，也可用血压计气囊绕于颈部，并加压到 40~60mmHg。若加压时出现坐骨神经痛为试验阳性，提示椎管内病变。

仰卧挺腹试验：患者仰卧，两手置于腹部或身侧，嘱患者以枕部及两足为着力点，将腹部及骨盆用力和向上挺起（图 1-3-12）。若活动中出现腰痛及下肢放射痛为试验阳性。挺腹试验阴性者可嘱其保持挺腹姿势，深吸气后停止呼吸，腹部用力鼓气，约 30 秒后出现下肢放射疼痛，同样为试验阳性。挺腹屏气后不出现坐骨神经痛者，可嘱患者用力咳嗽，或检查者用两手压迫两侧颈静脉，观察其是否出现坐骨神经痛。以上操作一般依次进行。出现试验阳性后不再进行下一步试验。

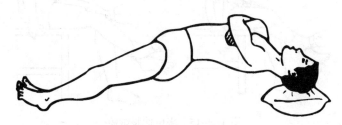

图 1-3-12 仰卧挺腹试验

直腿抬高试验：患者仰卧，两腿伸直，检查者一手放在膝上部，一手放在跟腱部，缓慢直腿抬高（图1-3-13）。正常时，两下肢抬高80°以上无疼痛感，若一侧下肢抬高幅度降低，同时下肢出现放射性疼痛，为试验阳性，提示坐骨神经有刺激现象。试验时应注意排除腘绳肌和膝关节后关节囊张力增高的影响，并记录左右抬高的度数。与此类似的检查是Laseque征，其先屈膝屈髋90°，然后再逐步伸膝，出现坐骨神经痛者为阳性。

直腿抬高背屈踝试验：又称Bragard附加试验、Sicads征、Cukaps试验等。在直腿抬高到出现坐骨神经痛时，将下肢稍放下一些，使疼痛消失，然后将患肢踝关节背屈（图1-3-14）。若踝背屈时出现坐骨神经痛为试验阳性，提示坐骨神经有刺激现象。本试验能排除腘绳肌和膝关节后侧关节囊张力升高对直腿抬高的影响。

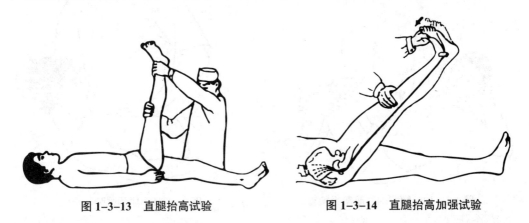

图1-3-13　直腿抬高试验　　　　　图1-3-14　直腿抬高加强试验

坐位伸膝试验：又名床边试验、弓弦试验。患者坐于床缘或高凳下，头及腰部保持正直，两小腿自然下垂，嘱患者将患肢膝关节逐渐伸直，活动中出现坐骨神经痛者阳性，提示坐骨神经有刺激。临床检查者可先手按压患肢腘窝，再被动伸直患膝，观察有无坐骨神经痛，如果有则为阳性（图1-3-15）。

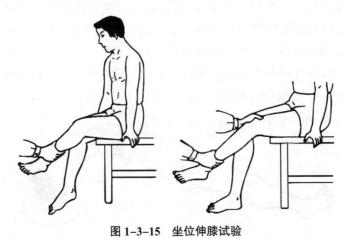

图1-3-15　坐位伸膝试验

坐位压膝试验：又名别赫节列夫征。嘱患者双膝伸直坐于床上，对不能伸直的膝，用手向下按压，按压时出现坐骨神经痛者为阳性，提示坐骨神经受到刺激（图1-3-16）。

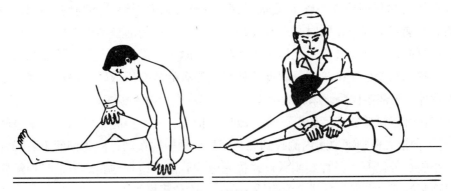

图 1-3-16　坐位压膝试验

健肢抬高试验：又名法捷斯坦试验。患者仰卧，做健肢直腿抬高试验，活动中患侧出现腰痛和坐骨神经痛者为阳性，提示腰椎间盘有较大突出。

林纳尔征：即 Lindner 征。患者坐位或半坐位，两腿伸直，使坐骨神经处于十分紧张状态，再嘱其主动屈颈或使其被动屈颈，活动过程中出现患肢疼痛者即为阳性，提示坐骨神经受到刺激。

腰椎间盘突出症运动试验：本试验用于判断腰椎间盘突出物与脊神经根的位置关系。腰椎间盘突出症患者站立位腰前屈幅度越大，腰痛越重。若向健侧方向前屈或侧屈，疼痛加剧，而偏向患侧方向前屈或侧屈时，疼痛减轻或正常，提示突出物尖端位于神经根之前。若站立位前屈并向健侧旋转时，疼痛加剧，相反方向运动时，疼痛减轻或缓解，提示突出物位于神经根内侧。若站立位前屈并向健侧旋转时，疼痛减轻或缓解，向相反方向运动时，疼痛加剧，提示突出物位于神经根外侧。

Milgram 试验：患者仰卧，嘱其两腿伸直并抬高，离床约 6cm，并尽可能保持这一体位。若患者能保持此种体位 30 秒而不产生疼痛，可以排除椎管内病变。若患者不能保持体位 30 秒或完全不能抬腿，或抬腿就出现疼痛，为试验阳性，提示硬膜内或硬膜外有病变，或硬膜本身受病变的压迫。

脊柱侧弯试验：患者自然站立，足跟并拢，检查者站在患者后侧，一手按在健侧肩部的外上方，另手放在患侧骨盆的外上方，在不增加患者腰腿痛情况下，先让患者躯干适当后仰，再双手对向用力，使患者头部及躯干向患侧侧屈，到达极限后检查者双手交换，再推患者躯干向健侧。检查过程中，让患者双膝保持伸直，足跟接触地面，同时询问被动活动时有无患侧腰骶部深在痛和患肢放射痛。患侧侧弯时出现患侧腰骶部疼痛和患肢放射痛者为阳性，提示病变位于椎管内；健侧侧弯时患侧腰骶部疼痛和患肢放射痛消失者，提示病变位于椎管外；左右侧弯时均出现腰骶部疼痛和患肢放射痛者，提示椎管内外均有病变；侧弯时腰骶部浅在疼痛提示原发性臀部软组织损伤。

胸腹部垫枕试验：患者俯卧，双上肢伸直置于身旁，全身放松。检查者在患者椎板间线上进行深压痛检查。确定压痛点后，将患者胸部用垫枕垫高约30cm，使腰过伸，然后在痛点上加压，同时了解有无疼痛、放射痛；胸部垫高检查后将垫枕移到腹部，再进行同样检查。腹部垫枕后，患者腰过伸时（胸部垫枕）出现的症状消失或基本消失，提示病变位于椎管内；腹部垫枕后，原有症状有所减轻，提示病变位于椎管内和椎管外；腹部垫枕后，原有症状无改善，提示椎管内无病变。

胫神经弹拨试验：患者俯卧，全身放松，检查者一手提起患侧踝部，使患膝屈曲90°，一手食指尖在腘窝中间内侧找到胫神经后，做横向拨动，同时询问患者局部有无不适，小腿后外侧有无胫神经刺激征，拨完患侧后依法检查健侧。正常胫神经检查时不会出现刺激征，出现刺激征者为阳性，提示病变位于椎管内。

股神经牵拉试验：又称 Wasserman 征。患者俯卧，检查者一手固定患者骨盆，一手握住患肢小腿下端，使膝关节伸直或屈曲，大腿强力后伸（图 1-3-17）。若出现大腿前方放射性疼痛为试验阳性，提示有股神经（$L_{2\sim4}$）刺激现象。

展髋试验：患者健侧卧位，双下肢伸直，检查者将患侧下肢抬起使髋关节外展，活动中出现大腿前侧疼痛为阳性，提示股神经受到刺激。

屈膝试验：又称跟臀试验。患者俯卧位，双下肢伸直。检查者一手按于其骶髂关节部，一手握住患侧踝部，并将小腿向上提起，使足跟接近臀部（图 1-3-18）。活动中出现腰部和大腿前侧放射性疼痛为试验阳性，提示股神经受到刺激，并可根据起始位置判断受损部位。

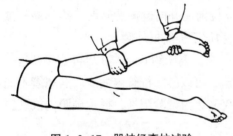

图 1-3-17 股神经牵拉试验

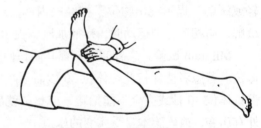

图 1-3-18 屈膝试验

（2）骨关节检查：骨关节检查是利用肢体关节的不同运动方式，观察脊柱胸腰段不同关节的活动情况，并借以判定关节活动是否正常和关节异常活动原因的诊断方法。

拾物试验：用于小儿腰部前屈运动的检查，让患儿先站立，然后嘱其于地上拾起一玩具。正常情况下小儿双膝微屈，弯腰俯首，用手将玩具拾起。若拾物时双膝髋尽量屈曲，腰部挺直地去拾地下的玩具，为试验阳性，提示腰部有病变（图 1-3-19）。

脊柱超伸试验：又称儿童试验。患儿俯卧，检查者握住患儿双小腿向上提起，正常情况下，脊柱后伸自如。若活动中患儿脊柱僵直，或不能后伸，为阳性，提示有腰椎结核可能。

体位改变试验：又称 Amoss 征。患者俯卧位，然后坐起，观察其主动活动情况。用手推床面才能坐起者，为阳性，提示腰部有病变。

陆温试验：患者仰卧位，两腿伸直，做仰卧起坐运动，活动中出现腰骶关节部疼痛或下腰部疼痛者为阳性，提示腰骶部病变。

背伸试验：患者俯卧，双下肢伸直，两手交叉于颈后，检查者用手固定患者双腿，嘱其抬起上身。患者活动过程中，检查者再用一手对患者背部适当加压，使其抗阻力背伸。活动过程中，出现腰背疼痛者为阳性，提示患者有肌肉和椎间关节疾患。

髋膝屈曲试验：又称骨盆回旋试验。患者仰卧，屈曲髋膝关节，检查者握住患者膝部，使髋膝关节尽量屈曲，并向头侧推压，使臀部离开床面，腰部被动前屈（图1-3-20）。若活动时腰骶部发生疼痛，为试验阳性。临床也可进行单侧髋膝屈曲试验。试验时患者一侧下肢伸直，检查者以同样方法使另一侧髋膝关节尽量屈曲。向头侧推压时，正常腰骶关节和骶髂关节便可随之运动。若活动中出现腰骶部疼痛为试验阳性，临床见于腰部软组织损伤、腰肌劳损，腰椎椎间关节、腰骶关节、骶髂关节病变，腰椎结核等，而腰椎间盘突出症本试验一般阴性。

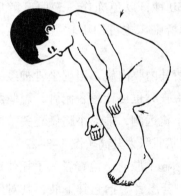

图 1-3-19　拾物试验

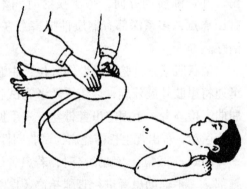

图 1-3-20　髋膝屈曲试验

Goldthwait 试验：患者仰卧，双下肢伸直，检查者左手切诊腰椎棘突，右手做直腿抬高试验（图 1-3-21）。在直腿抬高过程中，若腰椎未发生运动而患者已感觉腰骶部疼痛，提示有骶髂关节损伤或骶髂关节韧带损伤。若患者疼痛发生于腰椎运动之后，提示病变位于腰骶关节或骶髂关节，但前者可能性要大一些。左右两侧试验比较：若双侧下肢抬高到同样高度，引起同样的疼痛，提示腰骶关节病变可能更大，因双侧骶髂关节病变，同等严重程度者鲜见。

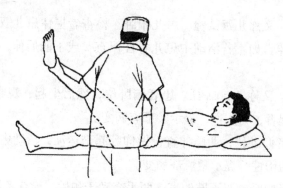

图 1-3-21　Goldthwait 试验

足－嘴试验：患者站立，嘱其双手捧起一足并尽力向嘴的方向上举。活动中出现腰骶部疼痛并偏向抬足侧，提示腰骶关节有病变的可能；活动中出现对侧骶髂关节后部疼痛，提示对侧骶髂关节有病变可能。

（3）肌肉筋膜检查：是用于确定与胸腰段脊柱有关的肌肉和筋膜是否受到损伤的诊断方法，与其他特殊检查不同，试验重在刺激肌肉和筋膜，而不是关节。

麻醉试验：一般采用 2% 利多卡因封闭和氯乙烷冷冻的方法。利多卡因封闭时，多用 0.25%~0.5% 的浓度，量 10~20mL，根据需要注射到相应的部位。若注射于皮下后疼痛消失多为筋膜韧带疾患。若注射于椎板后疼痛消失多为肌肉疾患。若注射后疼痛不变，多系椎管内疾患。氯乙烷冷冻时，应距皮肤表面 30cm，喷射线与皮肤成锐角，并逐渐转动方向，每次喷射时间不得超过 30 秒，以免冻伤。表面麻醉后，仍有压痛点，多系深部有器质性损害存在。冷冻麻醉临床也可用于软组织急性损伤的治疗。

梨状肌紧张试验：患者仰卧位，患肢伸直，使其内收内旋，出现坐骨神经痛后再迅速将患肢外展外旋，疼痛缓解者为试验阳性。检查时也可让患者俯卧，患侧膝关节屈曲。检查者一手固定患者骨盆，一手握住患肢小腿远侧，推动小腿做髋关节内旋及外旋运动，若出现坐骨神经痛为试验阳性，提示梨状肌张力升高（图 1-3-22）。

Hoover 试验：直腿抬高时，若患者诉说不能抬起下肢时，检查者一手托住对侧跟腱部，一手辅助患者进行直腿抬高（图 1-3-23）。若患者想抬起其下肢，其对侧的腿会向下压，若对侧的腿无向下的压力，提示患者不想抬高其下肢，从而可鉴别患者是否有精神问题。

5. 相关区域检查　腰背部疼痛，不限于腰背部的疾病。胸部病变，心肺病变可引起腰部疼痛，髋关节、直肠、骨盆病变及泌尿系病变也可引起腰部疼痛。腰背部的病变，常刺激椎管内的脊髓、神经根或马尾神经，产生其支配区的运动、感觉和括约肌的功能障碍。腰背部检查时，应注意心肺、胸廓、髋关节、直肠和骨盆等相关区域的检查，以做出正确诊断，同时还应通过下肢和躯干的运动、感觉及反射等的检查来判定脊髓或神经损伤的平面。

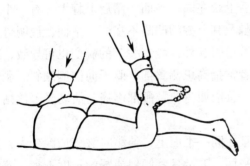

图 1-3-22　梨状肌紧张试验

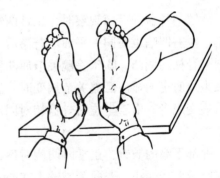

图 1-3-23　Hoover 试验

一般而言，通过躯干的感觉和浅反射改变可判定胸髓及其神经损伤节段，通过肛门反射的改变来判定 S_{2-4} 神经的损伤平面，T_{12}~L_3 脊髓损伤平面只能根据髂腰肌和感觉的改变来判定，L_4 损伤则根据膝腱反射的改变来判定。

二、骨盆及骶尾部综合诊察

1. 综合望诊　下肢的功能主要是负重与活动，当骨盆或骶部出现病变的时候，将影响到步态的改变。步态的观察除要注意单个关节活动外，还应注意整个下肢的活动有无异常。

（1）动态观察：骨盆及骶髂关节病变常引起步态改变。从行走姿势看，患者行走时以手按膝是股四头肌麻痹步态，跨阈步是髋部异常旋转产生的步态，也是股四头肌麻痹产生的步态，行走时躯干左右摆动多系臀中肌麻痹或髋关节脱位，行走时前俯后仰或以手扶臀则系臀大肌麻痹。骨盆的倾斜和髋关节的强直也可使患者出现跛行。骶髂关节病变时，患者躯干常前屈，旋转受限。

望诊除观察有无跛行外，还应注意运动的随意性和自主性。患者坐立、移动和脱衣裤时有无疼痛反应，有无不灵活表现，有无替代动作。

（2）静态观察：嘱患者解开衣裤，观察骨盆及骶尾部皮肤色泽有无变化，有无肿胀、肿块、瘀斑、瘢痕、窦道和畸形。

站立位观察时，从前面看，正常两髂前上棘在同一水平上。若两髂前上棘不在同一水平，多系双下肢长短不一，临床也可见于一侧骶髂关节脱位，髋关节外展或内收畸形。髋外展或内收畸形患者，其脊柱常有侧凸改变，临床见于先天性挛缩症和先天性髋内翻。髋外展畸形患者，由于患肢相对变短，站立时欲保持躯干平衡，骨盆倾向患侧，脊柱弯向健侧。髋内收畸形患者，表现正好与外展畸形患者相反。

髋部肿胀，皮肤发红，多系髋关节畸形炎症。髋部肿胀，皮肤出现瘀斑，有明显外伤史时，多系髋骨或股骨颈骨折。阴囊、会阴部肿胀，皮肤出现瘀斑，多系耻骨支、坐骨支骨折。髂前上棘肿胀，皮肤出现瘀斑，多系髂骨翼骨折或损伤。髂窝丰满，多系脓肿。皮色不变时，为寒性脓肿，临床见于腰椎结核或骶髂关节结核。皮色发红时，为软组织化脓性感染或髂骨骨髓炎。

从臀与骨盆的后面观察时，正常两髂后上棘在同一平面，髂后上棘上方有一小的凹陷，左右凹陷也在同一平面。若髂后上棘及其上方的凹陷不在同一平面，说明骨盆倾斜。脊柱的侧凸，临床除髋关节屈曲挛缩可引起外，骶髂关节的病变也可导致，后者在坐位时更明显。骶髂关节病变时，患者常抬高患侧臀部，躯干向健侧倾斜。骶髂关节病变患者，由于坐位时骨盆相对固定，腰前屈时，腰骶部疼痛与活动受限比站立时要少。

臀部下缘的皱襞，正常时两侧对称，且在同一平面上，伸髋时皱襞加深变大，屈髋时皱襞变浅变小。若两侧皱襞不在同一平面，表示骨盆倾斜或腿的长度不等。若两侧皱襞不在同一水平，且增多加深，多系髋关节先天脱位。若此时嘱患者用患肢站立，抬高健肢，会出现健侧骨盆与臀横纹下降，称 Trende-lenburg 征阳性，临床见于臀中小肌麻痹，股骨颈骨折和髋内翻畸形。

骶部出现瘀斑，多系骶骨骨折。臀部出现肿块，多为脂肪瘤或纤维溜。臀部和髋外侧的瘢痕和窦道，多系慢性骨髓炎或骨结核。臀肌萎缩时，臀部平坦，临床见于慢性髋关节炎、臀肌麻痹和臀筋膜挛缩。臀肌萎缩并可见到臀皱襞变浅的现象，一侧变浅提示一侧肌肉有萎缩。

从侧面观察骨盆和骶尾部，若腰椎前凸减少或消失，为平背畸形，临床可由骨盆倾角变小，脊柱腰段代偿性后凸所致。平背畸形易导致椎旁肌肉痉挛，腰背韧带和肌肉因受力不匀而产生劳损，导致腰痛发生。临床也可因腰背肌肉韧带张力升高，导致骨盆倾角变小，平背畸形发生。若腰椎生理前凸加大，多系腹壁肌肉无力（如肥胖症），骨盆倾角加大和髋关节屈曲畸形，也可见于双侧先天性髋关节脱位。髋关节屈曲挛缩患者，只能加大腰椎前凸和抬高臀部来代替髋部屈曲。观察时可令患者屈曲髋关节，若腰椎前凸能消失，多系髋关节慢性炎症。髋关节屈曲挛缩，若脊柱已经强直而不能代偿，通常用屈膝和足尖着地（马蹄足）来代偿。

2. 综合切诊　切诊时患者卧位或立位均可，以舒适为度。有的检查最好在立位进行，因为负重时，病态体征表现更明显。检查一般从前向后、从上向下进行，动作要柔和有力。

正常两髂嵴、髂前上棘分别在同一平面上。若左右不在同一平面，表示骨盆有倾斜。切诊髂嵴时，应触摸股外侧皮神经，若神经呈结节状，压痛并放射到腘窝，多系臀上皮神经炎。若在髂棘触到压痛而质软的肿块，多系脂肪结节。若髂骨翼深压痛。局部肿胀，皮肤发红，皮温升高，多系髂骨骨髓炎。若髂骨压痛，局部肿胀，有明确外伤史时，多系髂骨骨折。耻骨联合压痛，两侧耻骨高低不一，多系耻骨联合分离。

检查腹股沟区时，嘱患者仰卧，将被检查腿的足跟放在对侧膝关节上，使髋关节屈曲，外展外旋。若在腹股沟韧带走行区域触及软性肿块，站立位较卧位更明显，多系腹股沟疝。若触及淋巴结肿大、压痛，多系下肢上行性感染或骨盆病变。若股动脉搏动减弱，多系髂总或髂外动脉部分闭塞。在腹股沟中点切到质地坚硬的股骨头，有明显外伤史时，多系髋关节前脱位。腹股沟区丰满肿胀，髋关节活动受限，多系髋关节损伤，临床多见于化脓性髋关节炎和髋关节结核。若腹股沟韧带上方扪及肿块，有波动感者多系髂窝脓肿。若局部皮温不高，提示腰椎或骶髂关节结核。若局部皮温升高，提示髂窝软组织化脓性感染，称为髂窝脓肿，临床见于急性髂骨骨髓炎。

腰肌滑囊位于髂腰肌深面，当其发炎时，局部会出现压痛，髂腰肌收缩也会引起腹股沟区的疼痛，临床常见于髋关节骨关节炎。缝匠肌与阔筋膜张肌之间的凹陷触及压痛，有明显外伤史时，多系股直肌起点部撕裂；无外伤史时，多系股神经损伤（股神经痛）。缝匠肌走行部位的压痛，提示该肌肉损伤。慢性损伤切诊可发现张力升高的肌肉束，严重病例甚至可发现肌肉断裂的凹陷，患者主动屈膝屈髋时疼痛加重，抗阻力屈膝时更为明显。

大腿外侧的疼痛不适，向臀部和膝外侧放射，髋部活动开始及结束时疼痛加重。切诊有时能发现压痛点和条索状结节，肌肉或筋膜张力升高，按压痛点时疼痛可向上或向下放射，进行大腿抗阻力外展检查疼痛加重，提示髂胫束损伤。

髂后上棘压痛，多系骶结节韧带或臀大肌拉伤。一侧骶髂关节压痛，且该侧骨盆升高，有明显外伤史时，多系骶髂关节脱位。无明显外伤史时，多系致密性骶髂关节炎，特别是女性，临床也可见于类风湿关节炎和结核性关节炎，后者常伴有脓肿。骶骨区域压痛，可见于腰背筋膜炎和臀肌筋膜炎，也可见于骶部的挫伤，后者多有外伤史。女性患者应注意排除盆腔内疾病，因为它们也能导致骶部疼痛。骶骨部肿块，质地较软者多系脊索瘤。髂部肿块，质硬者多系髂骨肿瘤。

臀大肌检查时患者俯卧并腿，注意其张力和压痛点。臀部压痛，有时可切到变硬的损伤肌束或筋膜，髋抗阻力过伸或外展时疼痛加重，提示臀大肌受损。严重的病例，患者腰前屈活动明显障碍。臀肌和臀筋膜损伤时，其张力升高，甚至导致屈髋障碍，如臀筋膜挛缩。臀大肌下脓肿初时不易发现，脓液多时臀大肌外形变得膨隆，脓液并可顺臀大肌下缘，沿坐骨神经下流至腘窝。化脓性坐骨结节炎和粗隆滑囊炎的脓液也可循此路线下行。

臀大肌深面梨状肌，其体表投影为尾骨尖至髂后上棘的中点与大粗隆连线。梨状肌张力升高，可压迫坐骨神经，检查时出现局部压痛，肌张力升高和坐骨神经痛。臀大肌外侧的臀中肌，髋外展时特别明显。检查时嘱患者侧卧，在髂嵴之下可触到，若肌肉起点、止点和走行部位均压痛，多系肌肉撕裂。若肌肉萎缩，收缩无力，多系肌肉麻痹。臀肌深面和下部走行的腘绳肌，其容易受到损伤，出现臀部及股后侧部疼痛，切诊时可发现坐骨结节压痛，撕裂肌肉局部压痛，肌束张力升高，抗阻力屈膝和伸髋时疼痛加重等现象。急性损伤，有时可见到皮下瘀血和局部肿胀。

在坐骨结节与大粗隆之间走行的坐骨神经，切诊时用力压迫其投影区时出现局部疼痛，并向下肢放射，系坐骨神经损伤，临床见于腰椎间盘突出症、梨状肌综合征、坐骨神经炎和腰5横突综合征等。对坐骨神经痛的患者，应注意鉴别是坐骨神经干还是坐骨神经根的损伤。坐骨结节切诊时，若出现压痛，扪及有囊性感肿块，提示坐骨结节滑囊炎，临床以结核性多见。

从坐骨结节向内，在骶尾关节上方两侧，可扪及骶骨角，两骶骨角之间的骶管裂孔是骨科骶封的进针处。若骶尾关节部压痛、肿胀，有明显外伤史时，多系骶骨骨折或尾骨脱位。检查时可戴上橡胶指套进行肛检。先在指套上涂上少许液状石蜡，缓慢插入肛门后向后触摸，即可发现骨折或脱位。若指套上粘有血迹，多系骨折戳伤直肠。

3. 综合检查

（1）运动检查：骨盆的病变可影响到髋关节的活动，导致髋活动障碍，通过髋关节外展、内收和伸屈活动范围的检查，可以了解骨盆的功能，临场一般只进行主动活动检查，少进行被动活动检查。

外展检查时患者站立，两腿尽可能向侧方跨出，若能离开中线45°以上为正常。外展后嘱患者再向中线靠拢，并交替地使腿越过对侧内收，若能达20°以上为正常。

伸屈检查时患者双手交叉抱于胸前，坐于椅上，保持背部挺直地从椅上站起来，若能顺利完成活动为伸髋正常。伸后嘱患者单腿站立，在保持背部伸直下，另一腿屈曲向胸部靠拢，若膝部几乎与胸接近，为屈曲正常。

屈曲内收检查时，患者坐在椅上，令其一腿交叉放在另一腿之上（跷二郎腿），若能顺利进行为正常。然后放下二郎腿，将足跟外侧放到对侧膝上，若能顺利完成为屈曲外展外旋正常。

被动运动检查时先固定患者骨盆，以防止腰椎或骨盆活动替代髋关节运动。屈曲检查时，患者平躺在床上，检查者一手放在患者腰椎下面，一手握住其小腿，尽量向上屈曲。正常髋最大限度屈曲时大腿前面可靠近腹部，腰部紧贴于其下的检查者的手掌。屈曲检查后，嘱患者将一侧大腿屈在胸前，另一条腿伸直平放，若患者伸直的腿不能平放在床上，或伸直下肢时身体向前移动，胸椎从床上抬起或腰部弓起，提示髋关节屈曲挛缩畸形，称为托马斯（Thomas）征阳性。通过估计患者大腿与床面的角度，即能判断髋关节屈曲挛缩角度（图1-3-24）。

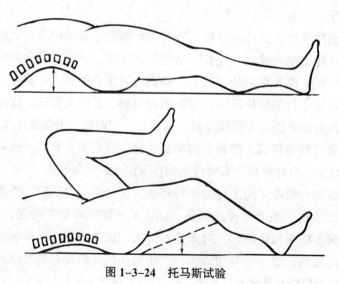

图1-3-24　托马斯试验

后伸检查时，患者俯卧，膝关节稍屈曲以松弛腘绳肌，使其不参与伸髋。检查者一手置患者髂嵴后部以固定骨盆，一手置大腿前面或握住其踝部，向上抬腿，正常能向上约30°。若腿不能后伸，说明有髋关节屈曲挛缩。

外展检查时患者仰卧，两腿置中立位，检查者一手放在患者对侧髂前上棘部以固定骨盆，一手握住其踝部使该踝尽量外展。若感到骨盆开始移动，说明外展达到最大限度，测出度数后，再检查对侧，两侧进行比较。外展受限，临床多见髋内翻、扁平髋和髋关节脱位。

内收检查时患者仰卧，检查者一手握住其踝关节使之越过身体中线，并放在对侧下肢上，检查者另一只手握住患者另一踝部，以固定肢体。正常时大腿可放到对侧大腿中1/3处。移动时若感到骨盆移动，说明内收已达最大限度，测出角度后，再如此检查对侧。内收受限，临床多见髂胫束挛缩、肥胖、大粗隆滑囊炎和髋关节前脱位等，也可见于髋关节单纯性滑膜炎，后者髋各个方向活动均受限。内收检查时也可嘱助手固定患者骨盆，检查者双手分别握住患者两踝，使之相互交叉。

（2）肌力检查：与骨盆和骶尾关节有关的肌肉较多，这些肌肉大多参与髋关节的活动，因此肌力的检测方法同髋关节肌力检测。

髂腰肌（股神经，L_{1-3}）检查时，患者坐于床边，双腿下垂。检查者一手置于患者髂嵴上以固定骨盆，一手置于其膝上方。嘱患者上抬大腿，检查者同时施加阻力以对抗，然后根据患者肌肉收缩情况，判断其肌力。一侧检查完后再以同样方法检查对侧。屈髋肌力减弱，临床常见于髂腰肌脓肿和膝关节术后（反射性髂腰肌无力）。

臀大肌（臀下神经，S_1）检查时，患者俯卧屈膝以松弛腘绳肌，使其不参与臀大肌的伸髋活动。检查者一手掌根置患者髂嵴部以固定骨盆，手指放在臀部，另一手放在膝后上部。嘱患者用力伸髋，同时检查者用力下压膝部以对抗，放在臀部的手指触摸臀大肌的收缩，然后根据肌肉收缩情况，判断其肌力。一侧检查完后用同样方法检查对侧，并左右比较。

臀中肌（臀上神经，L_5）和臀小肌检查时患者侧卧，检查者一手置其髂嵴以固定骨盆，一手放在其大腿外侧。嘱患者外展其下肢，检查者同时用力下压其大腿以对抗，并触摸肌肉收缩，然后根据肌肉收缩情况，判断其肌力。一侧检查后再如此检查对侧，并左右比较。检查时也可嘱患者仰卧，检查者双手置于患者两膝外上方，嘱患者先外展20°，再继续外展，此时施加阻力以对抗，根据肌肉收缩情况判断其肌力。此法便于左右对比。

长收肌（闭孔神经，L_{2-4}）及其他内收肌检查时患者侧卧，检查者将双手放在患者大腿内侧，嘱患者向中线内收大腿，检查者同时用力以对抗，并触摸长收肌的收缩。然后根据肌肉收缩情况，判断其肌力。检查时也可嘱患者仰卧，两腿外展，检查者双手置于其膝内侧，嘱患者向中线内收其大腿，检查者同时用力以对抗，然后根据其肌肉收缩情况判断肌力。

4. 特殊检查

（1）肌肉、韧带检查

腰大肌挛缩试验：又称髋过伸（Yeoman）试验。嘱患者俯卧，屈膝90°。检查者握住患者踝部，提起下肢，使髋过伸。若伸髋时患者骨盆随之抬起，为试验阳性，说明髋关节后伸受限。临床见于中期髋关节结核和腰大肌脓肿。检查时也可手掌按压在无痛侧的骶髂关节上以固定骨盆，手指在关节上触摸。若髋过伸时患者骶髂关节出现疼痛，提示骶髂关节病变（图1-3-25）。

欧伯试验：又称髂胫束挛缩试验、Ober试验。嘱患者侧卧，患肢在上，尽量外展其大腿。然后在髋关节中立位下屈膝90°，使髂胫束松弛，最后放松外展的大腿。正常时大腿应下降到内收位。若放松后腿部不下降，仍保持外展位，说明阔筋膜或髂胫束挛缩，临床见于脊髓灰质炎和脊膜脊髓膨出之后遗症，亦见于臀筋膜挛缩症。

抱膝试验：患者仰卧，屈膝屈髋。检查者双手置于患者膝前部，逐渐用力向下压，使患者大腿靠近胸壁。若屈膝屈髋时出现腰骶部疼痛为阳性，提示腰骶关节及髂腰韧带病变。

（2）骶髂关节检查

"4"字试验：又称Patrick试验。患者仰卧，患侧膝关节屈曲，踝外侧放在健侧大腿上，两腿相交有如"4"字。检查者一手固定骨盆，一手放在患侧膝上向下压。正常时膝外侧可被压至床面而无疼痛。若活动时出现疼痛为阳性。疼痛产生在髋部提示髋关节病变，疼痛产生在骶髂关节提示骶髂关节病变，临床见于骶髂关节损伤、结核和类风湿关节炎等（图1-3-26）。

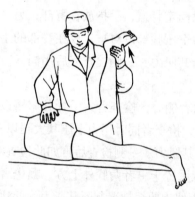

图1-3-25 髋过伸试验

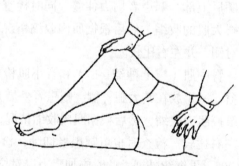

图1-3-26 "4"字试验

床边分腿试验：又称骶髂关节扭转试验、盖斯兰（Gaenslen）试验。患者仰卧，健肢屈膝屈髋抱于胸前，患侧靠床边，臀部稍突出，以使大腿垂于床边。检查者一手按住健膝以固定骨盆，另一手按压患侧大腿使髋过伸。若伸髋时出现骶髂关节疼痛并向大腿放射，为试验阳性。临床见于骶髂关节病变。腰骶关节病变时，本试验一般阴性，故可用于鉴别腰骶关节与骶髂关节病变（图1-3-27）。

斜扳试验：患者仰卧，患肢充分屈膝屈髋。检查者一手按住患者肩部以固定躯干，一手按在膝部外侧向对侧推，使患髋内收内旋。扳动时出现骶髂关节疼痛为试验阳性，提示骶髂关节病变。继续推压，若出现腰骶关节疼痛，同样为试验阳性，提示腰骶关节病变。试验过程中，要询问患者是否有疼痛，疼痛部位（图1-3-28）。

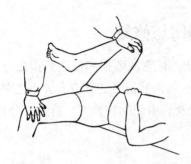
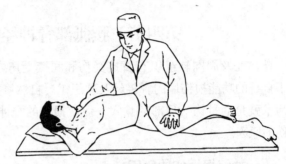

图1-3-27　床边分腿试验　　　　图1-3-28　斜扳试验

坎贝尔试验：又名Campbell征。嘱患者站立或坐位，躯干前倾。若躯干与骨盆同时前倾，为试验阳性，提示腰骶关节病变。若仅躯干前倾，而骨盆不动，提示骶髂关节病变。

骨盆挤压与分离试验：患者仰卧，检查者两手置于其髂骨翼上，用力向中线挤压，为挤压试验。两手鱼际分别放在两髂嵴之内，手指放在髂嵴外，向外离心方向推压，称分离试验（图1-3-29）。也可嘱患者侧卧，检查者双手按压位于上方的髂骨翼。骨盆挤压以后，检查者双手交叉置于其髂前上棘，用力向外下方挤压。若挤压过程中出现骨盆疼痛现象为试验阳性，临床见于骨盆环骨折（图1-3-30）。

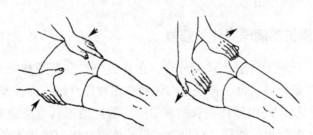

图1-3-29　骨盆挤压与分离试验

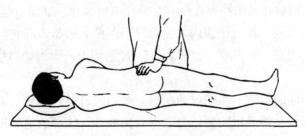

图1-3-30　骨盆挤压试验

另外，还应重视相关区域检查：骨盆的症状可来源于本身病变，也可源于腰椎、髋关节或膝关节病变。骨盆病变除了本身骨骼的损伤、炎症和肿瘤外，某些妇科疾病（如盆腔炎）、外科疾病（如前列腺肥大、前列腺癌、直肠癌）也可在骨盆产生相应症状，检查时要注意除外这些病变。

第四节　腰骶部脊神经损伤与修复

脊神经及周围软组织有直接受伤和间接受伤之分，有急性劳损和慢性劳损之分，由于自身的功能损伤后的脊神经及软组织要自然修复，其自然修复的程度有大小之别，钩活术就是通过钩治局部的腧穴，促使损伤的脊神经及软组织加快修复。首先，分析损伤的原因。

一、神经根损伤的原因

1. 挤压伤　神经根损伤的程度与挤压力的大小、速度、受压范围和时间长短等因素有关。轻者仅引起神经暂时性传导障碍，重者可压断神经纤维，引起神经远段变性。根据压伤因素不同，可分为外源性和内源性两种。前者是体外挤压因素致伤，后者是被体内的组织压伤。

2. 牵拉伤　多见于交通事故。如离心力牵引肢体，引起神经撕裂伤。轻者可以拉断神经干内的神经束及血管束，使神经干内出血，最后形成瘢痕化。重者可完全撕断神经干或从神经根部撕脱，如臂丛神经根性损伤等。

3. 摩擦伤　神经绕过骨突、神经沟，可发生慢性摩擦伤。表现为神经外膜增厚或神经变细，日久可导致瘢痕形成。

二、神经根损伤的病理变化与修复

1. 损伤反应　神经干外层为神经外膜，在外膜的包围下是神经束，其数量不等。每一神经束又由束膜包裹。每一神经束内包括许多神经纤维，而神经纤维又由神经内膜所包裹。各神经膜之间由显微血管网联系着。神经束膜具有渗透屏障的生理功能，即对蛋白质的渗入起到阻障作用，以保持和维护体液和组织的代谢的生理性交换。当神经损伤后，神经束膜不能维持正常的阻障作用，渗出液中的清蛋白渗入，这是一种病理性的渗入，从而引起损伤性炎症反应，神经内膜水肿，继而引起神经纤维的损害，以致纤维化和瘢痕形成。神经鞘膜内微血管壁上的肥大细胞，在神经束膜损伤后，释放内源性化学炎性物质，如组胺、血清素、5-羟色胺等，皆为刺激感觉神经纤维的致痛物质。

2. 损伤对微循环的影响　神经根的血供，远端来自脊髓血管，近端来自节段动脉中间支，这两个系统在神经根的外三分之一处相吻合，该部的血管网发育不充分，是一个极易损伤的部位。神经鞘膜的显微血管和外界的微循环相通。神经膜的显微血管受着交感神经纤维支配，当刺激交感神经链时，可引起显微血管的收缩，甚至部分血管停止血流的通过。一方面神经血供将致不同程度的改变，神经也将因缺血而产生病理变化，其初起可以出现麻痹或麻木，当缺血时间过长，神经内膜显微血管的缺氧性损害、清蛋白漏出增多，神经内膜下出现血肿，神经功能将不能恢复。另一方面神经损伤后，神经束膜内显微血管的通透性增加，使含有丰富蛋白的渗出物增多并扩散到神经间隙，损伤血管的肥大细胞，释放炎性化学介质，致炎、致痛，从而临床上出现以剧烈疼痛为主要特点。这说明任何改善神经根微循环的方法，都可能使疼痛症状得以缓解。

3. 神经根受压　神经根相对受到良好的保护，不易受到周围组织的影响及外伤损害。但神经根又因其不具有周围神经那样的结缔组织保护鞘，所以对椎管内病变所导致的直接机械性压迫特别敏感。神经根受压后，首先发生缺血、缺氧，而缺血、缺氧对神经传导功能的影响更甚于压力本身。同时局部神经受压时，对神经的直接机械效应，包括神经纤维变形、郎飞结移位和结周髓鞘剥脱等，既使是低水平的压迫（30mmHg 压力）亦可造成轴流的改变，蛋白由神经细胞体向轴突远端的转运受到损害，是继发于神经营养供应的损害。神经根受到压力和刺激时，引起炎性改变、渗出、肿胀、增生等，更加重神经根的压迫。

4. 神经根炎　主要是由于椎间盘的纤维环破裂和髓核组织突出，压迫和刺激神经根，引起创伤性炎症。同时破裂的纤维环和神经根都可出现炎性水肿，加重神经的压迫，纤维环外层有窦椎神经支配，刺激此神经可引起腰部、臀部的感应痛。坐骨神经根的炎症，使痛觉纤维发生短路，引起剧烈的腰痛和坐骨神经痛。久之，神经根将与破裂口、突出物发生粘连和纤维化，使该神经发生持久性的感觉和运动功能障碍。

5. 神经纤维震荡　神经纤维受到震荡后，组织结构虽无明显变化，电反应仍存在，但可出现传导功能的暂时丧失。如损伤造成神经纤维结构的破坏，则电反应消失，传导功能丧失。

6. 神经纤维的断裂与修复　在严重损伤的情况下，神经纤维发生断裂。神经纤维断裂后，神经远端出现短距离的逆行性变性，经过 4~10 天，远端神经轴突开始再生。外伤 12~48 小时，神经远端出现华勒（waller）变化，其髓鞘出现收缩碎裂，神经纤维和血管排列混乱和断裂，使轴突呈不规则的块状及颗粒；48~72 小时，整条轴突同时出现断裂，大量吞噬细胞进入并清除轴突和髓鞘的碎片，一般在 2 周后大部分被清除，最晚长达 1 个月。轴突和髓鞘碎片被清除的同时，许旺细胞在外伤后 24 小时便开始增生，细胞核增大，出现核仁，胞浆增加，包含有颗粒分裂和增生，沿着神经内膜管形成许旺细胞芽。每根近端的神经轴突，可长出 3 支以上的枝芽，但只有 1 支枝芽可以长入神经内膜管，并长进终末器官，其余枝芽均萎缩。经过 3~4 周，长出髓鞘，每段髓鞘由一个许旺细胞完成。如果两断端相距很远，或被其他组织隔开，新生的神经轴突在近段断端无规律地长入瘢痕中，形成外伤性神经纤维瘤。而远段断端形成较小的纤维瘤，其中不含神经纤维。这时神经无法自行恢复功能，必须手术切除两端的神经纤维瘤，缝合两断端，方能逐渐愈合。

第五节 脊柱腰骶部软组织损伤与修复

脊柱软组织损伤，主要指骨骼以外的各种组织损伤，包括筋膜、肌肉、肌腱、韧带、神经、血管等组织。神经、血管已在上文叙述，本节重点叙述肌肉、筋膜、肌腱、韧带损伤的病理生理。

一、肌筋膜损伤的病理变化

1. 损伤的原因与过程

（1）缺氧：多见于呼吸功能障碍、CO 中毒、处于空气稀薄的环境下等。由于缺氧，破坏了组织细胞的有氧代谢，损害线粒体的氧化磷酸化，使组织发生一系列病理变化。

（2）物理因素：主要指机械、高温、低温等均能使肌筋膜的组织细胞直接或间接地受损，也可造成局部的缺血缺氧，影响正常代谢。

（3）化学因素：如局部封闭、肌内或静脉给药、某些药物导入等，均可引起肌筋膜组织的损害。有些化学药物可破坏体内某些酶的正常代谢。

（4）生物因素：如某些细菌、病毒感染等，可直接破坏组织细胞的代谢，有些则通过变态反应而引起组织损伤。

（5）先天缺陷：如肌筋膜的先天性发育畸形，可造成组织本身的异常，同时还可形成对其他组织的压迫（神经、血管）等。

2. 损伤的病理变化 肌筋膜损伤可分为两大类：一类是组织的断裂，如各种开放性损伤，严重的闭合损伤，均能造成组织细胞的断裂。另一类是组织细胞代谢障碍引起的形态改变，根据其损伤轻重及形态特征，又可分萎缩、变形及坏死三种。萎缩、变形一般为可复性的，而坏死则是不可复的。组织细胞代谢障碍，主要是组织细胞生物化学反应和生物分子结构的改变，即所谓生化性损害，出现代谢和功能的变化。现以缺血缺氧为例，说明细胞损伤的过程。由于缺氧使线粒体氧化功能障碍，ATP 产生减少与 ADP 增加，使磷酸果糖激酶活性增强，加速了糖酵解。因此，细胞内糖原减少而乳酸增多，pH 下降。糖酵解产生的 ATP 较少，不能补偿 ATP 的消耗，使细胞肿胀及粗面内滞网（RER）扩张。ATP 减少又可使 RER 膜上附着的核蛋白体脱失，并使多聚核蛋白体聚成单个核蛋白体。因此，蛋白合成下降，线粒体发生凝缩，可能与 ATP 及镁离子减少有关。由于钙离子增多，使胞浆内微管、微丝变形和功能障碍，从而使细胞表面变形。若持续缺氧，导致不可逆的改变，此时线粒体肿大，嵴间隙扩张，嵴断裂、变形、基质颗粒消失，出现絮状物质，并可见钙化。最后由于细胞 pH 进一步下降，使溶酶体膜破裂，释放出 RMA 酶、DNA 酶、蛋白水解酶、酸性磷酸酶等，引起细胞体、细胞核和细胞膜相继溶解消失，使整个细胞解体。

3. 软组织的再生与愈合 修复与再生，是组织和器官损伤后产生的缺损由其邻近的相应的健康细胞分裂增生来完成修复的过程。修复与再生均属愈合范畴。再生可分为生理性再生和病理性再生。病理性再生是在病理情况下，组织或细胞受损，由再生的组织、细胞取代。生理性再生，是在生理情况下，经常有些组织、细胞死亡，又被同类组织、细胞代替。

完全性再生，由于组织损伤较轻，再生的细胞完全恢复其原有结构和功能。不完全再生，由于组织损伤严重，缺损组织又被肉芽组织代替，不能恢复原有结构和功能，最后形成瘢痕等。

纤维组织的再生：在损伤的刺激下，邻近静止的成纤维细胞或未分化的间叶细胞分裂增殖，当成纤维细胞停止分裂后，开始合成和分泌胶原蛋白，并在细胞周围形成胶原纤维细胞，即变成长梭形的纤维细胞。

骨骼肌组织的再生：肌纤维受损后，如肌纤维膜完好，可由残存的肌细胞核分裂，产生肌浆，融合成带状，先出现纵纹，继而出现横纹。肌纤维完全断裂，而破坏了肌纤维膜，则由结缔组织再生来修复。平滑肌的再生能力非常差，主要通过纤维结缔组织再生修复。

4. 肌筋膜炎的病理变化　肌筋膜炎较为常见，是一种无菌性炎症，多由寒凉、潮湿、慢性劳损等原因引起。多见于脊柱软组织受累，主要侵及筋膜和肌层。起病初期，致病因素刺激局部组织，引起组织细胞的形态学改变，使局部微循环血流减慢，组织细胞灌流不足，代谢障碍，使之出现组织细胞充血、水肿、渗出增加等一系列改变。局部的慢性劳损，可直接破坏微循环功能。另外，因局部压迫，使组织细胞代谢障碍，而导致一系列病理改变。当病程继续发展，在肌肉和筋膜的结缔组织内，形成白色的纤维挛缩和瘢痕化，逐渐形成微小的结节，严重者可出现较大的小结节。挛缩的纤维组织和小结节，其中最大者可以用手触及。此种位于筋膜及肌肉间的小结节，实际上是散布于脊柱软组织中的弥漫性小病灶，其不断向四周散发异常冲动，并刺激末梢神经的轴突，再通过反射而产生一系列症状，引起持续性疼痛。散在的结节亦可连接成块状，如果细小的神经分支被包绕其中，由于白色纤维组织的收缩可出现末梢神经卡压征，并构成持续性疼痛症状的解剖学基础。临床上的压痛点即在该处。在白色纤维集结成结节或块状的同时，其间可有裂隙出现，尤其在深筋膜表面处，因而易使其下方张力较大的脂肪组织疝出。有人称之为"筋膜脂肪疝"，以中年以上女性患者最为多见。

二、肌腱、韧带损伤的病理变化

1. 肌腱、韧带损伤的原因　导致肌腱、韧带损伤的因素是复杂的，也是多方面的。但不外内、外两类因素。

（1）外因：外因无外乎直接暴力、间接暴力和劳损三种。直接暴力损伤是指直接暴力如棍棒打击、撞击、碾压等作用于人体部位而引起肌腱、韧带的损伤，多为钝性挫伤。间接暴力损伤是指远离暴力作用的部位，因暴力的传导而引起的肌腱、韧带的损伤，多为撕裂伤。如戾伤（肌体在活动时超过正常的生理范围，如过伸、过屈等肌肉急骤强烈而不协调的收缩）、挤压（肌体受到重物或长时间挤压）造成肌肉、肌腱、韧带的撕裂或断裂即属此类。劳损主要见于局部的慢性刺激，超出自身的代偿范围。这其中一类是长久的行、坐、走、立、卧或长期不正确姿势的劳动、工作或生活习惯，使人体某一部位长时间过度用力积累性致伤；另一类是受寒湿等引起的骨关节炎症、增生等使部分纤维组织受损。

（2）内因：内因是指从内部影响人体的致病因素，如年龄、体质等。不同的年龄，其肌腱、韧带损伤的好发部位和发生率不一样，如腰椎病多发于中老年人，这与其肌体的退变有直接关系。而体质的差别，在运动中损伤的情况自然不一样，如体质强的运动员易发生网球肘、膝盖伤等，而体质弱的人则易受寒湿而发生关节炎等造成关节周围软组织的慢性损伤。

2. 肌腱、韧带损伤的病理变化　肌腱、韧带损伤，可为腱细胞、纤维组织等组织细胞直接损害，也可由于组织损伤，使其肿胀、缺氧、缺血。组织细胞缺血、缺氧后，使线粒体氧化代谢功能障碍，ATP 产生减少，由于 ATP 减少而 ADP 增加，使磷酸果糖酶活性增强，加速糖酵解。因此，细胞内糖原减少，而乳酸增多，pH 下降，糖酵解产生的 ATP 减少，使细胞代谢障碍，酸性水解酶增加，使细胞体、细胞核、细胞膜溶解、消失，细胞破坏，导致组织细胞萎缩、变性、坏死，出现肌腱、韧带损伤和功能障碍。疼痛则是由于局部组织细胞的代谢物刺激神经末梢而引起。总之，肌腱、韧带损伤后，在局部主要引起疼痛、肿胀和功能障碍。

（1）疼痛：疼痛可出现在损伤的早、中、晚期。早期的疼痛，主要是由于损伤性炎性反应所致，多为刺痛、剧痛，也可为胀痛。而中、晚期的疼痛，则于炎性后期的纤维组织增生，炎性粘连或形成瘢痕组织，影响肢体功能运动有关，故多为一些慢性疼痛，牵拉痛或钝痛。

（2）肿胀：肌腱、韧带损伤后，本身肿胀并不明显，但其周围疏松结缔组织较多，因而周围组织肿胀明显。

（3）功能障碍：脊柱因肌腱、韧带损伤而引起的功能障碍，一般可因两种原因形成。一是因局部疼痛而产生保护性反应，这种反应占大多数。另外，亦可因肌腱、韧带损伤伴有神经损伤时，在其所支配的区域出现感觉和运动功能障碍。肌腱、韧带的损伤亦有完全断裂和不完全断裂损伤之分。完全断裂，功能完全丧失；不完全断裂，则因炎性反应、组织粘连等影响肌体的活动。

此外，肌腱、韧带的损伤由于直接影响了脊柱的生物力学关系，造成脊柱的失稳，导致脊柱的退行性改变而逐渐形成椎体的骨骼增生等病理改变。

3. 肌腱、韧带损伤的修复　肌腱、韧带损伤后，在损伤的刺激下，邻近的成纤维细胞或未分化的间叶细胞开始分裂增殖，幼稚成纤维细胞体膨大，呈圆形、椭圆形及星形，两端有突起，胞浆丰富，略显碱性，核大而淡染，可见核仁。当成纤维细胞停止分裂后，开始合成和分泌胶原蛋白，并在细胞周围形成胶原纤维，细胞即变化成梭性的纤维细胞。成纤维细胞亦参与基质形成。细胞外基质含有丰富的黏多糖，如透明质酸等。成纤维细胞转化为纤维细胞，毛细血管开始侵入，随后即闭合、退化、消失。周围肉芽组织逐渐转化成瘢痕组织。随着局部的功能锻炼，不断改建，胶原纤维可按原来肌腱纤维方向排列，达到完全再生。受到损伤的肌腱、韧带虽然愈合，但其长度较未损伤者有一定的差异，使骨关节的稳定受到一定的影响，关节应力失去平衡，造成临床上常见的关节脱位和慢性疼痛。

第六节　钩活术基础内容

钩活术技术是利用中医特异钩鍉针（专利）针具（软组织钩鍉针、硬组织钩鍉针），以中医理论和针灸学理论为指导，结合解剖学、影像学、骨伤科学、软组织外科学、生物力学、疼痛治疗学等学科知识，通过辨证施治（针），运用钩治法、割治法、挑治法、针刺法、放血法、减压法、减张法、疏松法、温补法、平衡法等多种治疗方法，对相应腧穴进行治疗（钩、割、挑、刺、推、钻、弹、剥、捣、抽等）的常规无菌操作过程。本技术包括钩活术、钩活骨减压术等，这是广义钩活术技术（钩针技术）的概念。

对新（魏氏）夹脊穴、华佗夹脊穴、骨关节特定穴、阿是穴、十二正经腧穴、奇经八脉腧穴、经外奇穴等全身腧穴，根据不同部位，采用不同型号的钩鍉针治疗，通过钩、割、挑、刺、推、钻、弹、剥、捣、抽，达到软组织减压、减张或（和）硬组织减压、减张的目的，疏通松解，建立四维（皮、肉、筋、骨）平衡，所运用的治则治法是钝性与锐性、曲线与直线的科学组合。

钩活术技术也可以说是针灸学的一个组成部分。一般而言，针灸是针刺与艾灸的合称，但是从广义而言，中医针灸包括针法和灸法。针法包括钩、割、挑、刺、推、钻、弹、剥、捣、抽，针具不但包括毫针，还包括三棱针、皮肤针、皮内针、火针、针刀、圆利针、松筋针、铍针、刃针、带刃针、拨针、挑针、割针、鍉针、大针和钩活术的特异钩鍉针等；灸法包括艾灸、盐灸、天灸、火灸、灯草灸、药灸等。

钩活术技术针具多（90型）、组合多，君臣佐使配伍丰富，采用独立新夹脊穴、坐标腧穴定位、独特手法、弧形钩法等，临床疗效独特，有别于其他特异针疗法。

中华钩活术是传统针灸的创新发展，因为中华钩活术是以传统针法为理论依据、以传统"九针"为施治针具，对针具加以革新改进，增进疗效，针灸学所涉及的十二正经腧穴、奇经八脉腧穴、经外奇穴都可以利用中华钩活术的微类钩鍉针进行钩治。不同的是，针灸通常包括针刺技术和艾灸技术，而中华钩活术疗法不包括艾灸技术，在针刺技术方面，中华钩活术除了针刺法，还包括钩治法、割治法、挑治法、放血法、减压法、减张法、疏松法、温补法、平衡法等。

一次性使用钩活术钩鍉针钩针（巨类腰椎型）是治疗腰椎疾病常用的巨类钩鍉针。

一、针具

1. 一次性使用钩活术钩鍉针钩针（巨类腰椎型 JL-03）（图 1-6-1）

（1）材质、硬度、保养：巨类腰椎型针头由 4Cr13 和 3Cr13MO 材料制成，针柄和针尾由塑料制成。

具有良好的耐腐蚀性能。

应包装后贮存在相对湿度不超过 80%、无腐蚀性气体和通风良好的室内。

（2）结构：针头、针身、针柄、针尾。

头部硬度为 509~579HV0.3。

刃口 5mm 内和钩身 3mm 处的表面粗糙，不大于 0.8μm。

其余部位粗糙度应不大于 0.4μm。

产品头部和柄的连接牢固，能经受 180N 的拉力而不松动。

对接光滑，美观协调。

针头部由钩尖、钩刃、钩弧、钩板组成。

钩弧为双弧形，钩板为渐尖形弧板。

钩刃为弧形的双锐刃。

（3）消毒方法：一次性使用钩活术钩鍉针钩针由环氧乙烷灭菌消毒，有效期 2 年。

（4）操作方法：拇食指持针，针尖垂直皮肤，由浅入深，做钩提动作，按度钩治。

（5）钩治腧穴：腰椎部新（魏氏）夹脊穴。

（6）治疗范围：腰椎间盘突出症等腰椎部疾患。

（7）注意事项

① 使用前检查有效期和包装无破损，打开包装后针具完好。

② 手法轻柔，切忌用蛮力，钩治深度 1.5cm 左右，针尖的方向与神经走行一致。

③ 操作时与患者交流，以防意外。

④ 腰椎段的神经丰富，应熟悉解剖，准确定位，防止事故。

⑤ 一次性使用，用后毁形，按医疗废物处置。

2. 一次性使用钩活术钩鍉针钩针（巨类深软型 JL-05）（图 1-6-2）

（1）材质、硬度、保养同腰椎型。

（2）结构：针头、针身、针柄、针尾。

头部硬度为 509~579HV0.3。

刃口 5mm 内和钩身 3mm 处的表面粗糙，不大于 0.8μm。

其余部位粗糙度应不大于 0.4μm。

产品头部和塑料柄的连接牢固，能经受 180N 的拉力而不松动。

对接光滑，美观协调。

针头为一小月牙弧形。

小针头由钩弧、钩板、钩尖、钩刃组成。

钩弧为双弧形，钩板为渐尖形弧板。

小钩头约占巨类腰椎型钩鍉针钩头的 1/5。

（3）消毒方法：一次性使用钩活术钩鍉针钩针由环氧乙烷灭菌消毒，有效期 2 年。

（4）操作方法：拇食指持针，针尖垂直皮肤，掌握好角度和深度，由浅入深，触及骨面（下关节突），调整角度，深入 0.5cm 左右，不做任何动作即刻退针。

（5）钩治腧穴：腰椎部新（魏氏）夹脊穴。

（6）治疗范围：腰椎椎管狭窄症。

（7）注意事项

① 使用前检查有效期和包装无破损，打开包装后针具完好。

② 定位准确，手法轻柔，切忌用蛮力，注意深度，勿损伤硬膜囊、神经根、神经根鞘和马尾神经。

③ 操作时与患者交流，以防意外。

④ 一次性使用，用后毁形，按医疗废物处置。

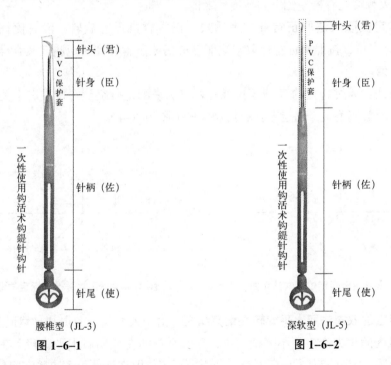

腰椎型（JL-3）　　　　　　　　　　　　深软型（JL-5）

图 1-6-1　　　　　　　　　　　　　　图 1-6-2

二、魏氏坐标定位取穴法

坐标定位取穴法是一种利用影像学检查的结果，建立一个平面直角坐标系，对脊柱椎旁腧穴定位的一种定位法，能准确反映脊椎的椎体、棘突、关节突、椎板、横突和所定椎旁腧穴位置的现代定位法，达到准确定位的目的。

不同于传统的中医针灸腧穴定位取穴法（包括骨度同身寸定位法、自然标志取穴法、手指同身寸取穴法和简便取穴法）。

钩鞮针治疗腰骶椎退变性及软组织疾病

坐标定位取穴法利用脊柱的 X 线正位像（1∶1）为标准，结合其固有的骨性标志，在本脊椎体上缘线（以椎体上缘两端点引出的直线）、下缘线（以椎体下缘两端点引出的直线）和棘突下缘点形成的 X 线影像平面上，以棘突下缘为基准点（"0"点），引一条平行于椎体下缘的平行线，建立平面直角坐标系，所引之线为坐标系的 X 轴（图1-6-3），箭头方向为正值，反向为负值，正值方向代表本脊椎的左侧（L），负值方向代表本脊椎的右侧（R）。在此平面上以基准点（"0"点）为中心，引一条垂直于 X 轴的垂直线为此坐标系的 Y 轴，方向向上，Y 轴的正向（正值）为脊椎的上向，反向（负值）为脊椎的下向，由此推出坐标定位取穴法公式：

$$X = \frac{a+b}{2}$$

X 值代表坐标系平移值

a 值代表棘突至脊椎右侧下关节突外缘值

b 值代表棘突至脊椎左侧下关节突外缘值

1. 坐标定位取穴法取正常脊椎旁腧穴　正常脊椎没有旋转，没有侧摆，X 值为"0"，脊椎旁定位，按照坐标定位取穴法能够准确测量棘突和所定腧穴及脊椎左缘、右缘的准确数值。

测量方法：通过脊柱的 X 线正位像（1∶1）来测定棘突到脊椎左右下关节突外缘和所定腧穴的数值关系，选定准确的腧穴位置（图1-6-4）。

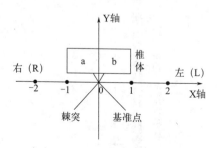

图1-6-3　坐标定位取穴法示意

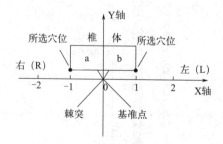

图1-6-4　正常脊椎坐标定位取穴

2. 坐标定位取穴法取水平旋转脊椎旁腧穴　由于人们长久劳损和自然退变的原因，脊椎两侧肌肉的拉力产生了不平衡现象，导致脊椎向左或向右水平旋转，在病态情况下给我们的选穴定位带来了一定困难，利用坐标定位取穴法便可解决腧穴定位问题。

脊椎水平旋转是指以人体脊椎垂直轴为中心，发生（左右）旋转。原因是由于本脊椎在外力（包括肌肉）的作用下，左右两侧的拉力出现了长期失衡或间断性失衡现象，使棘突向左或向右旋转，迫使脊椎相应旋转，而造成棘突向左或向右偏移，本脊椎的下关节突和上关节突发生相应的变化，使本脊椎的上关节突关节和下关节突关节自身的平衡被破坏，关节出现的自身紊乱，影响到整个脊柱的平衡，此关节弹性系数减小，防御功能降低，抗外力功能减弱，成为易损椎，而易产生疾病。

在整个脊柱脊椎（24 椎）中，颈椎的 C_4、C_5、C_6、C_7 和腰椎的 L_3、L_4、L_5，活动度最大，受力最大，其椎间盘退变较早，是脊椎旋转的易损椎，另外，颈椎的 C_4、C_5、C_6、C_7 和腰椎的 L_3、L_4、L_5 是颈椎生理曲度和腰椎生理曲度的形成椎，所以颈椎的 C_4、C_5、C_6、C_7 和腰椎的 L_3、L_4、L_5 是弹性系数最强的椎体，发生病变的机会最多，发生旋转的机会最多。

旋转后的脊椎，在选穴时如何定位：根据坐标定位取穴法的公式，要进行坐标平移，据平移的数值，来决定腧穴的位置。

被定位脊椎的棘突下缘为基准点（"0" 点），在同一平面内，沿基准点画平行于本脊椎的基准线为 X 轴，方向向左（图 1-6-5），在基准点（"0" 点）上引一条垂直于 X 轴的垂线为 Y 轴，方向向上，如被定位脊椎出现旋转（左右），按上述坐标定位取穴法，那么就出现了坐标系的平移值：

$$X = \frac{a+b}{2} \ （坐标平移值）$$

注：a 为坐标系 X 轴右侧的值。

b 为坐标系 X 轴左侧的值。

X 为坐标系平移的值。所求出的值为负值 "-"，坐标系向右平移；所求出的值为正值 "+"，坐标系向左平移。

例如：设 $a = -0.5$，$b = 1.5$，求坐标系平移值

$$X = \frac{a+b}{2}$$

$$X = \frac{(-0.5)+1.5}{2}$$

$$X = 0.5$$

所求坐标平移值为 0.5。因是 "+" 正值，所以坐标系向左侧平移 0.5。

3. 侧摆脊椎的椎旁腧穴定位　由于脊柱部分脊椎旋转的原因，脊椎两侧肌肉的拉力产生了不平衡现象，导致脊椎向左或向右水平旋转，由于它们之间相互的连接就会产生脊椎的侧摆，侧摆和水平旋转基本是同步出现的，就像地球的自转和公转一样，但又因椎体之间连接的相互作用，其旋转和侧摆又受到一定的限制，侧摆后的椎体给我们的选穴定位带来了一定困难，利用坐标定位取穴法便可解决此情况下的腧穴定位问题。

脊椎的侧摆方式：

（1）脊椎左下缘为侧摆轴点（以正面观为基准）：由于脊椎的自体旋转，影响到上下脊椎的相邻关系，脊椎本身要发生侧摆现象，侧摆的过程是以脊椎的左下缘为侧摆轴点，脊椎以侧摆轴点为中心，上下摆动。

（2）脊椎右下缘为侧摆轴点（以正面观为基准）：侧摆的过程是以脊椎的右下缘为

侧摆轴点，脊椎以侧摆轴点为中心，上下摆动。

（3）棘突为侧摆轴点（以正面观为基准）：侧摆的过程是以脊椎的棘突下缘为侧摆轴点，脊椎以侧摆轴点为中心，上下摆动。

（4）以上三种情况之外的全脊椎侧摆：侧摆的过程是没有固定的侧摆轴点，上下摆动，左右移位，也是较常见的一种侧摆方式。

侧摆度测量法：

侧摆度是反映侧摆的程度，用弧度来表示，弧度值为侧摆度值。

侧摆后的脊椎按坐标定位取穴法形成的 X 线与本脊椎的棘突下引一水平射线形成的夹角为其侧摆度，可用求弧度值的方法求得，逆时针方向为向上侧摆，顺时针方向为向下侧摆，分别用 "+" "–" 表示。如 $\beta=15°$ 或 $\beta=-25°$，分别表示脊椎向上旋转 15° 或向下旋转 25°。

由此可知：坐标定位取穴法的旋转值代表本脊椎的旋转度；X 轴与 X′ 轴（水平轴）形成夹角的弧度数，为脊椎的侧摆度。旋转度和侧摆度能反映出脊椎的移位和旋转情况。

旋转度的绝对值，加上侧摆的绝对值能，反映出脊椎的稳定性，所以有如下公式：

$$\alpha = |X| + |\beta|$$

α 代表脊椎的稳定性

X 代表平移值

β 代表侧摆度

α 值越大，稳定性越差；

α 值越小，稳定性越强；

α 为 "0" 值，稳定性最好。

侧摆脊椎椎旁腧穴定位：

旋转本身就会影响上下相邻脊椎，使其也发生不同程度的旋转，由于关节之间的咬合，在旋转过程中脊椎一侧就要向上或向下移动，此现象称为脊椎的侧摆现象，是脊椎旋转的继发现象。

由于生理结构的特点，发生侧摆的脊椎仍以腰椎的 L_3、L_4、L_5 最多，骶尾椎由于骨盆的稳定，发生侧摆现象的可能性较小，由于病邪的侵入、部分遗传疾病、自身免疫性疾病、严重的先天不足等原因，骶尾椎也会有侧摆现象发生。

对此出现侧摆现象后的脊椎，定位仍以坐标定位取穴法为基准。

以侧摆后的脊椎的棘突为基准点，定为 "0" 点，仍然以在同一个平面内，沿基准点画平行于本脊椎的基准线为 X 轴，方向向左，在基准点（0 点）上引一条垂直于 X 轴的垂线为 Y 轴，方向向上，如被定位脊椎出现侧摆现象，通过上述坐标定位取穴法，可直接定位（图 1-6-6）。

在坐标系平面内，以 "O" 点为起点，引一个水平方向向左的射线为 X′ 轴线，X′

轴线与X轴线交于"O"点，所形成的夹角β的弧度数，为侧摆的度数，逆时针方向为正弧度数（β），顺时针方向为负弧度数（–β）。

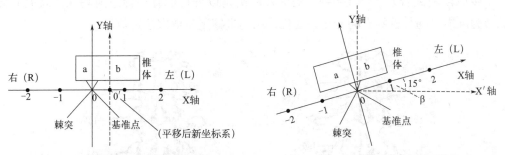

图1-6-5　水平旋转脊椎坐标定位取穴　　　图1-6-6　侧摆脊椎的坐标定位取穴

4. 脊柱侧弯脊椎旁腧穴定位　脊椎水平旋转是指以人体脊椎垂直轴为中心（图1-6-7），发生（左右）旋转。原因是周围软组织的拉力平衡失调，由于相邻脊椎的关系，旋转的过程必然发生侧摆现象，由于生理特点决定旋转必然发生侧摆，连续侧摆就形成脊柱侧弯（正面观）。

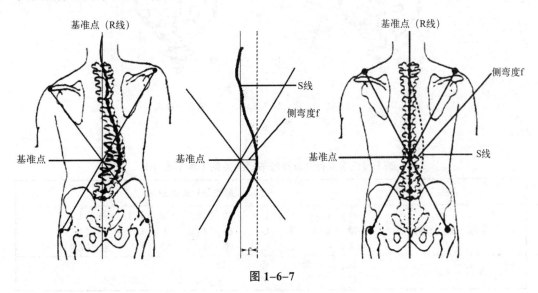

图1-6-7

侧弯脊柱脊椎旁腧穴定位

水平旋转和侧摆连续后形成脊柱的侧弯，定位取穴同旋转加侧摆（图1-6-8）。

魏氏夹脊穴的定位，是以脊柱的骨性标志为基准，以关节突关节为准绳，随骨性标志的变化而变化，利用坐标定位取穴法定位的。

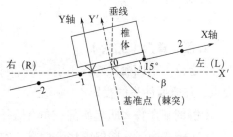

图1-6-8　脊柱稳定度测量

三、新夹脊穴（魏氏夹脊穴）与脊椎节段的关系

腰骶段新夹脊穴（图1-6-9）的取穴原则是以脊柱的骨性标志为基准，以关节突关节为准绳，随骨性标志的变化而变化，利用坐标定位取穴法定位。

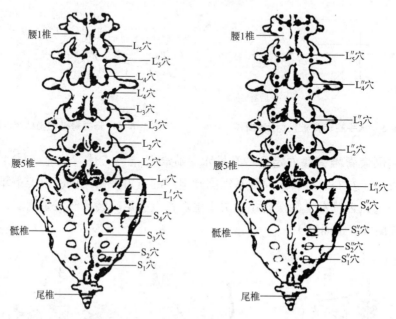

T：胸　L：腰　S：骶

L_1穴：腰1穴　L_1'穴：腰1撇穴　L_1''穴：腰1撇撇穴

图1-6-9

新（魏氏）夹脊穴与脊椎节段的关系（表1-6-1）

部位	腰骶段新夹脊23穴				
腰段（15个腧穴）	腰$_1$（L_1）	腰$_2$（L_2）	腰$_3$（L_3）	腰$_4$（L_4）	腰$_5$（L_5）
	腰$_1$（L_1'）	腰$_2$（L_2'）	腰$_3$（L_3'）	腰$_4$（L_4'）	腰$_5$（L_5'）
	腰$_1$（L_1''）	腰$_2$（L_2''）	腰$_3$（L_3''）	腰$_4$（L_4''）	腰$_5$（L_5''）
骶段（8个腧穴）	骶$_1$	骶$_2$	骶$_3$	骶$_4$	
	骶$_1''$	骶$_2''$	骶$_3''$	骶$_4''$	

注：腰$_1$（L_1）代表腰一穴
　　骶$_1$（S_1）代表骶一穴

1. 骶一脊穴（S_1穴）

［定位］第四骶椎棘突下引一条平行于两侧第四骶后孔的直线，与两侧骶中间嵴的交点，在骶后体表的投影。

［解剖］在臀大肌起始部；布有骶外侧动、静脉后支，第四骶神经后支。

［主治］中医：腰骶疼痛、白带、腹痛、泄泻、遗尿、痔疾、遗精。

西医：遗尿、妇科慢性炎症、精神性遗精、内外混合痔、脊柱相关疾病等。

注：微类钩鍉针慎钩治。距第四骶神经后支及动、静脉后支很近。

2. 骶一脊撇撇穴（S_1''穴）

［定位］骶一穴与同侧尾骨角体表连线的中点。

［解剖］在臀大肌起始部；布有骶外侧动、静脉后支，第四骶神经后支。

［主治］同骶一穴主治，是局部腧穴注射时使用的腧穴，骶一穴主治疾病的再治疗或巩固治疗。

注：只注药，不钩治。距第四骶神经后支及动、静脉后支很近，容易误伤。

3. 骶二脊穴（S_2穴）

［定位］第三骶椎棘突下引一条平行于两侧第三骶后孔的直线，与两侧骶中间嵴的交点，在骶后体表的投影。

［解剖］在臀大肌起始部；布有骶外侧动、静脉后支，布有第三骶神经后支。

［主治］中医：腰骶疼痛、痛经、泄泻、遗尿。

西医：遗尿、经前期综合征、前列腺炎、脊柱相关疾病等。

注：微类钩鍉针慎钩治。距第三骶神经后支及动、静脉后支很近。

4. 骶二脊撇撇穴（S_2''穴）

［定位］骶二穴与同侧骶一穴体表连线的中点。

［解剖］在臀大肌起始部；布有骶外侧动、静脉后支，第三骶神经后支。

［主治］中医：同骶二穴主治，是局部腧穴注射时使用的腧穴。

西医：骶二穴主治疾病的再治疗或巩固治疗。

注：只注药，不钩治。距第三骶神经后支及动、静脉后支很近，容易误伤。

5. 骶三脊穴（S_3穴）

［定位］第二骶椎棘突下引一条平行于两侧第二骶后孔的直线，与两侧骶中间嵴的交点，在骶后体表的投影。

［解剖］在臀大肌起始部；布有骶外侧动、静脉后支，第二骶神经后支。

［主治］中医：腰骶疼痛、小便不利、遗尿、泄泻。

西医：遗尿、慢性结肠炎、骶尾韧带炎、脊柱相关疾病等。

注：微类钩鍉针慎钩治。距第二骶神经后支及动、静脉后支很近。

6. 骶三脊撇撇穴（S_3''穴）

［定位］骶三穴与同侧骶二穴体表连线的中点。

［解剖］在臀大肌起始部；布有骶外侧动、静脉后支，第二骶神经后支。

［主治］中医：同骶三穴主治，是局部腧穴注射时使用的腧穴。

西医：骶三穴主治疾病的再治疗或巩固治疗。

注：只注药，不钩治。距第二骶神经后支及动、静脉后支很近，容易误伤。

7. 骶四脊穴（S_4穴）

［定位］第一骶椎棘突下引一条平行于两侧第一骶后孔的直线，与两侧骶中间嵴的交点，在骶后体表的投影。

［解剖］在骶棘肌、臀大肌起始部；布有骶外侧动、静脉后支，第一骶神经后支。

［主治］中医：腰骶疼痛、遗尿、遗精、月经不调、白带。

西医：腰椎间盘突出症、遗尿、骶髂融合（强直性脊柱炎）、骶髂退变性疾病。

注：微类钩鍉针慎钩治。距第一骶神经后支及动、静脉后支很近。

8. 骶四脊撇撇穴（S_4''穴）

［定位］骶四穴与同侧骶三穴体表连线的中点。

［解剖］在骶棘肌、臀大肌起始部；布有骶外侧动、静脉后支，第一骶神经后支。

［主治］中医：同骶四穴主治，是局部腧穴注射时使用的腧穴。

西医：骶四穴主治疾病的再治疗或巩固治疗。

注：只注药，不钩治。距第一骶神经后支及动、静脉后支很近，容易误伤。

9. 腰一脊穴（L_1穴）

［定位］第五腰椎棘突旁，两侧下关节突在腰后的体表投影点。

［解剖］在骶棘肌起始部；布有腰最下动、静脉后支的内侧支，第五腰神经后内侧支。

［主治］中医：下肢小腿外侧冷、麻、凉、胀、痛、痹、痿；腰痛、腿痛，放射痛。

西医：腰椎间盘突出症、腰椎退变性疾病、腰椎管狭窄症、强直性脊柱炎、脊柱相关疾病等（骶髂腰段）。

10. 腰一脊撇穴（L_1'穴）

［定位］骶一棘突旁，两侧椎板中央点在腰后的体表投影点。

［解剖］同腰一穴解剖位置。

［主治］同腰一穴主治，用于腰一穴主治疾病的再治疗或巩固治疗。

11. 腰一脊撇撇穴（L_1''穴）

［定位］腰一穴与腰一撇穴体表连线的中点。

［解剖］同腰一穴解剖位置。

［主治］中医：同腰一穴主治，是局部腧穴注射时使用的腧穴。

西医：腰一穴主治疾病的再治疗或巩固治疗。

注：只注药，不钩治，防止损伤关节囊或神经、血管。

12. 腰二脊穴（L_2穴）

［定位］第四腰椎棘突旁，两侧下关节突在腰后的体表投影点。

［解剖］有腰背筋膜、骶棘肌；布有第四腰动、静脉后支，第四腰神经后内侧支。

［主治］中医：下肢痛、下肢痿痹、腰痛。

西医：腰椎间盘突出症、腰椎退变性疾病、腰椎管狭窄症、强直性脊柱炎、脊柱相关疾病等（骶髂腰段）。

13. 腰二脊撇穴（L_2'穴）

［定位］第五腰椎棘突旁，两侧椎板中央点在腰后的体表投影点。

［解剖］同腰二穴解剖位置。

［主治］同腰二穴主治，用于腰二穴主治疾病的再治疗或巩固治疗。

14. 腰二脊撇撇穴（L_2''穴）

［定位］腰二穴与腰二撇穴体表连线的中点。

［解剖］同腰二穴解剖位置。

［主治］中医：同腰二穴主治，是局部腧穴注射时使用的腧穴。

西医：腰二穴主治疾病的再治疗或巩固治疗。

注：只注药，不钩治，防止损伤关节囊或神经、血管。

15. 腰三脊穴（L_3穴）

［定位］第三腰椎棘突旁，两侧下关节突在腰后的体表投影点。

［解剖］有腰背筋膜、骶棘肌；布有第三腰动、静脉后支，第三腰神经后内侧支，深层为腰丛。

［主治］中医：腰痛、下肢痛、下肢痿痹。

西医：腰椎间盘突出症、腰椎退变性疾病、腰椎管狭窄症、腰段强直性脊柱炎、脊柱相关疾病等。

16. 腰三脊撇穴（L_3'穴）

［定位］第四腰椎棘突旁，两侧椎板中央点在腰后的体表投影点。

［解剖］同腰三穴解剖位置。

［主治］同腰三穴主治，用于腰三穴主治疾病的再治疗或巩固治疗。

17. 腰三脊撇撇穴（L_3''穴）

［定位］腰三穴与腰三撇穴体表连线的中点。

［解剖］同腰三穴解剖位置。

［主治］中医：同腰三穴主治，是局部腧穴注射时使用的腧穴。

西医：腰三穴主治疾病的再治疗或巩固治疗。

注：只注药，不钩治，防止损伤关节囊或神经、血管。

18. 腰四脊穴（L_4穴）

［定位］第二腰椎棘突旁，两侧下关节突在腰后的体表投影点。

［解剖］有腰背筋膜、骶棘肌；布有第二腰动、静脉后支，第二腰神经后内侧支，深层为腰丛。

［主治］中医：腰痛、腰酸、腰部不适。

西医：腰椎间盘突出症、腰椎退变性疾病、腰椎管狭窄症、腰段强直性脊柱炎、脊柱相关疾病等。

19. 腰四脊撇穴（L_4'穴）

［定位］第三腰椎棘突旁，两侧椎板中央点在腰后的体表投影点。

［解剖］同腰四穴解剖位置。

［主治］同腰四穴主治，用于腰三穴主治疾病的再治疗或巩固治疗。

20. 腰四脊撇撇穴（L_4''穴）

［定位］腰四穴与腰四撇穴体表连线的中点。

［解剖］同腰四穴解剖位置。

［主治］中医：同腰四穴主治，是局部腧穴注射时使用的腧穴。

西医：腰四穴主治疾病的再治疗或巩固治疗。

注：只注药，不钩治，防止损伤关节囊或神经、血管。

21. 腰五脊穴（L_5穴）

［定位］第一腰椎棘突旁，两侧下关节突在腰后的体表投影点。

［解剖］有腰背筋膜、骶棘肌；布有第一腰动、静脉后支，深层为第一腰神经后内侧支。

［主治］中医：腰背强痛、腹胀、泄泻、便秘、水肿。

西医：腰椎间盘突出症、腰椎退变性疾病、腰椎管狭窄症、腰段强直性脊柱炎、神经性腹泻、神经性便秘。

22. 腰五脊撇穴（L_5'穴）

［定位］第二腰椎棘突旁，两侧椎板中央点在腰后的体表投影点。

［解剖］同腰五穴解剖位置。

［主治］同腰五穴主治，用于腰五穴主治疾病的再治疗或巩固治疗。

23. 腰五脊撇撇穴（L_5''穴）

［定位］腰五穴与腰五撇穴体表连线的中点。

［解剖］同腰五穴解剖位置。

［主治］中医：同腰五穴主治，是局部腧穴注射时使用的腧穴。

西医：腰五穴主治疾病的再治疗或巩固治疗。

注：只注药，不钩治，防止损伤关节囊或神经、血管。

四、梨三穴

1. 梨一穴（股骨头穴向外 1.0cm）

［定位］髋臼唇后上缘的体表投影向外平移 1.0cm。

［解剖］皮肤、皮下组织、臀大肌、梨状肌。

［主治］中医：髋痛、坐骨神经痛、痹证。

西医：梨状肌综合征、坐骨神经出口综合征。

2. 梨二穴（股骨颈穴向外 1.0cm）

［定位］转子间嵴中点内上 1cm 处的体表投影向外平移 1.0cm。

［解剖］皮肤、皮下组织、臀大肌、梨状肌、轮匝带。

［主治］中医：髋痛、坐骨神经痛、痹证。

西医：梨状肌综合征、坐骨神经出口综合征。

3. 梨三穴（股骨大转子穴）

[定位] 股骨大转子外侧高点的体表投影。

[解剖] 皮肤、皮下组织、臀中肌臀小肌起点、梨状肌止点。

[主治] 中医：髋痛、弹响、坐骨神经痛、痹证。

西医：梨状肌综合征、坐骨神经出口综合征、大转子疼痛综合征、大转子滑囊炎、强直性脊柱炎、弹响髋、股骨头坏死、髋关节退变性关节炎。

小结：根据梨状肌的解剖位置取穴定位，梨三穴治疗梨状肌综合征和坐骨神经出口综合征。三穴可同时治疗，也可单独钩治，根据临床情况辨证取穴配伍，一般情况应取1~2个腧穴。

五、体位选择

钩活术的电动专用手术床：电动升降、前后电移、头部带孔、左侧横梁，落地尺寸高度（70cm）、宽度（60cm）、长度（200cm），前端直径15cm的特殊通气孔有利于操作、患者呼吸、暴露腰部（图1-6-10）。

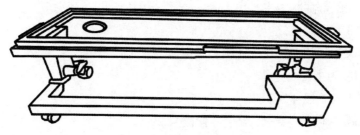

图1-6-10 钩活术专用床

钩治时患者体位选择的是否适当，对腧穴的正确定位，钩治时的施术操作，防止晕针、滞针、弯针甚至折针等都有很大的影响，体位选择不当，在钩治施术过程中，患者常因移动体位而发生事故。因此根据病变所在的部位，选择适当的体位，既有利于腧穴的正确定位，又便于钩活施术，临床腰骶段钩治时常用的体位，主要有以下几种。

1. 俯卧腰位 适宜于取腰椎部腧穴（如图1-6-11）。

2. 俯卧臀位 适宜于取臀部和骶尾部腧穴（如图1-6-12）。

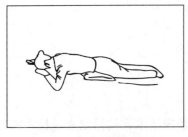

图1-6-11 俯卧腰位

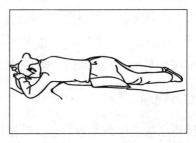

图1-6-12 俯卧臀位

在临床上除上述常用体位外，对某些腧穴则应根据腧穴的具体不同要求采取不同的部位。对初诊、精神紧张或年老、体弱、病重的患者，条件许可时，应尽量采取卧位，以防患者感到疲劳或晕针等。

六、选穴公式（取穴处方）

根据病因、病机、病位、影像，辨证选穴施钩为原则。

下面介绍钩活术在总则指导下治疗脊柱骨关节病及脊椎管狭窄症的一般选穴公式（取穴处方）。

1. 腰椎病

软组织：

第一次：主穴，腰1穴+腰2穴或腰1穴+腰2穴+腰3穴。

配穴，环跳、承扶、阴门、委中、承山。

第二次：主穴，腰1′穴+腰2′穴或腰1′穴+腰2′穴+腰3′穴。

配穴，环跳、承扶、阴门、承筋、昆仑。

第三次：①腰部症状为主

主穴，腰3穴+腰2穴。

配穴，髀关、伏兔、梁丘、环跳、风市。

②下肢症状为主者

主穴，腰1穴+骶4穴。

配穴，环跳、承扶、委中、昆仑、阳陵泉。

③局部和下肢症状都有者

主穴，腰2穴+骶4穴。

配穴，髀关、伏兔、梁丘、委中、昆仑。

2. 骶尾病

软组织：

第一次：主穴，骶2穴+骶3穴。

配穴，膀胱俞、中膂俞、白环俞、会阳、三阴交。

第二次：主穴，骶4穴+骶1穴。

配穴，膀胱俞、中膂俞、会阳、长强、三阴交。

第三次：主穴，骶3穴+腰1′穴。

配穴，关元俞、膀胱俞、腰俞、会阳、三阴交。

七、钩速

钩速也就是钩活术进针、出针操作的速度，是钩活术在钩治腧穴过程中弧形进针速度、出针速度及直线拉出速度，根据临床研究，这两个速度确定为6~12秒（抛物线上升 2 秒，抛物线下降 2 秒，直线拉出 2 秒，最快完成时间 6 秒 / 次），如果超过这个速度为超速，低于这个速度为低速。

钩速：腰椎部的为 6~12 秒。骶椎部的为 6~12 秒。

八、钩角

钩活术的钩角是钩活术操作过程中进针、钩治、出针时钩鍉针与皮肤之间的角度，包括抬起角和钩进角。钩弧抬起的角度是以钩弧与钩身交界点为基准点，按照相应的进钩角度进入皮下组织后，所抬起弧形进针的角度为抬起角，如（图 1-6-13）；钩针与所钩治腧穴表皮进针的角度为钩进角度，由钩进角形成倒八字钩治法。

脊柱的新夹脊穴钩角的大小可查阅钩活术度量图。

钩进角形成倒八字钩治法，一般情况：

钩进角：腰椎 80~90°。

骶椎 90°。

抬起角：腰椎 25~30°。

骶椎 10~15°。

具体的椎列、腧穴、钩进角、抬起角如下表（表 1-6-2）。

表 1-6-2　腰骶椎钩角量表

新夹脊穴	脊椎	钩进角 a 角度°	抬起角 β 角度°
L_5 穴	腰$_1$椎	82°	25°
L_4 穴	腰$_2$椎	84°	30°
L_3 穴	腰$_3$椎	86°	30°
L_2 穴	腰$_4$椎	88°	30°
L_1 穴	腰$_5$椎	90°	30°
S_4 穴	骶$_1$椎	90°	15°
S_3 穴	骶$_2$椎	90°	10°
S_2 穴	骶$_3$椎	90°	10°
S_1 穴	骶$_4$椎	90°	10°

九、钩向

钩向是指钩活术在操作过程中的方向，包括操作向（前进直向、前进弧向、正向、反向、提拉直向、拉出弧向）、抬起角向、钩进角向等。操作向是指钩鍉针进入皮肤后操作过程中钩尖的方向；抬起角向是指钩鍉针进入皮肤后准备操作时钩尖的方向；钩进角向是指未进入皮肤、准备钩治时钩鍉针与所钩治腧穴表皮所形成角度的方向（图 1-6-13）。

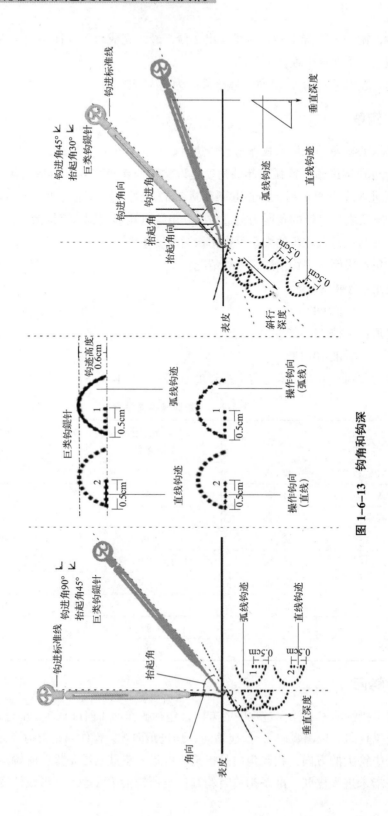

图1-6-13 钩角和钩深

钩进角向、抬起角向：颈胸腰段都是逆时针方向。

操作向：前进弧向（弧形进针的向）为逆时针向，提拉直向（水平拉出的向）为平于标准线的反向。

十、钩迹

中华钩活术钩鍉针治疗在操作中是弧形进入软组织，达到深度后直线提拉，钩迹是指弧线进入直线提拉的轨迹。分为弧线形、直线形两种，同一个腧穴操作的钩迹基本等同，因为是弧线与直线的重复，弧线与直线的夹角，也就是钩角中的抬起角。直线形钩迹的长度 ≤ 0.6cm，根据圆周长公式 C=dπ 求得弧形钩迹的长度（C/2=1.2×π/2=1.2×3.14159/2≈1.88）S ≤ 1.88（图 1-6-14）。

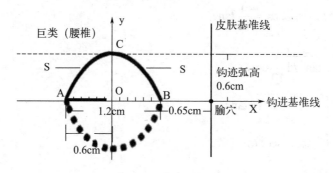

图 1-6-14

钩迹：以腰椎型为例。

1.巨类的钩鍉针直线形钩迹的长度 0.50~0.60cm，钩迹弧高 0.60cm，为抛物线形轨迹，以钩进基准线为基准，其反向为 X 轴的正向，以抛物线钩迹弧高的顶点引以垂直于 X 轴的垂直线相交于 O 点，弧高的顶点为正向，建立坐标系，如图1-6-14。

根据图中所示：

A 点在坐标系中是 –0.60，即 $x = -0.60$

B 在坐标系中是 0.60，即 $x = 0.60$

C 在坐标系中是 0.60。即 $y = 0.60$

根据抛物线公式为：

$$y=ax^2+bx+c$$

将 x、y 代入抛物线公式得到 a、b、c 的数值，

然后求得 y 值公式，

利用微积分公式求得钩迹（S）弧长值 1.77cm。

$$y = ax^2 + bx + c$$

$$a = -\frac{5}{3}, b = 0, c = \frac{3}{5}$$

$$y = -\frac{5}{3}x^2 + \frac{3}{5}$$

y 的导数 y' 为

$$y' = \frac{-10x}{3}$$

$$S = 2\int_0^{0.6} \sqrt{1 + (y')^2}\, dx$$

设 $\frac{10}{3}x = \tan t$，所以 $dx = \frac{3}{10}\tan t$

$$S = 2\int_0^{0.6} \sqrt{1 + \tan^2 t}\, d\frac{3}{10}\tan t$$

$$= 2 \times \frac{3}{10} \times \int_0^{0.6} \sqrt{1 + \tan^2 t}\, d\tan t$$

$$= 2 \times \frac{3}{10} \times \int_0^{0.6} \sec t \cdot \sec^2 t\, dt$$

$$= 2 \times \frac{3}{10} \times \int_0^{0.6} \sec t \cdot d\tan t$$

$$= 2 \times \frac{3}{10} \times \int_0^{0.6} \left(\sec t \cdot \tan t - \int \tan t \cdot d\sec t \right)$$

$$= 2 \times \frac{3}{10} \times \int_0^{0.6} \left(\sec t \cdot \tan t - \int \sec^3 t\, dt + \int \sec t\, dt \right)$$

所以 $S = \frac{1}{2} \times 2 \times \frac{3}{10} \times \int_0^{0.6} \sec t \cdot \tan t + \frac{1}{2} \times 2 \times \frac{3}{10} \times \frac{1}{2} \times \ln \frac{1 + \sin t}{1 - \sin t}$

因为 $\tan t = \frac{10}{3}x, \sec t = \sqrt{1 + \left(\frac{10}{3}x\right)^2}, \sin t = \frac{\tan t}{\sec t}$，$x = 0.6$ 带入上式，

所以 $S = 1.77$

通过勾股定理 $a^2 + b^2 = c^2$ 验证

所以弧形钩迹长度

$$S(c) = 2\sqrt{a^2 + b^2}$$

根据钩迹设定的弧高和直线钩迹的长度

则 $a = 0.6$，$b = 0.6$

代入公式

所以 $S=2\sqrt{0.6^2+0.6^2}=1.7$

与微积分数值 1.77 接近，这样核准了 1.77 的准确度，确定为 1.77。

2. 中类钩鍉针直线形钩迹的长度依然是 0.50~0.60cm，钩迹弧高 0.35cm，为抛物线形轨迹，如图 1-6-15。

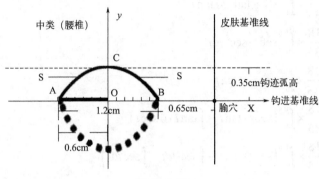

图 1-6-15

根据图中所示：

A 点在坐标系中是 −0.60，即 $x = -0.60$

B 在坐标系中是 0.60，即 $x = 0.60$

C 在坐标系中是 0.35。即 $y = 0.35$

根据抛物线公式为：

$$y = ax^2 + bx + c$$

将 x、y 代入抛物线公式得到 a、b、c 的数值，

然后求得 y 值公式，

利用微积分公式求得钩迹（S）弧长值 1.52cm。

$$y = ax^2 + bx + c$$

$$y = ax^2 + bx + c$$

$$a = -\frac{35}{36}, b = 0, c = \frac{7}{20}$$

$$y = \frac{-35}{36}x^2 + \frac{7}{20}$$

y 的导数 y' 为

$$y' = \frac{-35x}{18}$$

$$S = 2\int_0^{0.6} \sqrt{1 + \left(y'\right)^2}\,\mathrm{d}x$$

设 $\dfrac{35}{18}x = \tan t$ ，所以 $\mathrm{d}x = \dfrac{18}{35}\tan t$

$$S = 2\int_0^{0.6}\sqrt{1+\tan^2 t}\,\mathrm{d}\dfrac{18}{35}\tan t$$

$$= 2\times\dfrac{18}{35}\times\int_0^{0.6}\sqrt{1+\tan^2 t}\,\mathrm{d}\tan t$$

所以

$$= 2\times\dfrac{18}{35}\times\int_0^{0.6}\sec t\cdot\sec^2 t\,\mathrm{d}t$$

$$= 2\times\dfrac{18}{35}\times\int_0^{0.6}\sec t\cdot\mathrm{d}\tan t$$

$$= 2\times\dfrac{18}{35}\times\int_0^{0.6}\left(\sec t\cdot\tan t - \int\tan t\cdot\mathrm{d}\sec t\right)$$

$$= 2\times\dfrac{18}{35}\times\int_0^{0.6}\left(\sec t\cdot\tan t - \int\sec^3 t\,\mathrm{d}t + \int\sec t\,\mathrm{d}t\right)$$

所以 $= \dfrac{1}{2}\times 2\times\dfrac{18}{35}\times\int_0^{0.6}\sec t\cdot\tan t + \dfrac{1}{2}\times 2\times\dfrac{18}{35}\times\dfrac{1}{2}\times\ln\dfrac{1+\sin t}{1-\sin t}$

因为 $\tan t = \dfrac{35}{18}x, \sec t = \sqrt{1+\left(\dfrac{35}{18}x\right)^2}, \sin t = \dfrac{\tan t}{\sec t}$ ， $x = 0.6$ 带入上式，

所以 $S = 1.52$

通过勾股定理 $a^2 + b^2 = c^2$ 验证

所以弧形钩迹长度

$$S(c) = 2\sqrt{a^2 + b^2}$$

根据钩迹设定的弧高和直线钩迹的长度

则 $a=0.35$， $b=0.6$

代入公式

所以 $S = 2\sqrt{0.35^2 + 0.6^2} = 1.39$

与微积分数值 1.52 接近，这样核准了 1.52 的准确度，确定为 1.52。

3. 微类钩鍉针直线形钩迹的长度依然是 0.50~0.60cm，钩迹弧高 0.22cm，为抛物线行轨迹，如图 1-6-16。

根据图中所示：

A 点在坐标系中是 –0.60，即 $x = -0.60$

B 在坐标系中是 0.60，即 $x = 0.60$

C 在坐标系中是 0.22。即 $y = 0.22$

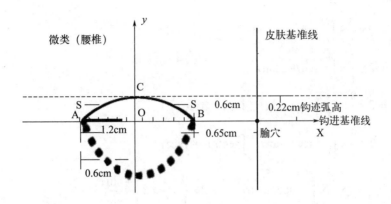

图 1-6-16

根据抛物线公式为：

$$y = ax^2 + bx + c$$

将 x、y 代入抛物线公式得到 a、b、c 的数值，

然后求得 y 值公式，

利用微积分公式求得钩迹（S）弧长值 1.30cm。

$$y = ax^2 + bx + c$$

$$a = -\frac{11}{18}, b = 0, c = \frac{11}{50}$$

$$y = \frac{-11}{18}x^2 + \frac{11}{50}$$

y 的导数 y' 为

$$y' = \frac{-1x}{9}$$

$$S = 2\int_0^{0.6} \sqrt{1 + \left(y'\right)^2}\, \mathrm{d}x$$

设 $\frac{1}{9}x = \tan t$，所以 $\mathrm{d}x = \frac{9}{1}\tan t$

$$S = 2\int_0^{0.6} \sqrt{1+\tan^2 t}\,\mathrm{d}\frac{9}{1}\tan t$$

$$= 2\times\frac{9}{1}\times\int_0^{0.6}\sqrt{1+\tan^2 t}\,\mathrm{d}\tan t$$

所以
$$= 2\times\frac{9}{1}\times\int_0^{0.6}\sec t\cdot\sec^2 t\,\mathrm{d}$$

$$= 2\times\frac{9}{1}\times\int_0^{0.6}\sec t\cdot\mathrm{d}\tan t$$

$$= 2\times\frac{9}{1}\times\int_0^{0.6}\left(\sec t\cdot\tan t-\int\tan t\cdot\mathrm{d}\sec t\right)$$

$$= 2\times\frac{9}{1}\times\int_0^{0.6}\left(\sec t\cdot\tan t-\int\sec^3 t\,\mathrm{d}t+\int\sec t\,\mathrm{d}t\right)$$

所以 $S=\dfrac{1}{2}\times 2\times\dfrac{9}{1}\times\displaystyle\int_0^{0.6}\sec t\cdot\tan t+\dfrac{1}{2}\times 2\times\dfrac{9}{1}\times\dfrac{1}{2}\times h\dfrac{1+\sin t}{1-\sin t}$

因为 $\tan t=\dfrac{1}{9}x,\sec t=\sqrt{1+\left(\dfrac{1}{9}x\right)^2},\sin t=\dfrac{\tan t}{\sec t},\quad x=0.6$ 带入上式，

所以 $S=1.77$

通过勾股定理 $a^2+b^2=c^2$ 验证

所以弧迹长度

$$S(c)=2\sqrt{a^2+b^2}$$

根据钩迹设定的弧高和直线钩迹的长度
则 $a=0.2$，$b=0.6$

代入公式

所以 $S=2\sqrt{0.6^2+0.6^2}=1.7$

与微积分数值 1.30 接近，这样核准了 1.30 的准确度，确定为 1.30。

4. 超微钩锃针直线形钩迹的长度依然是 0.50~0.60cm，钩迹弧高 0.13cm，为抛物线形轨迹，如（图 1-6-17）：

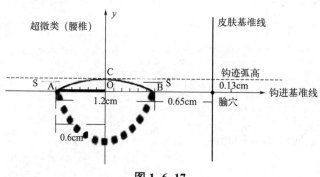

图 1-6-17

根据图中所示：

A 点在坐标系中是 –0.60，即 $x = -0.60$

B 在坐标系中是 0.60，即 $x = 0.60$

C 在坐标系中是 0.13。即 $y = 0.13$

根据抛物线公式为：

$$y = ax^2 + bx + c$$

将 x、y 代入抛物线公式得到 a、b、c 的数值，

然后求得 y 值公式，

利用微积分公式求得钩迹（S）弧长值 1.24cm。

$$y = ax^2 + bx + c$$

$$a = -\frac{13}{36}, b = 0, c = \frac{13}{100}$$

$$y = \frac{-13}{36}x^2 + \frac{13}{100}$$

y 的导数 y' 为

$$y' = \frac{-13x}{18}$$

$$S = 2\int_0^{0.6} \sqrt{1 + \left(y'\right)^2}\,\mathrm{d}x$$

设 $\dfrac{13}{18}x = \tan t$，所以 $\mathrm{d}x = \dfrac{18}{13}\tan t$

$$S = 2\int_0^{0.6} \sqrt{1 + \tan^2 t}\,\mathrm{d}\frac{18}{13}\tan t$$

$$= 2 \times \frac{13}{18} \times \int_0^{0.6} \sqrt{1 + \tan^2 t}\,\mathrm{d}\tan t$$

所以
$$= 2 \times \frac{13}{18} \times \int_0^{0.6} \sec t \cdot \sec^2 t\,\mathrm{d}t$$

$$= 2 \times \frac{13}{18} \times \int_0^{0.6} \sec t \cdot \mathrm{d}\tan t$$

$$= 2 \times \frac{13}{18} \times \int_0^{0.6} \left(\sec t \cdot \tan t - \int \tan t \cdot \mathrm{d}\sec t\right)$$

$$= 2 \times \frac{13}{18} \times \int_0^{0.6} \left(\sec t \cdot \tan t - \int \sec^3 t\,\mathrm{d}t + \int \sec t\,\mathrm{d}t\right)$$

所以 $S = \dfrac{1}{2} \times 2 \times \dfrac{13}{18} \times \int_0^{0.6} \sec t \cdot \tan t + \dfrac{1}{2} \times 2 \times \dfrac{13}{18} \times \dfrac{1}{2} \times \ln\dfrac{1 + \sin t}{1 - \sin t}$

因为 $\tan t = \dfrac{18}{13}x, \sec t = \sqrt{1+\left(\dfrac{18}{13}x\right)^2}, \sin t = \dfrac{\tan t}{\sec t}$ ，x=0.6 带入上式，

所以 S=1.24

通过勾股定理 $a^2 + b^2 = c^2$ 验证

所以弧迹长度

$$S(c) = 2\sqrt{a^2 + b^2}$$

根据钩迹设定的弧高和直线钩迹的长度

则 $a = 0.13$，$b = 0.6$

代入公式

所以 $S = 2\sqrt{0.13^2 + 0.6^2} = 1.24$

与微积分数值 1.24 接近，这样核准了 1.24 的准确度，确定为 1.24。

5. 小结 巨中微超微类钩鞮针治疗腰骶椎退变性疾病的钩迹都是类抛物线型，根据各类钩鞮针的设计，通过抛物线公式和微积分求得钩迹的数值：

巨类弧高 0.60cm、直线钩迹 0.60cm、弧线钩迹 1.77cm；

中类弧高 0.35cm、直线钩迹 0.60cm、弧线钩迹 1.52cm；

微类弧高 0.22cm、直线钩迹 0.60cm、弧线钩迹 1.30cm；

超微类弧高 0.13cm、直线钩迹 0.60cm、弧线钩迹 1.24cm；

并通过勾股定理进行了数值再核准。

注：各个数值以 cm 为单位，小数点后保留两位数，采取四舍五入的办法，如 1.115≈1.12。

十一、钩量

钩量是钩着的量，也就是钩治病灶的量，在钩角的正常范围内钩着病灶（软组织）量的分度：45° 钩进角弧形（各类钩鞮针）进入应有垂直深度，垂直向外提拉 0.5cm 时，钩量定为 5 分量，无论手感模拟有无病灶（钩没钩着阻力）都定为 5 分钩量，按此标准成比例增加或缩小，产生以下钩量数轴，即手感模拟钩量（图 1-6-18）。

钩量：腰椎部 4~5 分量（大大量～极大量）。

骶椎部 1~2 分量（最小量～微大量，因微内板钩鞮针）。

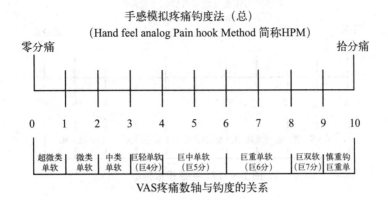

图 1-6-18 手感模拟疼痛钩度

十二、钩深

腰椎钩深就是钩活术进入皮肤的深度，钩深包括两个方面：一是进针的深度，即倾斜进针深度；二是垂直深度，即垂直于腧穴皮肤为基准垂直入内的深度，新夹脊穴大部分腧穴在钩治中都有钩进角度，根据勾股定理测算垂直深度。根据所钩治的部位的不同而有不同的深度，所选择钩鍉针的类别不同也有不同的深度。

巨类钩鍉针、身高 1.66~1.75m、体重 60~70kg 为例，其深度如下表：（表 1-6-3）

表 1-6-3

新夹脊穴	脊椎	倾斜深度（c=b/sina cm）	垂直深度（b=c sina cm）
L_5 穴	腰 $_1$ 椎	1.77	1.75
L_4 穴	腰 $_2$ 椎	1.82	1.80
L_3 穴	腰 $_3$ 椎	1.82	1.82
L_2 穴	腰 $_4$ 椎	2.10	2.10
L_1 穴	腰 $_5$ 椎	2.20	2.20
S_4 穴	骶 $_1$ 椎	1.80	1.80
S_3 穴	骶 $_2$ 椎	1.60	1.60
S_2 穴	骶 $_3$ 椎	1.40	1.40
S_1 穴	骶 $_4$ 椎	1.20	1.20

十三、钩度

钩活术的钩度包括钩的深度、钩起的度、割开的度、分离的度、钩着的量度、钩速的刺激度等，是钩活术的核心，也是各种量度的总和，根据手感模拟钩度法（图 1-6-19）表述如下。

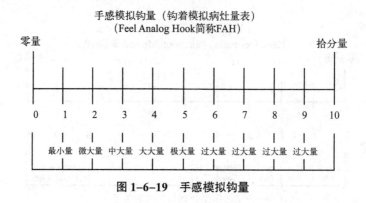

图 1-6-19　手感模拟钩量

钩度：腰椎（4分）轻单软、（5分）中单软、（6分）重单软、（7分）双软（巨类腰椎型）；

骶椎（2分）中单软（微类内板4.5型）

手感模拟冷凉跛行钩度补法（深软型）黄韧带分区（图1-6-20）

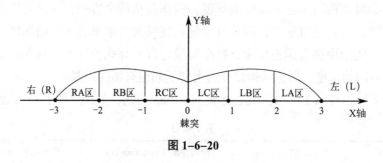

图 1-6-20

表 1-6-4　重深双软深度角度量表

新夹脊穴	L₁ 穴（腰 5 椎）	L₂ 穴（腰 4 椎）	L₃ 穴（腰 3 椎）	L₄ 穴（腰 2 椎）
深度（cm）	2.6～3.2	2.8～3.2	2.5～3.0	2.4～2.8
角度（锐角度，°）	20～40	30～45	35～45	40～45
深度补量 （分离深度和 补量成正比）	3/10（轻补） 6/10（中补） 9/10（重补）	3/10（轻补） 6/10（中补） 9/10（重补）	3/10（轻补） 6/10（中补） 9/10（重补）	3/10（轻补） 6/10（中补） 9/10（重补）

注：在手感模拟冷凉跛行钩度补法深软型角度量表中，角度是指水平抬起的锐角度叫抬起角。

重深双软是分离法，根据分离黄韧带的深度分为轻度补法（进入黄韧带 3/10）、中度补法（进入黄韧带 6/10）、重度补法（进入黄韧带 9/10），不能穿透黄韧带。

补法：深双软、重深双软（深双软：兼有冷凉者，重深双软：间歇性跛行）。

十四、腰椎轻中重单软止痛分度

1. 腰段有轻中重单软之分，根据手感模拟疼痛钩度法（图1-6-21）分别如下。

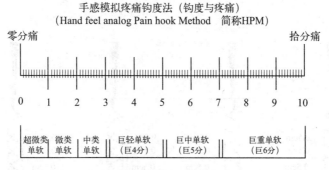

图 1-6-21　VAS 疼痛数轴与钩度的关系

轻度的痛麻用轻单软、中度的痛麻用中单软、重度的痛麻用重单软。

2. 腰椎巨中微、轻中重单软之分，根据手感模拟疼痛钩度法（图 1-6-22）分别如下。

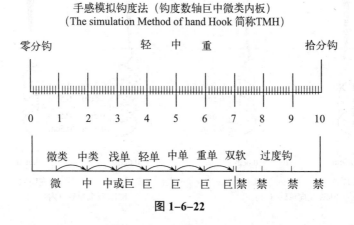

图 1-6-22

轻度的痛麻用轻单软、中度的痛麻用中单软、重度的痛麻用重单软。

十五、腰椎单软双软

腰椎钩活术根据具体症状可用单软，可用双软。

单软：疼痛为主，或疼痛＞麻木。

双软：疼痛麻木兼而有之，或麻木≥疼痛。

如（图 1-6-23）：

十六、麻木分度

腰椎钩活术在治疗麻木方面参照《中华钩活术基础理论与专用钩鍉针》第二章的有关内容进行分度治疗。

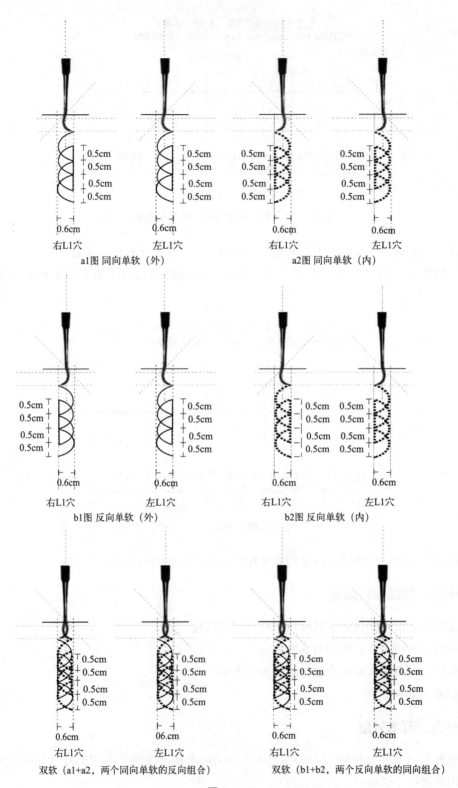

右L1穴　　　　左L1穴
a1图 同向单软（外）　　　　a2图 同向单软（内）

右L1穴　　　　左L1穴
b1图 反向单软（外）　　　　b2图 反向单软（内）

右L1穴　　　　左L1穴　　　　右L1穴　　　　左L1穴
双软（a1+a2，两个同向单软的反向组合）　　　　双软（b1+b2，两个反向单软的同向组合）

图 1-6-23

十七、腰椎度量表

腰椎各种度量和角度如下（图 1-6-24）：

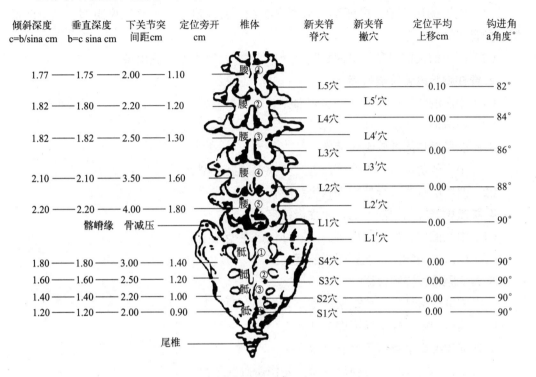

倾斜深度 c=b/sina cm	垂直深度 b=c sina cm	下关节突 间距cm	定位旁开 cm	椎体	新夹脊 脊穴	新夹脊 撇穴	定位平均 上移cm	钩进角 a角度°
1.77 — 1.75 — 2.00 — 1.10				腰①	L5穴		0.10 — 82°	
1.82 — 1.80 — 2.20 — 1.20				腰②		L5′穴		
					L4穴		0.00 — 84°	
1.82 — 1.82 — 2.50 — 1.30				腰③		L4′穴		
					L3穴		0.00 — 86°	
				腰④		L3′穴		
2.10 — 2.10 — 3.50 — 1.60					L2穴		0.00 — 88°	
				腰⑤		L2′穴		
2.20 — 2.20 — 4.00 — 1.80					L1穴		0.00 — 90°	
髂嵴缘　骨减压						L1′穴		
1.80 — 1.80 — 3.00 — 1.40				骶①	S4穴		0.00 — 90°	
1.60 — 1.60 — 2.50 — 1.20				骶②	S3穴		0.00 — 90°	
1.40 — 1.40 — 2.20 — 1.00				骶③	S2穴		0.00 — 90°	
1.20 — 1.20 — 2.00 — 0.90				骶④	S1穴		0.00 — 90°	
				尾椎				

图 1-6-24　中华钩活术度量图

十八、钩欲

腰椎钩活术钩欲，是指钩活术操作者大脑思维中钩治的欲望值。

钩欲：腰骶椎根据不及与太过原理，钩欲宁小不大。

欲望值过大就会形成过度操作，欲望值过小会影响疗效，但是钩活术的不及与太过原理中，明确了欲望值宁小不大的原则，为保证临床安全而设定。

第七节　适应证和禁忌证

中华钩活术钩鍉针治疗腰骶段疾病适应证包括以下两项。

1. 绝对适应证（无其他兼证者）；

2. 相对适应证（有其他兼证而控制在正常值范围内的）或通过治疗后能控制在正常值范围内，不影响其钩活治疗。

钩鍉针治疗腰骶椎退变性及软组织疾病

一、适应证（腰骶段）

1.腰骶椎间盘突出症

（1）中医的痹证型、痿证型、暴力瘀血型、劳损瘀滞型、痰浊瘀阻型、气血两虚型、肝肾双亏型七型。

（2）西医的腰椎间盘突出症膨隆型（膨出型）、突出型、脱出型。

2.脊柱胸腰段骨质疏松症

（1）中医的肾脾两虚型、瘀血阻滞型、痹证型三型。

（2）西医的骨质疏松症。

3.腰骶段脊柱周围软组织劳伤

（1）中医的痹证型、外伤瘀血型、劳损瘀滞型三型。

（2）西医的腰骶段脊柱周围软组织劳伤。

4.腰骶段脊柱周围软组织无菌性炎症疾病

（1）中医的痹证型、劳损瘀滞型、外伤瘀血型三型。

（2）西医的腰骶段脊柱周围肌筋膜炎。

5.第三腰椎横突综合征

（1）中医的痹证型、劳损瘀滞型、外伤瘀血型三型。

（2）西医的第三腰椎横突综合征。

6.臀部软组织坐骨神经疼痛综合征

（1）中医的痹证型、劳损瘀滞型、外伤瘀血型三型。

（2）西医的坐骨神经出口综合征和梨状肌综合征。

7.臀部软组织疼痛综合征

（1）中医的痹证型、劳损瘀滞型、外伤瘀血型三型。

（2）西医的髂嵴综合征、臀中肌综合征、脊神经后支嵌压综合征、臀上皮神经嵌压综合征、臀筋膜脂肪疝、股外侧皮神经嵌压综合征。

二、禁忌证（腰骶段）

1.结核、肿瘤。

2.心脑血管病急性期。

3.急慢性其他感染性疾病。

4.各种代谢紊乱综合征。

5.血友病或血小板减少性紫癜等凝血功能障碍的血液病患者。

6.各脏器功能的衰竭。

7.风湿、类风湿性疾病的急性期。

8.其他全身性疾病的急性期，伴有血象异常或发热者。

9.糖尿病患者血糖未能控制者。

10. 肝肾功能不全、慢性消耗性疾病。

11. 妇女妊娠期、围产期禁钩活。

12. 青光眼发作期、癫痫病发作期、精神分裂症发作期。

13. 二便功能障碍者，或根性麻痹者。

14. 腰骶段局部溃疡、瘢痕、皮损、感染、肿物等。

15. 施钩部位神经、血管不能避开者。

16. 腰骶椎椎间盘炎。

17. 外伤后骨折100天内。

18. 软组织外伤、肌腱韧带断裂、重要脏器破裂出血等。

19. 有法律纠纷或精神障碍的患者。

20. 椎间孔内或极外侧型腰椎间盘突出，或两次钩活无效者。

另外：① 年老体弱和高血压冠心病患者要慎钩活。

② 妇女哺乳期、月经期慎钩活。

第八节　术前检查及注意事项

钩活术术前检查排除其他病和禁忌证是非常有必要的，包括常规检查和影像学检查两部分；注意事项包括治疗前、治疗中、治疗后。

一、钩活术术前检查（腰骶段及软组织）

1. 血、尿常规检查，凝血功能、血糖、心电的检查；

2. 中医四诊和西医四诊的检查；

3. 腰骶椎局部及骨性标志的检查；

4. 步态、起坐、上下床功能检查；

5. 压痛及功能位的检查；

6. 激发点、疼痛点、敏感点的检查；

7. 腰骶部软组织、结节、条索状物、肌力、病理征及相关试验的检查；

8. 影像学检查：X线（腰椎2或4位片）、CT、MRI检查。

注意：在查体时要轻巧灵活，对腰骶段外伤者不能随意按揉挤压腰骶椎，搬动时尽量仰卧，减少对腰骶段的震动，有神经压迫征象时，首先做影像学检查，谨慎查体，防止加重神经损害。

二、注意事项（腰骶椎及软组织）

包括各类各型钩鍉针的使用保养及操作步骤、术前辨证、术中操作、术后处理，在《中华钩活术基础理论与专用钩鍉针》中已有介绍，下面重点介绍中华钩活术钩鍉针治疗腰骶椎及周围软组织疾病的前、中、后有关注意事项。

1. 治疗前

（1）选择绝对适应证，综合判断确定钩治腧穴。

（2）了解腧穴或激发点的局部解剖，排除其他不利因素。

（3）消除患者思想顾虑，准备好相关钩鍉针及影像学资料。

（4）整理好患者的服装及有关饰物，穿戴有关鞋帽衣服。

（5）注意相关的体位，充分暴露钩活位置，清除局部异物及毛发。

（6）钩活术治疗室须具备相关抢救药品，有意外情况发生，及时救治。

（7）注意无菌操作，局部麻醉前询问患者有无利多卡因过敏史。

（8）腰骶椎疾患发作期为最佳治疗时点。

（9）外伤后 96 小时内不能钩活，48 小时内冷疗。

（10）腰骶部软组织疾患在选择腧穴方面以敏感点（激发点）为首选腧穴。

2. 治疗中

（1）在钩治过程中，操作者必须精力集中，全身心投入。

（2）钩提法以平补平泻为主导手法，根据具体病因不同，配合烧山火法、透天凉法。

（3）操作手法要轻、柔、灵、活、快捷、准确，绝对不能用蛮力。

（4）严格执行"宁可不及，不能太过"的原则。

（5）无菌操作，规范操作，防止感染和损伤。

（6）注意利多卡因的过敏现象。

（7）根据病情选择巨、中、微类钩鍉针。

（8）防止滞针、断针、折针、晕针，伤及正常组织和器官等，如有发生，全力抢救。

（9）注意深度，防止钩伤，如刺入腹腔。

3. 治疗后

（1）联合应用富血小板血浆（PRP）治疗术。

（2）加压包扎，防止渗血，局部避风。

（3）腰骶椎治疗后局部干热敷，谨防劳损，4 天内不能做保健操。

（4）7 天后好转 ≥ 75% 时，不再做下一次。

（5）密切观察其反弹情况。

（6）辅助理疗。

（7）不能牵引、大手法按摩、正骨等。

（8）效果欠佳时考虑手术疗法。

（9）手术失败，仍可进行中华钩活术钩鍉针治疗。

第九节　操作步骤

由于腰骶段生理解剖的特点，中华钩活术钩鍉针治疗腰骶椎退变性及软组织疾病有一定规律，疾病急性期和持续期选择对应的新夹脊穴（魏氏夹脊穴）的脊穴或撇穴，首次选用脊穴，二次选用撇穴。

疾病急性期和持续期选用巨类钩鍉针；缓解期或好转60%~70%选用中类钩鍉针；康复期或好转80%~90%选用微类钩鍉针；配穴选用微类钩鍉针。

五钩法、五手法、十治法视病情需要可多法并用。但注意钩度，严格按照"宁可不及，不能太过"的原则。

操作步骤（腰骶段）

患者俯卧位，腹下垫枕，枕高5~10cm；或侧卧于手术床上，特殊情况选坐位，根据骨性标志采用适宜的体位，准确定位后，按无菌操作进行，具体步骤如下。

第一步：局部消毒

根据骨性标志，确定相应腧腧穴置，对腧穴局部进行常规局部消毒。

第二步：局部麻醉

0.50%盐酸利多卡因3~4mL局部浸润麻醉，3~5分钟即可操作，同时注意观察有无过敏反应。

第三步：无菌操作

按照常规无菌操作技术进行准备。

第四步：进入皮肤

在无菌操作的前提下，左手固定腧穴局部皮肤，确保刺入的准确位置，右手持灭菌后的钩鍉针，使钩鍉针的钩尖垂直穿透表皮、真皮，进入皮下组织，然后使钩鍉针直立，做好钩提准备。

第五步：进行钩治

通过钩进角进入皮下组织，通过抬起角做钩提动作，边钩提边深入至相应深度，达到钩度，即可停止操作。

第六步：退出皮肤

完成钩治后，左手固定腧穴局部皮肤，使钩鍉针在皮肤内稳定地按照进针路线原路返回，退出皮肤表面。

第七步：排出瘀血（放血疗法）

对于钩治后的腧穴，采取放血疗法，排出局部针孔内瘀血，术者采用双手"倒八字"挤压法，挤压腧穴周围的组织，使腧穴针孔内的所有瘀血排出，达到瘀血祛、新血生的目的。

第八步：使用PRP增加疗效

排出瘀血后，针孔内也可局部注射富血小板血浆（PRP），每一针孔内局部注射

0.5~1mL，用于增加疗效。

第九步：无菌包扎

对针孔进行局部加压包扎，加强局部 PRP 吸收和局部组织修复，防止渗血和局部血肿形成。对肌肉丰富的腧穴包扎后进行局部加压（3kg 压力），压迫 15 分钟，防止软组织渗血或形成血肿。

钩活术钩治腰骶椎及周围软组织疾病，按常规九步钩活法，每一步又是下一步的基础，下一步是对上一步的补充和对下一步的延续，每一步都非常重要，严格规范。

第十节　术中异常情况的处理与预防

腰骶椎退变性及软组织疾病常见于中老年人，可有脊柱变形侧弯、椎体旋转等现象，因此在治疗过程中更应该加强科学化、标准化、可视化和数字化的意识。

钩活术治疗疾病选定相应的腧穴，大部分是经外奇穴，尤其是新（魏氏）夹脊穴，严防钩刺于椎管内，损伤脊髓、神经根、神经干、血管等重要器官或组织，一旦发生，应妥善处理，否则将会给患者带来不必要的痛苦，甚至危及生命。现将钩治时偶见的异常情况分述如下。

一、晕针

晕针是在钩治过程中患者发生的晕厥现象。

现象：患者突然出现头晕目眩，面色苍白，心慌气短，出冷汗，恶心欲吐，精神疲倦，血压下降，脉象沉细。严重者会出现四肢厥冷，神志昏迷，二便失禁，唇甲青紫，脉细微欲绝。

原因：多见于初次接受治疗的患者，可因神经紧张、体质虚弱、过度劳累、饥饿，或大汗、大泻、大失血之后，或体位不适，以及施术手法过重，而致钩治时发生此症。

处理：立即停止钩治，将已刺入之针迅速原路退出，患者平卧，头部稍低，松开衣带，注意保暖。轻者静卧片刻，给予糖水或温开水饮之，一般可渐渐恢复。重者在行上述处理的基础上，选取水沟、素髎、内关、合谷、太冲、涌泉、足三里等穴指压或针刺。亦可灸百会、气海、关元等穴，即可恢复，必要时可考虑配合其他急救措施。

预防：主要根据晕针发生的原因加以预防，对于初次接受中华钩活术钩鍉针治疗和神经紧张者，应先做好解释工作，消除疑虑。患者尽量采取卧位，并正确选择舒适自然且能持久的体位。取穴不宜过多，手法切勿过重。对于饥饿、过度疲劳者，应在其进食、体力恢复后再进行钩治。医生在钩治过程中，应谨慎细心，密切观察患者的神态变化，询问其感觉。一旦出现晕针先兆，应及早采取处理措施。

二、滞针

滞针是指在钩治过程中钩针下方有涩滞的感觉，而患者则感觉疼痛的现象。由于巨、中、微钩鍉针的针体较大，此现象的发生率很低，但也必须引起注意。

现象：钩鍉针在体内，勉强钩治，患者感到严重不适或疼痛。

原因：患者精神紧张、病痛、体弱、肌肉痉挛、手法不当、体位移动均可出现滞针。

处理：若因患者神经紧张、肌肉痉挛而引起的滞针，可嘱其不要紧张，可稍延长时间，医者用手指在邻近部位做循按或叩弹动作，或在附近再刺1毫针，以缓解痉挛。因体位移动后引起的滞针，要恢复原来的体位，顺应缓解，将针取出。

预防：对于初诊患者和精神紧张者，要做好解释工作，消除顾虑。操作时手法宜轻巧，钩治前让患者选好体位。

三、弯针

弯针是指进钩时或钩治入腧穴后，钩身或钩头在体内形成弯曲的现象。钩身或钩头变形，操作手法不能正常进行，其钩治的角度和方向发生了变化，达不到治疗的目的，甚至损伤正常组织。

现象：直视下针体折弯。

原因：进钩手法不熟练、用力过猛过速、钩下碰到坚硬组织、患者体位不适、钩柄受外力碰击、滞针处理不当等，而造成弯针，巨类钩鍉针发生率较低，中、微钩鍉针操作过程都可能发生，长钩身的钩鍉针更易发生。

处理：出现弯针后，不得再行操作，停止各种手法。如系轻度弯曲，可按一般退钩法，将钩鍉针慢慢地退出。若钩身弯曲较大，应注意弯曲的方向，顺着弯曲方向将针退出。如弯曲不止一处，须视钩柄扭转倾斜的方向，逐渐分段退出。切勿急拔猛抽，以防断针，如患者体位改变，则应嘱患者恢复原来体位，使局部肌肉放松，再行退针。退出弯曲的钩鍉针列入废弃钩鍉针范围，绝对不能通过钳夹变直后再使用。

预防：医者施术手法要熟练，指力要轻巧，避免进针过猛、过速。患者的体位要舒适，钩治期间不得随意更动体位。钩治部位和钩柄不得受外物碰压。

四、断针

断针又称折针，是指钩鍉针钩头或钩身折断在人体内。

现象：钩治时或退针时出现钩头弧部或钩身部折断，或部分浮露于皮肤之外，或折断于皮肤之下。

原因：一次性钩鍉针使用后再使用或残品；操作者钩身刺入太快、刺入太深、操作蛮力、钩度太大、刺激太强、钩治正常组织或骨骼等；患者体位改变、精神紧张、肌肉痉挛；意外的弯针、滞针处理不当，外物碰压。均可出现断针。

处理：医者态度必须镇定，并嘱患者不要惊慌，保持原有体位，以防残端向深层陷入。若折断处钩身尚有部分露于皮肤之外，可用持针器钳出。若折断钩身残端与皮肤相平或稍低，尚可见到残端者，可用左手拇、食两指在钩身旁按压皮肤，使残端露出皮肤之外，随即右手用持针器将折断部分全部拔出。若折断部分全部深入皮下，则须在 C 型臂下定位，施行外科手术取出。

预防：钩治前必须认真仔细检查针具，对不符合要求的钩鍉针要剔除不用。选用钩鍉针钩身的长度必须比此穴刺入的深度稍长些，钩治时切勿将钩身全部刺入，应留部分在体外，避免过猛、过强的刺激。如发现弯针时，应立即出针，不可强行刺入，对滞针和弯针应及时处理，不可强行硬拔。

五、盐酸利多卡因过敏

局部注射盐酸利多卡因后出现的异常反应。

现象：局部注射盐酸利多卡因后罕见过敏反应以皮肤黏膜症状为主，可表现为急性荨麻疹、皮疹、皮肤瘙痒，严重的患者可以出现喉头的水肿，引起胸闷、呼吸困难，甚至由于支气管的痉挛，引起窒息等情况，也会出现面色苍白、出冷汗、血压下降、脉搏细弱。严重的情况会导致大小便失禁、晕厥以及神志丧失等情况；临床上常见的是利多卡因中毒，以中枢神经系统症状为主，舌或唇麻木、头痛、头晕、耳鸣、视力模糊，注视困难或眼球震颤、言语不清、痉挛性抽搐、语无伦次、意识不清、惊厥、昏迷和呼吸停止。

原因：变态反应；使用量过多或者误注入血管内导致血内局麻药浓度骤然升高而引起的一系列毒性症状。

处理：轻者对症支持治疗；一旦出现严重的利多卡因过敏，必须立刻停止用药，吸氧，就地抢救。应用抗过敏药物（盐酸肾上腺素、盐酸异丙嗪、地塞米松）。如果有明显的喉头水肿，要立刻进行气管插管，甚至是气管切开，恢复通气。

预防：用药前询问患者药物过敏史，防止利多卡因局麻时注入血管内，必须备有急救药品，配备全套氧气设备。

六、局部肿物

是指钩治部位出现的皮下出血而引起局部肿物。

现象：出钩后，钩治部位出现高出皮肤的肿物，继则皮肤呈现青紫色。

原因：刺伤血管所致。

处理：出钩后立即用无菌敷料按压针孔，然后通过挤压针孔周围的组织，排除孔内积血，再压迫针孔，反复进行，达到排出瘀血、充分止血的目的，最后加压包扎。

预防：仔细检查针具，熟悉人体解剖部位，避开血管钩治。钩治手法不宜过重，切忌超范围、超深度、超强度、超角度操作，并嘱患者不可随便移动体位。

七、出血

是指钩治腧穴出现局部出血或治疗出血。

现象：出钩后，钩治针孔出现出血，或挤压出现小血注或渗出血。

原因：刺伤血管、口服抗凝药过程中（口服华法林）、凝血功能障碍等所致。

处理：出钩后立即用无菌敷料按压针孔，然后通过挤压针孔周围的组织，排出孔内积血，再压迫针孔，反复进行，达到排出瘀血的目的，口服抗凝药的患者不能完成止血时，使用华法林拮抗剂维生素 K 进行肌内注射，充分止血，最后加压包扎。

预防：准确掌握钩进角、抬起角的角度，询问患者有无口服抗凝药病史，完善术前病史资料和检查报告，仔细检查针具，熟悉人体解剖部位，避开血管钩治。

八、交叉误用 PRP

是指 PRP 的使用出现"张冠李戴"现象。

现象：把张三的 PRP 注射于李四，造成异物反应。

原因：误用。

处理：按照过敏反应的流程对症处理，密切观察患者的生命指征。

预防：在注射前医护人员应反复校对 PRP 液的名字，制备人员在抽取静脉血前准备好标有患者姓名的不干胶纸签，贴于备用注射器上，抽取静脉血时校对姓名，制备过程中其纸签跟随每一个制备步骤，严防交叉，制备完成后注射前，护士首先校对姓名，医生再校对一次，方可注射。

九、钩伤正常肌肉、韧带、筋膜

钩治时正常的肌肉、韧带、筋膜受到了损伤。

现象：腧穴局部疼痛，功能受限等。

原因：钩治时选择钩鍉针不当、手法掌握不准、钩度太大或过度强求效果所致。

处理：如损伤较小，注意休息，多能修复；如损伤较大，根据损伤情况，进行相应处理，之后进行功能锻炼康复治疗。

预防：准确定位，规范手法，操作要轻柔灵活，不能掉以轻心，全身心投入，严防事故。

十、钩伤神经

钩活过程中，触及或损伤神经鞘，甚至神经受损。出现局部或相应神经支配区域的异常麻木疼痛、感觉异常或窜麻放电感，影响功能甚至造成严重的不良后果。

现象：延神经走形路线的异常麻木、疼痛、感觉异常或窜麻放电感。

原因：局部解剖位置不熟悉，定位不准，钩活手法不规范，蛮行、过度、超范围操作。

处理：马上停止操作，原路退出皮肤，观察患者的病情变化。轻者不用特殊处理，调养即可恢复；重者积极处理局部伤口，同时应用营养神经的药物配合理疗，尽量减少后遗症的发生。

预防：端正态度，高度重视治疗过程，钩治前要熟悉腧穴的局部解剖，明确局部神经的走行路线及周围软组织结构等，选择恰当的治疗手法，轻柔细心操作，绝对不能超出操作范围。

十一、钩伤血管

在钩治过程中触及或损伤血管（动静脉），甚至钩断动静脉。

现象：在钩治过程中患者突然感觉一过性局部疼痛，继而出现针孔内血液外溢，甚至波动性出血。如果钩伤椎动脉会有严重后果，甚至危及生命。

原因：对局部解剖位置不熟悉，定位不准，操作不规范等。

处理：马上停止操作，及时采取止血措施。轻者压迫止血即可；重者用2%的利多卡因2mL加一滴盐酸肾上腺素注射液，注射到针孔内，再压迫止血。如果钩伤椎动脉，借助外科手段全力抢救。

预防：定位时宁窄勿宽，同时熟悉局部解剖，在钩治过程中一定轻柔、规范操作，精力集中，避开腧穴周围动静脉，严防事故发生。

十二、钩伤骨骼

在钩治过程中，破坏骨膜甚至骨质，或使骨骼的固有位置发生了变化，影响了功能。

现象：局部深处疼痛和功能障碍（如麻木、疼痛、异样感、跛行、肌力降低等）。

原因：定位不准，钩治过深，违规操作。

处理：钩治过程中，钩尖有"钩骨"的感觉，可能是钩鍉针到达了椎间孔，或破坏了骨膜、破坏了骨质，必须马上原路返回，调整宽度及深度，骨骼位置发生变化的，马上复位，恢复功能；破坏骨膜骨质者，休息康复。

预防：准确定位（有条件者可视化定位），规范操作，钩治深度宁浅不深。

十三、刺伤重要脏器

钩治某些腧穴时，医者对进钩的角度、方向和深度掌握不当，会误伤一些重要脏器而引起严重后果。

刺伤内脏

现象：刺伤肝、脾，可引起内出血，肝区或脾区疼痛，有的可向背部放射。如出血不止，腹腔聚血过多，会出现腹痛、腹肌紧张，并有压痛及反跳痛等急腹症症状；刺伤心脏时，轻者可出现强烈刺痛；重者有剧烈撕裂痛，引起心外射血，即刻导致休克等危急情况；刺伤肾脏，可出现腰痛、肾区叩击痛、血尿、严重时血压下降、休克；刺伤胆囊、膀胱、胃、肠等空腔脏器时，可引起腹痛、腹膜刺激征或急腹症等症状。

原因：主要是施术者缺乏解剖学知识，加之钩治过深，或操作幅度过大，造成相应内脏受伤。

处理：损伤内脏，轻者卧床休息后，一般能自愈，如果有出血征象，则应严密观察，使用止血剂或局部做冷敷，并密切注意病情及血压的变化。如果损伤严重并休克时，必须迅速借助外科手段急救处理。

预防：术者必须学好解剖学，明确腧穴下的脏器组织，钩治胸腹、腰背部的腧穴时，应控制钩进角度、深度，操作幅度不宜过大。其他脏器如胆、膀胱、肠胃等在某些病态的情况下，如胆囊肿大、尿潴留、肠粘连时，也有刺伤的可能，应予注意。刺伤大的血管时可引起大出血，也须注意防范。

第十一节 术后异常情况的处理与预防

钩活术治疗中，如果适应证选择不准确、查体遗漏、定位不准、操作不当、钩活后包扎不到位、个体差异、相对禁忌证不稳定等情况下进行了钩活术治疗，会有治疗后异常情况出现。

一、局部疼痛

治疗后 24~48 小时，针孔局部胀痛不适为正常表现，一般 48 小时后自然消失。5天后的皮肤表面看不到异常情况，也摸不到异常征象而自感局部疼痛（不包括局部感染、硬结等），或局部皮肤表面、针孔周围肌肉组织、针孔深部组织等活动或静止时有不同程度的疼痛表现，属正常现象。

原因：使用代用品钩鍉针、过期钩鍉针、退役钩鍉针、带病钩鍉针所致，此类不合格的钩鍉针钩治时，由于钩刃的锐利性降低而损伤了周围的软组织，使损伤的软组织之间出血、水肿、粘连而致局部疼痛，或因局部麻醉不到位、表皮神经卡压、周围肌肉等软组织无菌性炎症、钩治太深刺激骨膜等。

处理：根据病因采用局部轻度按揉的方法、局部湿热敷、口服抗炎活血药、毫针针刺局部腧穴等。7~14 天大部分都能消失，少数可长达 90 天，此现象必然影响疗效。

预防：绝对不能应用"病钩"，规范无菌操作，严格掌握钩度和深度；PRP 注射要准确缓慢，不能注射于肌腱内。

二、针孔疼痛

治疗后 24~48 小时针孔疼痛，属正常现象，48 小时之后或更长时间针孔局部仍有不同程度的疼痛，为针孔疼痛。

原因：无菌操作不到位，局部有感染现象，操作不当损伤正常组织。

处理：抗感染和活血化瘀药物治疗，局部理疗。

预防：严格无菌操作，规范钩活程序。

三、低颅压头痛

治疗后 24~48 小时头痛，坐位站立时头痛加重，平卧后缓解，为低颅压性头痛。

原因：深软型钩鍉针黄韧带减压时刺穿了硬膜囊，脑脊液外漏，导致了颅内压降低，形成了低颅压疼痛综合征。

处理：去枕平卧6小时，0.9%生理盐水2000mL静脉滴注，连续3~5日可恢复。

预防：严格掌握深软型钩鍉针深度，深至重深≤1cm。

四、局部异样感

治疗后5天以上，局部皮肤有异常的感觉如麻木不仁、蚁行感、异样感等，局部皮肤颜色及其局部功能均正常。

原因：在钩治过程中，刺激了局部的皮神经所致。

处理：一般2~3周自然消失，最长3个月，或通过轻度按揉和热敷，促使症状消失。

预防：钩鍉针进入皮肤要轻柔直刺，退针时原路返回。

五、局部皮肤青紫

4天后去除敷料，出现针孔周围青紫，青紫处无硬结肿痛，局部皮肤没有任何异常感觉，不影响正常功能。

原因：局部止血不到位，或未能排出针孔内的积血而造成皮下瘀血，或使用过期钩鍉针而损伤周围组织及血管所致。

处理：局部热敷，以加快瘀血吸收。

预防：操作结束后，认真排出针孔内积血，彻底止血后加压包扎，杜绝使用过期及"退役"钩鍉针。

六、局部结节

治疗后5~7天，针孔部出现小硬结疙瘩，按之坚硬疼痛，但不影响正常功能，自感局部稍有不适。

原因：操作时钩治不当，加压包扎不到位，治疗后活动度太大等。

处理：轻轻按揉局部，每日1次，每次1~2分钟；局部热敷，每日1~2次，每次10~15分钟；口服抗炎活血药。一般15~30天吸收。

预防：钩治术要轻柔，钩通即止，加压包扎要到位，前4天少量活动度或卧床休息。

七、血肿

治疗后数小时或1~2天，局部出现隆起的肿物，高出皮肤，或伴青紫，局部有肿胀感，影响正常功能。

原因：止血不到位、加压包扎不到位、治疗后活动度太大、凝血功能障碍等。

处理：数小时内小血肿，疼痛不明显，功能不受限，徒手按压15分钟，之后3kg

沙袋按压 30 分钟，2 天后局部热敷，每日 1~2 次，每次 10~15 分钟，7~14 天自行消散；若局部肿胀疼痛较剧，血肿较大而且影响到局部功能时，有波动者在无菌操作下抽出瘀血或切开排出瘀血，加压包扎，无波动者，48 小时后热敷，辅助抗炎、活血化瘀的药物以促使局部瘀血消散吸收。

预防：排出针孔内积血和有效止血，术前须查凝血四项。

八、局部化脓

治疗 3~5 天，局部针孔红肿热痛甚至有脓液渗出，属局部感染现象。

原因：消毒或无菌操作不到位，局部清洁不到位，治疗前局部或全身有感染现象。

处理：有效排脓，局部和全身抗感染治疗。

预防：彻底清洁皮肤、严格消毒，无菌操作。治疗前排除局部皮肤及全身感染，并结合化验室检查明确有无潜在性炎症。

九、局部瘙痒

治疗后几小时或更长时间局部皮肤瘙痒、发红、丘疹等现象。

原因：胶布、酒精、碘伏、金属、药物过敏等。

处理：及时去除过敏源，局部或全身抗过敏治疗。

预防：询问患者有无过敏史，是不是过敏体质，然后针对性预防。

十、伤口迟缓愈合

治疗后 5 天，伤口不愈合，或有渗液外溢。

原因：糖尿病、免疫力低下、局部轻度感染、脂肪液化等。

处理：根据情况控制血糖，热疗，使用提高免疫力药物加抗感染治疗。

预防：钩活前必须查血糖，空腹血糖控制在 7.0mmol/L 以下，对免疫低下的人，不进行钩活治疗，肥胖患者，脂肪层不用手法，每一个环节都要严格执行无菌操作。

十一、伤口局部凹陷

治疗 5 天后，局部针孔出现凹陷，或有渗液溢出，无痛，不影响正常功能，一般出现在比较肥胖的人群中。

原因：在钩治过程中，刺激皮下脂肪，皮下脂肪出现液化，或有结核菌感染（皮肤结核）。

处理：属皮下脂肪液化者，可用神灯热疗，治疗 3 周左右，渗液消失，伤口愈合，凹陷由深变浅。皮肤结核者局部和全身抗结核治疗。

预防：对肥胖患者进行钩治操作时，尽量减少对脂肪的刺激，动作要轻柔。有皮肤结核或其他结核的患者慎重钩活，或改用他法治疗。

十二、伤口局部皮肤变白

治疗后 14 天或更长时间，针孔局部皮肤慢慢变为白色，不影响正常功能，患者无任何不适感。

原因：白癜风患者钩活刺激皮肤后，局部白癜风扩散。或皮肤免疫功能低下的患者，钩活刺激皮肤后，局部黑色素脱失。

处理：抗白癜风治疗。

预防：动作轻柔，尽量减少对皮肤的刺激。

十三、发热

治疗后 12~48 小时少数（1%）患者发生不同程度的体温升高（腋下 37~38℃），48小时以后，体温大部分恢复正常，48 小时不能恢复者，考虑有感染情况发生，视为钩活后发热。

原因：由于钩活的刺激，患者精神紧张等原因而产生生理性发热，属正常反应，48 小时之后体温不能自然恢复正常者，有感染情况发生，寻找感染源或热源。

处理：自然恢复者无须特殊处理，或多饮热水，有感染者予以针对性抗生素治疗。

预防：治疗前认真检查，排除其他感染，在操作过程中严格无菌操作，钩活治疗后让患者适当饮水。

十四、症状加重

治疗后所表现的症状较治疗前明显加重，如椎间盘突出症的腰腿痛，治疗后疼痛未见缓解反而加重，24 小时后逐渐缓解，48 小时后较治疗前症状减轻，此属于自然反跳现象，48 小时后症状不缓解者为治疗不对症，或有其他原因。

原因：由于钩活术对神经根部（腧穴）的刺激，少数人（1%）因应激反应而出现症状加重的自然反跳现象，为生理现象。48 小时症状不缓解者，属适应证不准确、适应证"时限"掌握有问题或其他原因等。

处理：生理性自然反跳无须特殊处理，其他情况应对症处理。

预防：治疗前严格筛查适应证，操作过程中手法轻柔，严禁误伤。

十五、过时反弹

钩活治疗后症状明显缓解或即刻见效，1 天或更长时间（7 天）原症状再度出现，但较治疗前症状为轻，其规律是 1 天、4 天、7 天、14 天、30 天、90 天出现反弹。

原因：钩活后解除了卡压、解除了粘连、畅通了经络、加速了血运，过时又出现粘连而反弹。

处理：反弹症状较轻者，待时观察，近期内消失者不需再处理。反弹症状较重者酌情钩活第二次或第三次，反弹的程度是再次钩活的标准。

预防：钩活治疗后遵守其相应的注意事项。

第十二节　疗程

疗效评估根据 1994 年 9 月中华人民共和国中医药行业标准《中医病证诊断疗效标准》综合判定。

一、一般疗程的标准（腰骶椎退变性及软组织疾病须住院治疗）

以患者自觉原有的症状好转 ≥ 75% 为临床控制。

同一椎体中华钩活术钩鍉针治疗 2~3 次为 1 个疗程，间隔 7~14 天治疗 1 次，治疗 1 次临床控制者不需第二次治疗，治疗 2 次临床控制者不需第三次治疗。

二、再次钩治的标准（同一椎体或关节）

第一次中华钩活术钩鍉针治疗后住院观察（同时辅助其他治疗）：临床症状未见好转，等待第二次治疗；如好转 ≥ 75% 可暂不做第二次钩活术治疗，需出院观察 10~20 天再复诊，如有反弹可行第二次住院钩活术治疗。

第二次钩活术治疗后住院观察（同时辅助其他治疗）：症状未见好转或加重，改用他法；如好转 ≥ 75% 可暂不做第三次钩活术治疗，需出院观察 20~30 天再复诊，如有反弹可行第三次住院钩活术治疗。

第三次钩活术治疗住院观察（同时辅助其他治疗）：症状好转 ≥ 75% 可出院修复观察，需院外观察 20~60 天再复诊，如症状反弹好转 < 50%，可行下一疗程的住院钩活术治疗。

特殊疾病：如椎管狭窄症、椎体滑脱等失去或不接受开放性手术的患者，经钩活术三次治疗后自觉症状好转 5% ~10% 或未见加重，也可按照疗程出院修复观察（症状继续加重者改用他法）。需院外观察 20~60 天再复诊，可继续下一疗程的住院钩活术治疗。

一般 3 个月后反弹概率减少，达到了预期治疗的目的。

三、钩治不同椎体或关节的标准

同一椎体 7~14 天钩活术治疗 1 次，2~3 次为 1 个疗程，两个疗程之间间隔 20~60 天；不同椎体间隔 3~4 天；脊柱和四肢关节可以同时钩治；腰骶、颈胸椎可交替钩治。对脊柱退变性疾病和脊柱相关疾病及四肢关节病复发的可再进行住院钩活术治疗。

第二章 腰椎间盘突出症

腰椎间盘突出症是在腰椎间盘退变的基础上，因纤维环破裂，髓核突出，压迫神经根，引起腰腿痛和神经功能障碍。从流行病学统计资料看，腰椎间盘突出症男性占1.9%~7.6%，女性占2.5%~5.0%。腰椎间盘突出是腰腿痛最常见原因之一。

腰椎间盘突出症在中医学没有相应的病名，根据其临床表现，本病属中医学"腰腿痛""痹证"范畴。近年来，中医学把腰椎间盘突出症统称为"腰痛病"。中医学对本病从理论探讨、试验研究到临床研究方法做了大量的工作，在临床治疗上，除传统的药物内治、外治、推拿和针灸等方法治疗腰椎间盘突出症的研究进展外，尚有与西医学及现代科学相结合而成的中药药物离子导入、小针刀疗法、硬膜外中药治疗等疗法。这些新疗法的产生，不仅使中医对腰椎间盘突出症的临床治疗疗效显著提高，而且大大丰富了中医治疗学的内涵。在传统治疗方法上，中医推拿疗法研究取得了令人瞩目的进展，由于其疗效显著、可靠，早已受到西医专业的青睐，并广泛应用于临床。传统中医疗法和上述新疗法的进展已为医界瞩目，但我们也观察到，目前在实验研究方面的资料尚少。相信随着理论研究、实验研究的进一步开展，临床研究会有更深入的实质性进展。

第一节 病因病机

腰椎间盘突出症的病因病机相对比较复杂，以退变、老化、劳损而影响其正常功能为其主要的病因病机，分为原发病因和继发病因，具体包括年龄、环境、劳损、外伤、气血不足、先天因素及瘀血痰湿等。

一、原发病因

中医学认为：腰为肾之府。故腰椎间盘突出症与肾关系最为密切。肾主骨、生髓、通于脑，这从生理上说明脊椎的生理、病理与肾有着必然的联系。

《诸病源候论·腰痛候》认为"凡腰痛病有五：一曰少阴，少阴肾也。十月万物阳气所伤，是以腰痛；二曰：风痹，风寒著腰，是以痛；三曰肾虚，役用伤肾，是以痛；四曰臂腰，坠堕伤腰，是以痛；五曰寝卧湿地，是以痛。"《丹溪心法·腰痛》指出："腰痛主湿热，肾虚，瘀血，挫伤，有痰积。"上面这些论述概括了腰痛的病因。

《诸病源候论·腰痛候》还对腰痛病机作了分析，认为：除卒然上损于腰而致的"瞀腰痛"外，其余腰痛皆与"肾气虚损"有关。如"风湿腰痛候"为"劳伤肾气，经络即虚，或因卧湿当风，而风湿乘虚搏于肾经，于血气相击，故腰痛"；"卒腰痛候"为"夫劳伤之人肾气虚损，而肾主腰脚，其经贯肾络脊，风邪乘虚，卒入肾经，故卒然而患腰痛。"指出：即使是突然腰痛，本源仍是与肾虚有关。《杂病源流犀烛·腰脐病源流》则明确指出："腰痛，精气虚而邪客病也。……肾虚其本也，风寒湿热痰饮，气滞血瘀闪挫，其标也。"

上述中医学对腰痛一证病因病机的认识和西医学对腰椎间盘突出症病因病理的认识是基本一致的。

《素问·脉要精微论》云："腰者肾之府，转摇不能，肾将惫矣。"指出：诸般腰痛，肾气虚惫为病本。这一观点符合腰椎间盘突出症的病因病理，大量资料表明，腰椎间盘突出症是在原有椎间盘退变的基础上发生的。临床上有一部分患者否认或不能回忆起有既往外伤史或其他病史，就是一个有利说明。

素体禀赋虚弱，加之劳累过度或房劳过甚，或年老体衰，以致肾精亏损，无以濡养筋骨，致椎间盘退化，而渐发为本病。

腰椎间盘的退行性变是一种与年龄有关的生理性退变。从生理上讲，在 10 岁前，椎间盘的营养多来自血管，10 岁以后软骨板上的血管封闭，由于髓核与椎间盘的小孔很小（＜1.5μm），血管不能进入，水与营养主要来自椎体的吸入作用，这种作用来自日常动作给予椎体间的应力改变，其中电解质的吸收 30% 来自软骨板，70% 来自纤维环，而非电解质的吸收则正相反，70% 来自软骨板，30% 来自纤维环，因此其营养极为有限，从而易退变。椎间盘以 20 岁为发育高峰，20 岁后椎间盘就开始发生退行性变，有些人 20~30 岁就有明显的退变，如纤维环出现裂隙等。30~40 岁的椎间盘蛋白多糖减少，髓核趋向胶原化，失去其弹性及膨胀性能。椎间盘的退变随着年龄的增长而增加，基本上是一种规律性的生理性改变。《素问·上古天真论》就指出，在女子"三七"（21 岁）、男子"三八"（24 岁）时，身体"长极"，即发育到了极限，极则必反，而后随着年龄的增长，逐渐"发堕齿槁"，而"齿为骨之余"，即是说骨结构逐渐发生生理性退变。

人在 20 岁以后椎间盘虽然开始发生退变，但此时由于正处于"肾气平均，筋骨强劲""肌肉满壮"的发育期极点，脊椎的内外稳定结构能够对椎间盘退变引起的失稳作出相应的代偿，以维持脊柱的稳定。但到了 40 岁左右，人体由于生理的自然衰变，开始"肾气衰"，筋骨失去了濡养，脊柱的内外稳定结构也逐渐失去了代偿能力，脊柱的稳定受到破坏，腰椎间盘进行性退变就会使腰椎从根本上失去了稳定的基础，加之椎体其他骨、韧带等随年龄亦发生退变，脊柱的整体退变过程就会加剧，并引发症状。从资料上可以看出，腰椎间盘突出症大多数发生在 40 岁左右，这与中医学肾气随年龄增长而发生生理性自然虚衰是一致的。《素问·至真要大论》说："阴痹者，腰脊头项痛，时眩……病本于肾。"明确指出了脊柱的病变，其本在肾。即是说肾气虚损，筋骨失养而退变是造成腰椎间盘突出症的根本原因，除了因年龄而导致肾气渐衰的生理性退变的原因外，人体内外致病因素可以加剧这一生理性肾衰的退变过程，其主要原因有以下几点。

1. 正气虚衰

（1）先天不足：先天不足的原因有二。一是肾气本虚，筋骨失于正常精血的濡养，骨髓不充，故发育不良或先天异常。如腰椎管先天性发育性狭窄、先天性椎体融合、棘突畸形、腰椎骶化、骶椎腰化和关节突不对称，使下腰椎承受异常应力，是构成椎间盘旋转性损伤的因素之一。尤其是发育性腰椎管狭窄的患者，当椎间盘开始发生退变，椎体失稳，或出现轻度的膨出、突出，极易产生对脊髓、神经根的压迫、刺激而出现症状即是此理。二是遗传因素。研究证明。腰椎间盘突出症的发病有家族性遗传因素的存在。武汉医学院第二附属医院报道。15年内发现同一家族中有血缘关系的亲属有2人或更多人患腰椎间盘突出症者，计有20户41例，占同期病例总数的1.1%。其中女25例，男16例，男女比为1：1.6，同一家族中以姐妹同患此病者为多。亦有报道指出，有阳性家族史的患者中，21岁以前发生腰椎间盘突出症的相对危险性比无阳性家族史者估计大约高出5倍。此外，一些如印第安人、非洲黑人等民族的发病率较其他民族明显为低。

（2）久病气血亏损：骨髓一方面由肾之精气濡养，亦受后天气血的充养。由于后天的各种疾病失治、误治，久病之后，气血亏虚，肾精与骨髓失去了后天气血的充养和培育，从而加剧了腰椎间盘及椎体、韧带的退变过程，而致发本病。如妊娠时，气血聚于下以濡养胎元，人体整个韧带系统处于松弛状态，若妊娠期间失于调养，气血亏损，松弛的后纵韧带易于使椎间盘膨出。

（3）久病及肾：久病气血亏损，元气耗伤，致使肾气渐损，肾中内藏真阴真阳，真阴虚损则骨髓失于濡养而退变，真阳虚损则骨髓失于温煦而功能渐衰，皆可加剧腰椎间盘的退变而致发本病。

许多疾病和其他因素皆可因久病导致腰椎间盘突出症的发病，如糖尿病、吸烟及年龄等。糖尿病常导致动脉硬化的加剧，引起血循环障碍，从而影响营养椎间盘的周围动脉壁的结构，降低血流量，减少了椎间盘组织的代谢要求，最终引起椎间盘组织的破裂；吸烟对人体危害是多方面的，其对血流动力学的影响是明确且显而易见的，而椎间盘的营养靠椎间盘周围血管提供，促进了椎间盘的退变，随着年龄的增长，椎间盘的退变程度逐渐加重，腰椎间盘突出症的发病率增加。腰椎间盘的严重退变，在自身的体重下可造成纤维环破裂和髓核突出。在这种情况下，可以无需其他诱发因素而致病。

（4）劳倦内伤：所谓劳倦是指烦劳过度。《景岳全书·虚损》指出："不知自量，而劳从勉强，则一应妄作妄为，皆能致损。"古人对虚劳提出了"五劳""六极"之说，其中"筋极""骨极""精极"皆属"肾劳"。造成肾劳的原因，一是劳力所致，所谓"久立伤骨""久行伤筋"是也。这种劳损还包括工作姿势的不良、睡眠姿势不良、不良的生活习惯及不适当的体育锻炼等。如各种车辆驾驶人员，汽车和拖拉机驾驶员等长期处于坐位和颠簸状态，驾驶汽车时，椎间盘内压力约为 0.5kPa/cm²，在踩离合器时压力可增加至 1kPa/cm²。在脚踏离合器或刹车时，其椎间盘承受的压力大大高于正常体位，从而加速腰椎间盘的退变和腰部软组织的劳损；其他如长期从事弯腰工作的体力劳动者，极易导致椎间盘内部受力不均，必然造成椎旁肌肉、韧带及关节的平衡失调，加速退变过程，从事弯腰工作者，如果提 20kg 的重物时，椎间盘内压力可增加到30kg/cm² 以上，如煤矿工人或建筑工人，长期处于如此大的椎间盘内压，也容易造成腰椎间盘突出症。从事重体力劳动和举重运动者因过度负荷造成椎间盘早期退变，长期或突然的较大应力，在原先退变的基础上，诱发椎间盘突出。二是房劳，所谓"色欲过度"是也，房劳耗损肾精，骨髓失养，使腰椎的退变加快、加重而导致腰椎间盘突出症的发生。总之，上述各种原因皆可导致肾精肝血的亏耗，筋骨失养而加剧了椎间盘及脊柱的退变而致发本病。

2. 外邪侵袭 外邪系由风、寒、湿邪侵袭，痹阻经络，气血运行不畅，而致腰部肌肉、筋骨发生酸痛、麻木、重着、活动不利。外邪的侵袭，主要是因正气不足，内因是发生外邪侵袭的基础。

由于居处潮湿、涉水冒雨、气候剧变、冷热交错等原因，致使风寒湿邪乘虚侵袭人体，行于经络，留于腰椎关节，气血痹阻，不仅腰部经脉、肌肉受累而发生痹痛，同时气血痹阻一方面加剧了腰椎的退变，一方面进一步影响了腰椎的稳定平衡而诱发本病。

由于感受风寒湿邪偏盛之不同，临床表现也有所差异。风气胜者，以风性善行数变，故疼痛游走不定而成行痹；寒气胜者，使气血凝滞不通、疼痛剧烈而发为痛痹；湿气胜者，因湿性黏滞重着，故使肌肉关节麻木、重着而成着痹。其中尤以寒湿之邪最为多见。故《素问·至真要大论》云："诸寒收引，皆属于肾。""诸痉项强，皆属于湿。"指出本病外邪侵袭的基本病机。

此外，寒湿之邪滞留于经络关节，久则郁而化热，而成湿热，此亦与素体阳盛或本阴虚有热，湿邪侵袭，易从热化有关。

3. 跌仆损伤 跌仆外伤，或腰部用力不当或强力负重，损伤筋骨，经脉气血瘀滞，留于腰部而发为腰痛，《景岳全书·腰痛》云："跌仆伤而腰痛者，此伤在筋骨而血脉凝滞也。"据青岛医学院附属医院对因腰椎间盘突出症手术患者的统计，因跌仆闪挫外伤者占 58.89%，证明跌仆闪挫是引起腰椎间盘突出的重要原因，当然，这一原因实质上有两种：一种是在原本有肾气虚损的基础上椎间盘退变，因跌仆损伤而诱发，这占腰椎间盘突出症患者的绝大多数；一种是严重跌仆闪挫，使腰椎间盘失去腰背部肌肉、韧带的保护而造成腰椎间盘突出，这是极少数。临床上严重脊柱骨折，椎体压缩了 1/3~1/2 或以上，亦少有椎间盘纤维环破裂，使椎间盘向椎管内突入，只有极少数软骨板破裂，使椎间盘突入椎管内。

外伤是引起腰椎间盘突出症的重要因素。但临床上观察到，既使是严重的外伤，如严重的脊柱骨折，也少有使椎间盘的纤维环破裂，而造成椎间盘向椎管内突出，而只是可能造成椎间盘软骨板破裂，使髓核突入椎体内。实际上，外伤之所以造成腰椎间盘突出症，是因为原始病变在于髓核已突入内层纤维环，外伤是使髓核进一步突出到外面有神经支配的5层纤维，从而引起疼痛。

外伤的原因有交通事故、运动损伤、生活或工作中的意外事故等，致使腰部受到过度的前屈、后伸或侧弯等损伤，同时应当提起注意的是，某些不正确的推拿手法以及不得当的牵引等医源性因素对腰椎造成的损伤。跌仆损伤作为本病的病因，造成的后果因损伤的轻重及于患者的体质状况有关。一种可能是当时并未造成严重的后果，即造成腰椎间盘突出，只是造成椎体周围肌肉、韧带的损伤，造成腰椎不稳并加重了腰椎的退变，为今后腰椎间盘突出症的发生留下了隐患。另一种可能是造成腰椎间盘突出症的发生。造成腰椎间盘突出症发生应有两个前提条件：一是肾气本虚，腰椎已有了较为严重的病理性退变，在跌仆损伤的作用下，致使腰椎内外平衡遭受破坏，如肌肉、筋膜、韧带、关节等进一步损伤而致使腰椎间盘突出或脱出而发为本病。二是曾有腰部的损伤，因失治、误治，瘀血留滞经络，气血运行不畅，肌肉、筋骨失于濡养，加剧了腰椎的退变和内外稳定的失衡，再次或反复多次的外力损伤后而造成腰椎间盘的突出或脱出而发为本病，此时气血瘀阻和肾虚并存，瘀血为标，而肾虚为本。上述在跌仆损伤的条件下所形成的病理机制和结果也证实了为什么有些剧烈的腰部外伤并未造成严重后果，而一些虽不强烈的损伤，却意外地引起了例如瘫痪等严重的后果。

二、继发病因

1. 瘀血　瘀血形成的主要原因有四：一是正气虚衰，气虚运血无力，血脉瘀滞；二是肝气郁结，气滞血瘀，或肝火内郁，灼伤津液，血液黏稠，滞而不畅，而为血瘀；三是跌仆损伤，瘀血留滞经络；四是寒湿之邪侵袭，留滞经脉，凝滞气血，发为瘀血。

瘀血作为病理产物和继发病因，阻滞经络气血，筋骨失于正常气血的濡养，进一步导致腰椎的退变。

此外，腰椎手术后，亦可导致气滞血瘀，络脉阻塞，余邪留滞，致使腰椎原发病因未尽而瘀血又生，造成久病不去。

2. 痰湿　人到中年之后，由于精血的损耗，各脏腑功能均有不同程度的衰减。若脾胃失于健运，水湿内停，聚而为痰湿，所谓"脾为生痰之源"是也；肾气虚损，气化失职，津液输布不能，关门不利，津液代谢失常，内停而化为痰饮；若肝肾阴虚，阴不制阳，阳亢化热，亦可炼液为痰；肝失疏泄，津液代谢的气机失常，停聚体内而化生痰湿。

痰湿留滞经络，血流受阻，而生瘀血；瘀血留滞经络，遏阻气机，津液失于输布，则聚生痰湿。痰瘀乃成互结交阻之势，相兼为患，致使病情十分复杂。

若气滞化火，与痰湿相结，则化生痰火、湿热；若肝阳化风，夹痰湿上行，则风痰上逆。

痰湿阻滞气血，则筋骨、肌肉失于濡阳而加剧腰椎的退变；痰湿留滞肌肉、筋骨间，则阻滞气血的濡养，而四肢、腰部麻木、强直、沉重乏力；若湿热遏阻阳明，或灼伤肺气，则可成痿证。

三、主要病症的病因病机

1. 疼痛 疼痛是腰椎间盘突出症常见症状之一。腰椎间盘突出症患者90%以上出现不同部位、不同性质的疼痛。疼痛的病因无非是因经脉气血失畅，所谓"不通则痛"。

从病因的角度讲，造成经脉气血失畅的原因有虚实之不同；虚证可因气血不足，经脉失养，血运失畅；或气虚，元气虚衰，血运无力而失畅；或因肝肾不足，筋脉骨髓失于温煦、滋养，气血不畅。实证可因外邪侵袭，风寒湿三邪痹阻经脉，气血运行失畅；或寒湿化热，湿热遏阻气机，影响气血运行手足；或跌仆损伤，气血瘀阻经脉；或肝失疏泄，气滞血瘀；或痰湿内生，遏阻气机，痹阻经脉；或痰瘀相结，气血失畅。

从病位上讲，腰椎间盘突出症的疼痛有腰背痛、臀及下肢疼痛两种。这两种疼痛可以单独出现，但多相兼出现，因而其病因病机既有共同之处，也有一定的差异。

腰椎间盘突出症患者绝大多数都有不同程度的腰背痛。单纯的腰背痛有虚实之分。虚者为肾气虚衰，实者可因外邪侵袭，寒湿痹阻经脉或瘀血、痰饮等病理产物阻滞经脉所致。

臀部及下肢的疼痛多为一侧，若为腰椎间盘突出在中央部（即中央型），压迫硬膜囊则出现双侧坐骨神经疼痛。一般地讲，下肢疼痛的部位多在大腿的后外侧和小腿的外侧，可牵及足跟或足背，此部位为足三阳经所循行的部位，故实多虚少。一侧臀部及下肢的疼痛多为实证，非外邪侵袭即是瘀血留滞，经脉气血失畅所致。若出现双下肢疼痛或两侧交替疼痛，并伴有会阴部麻木、排便、排尿无力，甚至出现尿失禁（多见于女性）或阳痿，此则多为虚证，为肾气衰竭所致，或虚实夹杂之证。

疼痛的形成虽然有虚实之分，有内外因素的不同，但临床上每见内外因交杂，虚实互兼的错综复杂之症，如痰瘀交阻，阴虚夹湿、夹痰，阳虚夹瘀等，临床当详察细辨。

2. 痿证 腰椎间盘突出症的痿证，主要指下肢出现痿软无力、麻木，甚至完全痿废不用，或病久而出现肌肉萎缩。

腰椎间盘突出症痿证的出现，多与《素问·痿论》所提到的"筋痿""肉痿""骨痿"有关。病变多累及脾胃和肝肾。

（1）湿热侵淫：外感寒湿之邪，营卫运行受阻，郁遏生热，久则气血运行不利，筋脉肌肉失却濡养，弛纵不收而发为痿证。《素问·痿论》云："有渐于湿，以水为事，若有所留，居处相湿，肌肉濡渍，痹而不仁，发为肉痿。"即指此类。湿热内郁，遏阻脾胃，运化失职，筋脉肌肉失养，阳明湿热不清，亦可灼伤肺气，加重痿证：湿热困脾，久则伤及中气，脾虚湿热，虚实互见；或湿热流注于下，伤及肾阴，筋骨失养而发为痿证。

（2）肝肾亏损：肝阴素虚，或烦劳过度，或久病及肾，精血亏虚，水亏火旺，筋脉失养；或精血不足，虚火上扰，灼伤肺金，肺失治节，不能通调水道以溉五脏、肢体而为痿。《儒门事亲·指风痹痿厥近世差玄说》所云："痿之为病，……肾主两足，故骨髓衰竭，由使内太过而致热。"即指此类而言。此外，脾虚湿热不化，流注于下，久则损伤肝肾，筋骨失养。正如《脾胃论·脾胃虚弱随时为病随病治方》所云："夫痿者，湿热乘于肾肝也，当急去之，不然则下焦元气竭尽而成软瘫。"

（3）脾胃虚弱：素体脾胃虚弱，加之久病成虚，中气受损，则受纳、运化、输布的功能失常，气血津液生化之源不足，无以濡养五脏，运行气血，以致筋骨失养，关节不利，肌肉削瘦，肢体痿废不用。若已成痿证，经久不愈，亦可导致脾胃更虚，则痿证更加严重。

腰椎间盘突出症的痿证，虽由上述原因所致，但上述病因常可相互转变，不能仅局限于一脏一腑之变，简单对待。致成痿证，还有一些诱因，如痰浊、瘀血等，不可忽视。尤其是夹瘀致痿，在本病中是一个最常见的诱因。如在腰椎间盘突出症病例中，一些患者的肢体麻木、无力、功能障碍等常随疼痛而加重就是一个很好的说明。此外，腰椎间盘突出症中痿证的出现，若急骤而发者，多因实邪所致，务要急救，免成痼疾；若属渐发而成者，多属脏腑已衰，沉痼难治，当中西医结合，希冀有望，不可拘于成见。

第二节　西医学生理病理与诊断

椎间盘有软骨板、纤维环、髓核三部分组成。髓核是半流体胶样物质，被纤维环四周包围，其上下方为软骨板，椎间盘是椎体间连接的部分。腰椎间盘指的是 L_1 至骶椎间的椎间盘，共 5 个。腰椎间盘共 5 个，指的是 L_1 至骶椎的椎间盘。腰椎间盘的高度约占椎体高度的 54.4%。

腰椎间盘承受人体躯干和上肢的重量，同时腰椎又是躯干活动的枢纽，而所有的身体运动都无一不在增加腰椎的负荷。随着年龄的增长、过度的活动及超负荷的承载，使原本退变的椎间盘的退变进程加快，并在外力及其他因素的影响下，继发病理性改变，以致纤维环破裂，髓核突出（或脱出）压迫神经根，引起腰腿痛和神经功能障碍。

本病的发生率，目前尚无精确统计。据青岛医学院附属医院 1958~1981 年的统计，因腰椎间盘突出症住院者占住院总人数的 2.2%，门诊患者中，腰椎间盘突出症占腰腿痛患者的 18.0%。本病易发于 20~40 岁之间，约占腰椎间盘突出症的 65%~80%，40 岁以上者占 20%~35%。临床上以 L_{4-5} 间和 L_5S_1 椎间盘突出为最多见。

一、椎间盘的生理

脊柱是人体的主要支撑结构，它不仅可以提供运动，且它的解剖特征具有保护脊髓及神经根的功能。但由于脊柱具有稳定支撑躯干，并且提供人体运动的功能，因此为了符合上述两个目的，脊柱形成一个多关节节段的组织。通过这些多关节组织，每个脊柱运动节段只要提供一部分的运动范围，即可完成大范围的运动。而相反，脊柱虽然可产生大范围的运动，但为了让人体脊柱在合理的生理范围中产生动作，且不要因过多的运动发生而造成伤害，因此在脊柱周围便有许多韧带来协助稳定，而脊椎的关节突关节也可支撑一部分的剪力及压力来分担力量，其余的主要力量便由椎间盘、椎体承担，通过脊柱肌肉的收缩来稳定人体。所以脊柱所发展出的运动学及运动力学不同于一般活动关节。下列几节中，首先介绍每个脊椎的功能性解剖特征后再进一步探讨脊柱的运动形态及受力分析。此外，在临床上常看到许多背痛是由椎间盘突出所引起，而椎间盘的生物力学特点又完全不同于骨组织，因此，本章在最后一节特别介绍椎间盘的生物力学。

1. 脊柱之功能解剖　脊柱是由 33 个椎骨及 23 个椎间盘所构成。依在矢状面的弯曲，以及椎骨形状与尺寸上不同，可分为五个区段：颈椎 7 节，胸椎 12 节，腰椎 5 节，骶椎 5 节，尾椎 4 节。其中颈椎、胸椎及腰椎的 24 个椎骨间各有一纤维性的软组织介于其间，以作为吸收外加冲击力的能量及增加脊柱自由度，称之为椎间盘的结构。但在骶椎与尾椎的部分，相邻的椎骨则融合起来，成为不可动的集合体。

由于脊柱是由一系列椎骨及椎间盘所组成，因此主要的作用在于支持体重及提供运动，且有保护脊髓神经的功能。根据脊柱的生理结构及特性，愈往尾端所承受的压力愈大，故椎骨的体积也是由上而下逐渐增大。脊柱的椎间关节是最脆弱的关节，其中又以 L_5S_1 之椎间盘最易受到伤害。

由生物力学与解剖学综合观之，脊柱整体结构是由椎体、椎间盘、关节突关节、韧带等所组成，每个结构各有其所代表的力学特点。椎体与椎间盘主要是承受压力，表现为椎体的骨小梁呈纵向排列。关节突关节则主要是承受剪力及轴向扭力。而椎间韧带是唯一可承受张力的结构，主要在防止过大的屈曲运动。两相邻椎体、椎间盘及韧带共同构成为脊柱之运动节段，即脊柱之功能性单位。

而相邻椎体之间的椎间盘，由于它的特殊黏弹结构，因此可以承受不同负荷及弯曲。当人体直立站立时，椎体受力远大于本身的体重，且对于椎间盘的负荷，不论是前屈、侧弯及后伸，皆能产生张应力。而扭转则是透过骨盆不动的状态下，使椎间盘产生剪应力。因此当人体在进行屈曲及旋转时，会造成椎间盘同时发生压应力、张压力及剪应力的综合应力。

（1）椎体：椎体主要承受压力，因此它的骨小梁结构皆是针对于对抗垂直压力呈纵向排列，但由于人体的受力是由上往下递增，因此人体椎体强度的承受力也是由上往下逐渐增加（图 2-2-1）。椎体的破坏常来自于压力，在椎体最常见的伤害是爆裂性骨折，椎体承受大且高速的压力会使得椎体塌陷，骨折块突向椎管。但椎体的受压强度与性别、年龄及体重有关。例如，在年龄 40 岁以前，椎体松质骨可承受椎体上 55% 的应力，但到 40 岁以后，椎体松质骨仅能承受 35% 的应力。

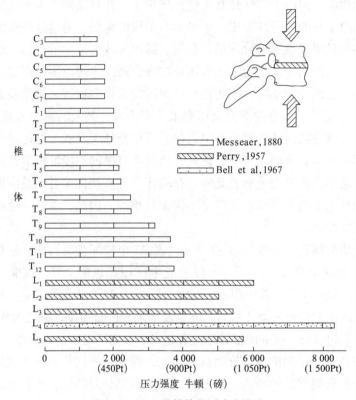

图 2-2-1　不同椎体承受应力强度

　　此外，椎体亦常在低应力状态下受伤，即所谓疲劳伤害。椎体在重复受力 5000 次的情况下，其压力强度仅剩下 50%。其破坏常发生在终板或终板下的骨小梁，可能的原因是邻近椎间盘髓核突入椎体所致。疲劳伤害是人生中较常发生的，因为在大多数尸体的椎体内发现到骨小梁有微骨折及骨愈合的现象。当椎体在承受 4~5Hz 自然频率的振动时，会因共振，产生较大相对位移而需要较大的肌力来维持上身的稳定，当肌力增加，即脊柱压力会增加而加速疲劳伤害。另外，当腰椎在高度前屈时会导致后侧纤维环骨附着处的纤维由椎体后缘拉起或造成骨的增生，形成骨刺。

　　（2）关节突关节：关节突关节依据不同的脊柱节段有不同角度及方向，例如在腰椎的位置，其关节突关节在矢状面上是呈现 90° 的平行排列、在轴状面上是呈现 45° 的夹角（图 2-2-2）。因此，在人体前屈的过程中，竖脊肌便承受较大的力量。但同样在胸椎位置的竖脊肌，其所产生的力量较小，因为胸椎的关节突关节在矢状面上是呈现 60° 的斜角，因此在前屈过程中，关节突关节便产生接触行为而间接减少竖脊肌的力量。此外，也因为关节突关节不同的夹角变化，因此脊柱的运动节段通常会产生联合运动，也就是当脊柱侧弯时，通常会因关节突关节的接触，通过力量传递而产生轴向旋转，或是当脊柱前屈时，会合并产生少许的前向位移。当颈椎侧向弯曲时，颈椎也会同时有扭转的动作。

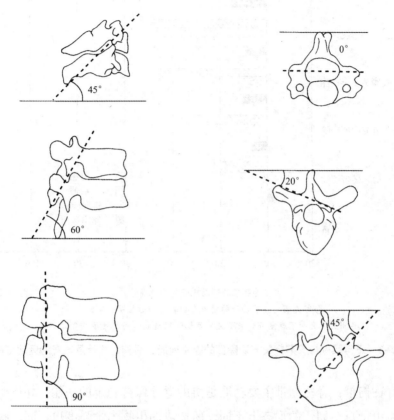

左侧图为矢状面，右侧图为轴状面

图 2-2-2　关节突关节在颈椎（上图）、胸椎（中图）、腰椎（下图）的不同夹角

从关节突关节的几何位置来看，腰椎的关节突关节的方向并不适合抵抗脊柱的轴向压力，因为它在矢状面上是呈现平行排列。但是当腰椎后仰时，下关节突将会因关节面之间的接触而产生高应力集中的现象，尤其是有蠕变现象发生。当椎间盘高度及含水量减低时，关节突关节的压应力会上升而造成关节面的退化。当腰椎有轴向旋转动作时，更会造成关节突关节的伤害，这类伤害大都发生在有屈伸、侧弯或扭转的情形下。因此对于关节突关节的退化，首先造成的影响便是关节突关节增生，进而压迫神经根，故在手术时需行关节突关节切除术。由于关节突关节本身可以承受外力，因此在关节突关节切除后，立刻造成运动范围的增加（图 2-2-3）。完全切除腰椎关节突关节，与正常腰椎相比之下，造成在扭转运动上的运动范围增加 1 倍，前屈过程则增加60% 以上、后伸过程增加 70%、侧弯增加 10% 以上。仅作单侧的关节突关节切除，则运动范围仅增加在 50% 以内。

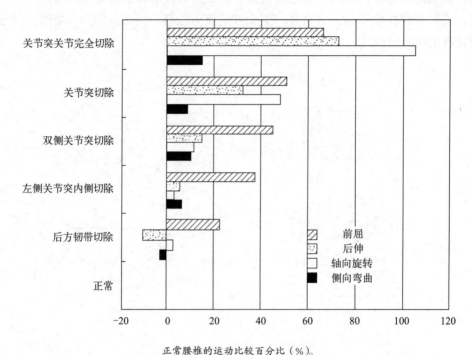

正常腰椎的运动比较百分比（%）。

全部关节突关节切除的腰椎在扭转动作时呈明显不稳定。

单侧关节突关节或是部分关节突关节切除仅造成旋转稳定度的部分损失。

图 2-2-3　正常腰椎与关节突关节切除后的腰椎前屈、后伸、旋转及侧弯的运动范围比较

（3）脊柱韧带：脊柱韧带主要功能是协助脊柱保持稳定的功能，并产生适当的运动范围。但由于每个韧带的形态上不同，所造成的生物力学强度也不同。腰椎韧带的横截面积通常较颈椎韧带的横截面积大（表 2-2-1）。黄韧带的横截面积最大，其次为前纵韧带。但对于腰椎韧带的受力而言，以前纵韧带的强度最大，可达 390~510N，其余韧带群的强度则仅在 100～384N。形变量以棘上韧带最大，可达 25mm 的形变量，其余韧带分别在 15mm 的形变量以内。这些韧带对外力的抵抗强度与解剖位置有相依的关系。当腰椎在前屈时，仅有前纵韧带产生松弛状态，其余皆由脊柱后方韧带来产生拉力，抵抗前屈力矩，韧带对于前屈力矩的拮抗大小，依序为棘间韧带、关节囊韧带及黄韧带。而这些韧带的拮抗弯曲的能力大小恰与距离腰椎前屈的旋转中心之力臂长短成正比关系（图 2-2-4）。对于脊上韧带而言，由于它的刚性值太小，因此对于前屈力矩的拮抗有限。对于后伸力矩而言，其主要的拮抗韧带是前纵韧带；扭转力矩的拮抗主要韧带是关节囊韧带；侧弯力矩的拮抗主要是横韧带。但由于韧带是承受拉力的结构，因此它的伤害主要都发生在脊柱高度的屈曲情况下，造成韧带的拉力破坏。

表 2-2-1 颈椎及腰椎韧带的横截面积及长度

区域	位置	韧带	横截面积（mm²）	长度（mm）
颈椎	C₁~C₂	横韧带	18	20
		翼状韧带	22	11
腰椎		前纵韧带	53	13
		后纵韧带	16	11
		黄韧带	67	19
		棘间韧带	26	—
		棘上韧带	23	11

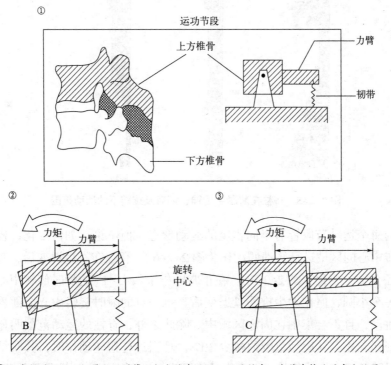

① 当脊柱前屈时，韧带如同弹簧一般支撑在后面，而旋转中心会落在椎体的中央位置。
② 牵张越长，弹簧越大，可提供力臂越小，可有效抵抗旋转力矩。
③ 韧带牵张小于图②，力臂较大。

图 2-2-4

2. 脊柱的运动学 脊柱在空间运动中，有六个自由度的变化，包括旋转、前屈 - 后伸、侧弯及三个平移。每个运动节段的运动范围在不同的椎骨有不同程度的变化。其中在前屈及后伸的过程中，其上胸椎为 4° 左右，但到了下胸椎位置却可达 12° 左右的变化。其原因是由于胸椎的关节突关节在矢状面上呈 60° 的夹角，因此在前后伸屈时，便会产生关节突关节的接触。但是到了腰椎位置，其关节突关节在矢状面上是呈现 90° 平行的排列，因此对于前屈可产生较大的运动范围，且随着腰椎位置愈往下，所产生的运动范围愈大，因此最大在腰骶椎位置可产生 20° 的运动范围（图 2-2-5）。

在侧向弯曲的负荷下，由于脊柱的关节突关节皆有其限制作用，因此下胸椎位置可达8°~9°，而在上胸椎及腰椎位置在6°左右，故脊柱在侧弯下的整体差异不大。反而是在扭转负荷下，腰椎平行排列的关节突关节造成在旋转时产生极大的拮抗负荷，因此在腰椎节段的运动范围仅有2°；C_1~C_2的关节突关节，因为关节面在旋转时没有产生接触的行为，因此无法有效抵抗旋转，造成非常大的运动范围，以提供人体头部的转动。

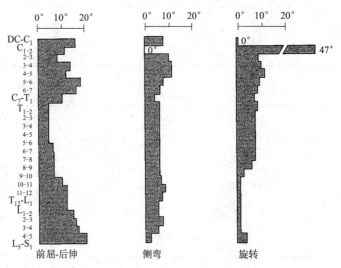

图2-2-5　脊柱在前屈－后伸、侧弯及旋转下的运动范围

脊柱的每个运动节段皆有不同程度的运动形态，但不论是如何变化，皆会绕着某个瞬时旋转中心的区域进行转动的动作（图2-2-6）。脊柱在发生退变后，其瞬时旋转中心的路径会发生变化（图2-2-7）。在正常腰椎节段L_4~L_5的瞬时旋转中心位置，其路径如同一个小圆，但在发生椎间盘退变后，每一点的瞬时旋转中心会随着运动角度有明显的跳动，且不会集中在固定区域中。除此之外，脊柱的运动范围明显与年龄有关，从年轻到老化，其运动范围约减少30%，且当进行扭转动作时，其联结运动包括侧弯及前屈明显有增加的趋势。而丧失的胸腰椎运动范围将由颈椎及髋关节进行代偿，以完成日常生活中的各项活动。

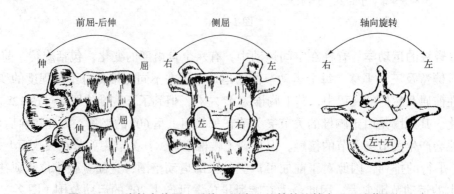

图2-2-6　脊柱在前屈－后伸、侧弯、旋转的旋转中心区域范围

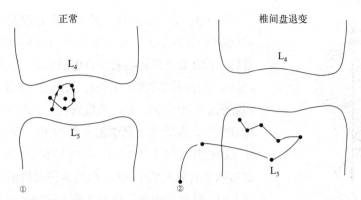

① 为正常椎间盘的瞬时旋转中心，人体腰椎 L_4~L_5 进行前屈时，其路径变化较小，集中在固定区域
② 椎间盘退变瞬时旋转中心路径偏移到椎间盘外面

图 2-2-7

在人体进行前屈运动时，主要是由腹肌及腰大肌来完成，并藉由竖脊肌来控制前屈的动作变化，而当脊柱前屈在前 50° 或 60° 左右的范围时，皆是由脊柱独立完成，但在进一步的前屈动作时，则通过肌群带动骨盆，开始进行髋关节的弯曲动作（图 2-2-8）。而脊柱在进行侧弯时，其运动的控制主要发生在胸椎及腰椎，在胸椎的运动范围上，关节突关节的角度允许胸椎进行侧弯动作，但是受限于肋骨的形态，肋骨本身可以增加脊柱的稳定度，因此含肋骨的脊柱，其运动范围较小，也就是刚性值较高。但由于脊柱会因关节突关节角度的影响产生旋转的运动，因此脊柱在做侧弯时，除了张力侧会产生肌肉收缩外，在弯曲的压力侧也会因脊柱的联合运动而产生少许的肌肉收缩。

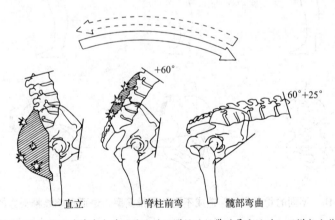

脊柱前屈超过 60° 时使髋关节产生前屈的运动肌群便开始带动骨盆运动，以增加人体屈曲的角度

图 2-2-8

3. 脊柱的运动力学　脊柱对于外力的承受主要来自于肌肉的收缩及脊柱本身的刚性，但主要稳定来源还是脊柱附近的肌群。若是没有肌群来协助脊柱承受外力，而单纯仅有胸椎及腰椎，则只能承受 20N 到 40N，否则过大的外力会造成脊柱的折屈。但即使人体的肌群及脊柱可抵抗外力，却会因不同的姿势或是不同负荷状态下而导致脊柱受力的改变。

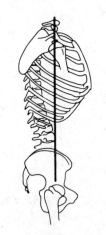

图 2-2-9　人体在直立站立时，重心线通过 L₄ 椎体的前缘

在人体直立站立时，其人体重心线是经过第4腰椎的前缘（图 2-2-9）。竖直肌收缩及脊柱韧带群协助稳定脊柱，而在腹直肌也会有少许的肌肉收缩支撑脊柱。除此之外，脊柱周围的腰大肌的收缩也会改变骨盆的角度，进而影响姿势的变化，最后造成脊柱受力的改变。当人体脊柱直立时，其骨盆与骶椎的夹角约30°，而此时肌群收缩如上面所述（图 2-2-10a）。但当人体放松站立时，造成骨盆与骶椎的夹角低于30°，因此人体腰椎前凸曲线变得比较平坦，此时经由改变重心线使人体的能量消耗尽量达到最小，以减少肌群的收缩（图 2-2-10b）。相反的，当人体腰椎增加前凸及胸椎增加后凸时，则骨盆与骶椎的夹角增加超过30°，进而影响脊柱的受力变化（图 2-2-10c）。

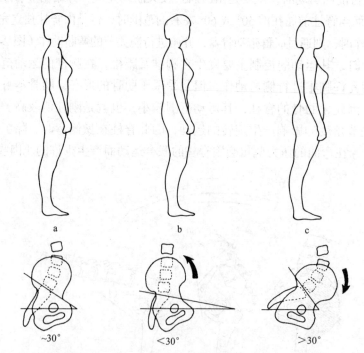

图 2-2-10　不同的骨盆变化，造成不同的腰椎曲率，进而影响腰椎受力的变化

这样的变因主要源于人体姿势的改变而影响重心的变化，而人体为了达到静态的平衡，势必通过肌群收缩的变化来抵抗外部的受力，因此姿势的调整与脊柱受力分布有相依的关系。Shirazi-Adl 和 Parnianpour（1999）通过有限元模型计算出腰椎各结构的受力分布与腰椎的前凸曲线之间的关系，结果指出在腰椎前凸曲线较平的状态下，给一个较大的垂直压力负荷，所产生的椎间盘纤维应变较小，且不会产生较大的椎间盘压力及韧带张力。但若是给予腰椎一个较大的屈曲角度，却会造成椎间盘髓核压力增加、纤维环应变增加及关节突关节接触力及韧带张力增加。因此，过度的屈曲会导致脊柱各结构的变化。但即使如此，腰椎曲线仍是不能太直，否则也会导致腰背平直的腰背痛症状。所以关于正常人的腰椎曲线分布，Lin 等报告 76 位女性及 73 位男性（总平均年龄为 50 岁）的腰椎曲线，发现正常人的腰椎角度在矢状面上是从 L_1 的 33°到 L_5 的 –12.1° 之间。研究也指出在 35 岁以上、35~60 岁之间、60 岁以上这三个组群，腰椎的曲线变化有明显不同。

此外，在脊柱上的缺陷，也会造成脊柱曲线的改变，进而改变脊柱受力的分布。如腰椎椎弓崩裂并脊柱滑脱，使椎体产生向前的位移，而导致人体重心往前位移，但为了代偿这个重心的改变，在脊椎滑脱处上方的躯干往后移动，却无形中增加了腰椎前凸曲线，导致此部位椎间盘上承受更多应力。此表明椎间盘髓核内压力随着人体动作或外在环境的影响而发生变化。

Wilke 等测试椎间盘髓核内压，其结果指出，一个轻松无负荷的坐姿，其髓核内压低于站立的姿势；而 Sato 等则提出人体在直立站立时，脊柱受力约 800N，但改变到直立坐姿时，则脊柱受力增加到 996 N。在人体屈曲时，也会造成重心前移，而导致作用力臂的增加，致使髓核内压改变。以人体站立的椎间盘髓核内压为 100%，在弯腰及提重物时皆造成髓核内压增加，最高达到直立站立位的 4 倍以上，而在卧位时，髓核内压则明显下降（图 2-2-11）。髓核内压除了反映出脊柱受力的变化外，也会造成脊柱在前屈动作下，使得椎间盘纤维环在前方呈凸出状态，而后方呈张力状态，因此造成内部的髓核往后方挤压。所以一旦椎间盘纤维环破裂或是髓核压力太大，都会导致椎间盘后侧方突出。若在此状态下再加入扭转的动作，则会使得椎间盘后侧方突出更为明显。

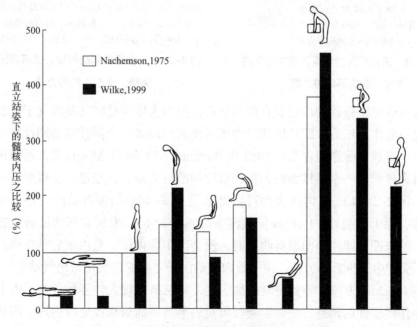

图 2-2-11　腰椎在不同姿势下的髓核内压之比较

脊柱在有支具与没有支具保护下都会影响椎间盘髓核内压的改变。背部的支具能减少肌群收缩，而减少髓核内压。在人体搬运过程中，其搬运对象的大小、重量及身体姿势皆会影响脊柱负荷。持不同尺寸大小但物重相同的箱子，由于物重距离腰椎的力臂长短不同，而使脊柱产生不同大小的腰椎后凸力矩，即使是相同物重及相同尺寸，结果在不同的姿势下，亦有不同腰椎后凸（图2-2-12、图2-2-13）。

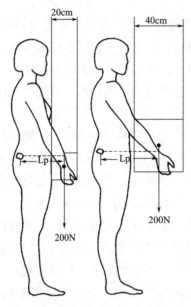

后凸力矩60N·m　前凸力矩192.5N·m
左图的力臂为30cm，所以对腰椎产生60N·m
（200×0.3）的后凸力矩。
右图力臂为40cm，所以对腰椎产生80N·m
（200×0.4）的后凸力矩

**图2-2-12　搬运相同的物重，但物件不同
尺寸，造成不同的力臂**

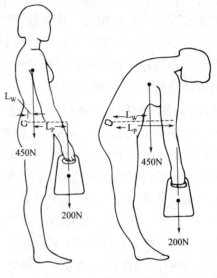

后凸力矩69N·m　后凸力矩192.5N·m
左图的力臂为30cm，Lw为2cm，所以对腰椎产生
69N·m（200×0.3+450×0.02）的后凸力矩。
右图力臂为40cm，Lw为25cm，所以对腰椎产生
192.5N·m（200×0.4+450×0.25）的后凸力矩

**图2-2-13　搬运相同的物重，但不同搬运
姿势，造成不同的力臂**

腹内压也对于脊柱的稳定有直接的帮助，因为人体通过呼气及吸气于腹部产生压差，形成一股作用压力，而这样的腹内压可使腹部形成一个圆柱状的刚性空气柱，以协助支撑上半身。此原理首先由1957年Bartelink和1961年Morris等人所提出，即腹内压会对人体产生一个腰椎前凸力矩，以增加搬运力矩，并且进一步减少椎间盘的垂直受力（图2-2-14）。腹内压大约可协助承受10%~40%的腰椎前凸力矩。关于腹内压的来源，除了呼吸外，Hodges等检测腹部肌肉EMG，发现腹部的横向肌群也是产生腹内压的来源，即当横向肌群收缩时，便会产生腹内压，且由于它是在横向肌群收缩时，不会产生腰椎后凸力矩。由于腹内压是由于呼吸的进气量及出气量之差所产生，Hodges等用EMG去探讨姿势控制的稳定度，其结果发现人体姿势控制可由下肢与骨盆的移动作代偿性的调整，进而影响呼吸量的调节，而最后改变腹内压。因此产生这些机制的作用皆是使脊柱产生较小的作用外力，而达成对外力的拮抗。

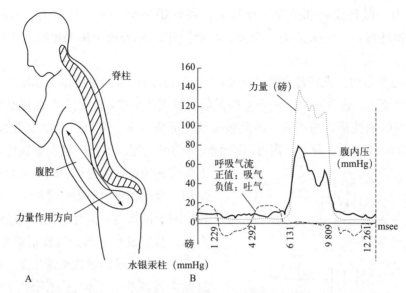

图 2-2-14 通过呼气和吸气形成腹内压，以抵抗腰椎前凸的力矩

4. 椎间盘之生物力学特性 椎间盘的生物力学特性是同时介于硬组织与软组织之间，因为它的组成同时包含固相及液相组织，是标准的双相物质之复合材料结构。通常固相组织会有弹性特征的表现，液相组织有黏滞性的表现，综合上述两种特征，椎间盘便产生黏弹特性。

（1）椎间盘的功能性解剖：椎间盘的厚度为椎体的 20% ～ 33%。髓核位于椎间盘中央位置，占椎间盘横截面积的 30% ～ 50%，本身含水量达 70% ～ 90%，在出生时最高，随着年龄而逐渐向下递减。在下腰段，其髓核位置偏向于椎间盘后方。椎间盘的纤维环，其组成是胶原纤维所形成的同心环层状结构，纤维环分层结构与终板之间呈 30° 夹角交叉，附着于骺环，以增加脊椎结构的稳定性。在椎间盘上下是软骨终板，位于椎体及椎间盘髓核之间。

椎间盘结构可分成髓核和纤维环两部分。中央有富含水分的糖胺多糖构成髓核。纤维环由胶原纤维上下垂直交叉所构成。由于其构造的关系，因此对扭矩及弯矩的抵抗力最好。通过内部水分及电解质钠、钾离子浓度上的调整，使得髓核成为一个抵抗压力的良好结构。髓核受压时，可以均匀传递压力至纤维环内层，再传至纤维环外层。纤维环承受张力，使得椎间盘可以承受压力。当纤维环外层重复受力，椎间盘将因内部液体流动而降低其对屈曲与剪力的抵抗。人类在每天的活动中，椎间盘的高度及体积大约减少 20%，主要是由于髓核液体的流出及纤维环中之胶原纤维的黏弹蠕变所致，所以正常人当晚上获得充分的休息便可以恢复椎间盘的高度。

（2）弹性特征：椎间盘本身具有黏弹特性，因此同时具有弹性及黏滞性。在负载速度比较低时，可以将椎间盘的黏弹特性降到最低。此外，椎间盘在受力后，会因内部结构的不同而造成髓核及纤维环等受力的不同。例如人体在站立时，虽直接承受重力，但是髓核部分是承受压力，而纤维环部分是承受张力。因此下列将椎间盘的弹性特征，分成压力、张力、弯曲及扭转所表现出来的生物力学行为逐一叙述。

① 压力和张力：椎间盘主要是承受压力，通常对于椎间盘的压力起始受压时，会产生较大的变形，也就是对于一开始的低负荷较无法承受。但到了负荷逐渐增加，则椎间盘本身的刚性便逐渐提升。因此椎间盘在低负荷下，可以产生比较高的弯曲度；相反的，椎间盘在高负荷下，则可以产生较高的稳定度。但是一旦发生破坏，则椎体上的终板便可发生骨折，而在椎间盘上没有损伤。因此在骨质疏松的椎骨中，可看到终板塌陷于椎体内。但是退化椎间盘在承受压力时，所表现出来的强度比正常椎间盘高，其原因是退化椎间盘含水量减少，造成椎间盘黏滞性减少，反而造成刚性的增加。此外，椎间盘虽然是受到压力，但由于髓核是接近不可压缩的特性，因此造成受压时，椎间盘前缘产生较高的压力，但在椎间盘后缘受到髓核内压的影响，产生 4~5 倍的张应力（图 2-2-15）。

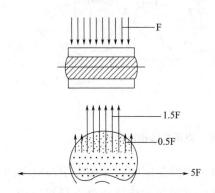

椎间盘前缘产生压力，椎间盘后缘产生 5 倍的张力

图 2-2-15　椎间盘受压时，不同负荷的分布

关于椎间盘所产生的张力性质，较显著的是发生在前弯状态。当人体前屈时，椎间盘后方是处于张力状态。而在后伸状态，恰好相反。此外，椎间盘本身的强度与内部所在的位置有其相关性。将椎间盘切成许多不同的小块，并在轴向拉力下分别测试它的强度，其结果指出椎间盘在前后位置上的强度远高于中央的位置，而最高的破坏强度在 0.7~1.4MPa（图 2-2-16）。

② 屈曲和扭转：一般而言，腰椎椎间盘在 6°~8° 的前屈，并不会造成它的破坏，但在椎体后方的附件去除后，并有 15° 的屈曲，会造成椎间盘破坏。此外，椎间盘在前屈及后伸过程中，其髓核的形状及位置并没有什么改变，但在前屈中，椎间盘前方纤维环部分总是会产生凸出的效应，而后方纤维环则是形成张力的部分（图 2-2-17）。且受张力的大小是以旋转中心为核心，由中间往两边增加，因此其最大张应力发生在椎间盘后缘。所以当椎间盘纤维环产生破裂时，便可能因压力传递，造成髓核向外凸出。

Farfan 等人在 1973 年提出扭转负荷是造成椎间盘伤害的主要原因之一，他们的研究总计测试 21 个正常椎间盘及 14 个退化椎间盘扭力负荷。其结果发现扭转的破坏负荷在正常椎间盘高于退化椎间盘约 25%。破坏发生的扭转角度在 16° 及 14.5° 之间。而一般而言，较大的椎间盘拥有较高的扭转强度，而趋向圆形形状的椎间盘，其强度会高于椭圆形状的椎间盘。

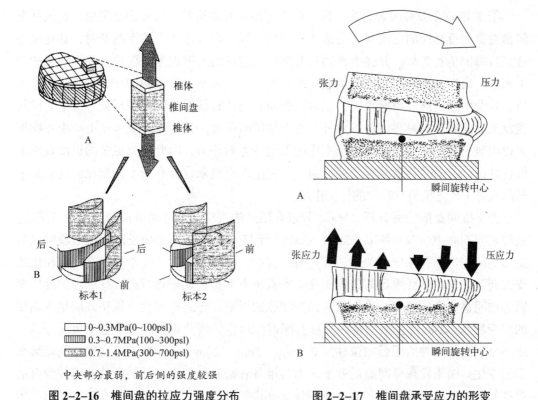

A

椎体
椎间盘
椎体

后　　　后　　　　　　前
前
标本1　　　标本2

张力　　　　　　　压力

A　　　　　　　瞬间旋转中心

张应力　　　　压应力

B　　　　　　　瞬间旋转中心

□ 0~0.3MPa(0~100psl)
▦ 0.3~0.7MPa(100~300psl)
▨ 0.7~1.4MPa(300~700psl)

中央部分最弱，前后侧的强度较强

图 2-2-16　椎间盘的拉应力强度分布　　　**图 2-2-17　椎间盘承受应力的形变**

③剪力性质：通常在给予扭转负荷时，其椎间盘外周部分产生剪应力，并且剪应力大小是从中央往外侧逐渐增加，因此在椎间盘外围部分剪应力最高。除了扭转负荷外，若直接在水平面上给予剪力，其剪力刚性约在 260N/mm 左右。这个数值是非常高的，足以显示椎间盘纤维环的破坏，很少是发生于纯剪力破坏。因此椎间盘纤维环的破坏通常是来自于屈曲、扭转及张力之间的综合应力。但在椎间盘的髓核经切除后，其整体的剪应力分布也产生变化。Frei 等人采用 L_3~L_4 及 L_4~L_5 进行髓核切除的剪力测试，并以 8 个应变计贴于椎间盘上面后再施予剪力负荷。其结果发现剪力对于椎间盘产生的应力要比压力小。当椎间盘承受后侧剪力时，椎间盘的应力与终板的应变会减少。当髓核切除后，椎体边缘仍然承受较高的应变，但髓核切除与否对于椎体移动并没有明显的变化。

（3）黏弹特性：椎间盘由于是含有固相及液相的双相物质，因此其生物力学特性通常会和时间因素有关，呈现蠕变及应力松弛。Kazarian（1975）行 1 个压力下的蠕变测试，其时间在 200 分钟以内，其中受测的椎间盘，包括正常椎间盘 O 级，及退化椎间盘 2 级及 3 级，此分级按 Rolander 分级。受测结果指出，正常椎间盘其发生蠕变的现象较慢，也就是经过一段较长的时间，才达到完全的形变，具有相当明显的黏弹特性，但椎间盘一旦发生退化之后，其椎间盘含水量减少，因此黏弹现象便逐渐消失。椎间盘对于吸收冲击负荷的能力减低。

① 迟滞现象及疲劳容忍度：所有的黏弹性质的结构都会出现迟滞现象，也就是椎间盘在受到反复性的负荷时，会造成能量的损耗。当人体从上往下跳跃时，其能量吸收是自脚部传到头部，并经由椎间盘及椎体所造成的迟滞现象来保护人体所造成的冲击伤害。而迟滞现象随着椎间盘退化的程度及施力大小而有不同的变化，当受力愈大时，其发生的迟滞现象愈显著，正常的椎间盘通常有较明显的迟滞现象，但退变椎间盘就无如此明显的黏弹特性。此外，在下腰椎的位置，其迟滞现象也比上腰椎及胸椎来得明显，其主要原因也是由于下腰椎承受较大的外力，因此需要更多的迟滞现象来缓冲冲击。若椎间盘遭受反复的冲击，其发生迟滞现象也会有所不同变化。这也显示椎间盘对于反复负荷有较少的保护作用。

关于椎间盘的疲劳分析，Wang 等以有限元法进行 L_{2-3} 运动节段的反复疲劳试验，施加负荷 600~1000N，频率 0.5Hz，总计进行 15 个循环。其结果发现运动节段明显与施加负荷的过程有相依的关系，且负荷过程中，椎体后方附件及椎间盘之间有相依的受力变化。椎间盘纤维环的最内层在此垂直压力下是呈现松弛状态，纤维环的外层则因为椎间盘高度的减少及椎间盘向四周膨胀的影响，导致椎间盘纤维环外层呈现高度的应变状态。Tsai 等也采用猪的脊柱去探讨椎间盘的疲劳现象，其将施加负荷分成三组，分别为每分钟给予强迫位移量 0.5mm、5mm、20mm 三种状态，观察椎间盘形态学的变化。结果发现椎间盘的残余应力与椎骨骨密度呈正比，低的负载速率并没有造成椎间盘的破坏。较高的负载速率明显造成椎间盘突出，发生于椎间盘后方，与临床所看到的椎间盘突出位置相同。因此椎间盘突出的发生较可能发生于高速率的负载下。

② 椎间盘的髓核内压及内应力：Nachemson 和 Morris 首先进行椎间盘的髓核内压测量。其通过体外测试，经由一个运动节段及传感器进行髓核内压的测量，结果发现椎间盘的髓核内压和人体姿势有明显的相依关系。在人体坐姿状态，L_{3-4} 椎间盘内压力达人体体重的 60%，但当人体姿势改为站姿，并且在 20° 的前屈姿势下，其髓核内压达到自重的 200%。当手拿 20kg 的重物时，其髓核内压达到自重的三倍。此外，Nachemson 和 Rolander 测量椎间盘内预加应力，在切除椎体后方骨附件结构时，髓核内压达 0.07MPa。Quinnell 和 Stockdaled 也同样记录退变椎间盘的髓核内压，结果测量出在人体站姿状态时是 550kPa，在坐姿时是 700kPa。因此椎间盘的髓核内压会因椎间盘的含水量减少等退变现象而减少。

此外，由于椎间盘退化常发生纤维环之间的层状剥离。Goel 等通过有限元分析进行 L_3~L_4 椎间盘纤维环的剪应力分析，即将椎间盘分成放射状裂痕及环形的裂痕，并施予 2000N 的压力，结果发现椎间盘的剪应力增加，并且发生在后侧方向的位置。因此，椎间盘退变所造成的裂痕，往往也会相继产生较高的剪应力，而加速椎间盘纤维环层之间的剥离。

③ 椎间盘的膨出与伤害：椎间盘膨出通常与神经根压迫有直接的关系。对椎间盘给予压力及侧弯的负荷，其膨出最明显发生在椎间盘的中间层位置，且位于椎间盘的后方及后侧方向。而这个膨出量对于退变椎间盘而言，是正常椎间盘的两倍。此

外，Brinckmann 和 Horst 也发现，当终板破裂时，椎间盘的膨出会增加，若椎间盘有放射状裂痕，则在 1000N 的垂直压力下，其椎间盘膨出会从原来的 0.17mm 增加到 0.48mm，若终板发生破坏，则椎间盘后侧方的膨出会从 0.53mm 增加到 1.01mm。

椎间盘所造成的破坏来自各种不同的外力状态，如瞬间的垂直负荷、过多的扭转负荷、过度的前屈动作等。为了解伤害椎间盘所造的生物力学变化，Panjabi 等人进行椎间盘部分切除的生物力学测试，其测试包括正常椎间盘、椎间盘三个纤维环、右后方切除、纤维环及髓核切除等三种状态。其结果发现稳定度影响最大是发生于髓核及纤维环的切除后行前屈及侧弯的动作，而在后伸及扭转动作下，并没有明显的变化，其原因是由于关节突关节是承受剪力的重要结构。在此测试中，当关节突关节没有破坏，则在扭转及后伸时变化差异不大。而这些受力的改变，将会导致邻近节段的受力变化。此外，在垂直负荷下，这三者皆没有明显差异。

④ 椎间盘的形变与突出：椎间盘的形变随负荷不同而有所变化。Krag 等在椎间盘的上、中、下层植入 0.5mm 的小钢珠，进行压力、前屈及侧弯的形变测试。其结果发现椎间盘在压力负荷下的形变大都发生于前方。在前屈状态下，椎间盘内的髓核是向后发生位移。

椎间盘突出大部分发生在下腰椎的位置。Adams 和 Hutton 对 61 个运动节段进行测试，并且给予这些节段一个瞬间的前屈负荷，其结果发现椎间盘突出大都发生在 $L_{4\sim5}$ 及 $L_5\sim S_1$ 两个运动节段。发生年龄在 40~49 岁之间，椎间盘退化程度在 2 级。此外，Kirkaldy-Willis 和 Farfan 也提出椎间盘退化的不稳定假设。椎间盘退化在 1 级，通常不会产生不稳定，但当退化程度到 3 级的时候，脊柱为了再稳定节段，便会产生骨赘及韧带钙化的现象。

但大部分有椎间盘突出的下腰痛患者，实际上出现骨折或创伤的比例不高，因此大部分患者的椎间盘突出，大多是在一个较慢且长时间的负载下发生。Adams 和 Hutton 采用尸体的腰椎，并以非常慢的速度给予椎间盘垂直压力、前屈、侧弯来制造椎间盘突出，尤其是在垂直负荷 1500～6000N 之间，并且每分钟给予 40 次的反复负荷。结果在 49 个实验中，仅有 6 个产生椎间盘突出；35 个发生终板骨折及椎体塌陷；8 个完全正常，没有伤害发生。因此结论是：过度前屈的负荷，大部分不会造成椎间盘慢性凸出。它可能是由各项因素综合造成，例如存在椎间盘后缘强度较弱、髓核退化、椎间盘纤维环的部分破裂及其他不同的负荷。

（4）椎间盘的退变问题：椎间盘的退变一直是临床上所关切的问题，因为不论是退变性椎管狭窄或是退变性脊椎滑脱，皆是与椎间盘的退变有关。而关于此相关研究，Lotz 等利用鼠尾椎间盘，探讨椎间盘退变问题。给予鼠尾椎间盘不同静态压力及不同时间，去观察细胞的活动状态及生存情形。结果发现随着压应力的增加，椎间盘纤维环开始分离，部分细胞开始死亡，Ⅱ型胶原的内层和中层被抑制。承受压力后 1 周的椎间盘，其椎间盘的屈曲刚性或强度并没有减少。此外，在施压过程中，椎间盘纤维环呈现高张力状态，纤维环的内层和中层的张力减少，静液压应力以有限元分析约有

10倍的增加量。施加最低应力后的椎间盘，经历1个月的恢复期之后，发现椎间盘纤维环恢复正常结构，但是却无法出现原来的细胞结构。在高应力的状态下，椎间盘的正常结构无法恢复。Lotz和Chin两人在2000年持续进行此研究，分别施加0.4MPa和0.8MPa压力各7天，在另一组是施加1.3MPa压力各1天、3天、7天等三种情形。结果证实在垂直负荷下，细胞的死亡与负荷的大小及时间的长短呈正比。

（5）椎间盘的体内分析与实际应用：由于下腰痛的发生原因经常是椎间盘受力过大，因此在临床上所看到的患者许多是劳工阶层，且常发生的位置是在腰椎$L_{4,5}$和L_5S_1椎间盘上。1998年Cheng等针对椎间盘的受力，以数学模型与EMG电极来进行分析。所采用的方式包括8个EMG的表面电极贴在8组肌群上，即腰大肌、骶棘肌、腹直肌、腹斜肌等各一，测量肌群在搬运动作时的肌电讯号，以Vicon动作分析系统进行动作的测量，最后再以最佳化数学模型进行L_5S_1腰椎间盘受力测算。受测者主要动作是由体重60kg的受测者搬运10kg重物，从右后方搬运到前方。其结果发现椎间盘最大垂直压力是3940N，前后方向的剪力约500N，左右方向的剪力约200N。

此外，Cheng等作步态分析，5位男性受测者分别以快速、平常速度和慢速走路，以数学模型计算出人体从慢速到快速走路时椎间盘的压力。结果发现椎间盘垂直受力从体重的2.28倍增加到体重的2.95倍，但在剪力方面则仅有小幅度变化（表2-2-2）。此外，也可看出快走时需要更多的肌群收缩，因此可发现骶棘肌在快走及慢走时的表现差异相当大。从慢走的0.69倍体重增加到快走的1.38倍体重（表2-2-3），因此由肌群的收缩使动作加快，但却也造成椎间盘的垂直负荷增加及关节突关节的接触力增加。

表2-2-2　步行速度的椎间盘承载（单位：kg）

椎间盘承载方式	速度		
	快速	平常速度	慢速
垂直压力	2.95±0.37	2.53±0.39	2.28±0.23
前后方向剪力	0.34±0.03	0.33±0.02	0.30±0.05
左右方向剪力	0.07±0.09	0.16±0.10	−0.01±0.06

表2-2-3　不同步行速度下的肌肉受力（单位：kg）

肌群	快速	平常速度	慢速
左侧背直肌	1.38±0.49	1.07±0.40	0.69±0.25
右侧背直肌	2.52±0.34	0.82±0.22	0.65±0.13
左侧腹斜肌	0.31±0.05	0.25±0.09	0.22±0.11
右侧腹斜肌	0.22±0.13	0.27±0.07	0.21±0.09
左侧腹直肌	0.30±0.04	0.30±0.06	0.30±0.03
右侧腹直肌	0.28±0.07	0.33±0.04	0.31±0.06
左侧腹大肌	0.13±0.02	0.14±0.06	0.09±0.06
右侧腹大肌	0.10±0.05	0.11±0.05	0.09±0.05

在上述的计算过程中，计算到各肌群的受力，而这些计算必须采用肌群和椎间盘的人体测量学资料。目前这些资料只有国外的数据库才有，因此 Cheng 等通过磁共振扫描对 8 位东方人进行全身测量，即量化每个组织的几何形状及重量。Lin 等则再将人体腰椎周围的组织，如肌群、黄韧带、关节突关节等组件的横截面积及各组织到椎间盘的中心距离量化出来，以作为椎间盘受力的量测计算。上述研究工作是东方人唯一针对椎间盘的数学运算模型所进行的人体测量学资料。

在进行相关研究之后所获得资料较多，临床人员可以充分了解计算结果，并可以将研究资料结合于实际的搬运动作。目前亦有采用此程序的相同运算，将输入方式及结果的呈现以图形或交谈式界面显示，并将人体虚拟成刚体人，最后再用刚体人去进行实际的搬运动作来计算 L_5S_1 椎间盘承受力。当椎间盘计算结果超过美国国家卫生研究院所定标准 3400N（NIOSH，1981），则计算机软件便自动出现警告的讯息，以警戒劳工进行此动作会对椎间盘造成伤害。由此而见目前这一类的相关研究已由基础研究向应用性的研究发展。

二、椎间盘的功能解剖

1. 椎间盘的解剖结构　脊柱由 32 块椎骨构成。因 C_{1-2} 间和骶椎、尾椎间无椎间盘组织，故椎间盘仅有 23 个。椎间盘位于两个椎体之间，即上一个椎体的下面和下一椎体的上面之间，故亦有称为椎间关节。椎间盘通过薄层的透明软骨与椎体相连。椎间盘是由软骨终板、纤维环和髓核三部分构成。

（1）软骨终板：软骨终板由与其他软骨细胞一样的圆形细胞构成。软骨终板在椎体上、下各一个。其平均厚度为 1mm，在中心区更薄，呈半透明状，位于椎体骺环之内。骺环在成人为椎体周围的骨皮质骨环。在青少年时其作用为软骨源性生长带。在成人时为纤维环的纤维附着固定环。

软骨终板有许多微孔，是髓核的水分和代谢产物的通路。在婴幼儿软骨终板的上、下面有微细血管穿过。在生后 8 个月血管开始关闭，到 20~30 岁完全闭塞。故一般认为成人时属于无血管组织。这种婴幼儿时特殊微血管的出现，能说明为何在儿童出现椎间盘的血循感染。同一椎体的上、下软骨终板面积是不同的。Hardy 和 Rabey 做腰椎间盘的分析解剖，发现从 L_{1-4} 每一个椎体的下软骨终板前后径和面积要较上软骨终板的为大。而 L_5 椎体的软骨终板相反。每一软骨终板面积从 L_{1-5} 逐渐增加。软骨终板的形状在 L_1 及 L_2 呈肾形，L_{3-5} 为椭圆形。软骨终板内无神经组织，因此当软骨终板损伤后，既不产生疼痛症状，亦不能自行修复。椎体上下无血管的软骨终板如同膝、髋关节的关节软骨一样，可以承受压力，防止椎骨遭受超负压力而保护椎体，只要软骨终板保持完整，椎体便不会因压力而发生吸收现象。软骨终板还可视作半渗透膜，在渗透压下，水分可以扩散至无血管的椎间盘。

（2）纤维环：纤维环分为外、中、内三层。外层由胶原纤维带组成；内层由纤维软骨带组成。细胞排列与分层的纤维环方向一致。各层之间有黏合样物质，使彼此之间牢固地结合在一起，而不呈互相交叉穿插，外层纤维环的细胞呈梭形，它的细胞核呈雪茄形，而内层纤维环细胞呈圆形，类似软骨样细胞，同时不定形的基质亦增加。纤维环的前侧部分和两侧部分最厚，近乎等于后侧部分的两倍。后侧部分最薄，但一般亦有12层纤维。外层纤维在两个椎体骺环之间。内层纤维在两个椎体软骨终板之间。外、中层纤维环通过Sharpey纤维连于骺环。纤维环后侧部分多为内层纤维，附着于软骨终板上。最内层纤维进入髓核内并与细胞间质相连。因此在最内层纤维与髓核之间无明显界限。

纤维环前侧部由前纵韧带加强，纤维环后侧部分较薄，各层之间黏合样物质亦少，不如前、外侧部分坚实，但也得到后纵韧带加强。在纤维环的前侧部分，外、中、内层纤维各自平行而斜向两椎体之间，纤维相互交叉重叠为30°~60°角，呈×形。纤维环的后侧纤维则以更复杂的分层方式排列。整个纤维环可以认为是同心环状多层结构。其外周纤维比较垂直，而越近中心纤维越为倾斜。当接近软骨终板时几乎呈平行纤维。纤维环的相邻纤维层的交叉排列，可能与髓核对其所施内部压力有关，短纤维较长纤维更易遭受巨大应力，不利于两椎骨间的运动，可引起放射状撕裂。纤维连接相邻椎体，使脊柱在运动时作为一个整体，纤维环甚为坚固，紧密附着于软骨终板上，保持脊柱的稳定性。脊柱外伤时，必须有巨大力量，使纤维环广泛撕裂，才能引起椎体间脱位。纤维环的特殊排列方向，使相邻椎体可以有轻度活动，但运动到一定限度时，纤维环紧张，又起节制的作用，限制旋转运动。

（3）髓核：出生时的髓核比较大而软，位于椎间盘的中央，不接触椎体。髓核细胞形态各异，细胞核呈椭圆形。细胞可单独存在，亦可呈6个以上为一组。在生长发育过程中，髓核位置有变化，椎体后面的发育较前面为快，因此至成年时，髓核位于椎间盘偏后。髓核约占椎间盘横断面的50%~60%。在幼儿时，椎间盘内层纤维环包绕在脊索细胞的周围。10岁后脊索细胞消失，仅有软而呈胶冻样的髓核。12岁时髓核几乎完全由疏松的纤维软骨和大量的胶原物质构成。随着年龄增长，胶原物质则被纤维软骨逐渐所取代。儿童的髓核结构与纤维环分界明显，但老年人髓核水分减少，胶原增粗，纤维环与髓核两者分界不明显。成年人髓核由软骨细胞样细胞分散在细胞间质内，在此处有比较致密的、分化不好的胶原纤维网状结构。每层胶原纤维覆以糖氨多糖和硫酸软骨素，使髓核具有与水结合的能力。依据年龄不同，水的含量可占髓核总量的75%~90%。细胞间质各种成分结合在一起，形成立体网状胶样结构。在承受压力下，髓核使脊柱均匀地负荷。正常人的高度一日之间有变化，这与髓核内水分的改变有关。晚间较晨起时矮1.5~2.4cm。在老年人变化较少。匈牙利Depukys测量1 000个人每日高度的变化，男性为17.1mm，女性为14.2mm，平均每个椎间盘高度变化为0.68mm。进入青少年期，来自纤维环的细胞和上、下椎体相邻软骨盘的纤维软骨，逐渐替代髓核中胶冻样物质，这种结构改变，使髓核形态亦不时地变化。Jayson等作了78名正常尸体的椎间盘造影，依据髓核的形态分为球形、后外侧翼形及不规则形。髓核具有可塑性，虽然不能被压缩，但在压力下变为扁平，加于其上的力可以平均向纤维环及椎体软骨终板各个方向传布。在相邻脊椎骨间的运动中，髓核具有支点作用，如同滚珠，随脊柱屈伸向后或向前移动。此外，髓核在椎体与软骨终板之间，起液体交换作用，其内含物中的液体可借渗透压扩散至椎体。髓核的营养依靠软骨终板渗透，后者与松质骨密切相连。椎体的松质骨有丰富的血供，与软骨终板之间无坚质骨相隔。压力的改变可使椎体内的液体进行交换。直立时压力加大，躺下时由于上面施加的压力消除，肌张力减少，液体经软骨终板渗透至髓核。

2.腰椎间盘的神经支配 既往认为腰椎间盘不含有神经终末纤维。1940年后Roofe证实在纤维环的后部有许多无髓鞘神经纤维，在后纵韧带亦有少量相似的神经纤维，这些神经纤维称为窦椎神经。此神经起源于背根神经的神经节远端。通过椎间孔出椎管后，重新进入椎间孔，并下行到硬膜外组织，分布于此神经起始部下两节段的后纵韧带和椎间盘后面。椎间盘后外侧部由灰质交通支的分支支配。椎间盘的后侧由灰质交通支的分支和腹侧支的直接分支支配。这种特殊类型的神经结构和其功能尚欠清楚。这种特殊类型的神经结构可能具有伤害感受器的功能。

Pedersen等研究，窦椎神经在重新进入椎管后，弧形向上到椎弓根周围。然后向中线发出两支。上行支到上一椎间盘，下行支跨过下一椎间盘。其终末纤维到后纵韧带、骨膜血管和硬膜（图2-2-18）。在成人尸体，其上、下终末纤维不交通；而在胎儿标本，这些终末支纤维上下相连。这些纤维可达纤维环的边缘，但未能证实进入纤维环之内。

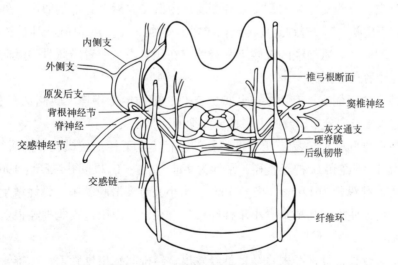

图2-2-18 窦椎神经在椎管内的分布

3.椎间盘的高度 椎间盘的形状影响脊柱的继发弧度构成。不同部位的椎间盘厚度不一，即使在同一椎间盘，其厚度亦不一。Taylor测定了腰椎间盘高度，成年人平均腰椎间盘厚度为9mm（表2-2-4）。

表2-2-4　不同年龄腰椎间盘高度

年龄（岁）	高度（mm）	年龄（岁）	高度（mm）	年龄（岁）	高度（mm）
1	3.5~4.5	5	6~8	11	8.5~11
2	4~6	6	7~10	12	9~11
3	5~7	7~9	7~11	13	9.5~12
4	6~8	10	8~11	成人	9

由于颈椎和腰椎的椎间盘前厚后薄，因而构成颈椎和腰椎的生理前凸。胸椎椎间盘近乎同一厚度，由于胸椎椎体本身的形状，使胸椎呈生理后凸。腰骶角受 L_5 椎体和 L_5S_1 椎间盘影响，并因个体和男女性别而异。此外，椎间盘前面较后面明显增厚，甚而前面椎间隙较后面椎间隙宽2.5倍。腰骶角增大超过60°以上，称水平骶椎。

总的椎间盘厚度占骶椎以上脊椎长度的25%。腰椎间盘所占的脊椎长度远较胸椎间盘为大，这使得脊柱的颈、腰段更易弯曲和扭转。脊柱腰段的长度占骶椎以上脊柱长度的1/3，而其中腰椎间盘又占脊柱腰段长度的30%~36%，而颈椎间盘占脊柱颈段的20%~24%，胸椎间盘占脊柱胸段的18%~24%。这种椎间盘的形态不仅关系到脊柱的继发弧度，也直接影响到人体坐、立位的姿态和功能运动。

4. 腰椎间盘、椎间孔与神经根的关系　脊髓的背根神经纤维和腹根神经纤维，在背根神经节的远端处组合在一起，成为混合神经干，经椎间孔出椎管。腰神经背根神经节大部分在椎间孔外，但骶神经背根神经节位于骶管内。腰神经在椎间孔外分为背侧支和腹侧支。背侧支分为内侧支及外侧支。内侧支向后至背部的肌肉，外侧支成为皮神经分布于皮肤。L_{1-3} 脊神经皮神经构成臀上皮神经，L_4、L_5 脊神经则无皮神经发出。腹侧支参与腰骶丛。骶神经的腹侧支和背侧支在骶管内，前者经骶骨的骶前孔进入盆腔，后者经骶后孔出骶管。

腰骶神经的腹侧支，有1根或几根分支与交感神经干相连。腹侧支亦发出返支，经椎间孔进入椎管内分布于脊膜上，构成纤细的脊膜分支。

神经根在椎间孔处最易受压。椎间孔的纵径（上下径）较横径（前后径）为大。Larmen测定 L_4 神经和 L_5 神经直径，平均为7mm左右；L_4 椎间孔纵径为19mm，横径7mm；L_4 椎间孔纵径为12mm，横径7mm。当小关节突滑膜肿胀、骨性增生、椎间盘突出等时，均可使椎间孔狭窄，小于神经根的直径，从而压迫腰骶神经根引起腰骶神经根受压症状。

腰椎椎管较长，腰神经根自马尾神经发出，经椎间孔出椎管前，在椎管内走行一定的距离。神经根在硬膜的前壁两侧穿出。不同的腰神经发出的部位不同。周秉文等检查20例 L_3 至 S_1 神经根自马尾神经发出部位，其结果 L_3 神经发出水平均平 L_3 椎弓根水平，不经椎间盘出 L_3 椎间孔；L_4 神经根发出水平自 L_4 椎体上缘至椎弓根下缘，不经椎间盘出 L_4 椎间孔；L_5 神经根发出水平自 L_4 椎体下缘至 L_5 椎弓根中上2/3交界处，跨 $L_{4,5}$ 椎间盘出 L_5 椎间孔；S_1 神经根发出水平自 L_5 椎弓根下缘至 L_5 椎体下缘，跨 L_5、S_1 椎间盘，出 S_1 骶孔。夏玉军等（1986）检查 60 例 $L_1 \sim S_1$ 神经根从硬膜囊发出的水平，其结果 $L_{1\sim3}$ 神经根多为同序数椎骨后面的中 1/3 水平；L_5 神经根多为 $L_{4\sim5}$ 椎间盘水平；S_1 神经根多为第 5 腰椎体背面下 1/3 水平；值得注意的是 L_4 神经根，有 12 例（占 44%）在硬膜囊跨越 $L_{3\sim4}$ 椎间盘的水平发出，其余则在第 4 腰椎体背面上 1/3 水平发出。即从上向下，腰神经根起始水平在相应序数椎骨后面逐渐上移，从 L_4 神经根开始，起于上位椎间盘或上位椎体水平。莲江光男（1976）解剖尸体标本，观察 L_4、L_5 和 S_1 神经根发出的部位（表 2-2-5）。解剖所见表明了不同部位的椎间盘突出，压迫相应的神经根的关系。

表 2-2-5　L_4、L_5 和 S_1 神经根发出的部位

神经根袖下缘部位	右	左
L_4 神经根		
L_4 椎体上部	24.6%	25.0%
L_4 椎体中部	61.4%	62.5%
L_4 椎体下部	14.0%	12.5%
L_5 神经根		
$L_{4\sim5}$ 椎间盘处	14.8%	16.4%
L_5 椎体上部	51.9%	50.9%
L_5 椎体中部	33.3%	30.9%
L_5 椎体下部	0	1.8%
S_1 神经根		
L_5 椎体下部	5.9%	9.1%
L_5S_1 椎间盘处	66.7%	60.0%
S_1 椎体上部	27.5%	30.9%

一般情况下，亦即 $L_{3,4}$ 椎间盘突出，压迫 L_4 神经根；$L_{4,5}$ 椎间盘突出，压迫 L_5 神经根；L_5S_1 椎间盘突出，压迫 S_1 神经根。若腰椎间盘突出较大并且偏于椎管中央部分，则不表现为单根腰或骶神经根受压症状，而是大部马尾神经受压。

5. 腰椎间盘与邻近重要结构的关系　腰椎间盘与邻近重要结构的关系，其意义在于手术时不要误伤这些结构，引起严重后果。

椎体和椎间盘的前面是后腹壁的中央部分。前纵韧带由上而下逐渐增宽，附着和覆盖在椎体和椎间盘的前方。膈肌脚右侧起自 $L_{1\sim3}$ 椎体及椎间盘侧方，左侧起自 $L_{1,2}$ 椎体及椎间盘侧方。椎间盘前侧最重要的结构，是中线附近的大动静脉。腹主动脉与 $L_{1\sim3}$ 椎间盘相接触。腹主动脉在 L_4 椎体下缘分叉为髂总动脉。左侧髂总动脉在中线偏左与 L_4 椎间盘接触。髂总静脉汇合成下腔静脉。位于腹主动脉的右侧，也与 $L_{1\sim4}$ 椎间盘接触。L_5 椎间盘不与上述大动静脉贴近，但前面有骶中动、静脉通过，两侧有左、右髂总动静脉，并有骶前血管丛位于它的前方（图 2-2-19）。

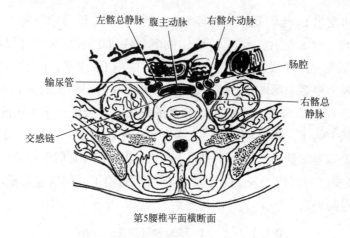

第5腰椎平面横断面

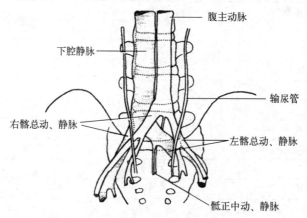

图 2-2-19　血管与腰椎和椎间盘的关系

　　椎间盘侧方与起于腰椎横突的腰大肌相邻，在腰大肌内侧缘有输尿管，紧贴腰椎侧方有交感神经链。因此，从前路或侧前方入路作腰椎间盘手术，应注意这些结构。

　　腰椎间盘的后方结构与椎体一并构成椎管的前壁。椎间盘纤维环后侧中央部分与后纵韧带相连，两侧则无后纵韧带加强，故椎间盘突出多发生在一侧。后侧椎间盘与椎管结构有密切的关系。尤当腰椎间盘突出时，可以影响到椎管内脊椎动静脉的循环和神经纤维的传导功能。

　　6. 椎间盘的生理功能　脊柱是整个运动系统的最重要部分之一，它承受身体躯干部分以上的重量，又作为四肢肌肉、骨骼的稳定联系支柱中心，使整个身体各持正常的生理姿势，并保护着脊髓和脊神经。在脊柱如此重要的功能中，椎间盘组织发挥着特殊的功能。椎间盘主要功能提供脊柱纵轴的稳定性并保持脊柱有一定范围的活动，即前屈、后伸、侧弯和旋转。

　　（1）椎间盘的功能

　　① 保持脊柱的高度，随椎体的发育，椎间盘亦增长。其增长增加了脊柱的长度，整个椎间盘的高度占脊柱长度的1/5。发育终止后，脊柱的高度随体位有改变，亦即在

直立位时椎间盘的高度要较卧位为低，故人的高度白昼较晚间为低。老年时椎体或椎间盘的高度变小，故老年人较青壮年时为矮。同样在椎间盘病变时，也影响到脊柱高度。

② 联结椎间盘上下两椎体，并使椎体间有一定的活动度。

③ 使椎体承受相同的应力，即使不同椎体间仍有一定的倾斜度，但通过髓核成分使整个椎间盘承受相同的应力。

④ 由于椎间盘为弹性结构，使由高处坠落或肩背部突然承受负荷时，对脊柱受力起到缓冲作用。

⑤ 维持脊柱后方关节突关节一定的距离和高度。

⑥ 保持椎间孔的大小，正常情况下，椎间孔的大小是神经根粗细度的3~10倍。

⑦ 维持脊柱的生理曲度，不同部位的椎间盘厚度不一，在同一椎间盘的厚度亦前后不同，此在腰椎间盘最为明显。颈椎和腰椎间盘前厚后薄，使颈、腰椎出现生理前突。

⑧ 椎间盘系承受应力的结构，正常髓核是不能压缩的，在受压情况下，将应力分布在整个椎间盘，使椎间盘处于持续负荷状态，髓核变形，纤维环向四周膨出。此负重除来自于体重外，亦来自于肌肉收缩和韧带的张力。纵轴压力首先通过椎骨传导至软骨终板和髓核，然后至纤维环。椎间盘在承重22.7kg时，难以维持原高度不变。

（2）软骨终板的功能

① 在上、下椎体面覆有软骨盘，在青少年椎体边缘部分有软骨成分的骺环，这种无血管组织的功能之一，就是保护椎骨在承受压力下免于发生压迫性骨萎缩。

② 通过软骨终板渗透功能进行椎体与椎间盘之间的液体、营养的交换。

（3）髓核的功能

① 髓核在承受突然外力情况下起吸收应力的作用。在压力作用下髓核不能压缩，但能形变，将力传送到纤维环各部分，使纤维环的胶原略延长或改变各层胶原纤维的方向而分散压力。

② 在脊柱运动时，髓核作为运动的支柱，使脊柱作前屈、后伸和旋转运动，起着类似轴承的作用。

③ 应力平衡。在承受应力时，髓核向各方向均匀地传递力量。这样避免了椎间盘接应力不均而造成纤维环的破裂、软骨终板的骨折，甚而骨性椎体的压力性骨吸收。髓核的黏弹特性主要依靠富有蛋白多糖的细胞外基质，通过其吸收水分，使组织内呈高渗透压。在负载时使椎间盘内液体外流，此称为蠕变效应。此蠕变效应受年龄、椎间盘退变、震动等因素的影响。

（4）纤维环的功能：纤维环是一个围绕髓核的胶原纤维环，构成椎间盘外围的部分。纤维环的胶原纤维紧密地分层排列，具有以下主要的功能。

① 纤维环的强度及纤维环在骺环和软骨盘的附着点的坚实性，使上、下两椎体互相连接，保持脊柱的稳定性。

② 由于纤维环的少许弹性和纤维环纤维的特殊分层排列方向，使脊柱每个椎骨间

有一定的运动度。

③ 纤维环组织在脊柱的前纵韧带和后纵韧带加强下，限制了脊柱的前屈、后伸、侧倾和旋转运动。

④ 维持髓核组织的位置和形状。

⑤ 承受应力：髓核在受压力的情况下，发生形变，并将所受的压力均匀地分布于纤维环各部分，使纤维环纤维轻度延长，通过减少纤维环不同层面的角度，改变形状，降低高度，承受张力。当整个脊柱的纤维环均发生此改变时，脊柱所受应力即被纤维环和髓核一并吸收。

7. 椎间盘的营养　成人椎间盘是人体最大的无血管组织，其本身的营养及代谢产物的处理，是通过椎间盘以外的血管进行。椎间盘三个组成部分——纤维环、软骨终板和髓核的营养供应有所不同。①纤维环外、中层依靠椎体周围起自腰动脉的小血管。②软骨终板的营养供应依靠与椎体终板松质骨骨髓的直接接触。③髓核的营养供应通过软骨终板的渗透获取。

（1）营养供应的途径和方式：椎间盘中髓核的营养供应较为复杂。在生后 8 个月以前，从组织学观察，纤维环周围血管距离髓核组织较远，而椎体骨髓的血管距椎间盘髓核甚近，仅隔一层 50μm 厚的骨－软骨终板。并且骨－软骨界面常有微血管穿过，直接与软骨终板接触，并提供了髓核的营养。但在生后 8 个月，这些血管则逐渐闭合，不参与营养供应，使椎间盘成为无血运的组织，营养供应主要依靠渗透作用。此时髓核营养摄取的途径是通过纤维环和软骨终板。软骨终板本身具有半渗透膜性质。髓核与椎体间在不同渗透压的情况下，主要依靠渗透作用进行营养代谢。Brodin 将荧光染料注入兔内，发现染料从纤维环边缘渗透到椎间盘内，少部分从椎体进入到椎间盘内。Ogata 和 White 用氢廓清方法细致地研究营养供给的通路。他们发现氢是高度扩散的示踪剂。呼吸气体中的氢通过动脉血，被动地扩散到组织。组织内的氢气可用铂电极测定到。研究者分别在以下情况下：保存纤维环；解剖分离纤维环周围组织及血管后；保存软骨终板；分离软骨终板以及用截骨方法截断相邻椎体骨与软骨间面，测定狗腰椎间盘髓核的氢气弥散率，通过所提供的数据，认为软骨终板渗透的途径最为重要。

早在 1930 年，Pusechel 测定椎间盘不同组织的水分含量，他发现髓核水含量，出生时为 88%，至 18 岁时为 80%，以后到死亡前继续逐渐下降，到 77 岁时平均水含量为 69%。

Charnley 注意到髓核吸水及保持水分的能力可以对抗脊柱承受的机械压力。他将成人尸体的椎间盘和相邻两椎体切成左右两半，当纤维环收缩，两椎体靠拢，按纵轴方向牵拉时髓核的膨出现象消失。将此椎间盘组织浸泡于生理盐水 24 小时，髓核明显地肿胀、膨出。髓核吸水后可增加重量 60%~100%，而无需再用力牵拉以避免纤维环收缩。如果浸入 4 倍的高渗盐水，吸水情况相似，增加了髓核核内压力。由此Charnley 提出了髓核液体的交换是通过渗透压的变化。

Hendry 提出髓核具有凝胶的特性。凝胶有两种成分，即固体或"分散相"及"分散媒"。两种成分之间的能力，使凝胶具有水化作用和吸水作用，产生所谓的浸透压力。浸透压力大小与饱和程度相反。当凝胶水化不好，饱和程度则高；当水化完全，饱和程度下降到零。1%的凝胶，饱和程度可达到5000大气压的浸透压力。浸透压力可通过重量的变化和饱和程度来测定。重量的计算，是先测定原先标本的重量，完全水化的重量，再后测定标本的干重，如此就表达出髓核的浸透特性。这种浸透特性使髓核内进行水分的交换。上述髓核的水分代谢，实质上是髓核内蛋白多糖的生物化学物质，在软骨终板的半渗透膜的生物特性基础上，在流体力学及不同的渗透压情况影响下，髓核与椎体之间进行着水分的交换。

营养进入椎间盘，通过椎间盘周围血管和软骨终板中央部分，对小的不带电荷的溶质，此两种途径均为重要；而对阳离子仅由软骨终板通过，阴离子经周围血管较经软骨终板为多，软骨终板的渗透性降低，受年龄增长而软骨终板钙化的影响，其结果加速细胞坏死和椎间盘退变。成人腰椎间盘中心的细胞距离最近的供应血管为6~8mm，为了维持细胞的生存和功能，细胞需要足够的营养和有效的代谢产物，如乳酸的排出。营养不能保证将影响基质的变化，甚至导致细胞的死亡，此亦可能是椎间盘退变的原因之一。

蛋白多糖本身是多聚电解质的离子交换体，其离子含量高于周围血浆，在血浆和椎间盘的离子分布中维持电化学平衡。在椎间盘的固定电荷密度（FCD）内，椎间盘和血浆之间没有离子结合和以Gibbs–Donnan等式进行的离子分配的根据。由于蛋白多糖大分子上附有的阴离子，椎间盘组织的离子总数总是大于血浆。在两者之间，可溶性粒子数量的不同导致渗透压的存在。椎间盘组织中过多数量的离子，使椎间盘具有高渗透压。另一个影响椎间盘渗透压的因素是受排斥蛋白多糖的分子大小和形状，在软骨样组织中，这一因素不显著。与Gibbs–Donnan离子分配等式相比较，蛋白多糖的电荷密度则可影响渗透压。

因而，渗透压依赖于蛋白多糖电荷密度而不是分子的大小或聚合的程度。由于蛋白多糖被紧密地聚集在一起，大量的糖氨多糖链相互交织，这些链有效地将基质分出小孔。糖氨多糖的浓度越高，糖氨多糖链装载越密，有效孔径越小。因而蛋白多糖浓度，决定了基质的小孔结构而不是胶原框架。

基质小孔平均孔径的大小依赖于蛋白多糖的浓度，孔径的大小不仅控制水分在椎间盘中流动的速率，而且也控制组织中大溶质的分布，小的溶质如尿素或简单离子，可穿越组织内的微孔。随着溶质分子量的增加，可穿越微孔的溶质变少。大分子结构的蛋白如血清白蛋白或更大的分子结构物质在正常椎间盘髓核中受到排斥。随着蛋白多糖的丢失，孔径变大，血清蛋白可进入椎间盘，使之浓度增加，在老年椎间盘中，有高浓度的血清蛋白含量的报道。不仅大的溶质的浓度受到蛋白多糖含量的控制，而且蛋白多糖浓度也控制离子分配。椎间盘组织中存在高浓度的阴离子，而阳离子的浓度甚低。钙含量对正常或病理的钙化都很重要，这一含量也受蛋白多糖浓度的影响。无机离子可以调节一些细胞过程，如蛋白多糖和胶原的合成，可能对控制基质合成的速率提供反馈机制。

Urban 和 Maroudas 对离体椎间盘切片，测定椎间盘切片在水溶液中的形态、组织学变化和生物化学成分的改变。认为蛋白多糖是构成椎间盘渗透压的主要因素。

（2）影响软骨终板渗透的因素

① 软骨终板不同部位和纤维环的影响：Nachemson 等在离体的成人椎间盘组织作变性研究证实，溶质能部分透过软骨终板。软骨终板中央部分渗透性较周围部分渗透性高。渗透性与椎体骨髓腔隙和软骨终板的透明软骨间的营养血管接触点有关。椎间盘与椎体骨髓腔隙的接触点仅占骨–软骨终板界面的 10%。Maroudas 等进一步研究了椎间盘不同部分的渗透性。他们用放射性核素标记的葡萄糖来测定离体椎间盘中葡萄糖的渗透性，发现在软骨终板中央部分有 1/3 区域可以渗透，而周围部分仅约 1/10 区域能渗透。纤维环的葡萄糖弥散系数与关节软骨的葡萄糖弥散系数相似，亦即约为在无溶液情况下弥散系数值的 1/3。软骨终板在髓核处溶质渗透占整个软骨终板的 85%。在软骨终板近内层纤维环处下降到 35%。在软骨终板近外层纤维环界面处是完全不能渗透的。纤维环的渗透率在 37℃时，为 $1.8 \times 10 \sim 6 cm^2/s$，软骨终板的中央部分大约为此值的 1/5，软骨终板的周围部分约为 1/10。Maroudas 重新测定椎间盘对葡萄糖的渗透率，软骨终板为 $1.6 \pm 0.20 \times 10 \sim 6 cm^2/s$，纤维环为 $1.7 \pm 0.15 \times 10 \sim 6 cm^2/s$。总的说来，软骨终板周围部分的渗透率较中央部分明显为低。椎间盘的平均细胞密度为 6400 细胞 $/mm^2$。此值明显低于关节软骨的细胞密度 $14000 \sim 15000/mm^3$。依据软骨对葡萄糖的渗透率，仅依靠弥散作用，是不足以营养整个椎间盘的，而营养的减少将关系到椎间盘的退变。

以上离体椎间盘的观察有一定的局限性：一是失去糖氨多糖的椎间盘与浸入溶液中的椎间盘在切片下水肿明显；二是在无血循环的情况下，软骨终板下的椎体毛细血管闭塞，降低了输送率。为此，Urban 等用狗做动物实验，观察在活体情况下椎间盘的营养代谢。他们用放射性核素 ^{35}S 标记硫酸离子，和放射性核素 ^3H 标记甲基葡萄糖做渗透试验。结果表明，溶质进入椎间盘内是一种被动渗透。人体最大的腰椎间盘前后径可达 5cm 以上，经软骨终板渗透通路为最主要的营养方式。

② 溶质类型的影响：溶质渗入椎间盘依据两个因素，一是在骨与椎间盘界面血管接触的比例，这不受溶质的影响；二是溶质的类型，亦即是溶质所带的电荷及其大小。在狗的椎间盘，软骨终板界面的总面积相当于纤维环外层面积的两倍，然而仅有一半的软骨终板面积对渗透开放。其中不带电荷的溶质，如葡萄糖或氧，以接近等量的溶质通过软骨终板和纤维环进入椎间盘内。带负电荷的溶质如硫酸阴离子因为有排斥现象，通过软骨终板渗入椎间盘是较少的，仅有 1/3 的硫酸离子进入。而阳离子如钙离子通过软骨终板渗入是较多的。硫酸离子在椎间盘内代谢缓慢，其代谢率类似于关节软骨。在狗为 $160 \sim 600$ 天。在纤维环的边缘最快。该处糖氨多糖浓度低，最低浓度处在髓核。这样如在软骨终板钙化的情况下，在远离纤维环边缘区域就可能有硫酸离子不足的危险。

基质中溶质的运动与分配具有重要的生理作用。首先，离子的浓度决定了椎间盘的渗透压。其次，在大分子基质结构合成过程中，必须通过基质到细胞内。小分子的营养物质如氧、葡萄糖等较大分子结构的营养物质，如酶、激素等，更依靠基质的分配系数分布于细胞周围。溶质从血浆进入椎间盘基质主要为被动弥散，细胞外基质孔径的大小、弥散系数和液体渗透系数可调节溶质的流量。溶质的弥散对于细胞的营养和代谢废物的排出至关重要。在人类每天约有 16 个小时椎间盘液体流动的方向呈向外流动。经计算，对流方式的溶质流动在椎间盘上不超过 3%。然而，因为椎间盘中溶质弥散距离较长，在椎间盘一些区域内又有特定的供应范围，因此细胞溶质的摄取率、水含量对溶质的输送不同，椎间盘与血管间的接触区域，椎间盘基质中溶质的弥散率和椎间盘与血浆间的溶质分配系数，对保持正常的椎间盘甚为重要。

从以上的研究结果可以认为，椎间盘的营养一是来自于纤维环周围的血管和新生儿期 8 个月以前软骨终板下的血管。二是主要依靠软骨终板的渗透。渗透率受以下因素影响：①软骨与椎体松质骨界面的血管接触点；②软骨终板的外周部分较中央部分渗透率低；③不同溶质的渗透率不一，阳离子的渗透率高，阴离子的渗透率甚低。

（3）椎间盘的氧耗量：椎间盘氧耗量较低。纤维环外层氧耗量大约是 0.01mL/mg（湿重组织）每小时，而髓核约为 0.004mL，产生乳酸 0.01~0.02μg/［mg（湿重组织）·h］，在活体髓核的中央部分，氧张力用氧微电极测定约为 10mmHg。乳酸值在切下的椎间盘组织中明显地高于血浆内。Holm 及其同事研究显示，即使在高氧状态，椎间盘亦主要为无氧代谢，仅 1.5% 氧转化为二氧化碳，氧浓度在不同椎间盘区域不同，在纤维环外层和近软骨终板处最高，在髓核中央和纤维环内层最低。乳酸产生依据氧张力水平，当氧张力由 70mmHg 降到 7mmHg，乳酸增加 40%，乳酸浓度在髓核处高于血中或软骨终板区的 5~8 倍。高乳酸、低 pH，可提高基质降解酶活性。pH 降低亦使蛋白多糖合成降低。虽然椎间盘内的细胞和关节软骨细胞一样具有在无氧代谢情况下工作的能力，但是在非常低的氧张力下，可产生某些副作用。如乳酸和糖氨多糖的产生，影响在离开血管接触点处的乳酸和二氧化碳的排除。这样导致 pH 下降，促使某些依据 pH 变化的蛋白溶酶的活力增加。影响椎间盘的营养。

（4）影响椎间盘营养的因素

① 运动的影响：椎间盘的许多运动可能影响血液流变学系统，影响椎间盘细胞的转运和代谢。实验的结果表明，在一些情况下，运动可以改善椎间盘的营养。甚至呼吸对脊柱功能运动单位的正常营养供养亦起重要作用。在另一些情况下，运动则有损害作用。目前，很难预料运动的效果。中等强度的运动可能是有益的。首先，持续运动以及持续外部承载下，椎间盘髓核内液体丢失、变形。当椎间盘体积发生变化，可以影响椎间盘中央的营养物质的浓度。此外，运动可能以某种方式影响椎间盘周边的循环，改变代谢物质到达椎间盘的速率；再者，椎间盘的自身运动改变其血液溶质的浓度，如乳酸升高和葡萄糖降低影响椎间盘内 pH。在正常椎间盘中，这些变化直接而可逆，而退变椎间盘中，运递功能受到干扰，并在一定程度上没有满意的可逆性的运

递功能。

在不同的运动方式之后的蛋白多糖合成是否存在变化，尚不清楚。以中速缓步行进没有蛋白多糖降解的迹象，椎间盘的溶质动转速率加快，同时细胞内的消耗速率亦增加。小动物在踏车实验中，在10周内即出现髓核严重的退变。

在使用"实验两足动物"的研究中，发现适应站立姿势后，可在这些动物的椎间盘髓核中诱发退变。可能的解释是在椎体与椎间盘之间的钙化层增厚，同时可能通过软骨终板的营养通路受到钙化的增加或细胞肥大的干扰，引起椎间盘的异常。

② 椎间盘节段的融合：相邻于脊柱融合的椎间盘节段，改变机械应力、改变了相邻的椎间盘的基质成分。椎间盘中多种溶质的浓度梯度以及分子合成和代谢，在短期制动内即受到很大程度的影响。这些变化表明，在融合后椎间盘代谢活性下降，可能有部分细胞死亡。融合节段的椎间盘出现显著的乳酸浓度增加和高氧浓度。其机制是从椎间盘中转运乳酸的速率降低，部分关闭了溶质运动逸出软骨终板的一个重要通路，使代谢产物积累。

③ 震动：对脊柱和椎间盘系统过度承载或震动，将对椎间盘的结构、细胞和大分子基质成分合成产生不利影响。使用低频振动对营养因素进行实验研究，麻醉动物被垂直位固定于震动平台，使用5Hz的频率，结果出现椎间盘内氧张力和细胞活性明显下降。随着震动时间的延长，硫酸软骨素的摄取下降和水含量减少，特别是在髓核更为明显。水分的丢失率超过了弥散转运的能力。椎间盘的高度显著降低，说明震动时另增加了溶质的流动通路，兼或增加弥散效率。

④ 吸烟：任何对椎间盘周围毛细血管网产生的干扰，都是对椎间盘营养供应的潜在危险的因素。毛细血管中的溶质传递效率、溶质弥散、细胞摄取率对椎间盘的营养供应甚为重要。许多因素可成为毛细血管阻断、狭窄并进而影响血流的潜在危险，其中之一即是吸烟。在最近进行的实验研究中，动物暴露在香烟烟雾中，从20~30分钟直到3小时，结果出现血液流动效率下降、毛细血管显著收缩。暴露20~30分钟，溶质传递显著下降。同时观察到代谢废物的积累，说明向椎间盘组织外的转运效率的下降。

转运效率的差别，表现为转运通路受到带电荷、不带电荷分子的不同影响，孔径大小、分子排斥和浓度梯度是可能的重要参数。说明椎间盘对于周围血管的血液流变学的影响甚为敏感。当血管关闭或狭窄时，交换区域减少，到细胞的营养物质的转运以及废物的排出受限，不能满足生存的能量需求，细胞反应加速，甚而导致细胞死亡。

这些发现表明吸烟影响椎间盘外的循环系统和椎间盘内细胞营养摄取速率和代谢产物的生产。通过降低进入椎间盘基质中的运动和代谢产物的积累，在一段时间后，不可避免地出现营养不足，引起细胞功能障碍。

总之，细胞对溶质的摄入率、液体流量、溶质的分布、椎间盘基质中溶质的弥散、椎间盘和血浆之间溶质的分配等许多因素均影响椎间盘的营养。

不同的运动方式和制动对椎间盘基质和细胞代谢具有长期影响。脊柱节段融合，对融合节段和相邻节段都发生同样的营养影响。尽管对不同的运动方式进行比较是困难的，但一般倾向于中度的运动改善溶质转运和椎间盘细胞代谢，提供最适血流和血流动力学功能。此对健康的和功能满意的椎间盘实属必需。椎间盘承载的移除可以引起有害的改变。轴向震动和吸烟通过影响周围毛细血管网和降低溶质进出椎间盘组织的转运效率引起显著的转运功能下降和代谢的改变。

应该指出的是，实验研究所获得的结果，应当在相当谨慎的情况下应用和推论于人。尽管运动、震动、吸烟影响椎间盘的营养，但对椎间盘健康的长期影响尚未有报道。为了解椎间盘的营养特性和功能，我们需要了解运动的类型和大小、节段承载的分布和反应，血流的可逆性和椎间盘细胞的反应。

三、椎间盘的病理

（一）腰椎间盘突出症的病理学

腰椎间盘突出症是腰腿痛的最常见的病因之一，它发生在腰椎间盘退变的基础上。然而，目前在腰椎间盘突出症的病理研究中，多数材料来自于尸体及手术提供，前者明显少于后者，尤其是在国内，因而观察结果往往受到一定的限制。虽然 Amstrong 早在 40 余年前就已阐述了腰椎间盘病变的病理过程，但有些问题仍尚未清楚。而材料和观察结果的范围限制则可能是妨碍腰椎间盘突出症的病理及病理生理深入研究的问题之一。

近来，随着科学技术的发展，CT、MRI 已成为研究腰椎间盘退变、突出病理机制过程的有效方法。人们从中对腰椎间盘突出症的病理学改变又有了进一步的认识，且可能有机会对人类椎间盘的老化及退变过程进行动态观察。

1. 腰椎间盘的生理退变　　生理退变为与年龄有关的生物学改变，即老化过程，其与病理过程并非相同，因其机制是不同的，因而 De Palma 及 Rothman 用病理学这一名词将有关的疾病过程从正常的生理学改变中分离出来。但是所谓的生理退变，或曰老化过程并无定义。为此，Confot 提出了一个合适的含义：“衰老是一个退变过程，即我们所测定的结果是生存力降低、组织的脆性增加。”然而生理退变与病理过程并无一个明确的界限。

椎间盘组织承受人体躯干及上肢的重量，在日常生活及劳动中，劳损较其他的组织为重，因其仅有少量血液供应，营养极为有限，从而极易退变。Conventryr 报告在接近 20 岁的椎间盘中已有退行性变，20~30 岁间有的已有明显的退变，纤维环出现裂隙。Roberts 报道其对 100 例腰椎标本进行的有关病理学研究，所有中年标本的椎间盘均有退变，而在 30 岁的腰椎中也有很多存在退变。在出生时，纤维环含水约 80%，髓核含水约 90%；在 18 岁时，则下降 10%；而在 35 岁时则分别降至 65% 和 78%。椎间盘发育在最初形成时几乎全部为髓核占据，其外周仅有薄层纤维环包围。随着年龄的增长，髓核脱水而逐渐缩小至中心部，周围纤维环亦增厚。椎间盘主要部分的髓核由蛋白多糖黏液样基质及纵横交错的胶原纤维网和软骨细胞构成。由于蛋白多糖的吸水性，使髓核具有弹力和膨胀的性能。在新生儿，其椎间盘内蛋白多糖含量较成人髓核及纤维环中的含量高，较退变者则更高。髓核中的变化较纤维环中的改变更明显，从而使成人髓核的弹性下降。由于髓核的蛋白多糖下降，胶原纤维增加，髓核与纤维环中出现不同宽度的过渡区，使髓核不能将压力转化为纤维环的切线应力，纤维环受力不均，成为纤维环破裂的组织学基础。尤其是在 30~40 岁及以后。

（1）纤维环的退变：椎间盘纤维环各层成 45° 倾斜角与椎体骺环附着，两层间以 90° 角交叉。深浅层间互相交织，增强了纤维环的韧性及弹性。随年龄的增加，纤维环磨损部分产生网状变性和玻璃样变性，失去原来的清楚层次及韧性，产生不同的裂隙。Osti 等研究了 27 具尸体脊柱标本的 135 个椎间盘，年龄在 17~50 岁（平均年龄 31.5 岁），而且无脊柱创伤史及骨与代谢性疾病的病史。研究者将纤维环纤维损害分为边缘型、环状型及放射型。发现边缘性撕裂常见于纤维环的前方（除了 L_5S_1 间隙外），其多为创伤所致，与髓核退变无关。环形裂隙在上 4 个椎间盘，在纤维环的前方与后方的分布几乎相等，但在 L_5S_1 则有 18 个椎间盘位于纤维环的后侧，7 个位于纤维环的前方。放射状裂隙几乎均在纤维环后方，似乎仅见于后侧纤维环。在显微镜下观察在 $L_{1,2}$ 8 个椎间盘髓核退变，而在 L_5S_1 则有 18 个退变。由此可见，放射性裂隙与椎间盘髓核退变密切相关。Kirkaldy–Willis 等人认为纤维环上的明显的退变，经常表现为纤维层间的环形裂隙。这种裂隙常出现在纤维环的后部或侧部，这是由反复微小的创伤造成的。随着裂隙增大，可形成一个或多个放射状裂隙，涉及纤维环的不同深度。此薄弱区成为髓核突出最合适的途径。前方的裂隙多见于纤维环与椎骨交界处，且多为边缘性裂隙。其中可有血管进入，原因是创伤所致，与退变无关。放射状裂隙的形成是由于椎间盘内压升高及内层纤维环的薄弱所致。纤维环的病变可在纤维环的外层出现，随之向内层延伸至髓核。Fraser 等人认为老化的髓核与退变的椎间盘可通过裂隙的延伸而形成孤立的放射状裂隙，导致包括外周纤维环边缘病变。相对年轻的椎间盘所发生的分离性边缘病变，几乎是椎间盘高内压和纤维环过度的高张力，导致纤维环外周的机械性破坏。

Fraser 等人综合有关文献后，收集了几个医院的病理学的检查结果，对纤维环损伤进行了形态学分类。

Ⅰ型：边缘型（即纤维环撕裂），在纤维环的外层，平行于相邻一个或两个软骨终板的分离性损伤。损伤在纤维环与椎体的边缘附着部，而且常有直管性肉芽组织长入，并可达到纤维环中层，相邻椎体骨缘可出现杯状缺损。肉芽或纤维组织长入取代骨髓，其下骨小梁硬化，骨赘形成。在 30 岁以下罕见边缘病变修复，却常在 50 岁以后的腰椎中见到。因此推论：边缘性病变是由于创伤所致，可能是重复负荷衰减的结果，或是退变侵及边缘附着处的结果。

Ⅱ型：环状撕裂，常见于纤维环侧方，可向前或向后延伸，尤其在外层纤维环病变时。这些病变与血管长入有关，但如同边缘病变一样，无组织学的证据表明有修复发生，此型常伴有边缘性损伤。

Ⅲ型：放射状裂隙，这是进一步退变的结果，髓核突出处的裂隙常在纤维环外层平行或垂直于软骨终板，尤其多在纤维环的后侧或后外侧，有时大的裂隙可延伸至前方。放射状裂隙与髓核脱出有关，其可为髓核与软骨终板物质向外突出的通道，导致椎间盘突出。后侧纤维环外层放射状裂隙的边缘常有血管长入，即血管化，亦无组织学的修复迹象。

Bernick 等研究了 21~83 岁的有关腰椎间盘纤维环老化的过程。发现 40 岁以下的纤维环的环形层主要由单向胶原纤维构成，呈翼状排列，有强烈的嗜银性。中年开始至 80 岁，层状纤维环进行性退变。纤维环完整性被破坏，表现为磨损和断裂及胶原纤维消失，形成的空隙内充满了强嗜 PAS 物质。另外，在老化的椎间盘的纤维环上，可有软骨物质持续沉淀，这在年轻的个体中是看不到的。Agui-la 等通过对 3 具尸体标本及 40 例腰椎间盘突出症的患者和 10 例健康人的 MRI 检查，观察纤维环的裂隙发生率及分布，并对 30 岁以上的对照组与症状组之间进行比较，见症状组均有纤维环内裂隙，且呈渐进性进展的趋势。

（2）软骨终板的退变：软骨终板在成人约为 1mm 厚，其与骺环连接的边缘部约为 10mm 宽。软骨终板亦随着年龄的增长而变薄，钙化和不完整，并产生软骨囊性变及软骨细胞坏死。中年以后，在软骨终板经常可以发现裂隙。软骨终板无神经供应，故软骨终板不能再生修复。在大部分病例，这些裂隙开始于软骨终板中央和软骨终板与椎体之间，或软骨终板与髓核间。在尸体解剖材料中发现，早期老化中常见软骨终板退变、脱水与重复损伤。软骨终板薄弱处并纤维环后部的小裂隙，成为髓核突出的通道。由于软骨下出血，纤维环退变，椎体边缘骨赘增生而形成椎骨的继发改变。Aoki 等人研究了 21 例无老化其他疾病的尸体腰椎标本，采用组织学及放射学的综合方法观察软骨终板，发现软骨终板的不同程度退变，并可被软骨下松质骨所代替。在 X 线片上可见软骨下硬化突向椎体致使椎间隙狭窄。此现象与髓核突出程度有关而与骨赘和椎体压缩无关。Modic 等人复习了 474 例患者的 MRI 及组织学检查，发现所有节段均与腰椎间盘退变明显相关。组织学证实软骨终板破坏，出现裂隙及血管纤维结缔组织形成，其中 2 例 MRI 的密度改变，反映椎体骨髓的改变，被证实黄骨髓取代了软骨终板。

（3）髓核的退变：在生理退变过程中，椎间盘的细胞排列有规律地减少，髓核大小发生了很大的变化。在细胞减少中，功能性细胞数量减少更为明显，且每个细胞的功能性活力亦降低。随时间的推移，不同组织的再生力明显降低。Meachim 在电镜下观察到青少年正常髓核中活细胞稀少，而退变坏死的细胞较多。Trout 发现髓核中坏死细胞的比例，从胎儿的 2% 逐渐增加到 50% 以上。退变细胞数量随年龄的增加而逐渐增加。这些细胞外形不规整，类似于骨关节炎软骨深层的退变细胞。中年之后，在椎间盘组织中常可发现组织碎片与裂隙。多数病例，裂隙开始出现于椎间盘与软骨终板之间，往往平行于软骨终板。当裂隙增大时，则可使椎间盘中央部分与周围纤维环进一步分离。当上下裂隙在周围汇合时，椎间盘的中央部分可以完全游离，形成游离体。

在纤维环有裂隙时，髓核即可通过其裂隙突出。在纤维环损伤而导致的椎间盘的早期退变中，髓核可保持相对正常的水分。由于退变而形成的椎间盘内压升高，可对外层纤维环形成张力，而致椎间盘髓核碎片附着于纤维环的内层或软骨终板，或通过纤维环放射性裂隙突出。

2. 椎间盘突出的病理学

（1）突出椎间盘组织的形态学改变：纤维环及髓核组织含水 70%~80%，这些组织突出后逐渐失去水分，同时缺乏营养而皱缩。皱缩后的椎间盘组织可仅有其原体积的1/4。Lindblom 及 Hultqvist 指出，突出组织可被肉芽组织吞噬，突出组织的萎缩变小，可减轻或缓解对神经根及硬膜的压迫刺激，从而达到临床治愈。

在突出组织表面，有血管包绕侵入，产生炎症反应，最终导致突出组织的纤维化及钙化。纤维化及钙化可延及纤维环甚至椎间盘内部，可使突出物缩小。X 线衍射电子显微镜发现这种病理性钙质沉积，其主要成分为羟基磷灰石（图 2-2-20）。

儿童椎间盘的钙化表现为不同的病理过程，可分三种类型：消退型、休眠型、静止型。

消退型：椎间盘钙化的消退型与髓核突出的钙化沉积有关，更常见是侵犯颈椎间盘，胸椎和腰椎区域少见。

休眠型：可在脊柱 X 线片中发现。可能有严重的症状，但继之钙质沉积，症状可消失。

静止型：静止型的椎间盘钙化偶然发现存在椎间盘间隙钙化，与体征与症状无关。

由于在成人期髓核仅占椎间盘的小部分，因而即使一次突出髓核超过 1/2，也仅能使椎间隙缩窄 1/8，这在 X 线片上不易看出。髓核急性突出时，椎间隙不一定狭窄，而是在突出以后纤维环继续变性使椎间盘组织变扁，甚至有的可仅有原椎间盘厚度的1/4。此时因纤维环松弛，常伴有椎体边缘增生，以增加腰椎的稳定性。

椎间隙狭窄可有三种情况。

① L_5 椎体异化：在异化的椎体及骶椎间残余的椎间盘经常发现无髓核组织，也不可能出现退行性改变。当移行椎的横突在一侧不全骶化而另一侧正常时，其头端的椎间盘可发生退变，常见的是横突一侧或两侧完全的骶化及存有残余的未退变的椎间盘。在这种情况下，在移行椎的上面椎间盘退变明显，而下方则很少。

② 椎间盘狭窄：因纤维环破裂及髓核物质突出到椎体内或通过纤维环的裂隙侵入椎管。

③ 椎间盘狭窄：因椎间盘脱水与纤维化，而与纤维环的破裂或经软骨终板突出无关。

（2）Schmorl 结节和经骨突出

① Schmorl 结节：是指髓核向上或向下通过软骨板垂直突入椎体内，Schmorl 在尸体解剖中发现有 38% 的人有此结节，多发生在胸腰椎，其中男性为 39.9%，女性为34.3%。在 18~59 岁年龄组，男性比女性多一倍；在 60 岁以上组则女性比男性多一倍。

Andrae 在 368 例尸体解剖中发现，有 15% 的人髓核同时向椎体及椎管内突出。近来的解剖学研究发现，多数 Schmorl 结节发生在年轻人，成人的比例相对较小，这就提示了这样的概念，突出的髓核物质更易在髓核还是半液态情况下向骨内突出，至少在某些情况下，在突出的区域早已有退变。也有人报告尸体标本中发现 76% 有 Schmorl 结节，且多存在于老年人，而在中青年的发病率较低。

与尸体解剖的发生率相比，在 X 线片上观察到的 Schmorl 结节发生率仅为 13.5%。这是因为突出必须够大和突出的周围骨质密度必须增加才能在 X 线片上显示，许多小的突出在 X 线片上是看不到的，但通过 MRI 能清晰见到（图 2-2-21）。

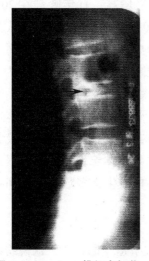

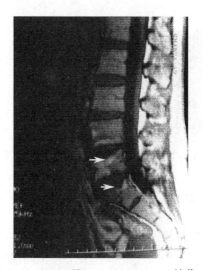

图 2-2-20　L₃、₄ 椎间盘钙化　　　图 2-2-21　MRI 示 L₄、5S1 Schmorl 结节

Schmorl 结节发生于软骨终板有缺损而髓核弹性尚好的情况下。正常软骨终板仅有许多微渗透孔而无裂隙，软骨终板下的松质骨也无空隙。促成产生裂隙的先天性因素为软骨终板在髓核处先天构造薄弱和胚胎期经软骨终板进入髓核的血管通道所形成的瘢痕。但一般文献认为 Schmorl 结节与软骨终板的后天损伤有关。Schmorl 曾指出，软骨终板可因经常损伤而变弱，日常活动下的椎间盘内压，即可使已有损伤或变性的软骨终板破裂。一次突然的损伤也可使原来正常的软骨终板破裂，髓核突出到软骨终板下，导致松质骨骨折，此偶见于急性损伤的病例。

多数的 Schmorl 结节直径在 5mm 以下，呈蘑菇样，居椎体中央偏后处。髓核突入椎体后，可发生下列变化。

a. 椎体局部骨小梁骨折坏死，形成空腔以容纳突出的髓核，围绕髓核有炎症反应，以吸收坏死组织。

b. 突出的髓核可逐渐或迅速增大，直到突出的压力与周围的对抗压力平衡。

c. 突出的髓核脱水，髓核周围由髓核化生的软骨或骨细胞包被，周围骨小梁密度增加，限制其再扩大。

d. 血管围绕突出的髓核再生，并通过软骨终板裂隙进入椎间盘，导致髓核的纤维化、钙化及骨化。此时 X 线片上可清楚地看到此结节。

② 经骨突出：腰椎 X 线侧位片上所见到的椎体边缘游离骨块曾被认为是椎体继发骨骺的遗迹，称为永恒性骨骺。Schmorl 根据详细的尸体病理检查证明，骨块与椎体间有椎间盘组织，认为只有骨块与变性的髓核侵入骨骺和椎体间致使骨骺游离，这是椎间盘突出的一种形式。Lindblom 将造影剂注入椎间盘内行椎间盘造影，证实椎间盘经骨突出。吴祖尧通过椎间盘造影，也发现造影剂可自髓核经骨和椎体间隙到达椎体前纵韧带下方。曲绵域曾在 102 例体操运动员中发现 32% 有此征象，较一般报告的最高发生率 5% 明显增高，且年龄都在 20 岁以前，较一般人的 20~29 岁为小。曲绵域认为腰背伸动作锻炼是促成此病产生的原因，而非前屈所致。发生部位在腰椎的前上缘，多为 1 个，但也可同时侵及数个椎体。在 X 线片上表现为三种形式：a. 化骨核吸收破裂型：椎体边缘的环状骨骺被吸收或仅有小的残迹；b. 吸收后增殖型：残余骨骺处椎体缘增生；c. 唇型：椎体楔状变，局部唇样增生，多数具有腰痛症状（图 2-2-22）。

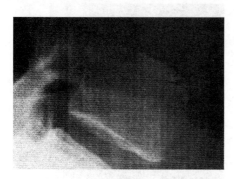

图 2-2-22　椎体前缘经骨突出

3. 腰椎间盘突出的继发病理改变

（1）关节突关节：关于腰椎间盘突出与关节突关节退变的先后，众说纷纭。多数认为开始于关节突关节。Yong 等人用 CT 观察关节突关节，用 MRI 观察椎间盘髓核，进行统计后认为，多数退变开始于一侧关节突关节，然后逐渐发展至其他的关节，即三关节复合体的所有的关节。Farfan 做出了兔的后关节不稳的生物模型，并注意到在此病变的基础上，椎间盘可发生明显的退变。

Ken Yong-Hing 等人在复习了文献资料后，认为应重视三关节复合体，所谓三关节复合体是由每一节段的椎间盘与两个关节突关节构成，其从功能上是三位一体的。任何一个关节或椎间盘退变均可影响其他的关节，逐渐导致其他两者的改变，尤其是 $L_{4,5}$ 与 L_5S_1 节段。Jayson 观察了后部结构的压力及其病理性继发改变，经病理、实验及临床研究，表明过多的牵张力集中于脊柱的后部结构，并在过伸时增加，可造成这一区域的微小骨折，引发腰背痛。腰椎间盘突出及退变椎间隙变窄，使椎间关节所受应力改变，一方面椎间盘纤维环松弛，椎体间有较大的滑移度，致上位椎骨的下关节突对下位椎体的上关节突压力及摩擦力增加。另一方面因椎体下沉，相邻两关节突关节的重叠加大，侧位 X 线片可见下位椎体的上关节突上升超过了上位椎体下缘向后的延长线，致椎间孔狭小或神经根管狭窄，压迫神经根产生颇似椎间盘突出的临床征象。当此种病变发生在 L_5S_1 椎间盘时，因关节突呈额状排列，向后倾斜，可使上位椎体沿关节斜面后滑，产生退变性椎体后滑脱。在化学髓核溶解术后，椎间盘间隙狭窄，造成长期的椎间盘高度降低，并刺激相邻关节突关节发生骨－关节炎。

关节突关节骨赘形成：当关节突关节骨软骨面严重损伤退变时，亦产生关节缘的增生，大的骨赘可与下一椎体的椎板形成假关节，干扰椎骨间的活动，上关节突增生还可使椎间孔进一步狭窄，增加神经根受压机会。

Noren 等用 CT 和 MRI 研究了有关关节突关节面对称性及角度与椎间盘退变的关系。对 46 例 50 岁以下个体，用 MRI 诊断椎间盘退变，用 CT 测量关节突的角度及对称性。当 $L_{3,4}$、$L_{4,5}$、L_5S_1 双侧关节突呈现不对称性时，其椎间盘退变的发生率明显升高。而关节突关节的角度从 $L_{3,4}$~S_1 逐渐增大，但与椎间盘退变无关。在 CT 检查时可见退变的关节突之间已出现椎间盘严重退变中所见的真空现象（图 2-2-23）。Kirkaldy-Willis 等人对腰椎尸体解剖标本进行了研究，观察了一系列的病理改变，见进展性的关节突关节退变导致明显的腰椎不稳，类似改变可导致椎间盘突出。进一步发展，可以产生一侧侧隐窝内神经根受压。

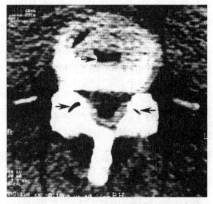

图 2-2-23　CT 轴状位示椎间盘及双侧
关节突均出现气体真空现象

关节突关节发生的改变同一般骨关节炎基本相同，最早的改变是滑膜炎，主要发生在关节软骨面之间，关节软骨逐渐发生轻度的退变，并进一步加重。有时关节软骨间相互发生粘连，再进展时关节囊变得松弛，导致关节突关节半脱位。持续的退变，可造成关节突周围骨赘形成，最终结果是关节软骨完全脱落，并且关节突周围出现明显的纤维化，导致节段稳定，减少了腰椎失稳运动。有关关节突关节退变及椎间盘突出的关系见表 2-2-6。

表 2-2-6　椎间盘突出与后关节退变

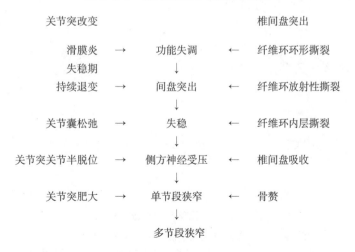

关节突改变			椎间盘突出
滑膜炎	→	功能失调	← 纤维环环形撕裂
失稳期		↓	
持续退变	→	间盘突出	← 纤维环放射性撕裂
		↓	
关节囊松弛	→	失稳	← 纤维环内层撕裂
		↓	
关节突关节半脱位	→	侧方神经受压	← 椎间盘吸收
		↓	
关节突肥大	→	单节段狭窄	← 骨赘
		↓	
		多节段狭窄	

（2）黄韧带：黄韧带的主要改变是松弛肥厚、钙化与骨化。黄韧带分为椎板间部和关节囊部，正常厚2~4mm。慢性劳损可使黄韧带肥厚增大至1cm以上。椎间盘突出的患者腰椎多数生理前凸变平或后突，黄韧带经常处于紧张状态，因紧张劳损而增厚。椎板间部增厚的黄韧带可向椎管突入，压迫硬膜产生椎管狭窄，而关节囊部肥厚的黄韧带，可直接压迫神经根，产生类似椎间盘突出的征象。胡有谷等测量下腰椎椎管的CT片，发现退变组织的黄韧带明显较正常组为厚，成为退变性腰椎管狭窄的一个重要因素。部分病例可见黄韧带骨化（图2-2-24）。

（3）退行性腰椎管狭窄：椎间盘突入椎管内造成椎管容积减少，从广义上讲，椎间盘突出是退行性椎管狭窄症的病因之一。但由于椎间盘突出症已有其特定的病理和临床表现，故应与椎管狭窄症区别。反之在发育性狭小的椎管，特别是三叶形椎管侧隐窝狭小时，即使椎间盘轻度膨出或微小的突出，也可造成硬膜及神经根受压，产生椎间盘突出症状。因而，狭小椎管又可促成椎间盘突出症的发生，两者互为因果。但腰椎间盘突出或退变所产生的椎间隙变窄，纤维环松弛后突，黄韧带肥厚或前凸，以及椎体后缘和关节突关节增生以及后纵韧带骨化（图2-2-25），都可以减少椎管的容积，使原来较小的椎管产生狭窄，应属继发性椎管狭窄症的范畴（图2-2-26）。

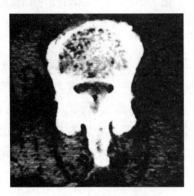

图2-2-24　右侧黄韧带骨化

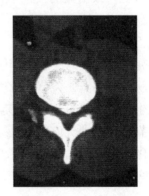

图2-2-25　后纵韧带骨化

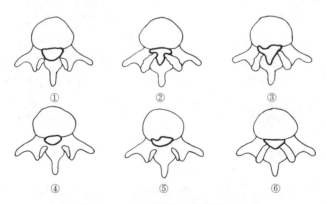

图2-2-26　正常与异常椎管形态

①正常椎管；②退行性椎管；③退行性椎管并椎间盘突出；
④先天性椎管狭窄；⑤先天性椎管狭窄并椎间盘突出；⑥先天性椎管狭窄并退变

Porter 等人观察了 49 例有神经性跛行的患者，发现有 46 例患者有腰椎管狭窄，而且多为中央管狭窄或中央管与侧隐窝神经根管狭窄。研究者在进行了有关椎管造影及 CT 检查后，发现不仅仅是一个阶段中央管狭窄，而是多节段狭窄，从而纠正了神经性跛行单纯因侧隐窝狭窄而致的观点。在中央管狭窄中椎间盘突出或突出后引起的继发改变则占据了相当的比重。

青岛医学院附属医院在测量了 79 例正常与退变患者的 CT 片后发现，一般情况下，椎管最为狭窄的部位不是在椎体的中部，而是在椎间盘平面。在此平面，由于退变的椎间盘膨出或突出，其后又有肥厚的黄韧带的嵌压，使椎管容积十分狭窄，压迫硬膜囊及神经根，产生有关症状。因此，在椎管测量时应选择椎弓下切迹平面、椎间盘中央平面以及椎弓上切迹平面。与 Porter 等人的观点是一致的（图 2-2-27）。

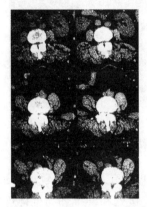 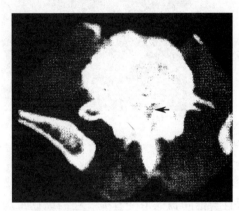

（a）多节段腰椎管狭窄 （b）单节段腰椎管狭窄

图 2-2-27　退行性腰椎管狭窄

（4）退行性腰椎滑脱症：腰椎间盘突出可造成退行性腰椎滑脱，这已有相当的研究。Ito 等认为椎间盘突出在退行性腰椎滑脱中起相当重要的作用，纤维环撕裂的部位及方向和椎间盘受力方向是其重要的发病原因之一。椎间盘退变可导致腰椎不稳定和关节突关节骨关节炎，而此二项又正是退行性腰椎滑脱的主要致病原因。正常情况下，脊柱屈伸活动时，上位椎体在相邻下位椎体上产生一定程度的前后滑移。作用在椎间盘滑移的前向剪力，多被关节突关节的前后向压力所拮抗，这是由于关节突关节的弹性模量远大于椎间盘的弹性模量，这样就防止了过度活动造成的椎间盘损伤。但是，人体的生理成熟后随年龄的增加，关节突关节、韧带开始退变，髓核水分逐渐吸收，纤维环松弛，失去原有的弹性，椎间隙变窄，椎间盘的缓冲作用消失。下腰椎旋转轴由髓核移至关节突关节。另外，站立位时腰椎前滑剪力增大，椎间活动增加，椎体间遂产生不稳现象。关节突关节过度活动和所受载荷增加，特别是作用于关节突关节面上的前屈和旋转应力，使得关节面退变加重。关节突关节软骨面破坏，软骨下松质骨暴露，并造成骨小梁顺应力排列，在应力作用点上，骨质吸收，其边缘则有明显的新生骨形成，滑脱继续进展。退行性腰椎滑脱早期有不稳存在，但关节突关节呈明显骨关节炎改变并异位塑形，相对稳定于滑脱位，使退行性腰椎滑脱不再加重．在 X 线片上表现为骨赘形成，椎间隙变窄，韧带骨化和关节软骨硬化等（图 2-2-28）。

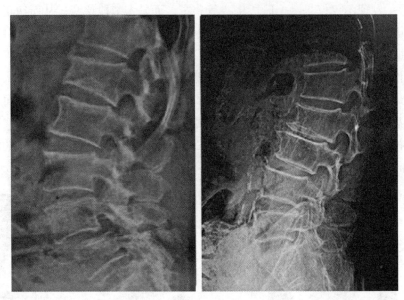

a.L4 椎体向前滑脱；b.L3 椎体向后滑脱

图 2-2-28　退行性腰椎滑脱

（5）骨赘形成：腰椎椎体的骨赘常发生在椎体的前方及侧方，较少向后方延伸，而且与椎间盘的退变有关。在后纵韧带与椎体间的连接处和纤维环与椎体连接处的骨赘为病理刺激性新骨形成所致。这种刺激可能由于椎体间过度运动或作用于纤维环及韧带的异常的应力分布产生，这种应力分布的异常为椎间盘退变的结果。

后缘骨赘较前方与侧方椎体骨赘发生率明显为少，其原因为后纵韧带与椎骨间缺乏强力的附着，在椎间孔的骨赘可压迫神经根而导致放射痛，常发生在椎间盘间隙变窄及骨关节炎进展时。在髓核突出后或髓核退变萎缩、椎间隙变窄时，纤维环在周缘膨出，也可产生骨赘。骨赘多发生于退变椎间盘的相邻骨缘，以 L_4 前上缘发生率最高，其次为 L_3 及 L_5，骨赘在离椎体前方边缘 1mm 处向外平伸者，特称牵引性骨赘，系椎间不稳，纤维环外层受牵拉所致。另一种骨赘自椎体前方边缘弧形向外生长者，称爪形骨赘（图 2-2-29）。

Schmorl 认为骨赘的形成是纤维环边缘被突出的髓核所撕裂，将前纵韧带或骨膜顶起，其下骨化形成骨赘。另外的病理学家们在骨赘切片中发现相邻骨赘间包的是向前突出的纤维环组织，认为骨赘的形成首先是椎间盘萎缩，椎体向前倾斜，在前纵韧带及两侧将骨膜顶起，形成骨膜下新生骨。骨赘初为粗的骨小梁，继之变为松质骨并有骨髓填充，与椎体骨缘相连，此时在 X 线片上即可看出。Collins 等同意 Schmorl 等人的意见，并予以证实，并指出至少在开始时，椎体与纤维环附着处出现部分撕裂，以后可出现软骨终板的骨化。

Nathan 将骨赘分为四度。

Ⅰ度：骨边缘为孤立的增生点，密度增高，略有凸起。

Ⅱ度：骨赘较大，有水平突出（图 2-2-30）。

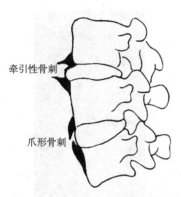

图 2-2-29　牵引性骨赘与爪形骨赘

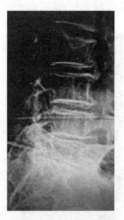

图 2-2-30　牵引性骨刺

Ⅲ度：骨赘呈鸟嘴样，末端呈弧形（图 2-2-31）。

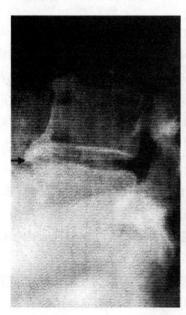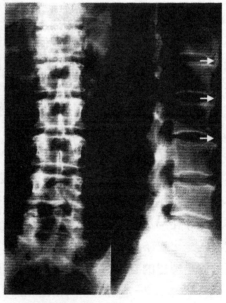

a. 单节段爪形骨刺　b. 多节段爪形骨刺

图 2-2-31　爪形骨刺

Ⅳ度：相邻椎体骨赘融合形成骨桥（图 2-2-32）。

骨赘的产生是增强稳定性和对抗压力的反应。椎间盘突出后纤维环松弛，椎间盘抗压力及稳定性皆减弱，因而有骨赘增生。即使无椎间盘突出，只要椎间盘退变变弱，亦可产生骨赘。Allen 及 Lindem 曾报道 3000 例就业人员中有 406 例（13.5%）有骨赘；

有人对比有腰痛和无腰痛患者的腰椎 X 线片，发现骨赘发生率都在 50% 左右。另外，有人统计 70 岁以上的人几乎都有骨赘。有研究表明，50 岁以上的人多数至少有一个椎体边缘被侵犯。常发生在椎体的下缘（椎间盘的上缘），且前面比后面多。X 线片可发现椎体边缘骨质增生。椎间盘的一侧可见骨赘（图 2-2-33）。

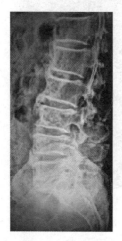 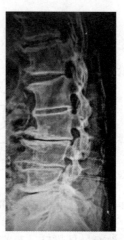

图 2-2-32　骨桥　　　　　　　　　图 2-2-33　$L_{2、3}$ 间隙变窄

（6）椎间隙变窄及椎体边缘硬化：因为髓核含水量的减少，在成人可出现局限性的进行性椎间盘高度变窄。在椎间盘内部裂隙形成及突出等破坏时，极小的机械性创伤即可能加速其进展。因而，椎间隙变窄与椎间盘纤维环裂隙有关。有些作者用吸收征来描述椎间盘狭窄。但是不可能是发生于椎间盘纤维结缔组织形成前。放射科医生将椎间隙狭窄命名为椎间盘吸收征，但不属于病理学名词。椎间隙狭窄的重要性在于其可造成关节突关节的半脱位、关节突过度移位，影响神经根管和椎间孔，引起侧隐窝及椎间孔狭窄，椎体终板硬化。

椎体边缘硬化多为相邻性，常伴有髓核侵蚀。当椎间盘纤维环及髓核都变性时，相邻椎体边缘可增生硬化。突出髓核在后纵韧带下受到硬膜跳动的经常冲击，可慢慢侵蚀椎体后缘，使局部骨质缺损以容纳突出的髓核组织。此种髓核向骨内侵蚀退缩作用亦可使临床症状减轻。

4. 腰椎间盘突出的复位与还纳　复位是按摩医生的专用词。至于已突出的组织能否复位，迄今仍是有争议的问题。Armstrong 认为已突出的椎间盘组织只要一离开椎间盘，则不论用直接压力或手法都难使其复位。宋献文曾对手术治疗的 79 例病例进行分析，发现按摩后不愈而手术者，均表现为骨膜下破裂或椎管内破裂。临床遇到有的按摩后症状加重，甚至出现马尾综合征，说明按摩至少可使部分患者椎间盘突出加重。但也有人通过尸体解剖及术中观察，发现当脊柱作适当的变位时，突出物可突向椎管或可退回椎间隙内。叶希贤等通过临床观察及手术，认为幼弱型的突出组织可通过休息或按摩退回原位，或因后纵韧带等紧张使之退回椎间隙。宋献文将此种压回椎间隙称为还纳以区别于复位。陶甫将突出椎间盘根据病理变化程度的轻重及其发展规律分为可逆型与不可逆型两种归宿。所谓可逆性，即由于椎间隙压力的高低及纤维环的破裂的多寡，突出物可大可小，可有可无，且随时可复发。临床上有 80%~90% 的患者，在首次发作时经卧床休息、牵引或按摩，可使突出椎间盘压力减小还纳，症状消失而治愈。但不可逆型者突出物多为成熟性，与附近组织粘连，甚至钙化或骨化，任何手术及手法均不能使其复位。理论上椎间盘的内压在手法按摩中只能加大，不可能使已突出的椎间盘组织复位。我们认为所谓还纳，可能是通过休息、牵引与按摩使纤维环或后纵韧带紧张，压迫突出物稍变平；同时黄韧带被拉紧，使椎管相应扩大，神经根受刺激减轻，或使嵌在侧隐窝的神经根松解、变位，使压迫刺激减轻，从而减轻症状。

自 CT 与 MRI 出现以来，检查手段不断改进，对还纳还是复位又有了进一步的了解。有人在临床上观察对照了按摩前后症状缓解者的 CT 片，结果发现突出的髓核组织根本未能还纳与复位，只是由于体位改变后，突出的髓核与神经根之间的关系发生了改变。近年来采用的经皮穿刺腰椎间盘切除术与化学髓核溶解术，便是通过这些手术的方法来使椎间盘压力降低，改善腰椎间隙狭窄，从而使得神经根上的牵张力减低来缓解坐骨神经痛，而并非是将突出的椎间盘复位或还纳，突出的椎间盘仍在原位，这已被术前、术后 CT 及 MRI 等影像学资料所证实。

（二）腰骶神经根痛的病理生理

腰骶神经根痛或坐骨神经痛常见于腰椎间盘突出症或椎管狭窄等各种腰椎退行性疾病。神经根或背根神经节受到机械性压迫肯定是腰骶神经根痛的重要病理因素，然而神经根受压并不是唯一致痛的因素。最近发现，髓核细胞能产生金属蛋白酶，如 IL-6、PCE、磷脂酶 A_2 和 NO，而游离型椎间盘脱出较其他型椎间盘突出疼痛重，说明神经根性痛的产生与髓核细胞的突出有某种关联；相应椎间盘造影显示退变髓核有通道至相邻神经根，并引发化学性神经炎、静脉充血、纤维化及纤维溶解作用，这证明髓核的生物化学因素的刺激亦是不可忽视的致痛病理因素。

1. 神经根解剖和生理学　相对于周围神经而言，腰骶神经根具有同样的冲动传导功能，但又具有独特的解剖、生物力学和生理特性。

每条神经纤维（轴突）外包着 Schwann 细胞，Schwann 细胞也称神经膜细胞，呈薄筒状包裹神经纤维。粗大的神经纤维还有由髓磷脂形成的髓鞘，新鲜时呈白色闪光状。髓鞘是 Schwann 细胞质膜的同心环层，每个 Schwann 细胞只在一条神经纤维上形成髓鞘。有髓神经纤维的髓鞘分几个节段，每节髓鞘称为一个节间体，相邻节间体间的中断部位称 Ranvier 结。髓鞘的存在能够增加神经纤维传导的速度、防止冲动对相邻神经纤维的影响和引导损伤后轴突的再生，髓鞘还能调节神经纤维和 Schwann 细胞间的物质交换。此外，每条神经纤维外还包被着薄层结缔组织膜，称为神经内膜或 Key-Rezius 鞘，主要由纤细的胶原纤维、均质状基质和少数成纤维细胞构成，起固定作用，并与包裹大小不等的神经纤维束的神经束膜相连。

周围神经和神经根都是由结缔组织形成基本支架和被膜，神经根没有如周围神经那样的神经外膜和神经内膜，它们之间的差别也在于此。神经根的胶原纤维少于周围神经的胶原纤维，其神经纤维平行排列而周围神经呈丛状排列，神经根的显微结构特性与其生物力学特性有关，如神经根由于结缔组织层发育不佳，更易由于受力而变形（图2-2-34）。

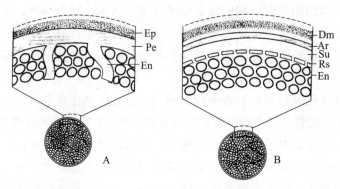

周围神经（A）显示有完整的结缔组织鞘、神经外膜（Ep）、神经束膜（Pe）分别包绕神经干及神经束。
比较明显的神经内膜（En）位于各个神经纤维之间。
神经根（B）缺乏神经外膜及神经束膜，并且神经内膜发育也不完善
（Dm为硬脊膜；Ar为蛛网膜；Su为蛛网膜下腔；Rs为神经根鞘）

图2-2-34 外周神经和神经根内结缔组织分布情况

神经根引起疼痛的另一重要结构为背根神经节，它可在椎管内、椎间孔或椎间孔外，具有完整的纤维囊并形成结缔组织间隔深入到神经节的内部，血管沿结缔组织隔走行，神经纤维走行在节的中央。背根神经节的形态以L_5背根神经节最大，宽5~6mm，长11~13 mm。神经根由周围结缔组织，如Hoffmann韧带固定，可随体位变动而移动，并可规避轻度的压迫，而神经节由于拥有完整的纤维囊和更为丰富的毛细血管网，因而对压迫导致的水肿更为敏感。神经肽的合成主要在背根神经节内的神经细胞体，主要为P物质和降钙素基因相关肽，通过轴突输送系统转送。

外周神经的血液供应为多节段性，血管沿神经长轴排列，其分支进入神经外膜并形成连续的、丰富的吻合网，进一步的分支在神经内膜处形成毛细血管网。神经根的血液供应主要有两个方向：一是沿外周神经而来的血管，一是来自椎管内的动脉。二者在神经根硬脊膜鞘的终结处形成内、外血供来源的分界区，从而使该处神经根的血供相对贫乏。外周神经和神经根内都含有毛细血管，但神经根内毛细血管内皮细胞间距大于周围神经，因而具有更大的通透性，致使其在受到压迫时更容易发生水肿。由于背根神经节拥有完整而坚韧的被膜，节内的毛细血管内皮细胞呈不连续的网状而具有更大的通透性，所以背根神经节内更容易发生水肿。

窦椎神经分布于纤维环后外侧、后纵韧带和硬脊膜的前方。对于窦椎神经的起源还存在争议，目前比较一致的观点认为，窦椎神经几乎全部来自灰交通支。每一脊柱

节段大约有 2~6 条窦椎神经，在椎间盘的上方、后纵韧带表面形成神经丛，窦椎神经含有本体感受器、血管运动纤维以及伤害感受器等。

神经根本身的内在神经、躯体和交感神经能调节各种感觉，正常背根神经节能自发产生异位电流和反射脉冲，类似于机械性电流。正常神经根不能产生电流。在神经末梢和脊髓的轴突，伤害感受器可经复杂的机制产生疼痛物质和神经肽。

2. 受压神经根的变化 神经根的受压和牵扯产生的机械变形，可影响神经根的神经纤维、结缔组织和血管。由于硬膜囊内的神经根（马尾神经）浸泡在脑脊液中，神经周围拥有一定的活动空间，相对不容易受到压迫，但当椎管面积减少到正常的 45% 时，马尾神经根将受压。相对而言，位于硬膜囊外的神经根部分，由于缺乏硬膜囊的保护，其周围的活动空间又受到限制，更容易受到伤害。当神经受到约 50mmHg 的压力（这大于硬膜囊的所谓临界点面积压），在此范围受压 3 个月，松解术后仍有神经根的受损，对运动和感觉功能将造成障碍。在相同压力下快速压迫（0.05~0.1 秒）较之缓慢压迫（20 秒）将导致明显的组织改变和功能障碍，引起神经根的水肿变形、营养输送障碍和脉冲电流传导的改变。此种改变与神经根组织的黏弹性有关。当神经受压为 5~10mmHg 时可造成神经内微循环的改变，两个节段受压较单个节段更为明显。

当椎间盘突出压迫到相应神经根时，由于突出椎间盘施加的压力的不均衡性，导致神经根直接受压的部位神经纤维、微血管和结缔组织出现相应的损伤。同时压力在神经根内向邻近的上下方向传导，引起神经根相邻部位张力的增加，血液循环受到影响，可进一步加重直接受压部位的损伤（图 2-2-35）。

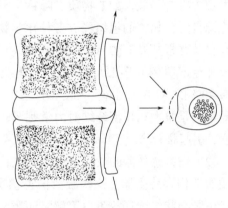

神经根受到突出的椎间盘的压迫后，由于压力的不均衡性，神经根向顺压力方向移位，而在神经根受压区域的上下方，神经根内张力明显增加

图 2-2-35 椎间盘突出压迫相应神经根的情况

神经根对压迫的反应表现为渗透性增加，引起水肿、变形，神经内压增加。压力解除后，运动神经功能恢复较感觉神经功能恢复快。因此马尾综合征感觉功能的损害较运动功能重。

某些因素可能会影响突出椎间盘对相应神经根的压迫，如神经根的活动度可影响到神经根在受到压迫时能够"躲避"的范围，从而影响到神经根的受压程度。而椎管的宽度、神经根与后纵韧带间的 Hoffmann 韧带以及将神经根固定于椎体后外侧的椎间孔横韧带等，都将会影响到神经根的活动度。这些韧带有很大的个体差异，有些人发育得很好，而有些则基本缺如。另一方面，突出椎间盘的高度也将影响到神经根性痛的严重程度，当椎间隙变的窄小时，可以减少神经根的张力，从而减轻突出椎间盘对神经根的压迫程度。

受压神经根的组织学改变多为尸检的结果，包括神经根内结缔组织支架变得纤细、神经根有脱髓鞘现象、神经纤维退变和再生以及背根神经节细胞萎缩等。组织的水肿和炎症改变导致神经间质和神经周围的纤维化，以致营养神经根的脑脊液循环障碍。慢性神经根压迫，可引起神经根内和周围的水肿、神经根内和背根神经节中神经肽的改变，以及脊髓的 c-fos 基因表达。

急性动物实验的结果显示，隔着硬膜囊对神经根施加 50mmHg 的压力时，首先出现神经根内水肿，此时可不出现其他组织学改变；当压力增加到 100mmHg 时，神经外膜下水肿继续增加并加重了对神经纤维的压迫；当压力增加到 200mmHg 时，可出现神经根内血管外渗出，轴突肿胀，轴浆流动被完全阻断。

3. 产生根性痛的病理生理机制

（1）伤害感受器：伤害感受器是接受疼痛刺激传导的游离神经末梢。在关节突、关节突关节囊、棘上韧带、棘间韧带、后纵韧带和纤维环外层均发现有伤害感受器。在退变椎间盘的内层纤维亦发现神经末梢。神经末梢伤害感受器的功能尚未清楚，但已发现含有神经肽，如 P 物质、降钙素相关肽（CGRP），其可传递疼痛刺激。疼痛的产生源自受到伤害的组织释放各种化学物质，作用于伤害感受器，从而产生疼痛。在神经根及背根神经节的 nervi nervorum 有伤害感受器的神经末梢。此外，在肌肉组织，游离神经末梢存在于肌纤维间的结缔组织内和血管壁内。在肌肉组织内的神经纤维中，约有 40% 的 A-δ（Ⅲ型）和 C（Ⅳ型）纤维，与伤害感受器纤维的功能相似。伤害感受器特别是Ⅲ型和Ⅳ型纤维对力学刺激较敏感。伤害感受器受刺激可导致椎旁肌持续痉挛，引起腰背痛。

（2）伤害感受器的激活：由化学或物理因素导致组织损伤后，损伤组织释放化学物质激活伤害感受器。这些激活伤害感受器的物质包括非神经源性和神经源性介质。前者由乳突状细胞释放蛋白溶解酶而激活，这些物质包括缓激肽、血清素、组胺、前列腺素、IL-I、IL-Ⅵ、TNF-α、IgG 和 IgM，它们有协同作用。神经源性介质包括神经肽（如 P 物质）、降钙素相关肽、血管收缩肠多肽、somatostatin、缩胆囊素样物质，作为化学或物理刺激使伤害感受器释放这些物质。P 物质由乳突状细胞释出，使血浆渗出、水肿和组胺释放。

神经根和神经末梢可因椎间盘突出、椎管狭窄等引发物理和化学刺激，使脊柱功能单位产生疼痛。退变的椎间盘可诱发细胞因子、前列腺素、NO 和磷脂酶 A_2 的释放，刺激脊柱功能单位的神经末梢。

涉及疼痛传导的神经纤维包括 A-δ（Ⅲ型）和 C（Ⅳ型）神经纤维，两种小纤维的传导速度极低，C 纤维 0.2m/s，A-δ 纤维 120m/s。C 纤维没有髓鞘。A-δ 纤维传导刺痛感，C 纤维传导灼痛和深部痛。深部痛较灼痛和刺痛轻。

A-δ 纤维和 C 纤维将伤害刺激引发的疼痛信号传达到背根神经节产生传入冲动。背根神经节神经元的细胞体能产生各种肽。背根神经节和少部分在脊髓产生的 P 物质，可强化疼痛信号向脊髓后角的传导。在伤害刺激的调节下，背根神经节 P 物质含量增加，同时神经节细胞中丰富的 CGRP，通过增加 P 物质的释放和抑制 P 物质的降解，亦能促进伤害刺激的传导。血管收缩肠肽（VIP）虽具有中枢镇痛功能，但能刺激糖原形成，影响神经损伤后轴索再生的过程。动物实验中显示，震动背根神经节，VIP 增加。背根神经节亦分泌 somatostatin、neurokine A、缩胆囊素、dynorphin 等其他神经肽，均能增加伤害感受器对伤害刺激的敏感性。

早有研究者指出，椎间盘组织是一些能够导致炎性反应的物质的来源地。将髓核组织置于猪的皮下时，能够引发白细胞集聚、血管通透性增加等明显的炎症反应。将髓核组织置于硬膜外间隙，在没有任何压力作用于硬膜囊的情况下，即可引发明显的炎性反应，并降低了神经传导的波幅。暴露在髓核组织的神经根，即便没有受到压迫，也会出现某些超微结构的改变，如磷脂鞘中磷脂 - 蛋白排列的某些改变、细胞内水肿等。这些改变虽不能完全解释神经根生理功能的改变，但可能的情况是髓核组织中的蛋白多糖影响了神经纤维膜电位的变化。

四、腰椎间盘突出症的诊断

（一）腰椎间盘突出症的症状

腰椎间盘突出症的主要症状为腰腿痛。据统计，1/2~2/3 的患者表现为先腰背痛后腿痛，1/10~1/3 表现为腰背痛和腿痛同时发生，另外 1/6~1/4 的患者先腿痛后腰背痛。但是此症的腰腿痛有其一定的特点，有别于其他疾病引起的腰腿痛。

在腰椎间盘突出症患者中，有一半以上的患者曾有不同程度的腰部慢性损伤史，如从事重体力劳动，经常从事弯腰工作，亦有在过去曾经抬重物或腰部扭转等一类损伤。有时咳嗽、打喷嚏、便秘、冷天时在水中作业等，由于腹压增高和脊柱两旁肌肉收缩，也可诱发椎间盘突出症。至于由高处坠落，腰部严重外伤，能引起腰椎骨折或脱位，却少有引起腰椎间盘突出。这表明腰部慢性损伤常致出现腰椎间盘突出症状，而此症状的出现是在原先椎间盘退变的基础上，而慢性损伤能促使椎间盘退变。但临床上亦有一部分患者否认或不能回忆起既往有外伤史。

1. 腰背痛　椎间盘突出症的患者，绝大部分都有腰背痛，甚而仅有腰背痛。腰背痛既可出现在腿痛之前，亦可在腿痛出现的同时或之后。一部分患者不明原因突然发生腰痛，一部分患者在某次较明确的腰部外伤后出现。腰背痛和外伤可有间隔时间，短者数天，长者间隔数月乃至年余。患者腰背痛范围较广泛，主要在下腰背部或腰骶部，可向一侧或两侧放射。发生腰背痛的原因主要是因为椎间盘突出时，刺激了外层纤维环及后纵韧带中的椎窦神经纤维。如果椎间盘突出较大，刺激硬膜产生硬膜痛。由于韧带、肌腱、骨膜和关节周围的组织均属于中胚层结构组织，对疼痛极为敏感。但这类疼痛感觉部位较深，定位不准确，一般为钝痛、刺痛或放射痛。这种放射痛区域按原先胚胎时生骨节区域分布。这时的腰背痛椎间盘在后中央突出或旁中央突出较小，未严重压迫神经根。

临床所见的腰背痛可分为三型：慢性持续性、反复发作、急性发作。

2. 坐骨神经痛 由于95%的椎间盘突出症发生于$L_{4,5}$及L_5S_1椎间隙，故在腰椎间盘突出症患者多有坐骨神经痛。

这种疼痛可发生于腰背痛后、腰背痛时一并出现或先于腰背痛。

坐骨神经痛多为逐渐发生，开始疼痛为钝痛并逐渐加重，疼痛多呈放射性痛，由臀部、大腿后外侧、小腿外侧至跟部或足背。在少数病例可出现由下往上的放射痛，先由足、小腿外侧、大腿后外侧至臀部。除中央型常引起双侧坐骨神经痛外，腰椎间盘突出症的坐骨神经痛多为单侧性。于咳嗽、打喷嚏、大小便引起腹压增加时，脑脊液压力升高使神经根袖扩张，刺激受压之神经根，皆可使腿痛加重。

3. 下腹部或大腿前侧痛 在高位腰椎间盘突出症时，突出的椎间盘可压迫腰丛的$L_{1,2,3}$神经根出现相应神经根支配的腹股沟区痛或大腿内侧疼痛。

另有部分低位腰椎间盘突出，也可出现腹股沟区痛或下腹部疼痛。

另有认为当$L_{4,5}$和L_5S_1腰椎间盘突出时，压迫腰骶丛出现坐骨神经痛。若此腰骶神经根与上位腰神经根有交通支或神经变异时，可出现下腹痛或腹股沟区疼痛。

4. 间歇性跛行 当患者行走时，随行走距离增多，引起腰背痛或不适，同时感患肢出现疼痛麻木加重，当取蹲位或卧床后，症状逐渐消失。始能再次行走，行走距离从数十米至数百米不等，称为间隙性跛行。此多见于腰椎管狭窄并椎间盘突出患者，并且多出现于多节段病变。

5. 麻木 腰椎间盘突出症有部分患者不出现下肢疼痛而是有肢体麻木感。此多为椎间盘组织压迫刺激了本体感觉和触觉纤维引起麻木。麻木感觉区域仍按神经根受累区域分布，麻木与神经根受压的严重无密切关系，但肌力下降者麻木较重。

6. 肌肉痉挛 腰椎间盘突出症肌肉痉挛多发生于神经根长期受压后，其原因可能为神经外膜或神经束间纤维化，使神经根的感觉纤维应激阈值升高。肌肉痉挛程度与椎间盘的类型、部位和大小无关。

7. 肌肉瘫痪 腰椎间盘突出压迫神经根严重时，可出现神经麻痹、肌肉瘫痪。较多见的为$L_{4,5}$椎间盘突出，L_5神经麻痹所致的胫前肌、腓骨长短肌、伸踇长肌和伸趾长肌麻痹，表现为足下垂。

8. 双侧下肢症状 腰椎间盘突出症通常为一侧下肢症状，在少数患者可出现双下肢症状。出现双下肢症状有如下情况。

（1）双下肢同时出现症状，严重度可两侧一样，但多为一侧重，一侧轻。此为同节段中央型椎间盘较大，较突出。有时因巨大突出压迫马尾神经，出现马尾综合征。

（2）双下肢不同节段症状，表现为疼痛部位不同和疼痛严重程度不同，此为不同节段不同侧别的椎间盘突出。

（3）先为一侧症状，后为出现相似对侧症状。此为同节段椎间盘突出，先压迫一侧，后又移位压迫另一侧出现症状。

9. 马尾综合征 中央型腰椎间盘突出症，当突然巨大突出时，常压迫突出平面以下的马尾神经。马尾通常包括 L_3 到 S_1 的神经根，因此支配盆腔内脏兼（或）会阴部的传出兼（或）传入神经纤维的病变，完全可以出现圆锥综合征。要把马尾损害与圆锥损害区分开来在临床上会带来相当大的困难。然而，既然马尾的病变通常不仅仅影响骶髓节段，而且也同样影响到大量腰骶神经纤维，一般来说，运动和感觉功能障碍将会更广泛且达更高的水平。早期表现双侧严重坐骨神经痛，会阴部麻木，排便、排尿无力。有时坐骨神经痛可交替出现。时左时右，随后坐骨神经痛消失，而表现双下肢不全瘫痪。如不能伸趾或足下垂，同时双下肢后外侧会阴部痛觉消失，大小便功能障碍，多表现为急性尿潴留和肛门括约肌肌力降低，排便不能控制。在女性患者可有假性尿失禁，男性患者出现阳痿。

Tandon 和 SanKaran 报告腰椎间盘突出发生马尾综合征三种类型。

（1）既往无腰骶神经根痛症状，突然发病。

（2）腰骶神经根痛反复发作，在最后一次发作时突然出现马尾综合征。

（3）马尾综合征缓慢逐渐发生。

Kostuik 等报告 2/3 病例在发病后数天至数周内出现马尾综合征。本院及国内所遇之病例多为重力推拿按摩后发生椎间盘巨大突出，出现马尾综合征。

中央型腰椎间盘突出症患者并马尾综合征患者，因膀胱麻痹、肛门括约肌无力常表现明显的膀胱、直肠功能障碍。此时测定直肠压力、膀胱压力和尿流量，表现为压力较低，残余尿量较多。

10. 脊髓圆锥综合征　当高位腰椎间盘突出症时，骶部脊髓 $S_{3\sim5}$ 节段和尾髓$_1$节段的病损有着典型的综合征。躯体症状包括会阴及肛门周围的皮肤感觉缺失。如果 S_2 受累的话，大腿后部将出现麻木，即表现为所谓的"马鞍区麻木"。有骨盆出口处的肌肉软瘫，包括肛门外和 Vesicle 括约肌及坐骨海绵体、球状海绵体肌。球海绵体反射可通过刺痛阴茎龟头而诱发，其表现为阴囊内后尿道收缩或肛门外括约肌收缩。由于节前副交感神经的损害，引起包括膀胱平滑肌的松弛性瘫痪（无膀胱充盈感觉，无痛）和不能自动排空的征象。由于横纹肌系统对外肛门括约肌控制的相应丧失，在腹压增大时大便失禁或不能自主排便，出现勃起和射精能力的完全丧失。

11. 外周圆锥综合征　脊髓的 $L_4\sim S_2$ 节段被称为外周圆锥。感觉丧失发生在 $L_4\sim S_2$ 神经根所在的区域。臀、膝关节、踝关节和脚趾以及脚的内在肌肉的肌力减弱。步态异常也很常见。可表现为踝反射和蹈反射均缺如，而膝反射则存在或相对较明显。膀胱和直肠功能的随意控制经常削弱。阴茎的勃起和射精功能几乎都有不同程度的受损，但阴茎的异常勃起也经常发生。

12. 颈腰综合征　下腰椎最易由于椎间盘退变而引起颈腰综合征症状。这种退行性变化有时可以是多节段的，甚而影响整个腰椎。有部分患者同时并有较严重的颈椎间盘退变，引起颈部或神经脊髓症状，称为颈腰综合征。出现颈腰综合征时患者叙述全身都痛，颈部的痛可放射到枕部、双肩且可向上肢放射，有时还可放射到胸部。腰部的变化则可引起两下肢的疼痛。这种情况可能会被医师认为患者是神经官能症，或使医师由于抓不住要领而草率处理。

这种患者除叙述腰背痛及下肢坐骨神经痛外，常述颈项痛。这种疼痛常因颈椎间盘退变及其继发性改变，刺激或压迫相邻脊髓和神经等组织，引出症状，即颈椎病症状。当压迫颈神经根时，表现为与受累神经一致的神经干性痛或神经丛性痛，同时有感觉障碍、感觉减弱和感觉过敏等。神经支配区的肌力减退，肌肉萎缩，以大小鱼际和骨间肌为明显。上肢腱反射减弱或消失。因脊神经根被膜的窦椎神经末梢受到刺激，而出现颈项痛。当颈椎间盘和骨赘压迫神经根，则有明显的颈项痛和上肢痛。由于 $C_{4、5}$、$C_{5、6}$ 和 $C_{6、7}$ 发病率最高，患者表现颈肩痛，前臂桡侧痛，手的桡侧 3 指痛。压颈试验出现阳性，表现为诱发根性疼痛。当压迫脊髓时患者出现上肢或下肢麻木无力、僵硬、双足踩棉花感，足尖不能离地，触觉障碍，束胸感，双手精细动作笨拙，夹东西、写字颤抖，手持物经常掉落。在后期出现尿频或排尿、排便困难等大小便功能障碍。

检查时有感觉障碍平面，肌力减退，四肢腱反射活跃或亢进，而腹壁反射、提睾反射和肛门反射减弱或消失。Hoffmann 征、髌阵挛及 Babinski 征等阳性。

Jacobs（1990）对行颈椎间盘手术的 200 例病例进行调查，以确定并存腰椎间盘病变或腰椎异常的发病率。女性 60%，男性 40%，年龄 25~73 岁，随访 5~25 年，平均14 年。腰椎平片和脊髓造影 78 例是腰椎间盘膨出，100 例神经根袖显影不良，78 例神经袖轻度缺陷。8 例椎管狭窄，7 例脊椎滑脱。22 例脊髓造影正常。$L_{4,5}$ 椎间盘病变11 例，L_5S_1 病变 90 例，多平面病变 8 例。31% 病例已有腰椎间盘手术史。表明颈椎病并发腰椎间盘异常的发生率较高。两项体液及细胞免疫反应研究，髓核具有抗原性，血清中存在高免疫球蛋白，表明自体免疫反应是颈、腰椎间盘病变并存的基础。

当出现颈、腰椎间盘一并退变同时引起症状时，需仔细询问病史和仔细查体后，进行颈椎和腰椎的影像学检查，有条件者应进行电生理检查。然后结合病史和查体以及影像学和电生理检查结果，分析患者的症状，当前以颈椎病症状为主抑或以腰椎间盘突出症症状为主，或两者并重。

国内张佐伦等（1993）报告颈腰段并发的椎间盘病变，X 线和 CT 检查显示颈腰多节段椎间盘的突出和膨出。该病常发于老年人，由于颈段和腰段受压症状可互相干扰，该病常造成漏诊和误诊。研究者认为，颈腰症状并重者，应首先作颈椎手术；颈腰症状一轻一重者，选择症状较重的节段行手术治疗。手术效果较一般单发的颈椎间盘或腰椎间盘突出症者要差（图 2-2-36）。

13. 患肢发凉　也有称为冷性坐骨神经痛，几乎所有患者自感患肢发凉。此系腰椎间盘突出时，刺激了椎旁的交感神经纤维，反射性引起下肢血管壁的收缩而致，同时亦与受压的神经根严重程度有关。青岛医学院附属医院曾遇 1 例女性 $L_{4、5}$ 椎间盘突出症的患者，主诉为患肢发凉，经保守治疗后症状消失。

14. 尾部痛　Nicola（1975）报告腰椎间盘突出症的临床症状可表现为尾骨痛，其主要原因为突出的椎间盘组织移入骶管，也可因为腰椎或腰骶神经丛的解剖变异刺激神经所致。

15. 小腿水肿 腰椎间盘突出症腰骶神经根严重受压时，可出现足和踝部的水肿。王全美（1982）报告 2 例腰椎间盘突出症，出现患侧小腿水肿。研究者认为发病机制不明。可能是神经根在受到机械性及局部无菌炎症的化学性刺激时粘连水肿，影响交感神经的传导功能，窦椎神经也可能发生异常短路，而使下肢相应的血管、神经功能障碍。

16. 症状与神经损伤严重度的分级 腰椎间盘突出症临床症状与体征的表现，均与椎间盘压迫神经根的严重程度有关。Postacchini 将神经受压分为四级。

Ⅰ级：神经根支配的反射减弱，但仍存在神经根支配的小和中等大的肌肉或大的肌肉如伸拇长肌、胫前肌、小腿三头肌等，表现为小肌肉轻度无力，而大的肌肉肌力正常。在皮节分布感觉区的远端有较小范围的感觉丧失。根性痛不重。

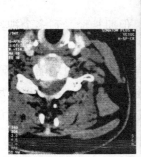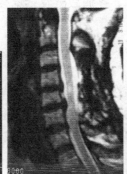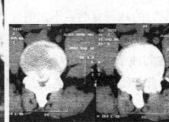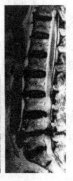

颈椎：a. CT b. MRI 示 $C_{5、6}$ 椎间盘突出　腰椎：c. CT d.MRI 示 $L_{4、5}$ 椎间盘突出

图 2-2-36　颈腰综合征

Ⅱ级：神经根支配的反射消失，小肌肉的肌力中度降低，而中等或大的肌肉肌力降低或正常。麻木区较 1 级神经受压严重，但感觉障碍仍在一个狭小范围内，根性痛一般。

Ⅲ级：较大的肌肉呈中等或明显的肌力减弱，所累及的皮节分布感觉区有较大的范围的障碍。患者述说冷感。在皮节分布感觉区的远端皮温轻度降低。

Ⅳ级：严重的神经根功能障碍或神经根麻痹，瘫痪。神经根支配的肌肉肌力完全消失。皮节分布感觉区大范围的明显麻木或丧失。皮温降低。当 L_5 或 S_1 神经根受累，足和踝部可出现水肿。根性痛轻微或无疼痛。

（二）腰椎间盘突出症的体征

1. 腰部畸形

（1）腰椎生理曲线减小或消失，出现平腰。若合并腰椎管狭窄时，可有后凸畸形。

（2）脊柱侧弯：这是因为腰椎凸向患侧，使患侧纤维环紧张和部分纤维环的还纳，达到减轻椎间盘对神经根的压迫。此外，腰椎侧凸尚受到骶棘肌痉挛的影响。

2. 步态 症状较重者，可出现行走时姿态拘谨、前倾或跛行。

3. 压痛点 压痛点主要位于棘突旁。距离中线 2~3cm 处。压痛时，可出现沿神经根走行的下肢放射痛，其疼痛区域与神经根所支配的平面相一致。棘突间和棘突上亦可出现压痛，但以叩痛为主。

4. 腰部活动受限 前屈位时，腰椎间盘脱出者，使髓核从破裂的纤维环向后方突出，加重了对神经根的刺激和压迫，症状加重；而纤维环未破裂的膨出或突出者，则因后纵韧带紧张及椎间隙后方加宽，促使髓核前移，而减轻了对后方神经根的压迫，致使症状减轻。腰部向健侧活动时，疼痛减轻，向患侧活动时，疼痛加重。

5. 下肢肌肉萎缩 腰椎间盘突出症时，其长期受累神经所支配的肌肉可有不同程度的肌肉萎缩，少部分严重的患者，可失去踝关节或踇指背伸的能力。

6. 神经功能障碍

（1）感觉神经障碍：主要表现为麻木、疼痛敏感及感觉减退。按受累神经根支配区域分布。

（2）运动神经障碍：运动力量的减弱是较为可靠的体征。但肌神经受到多个神经根支配，因此肌力的减弱有的可不太明显。

（3）放射功能障碍：腰椎间盘突出症在神经根受压的早期，神经反射功能可出现亢进（也可以减弱或消失），中后期多为减弱或消失。腰$_{3~4}$椎间盘突出，可出现膝反射减弱或消失；腰$_5$骶$_1$椎间盘突出，可出现跟腱反射减弱或消失；单纯腰$_{4~5}$椎间盘突出，反射一般无改变。

（三）特殊检查

1. 直腿抬高试验（Laseque 征）阳性 腰椎间盘突出症出现阳性的原因是，突出的椎间盘组织压迫神经根后，限制了神经根的正常活动度，直腿抬高牵拉神经根难以向远端移动，则诱发了坐骨神经痛。

本试验应当注意的几个问题。

（1）应先检查健侧，并以健侧为标准进行比较。正常人下肢抬高的角度为 60°~120°，当患肢在抬高时低于健侧的抬高角度出现放射痛时，才是阳性。一些运动员、女性即使有腰椎间盘突出症，直腿抬高也可以大于 90°，这些人应以坐骨神经痛是否存在为标准。

（2）本试验诱发的坐骨神经疼痛应是放射性的，按神经根支配区域分布的疼痛，如仅仅出现腰痛、腘部或仅仅大腿后方的放射痛皆不算阳性，后者充其量算作可疑。

（3）坐骨神经是由腰$_4$、腰$_5$、骶$_1$、骶$_2$神经根组成的，故腰$_{3~4}$、腰$_{4~5}$和腰$_5$骶$_1$椎间盘突出时，本试验才阳性。

（4）腰骶部病变，以及骶髂关节病变，由于也可使坐骨神经受累，亦可出现阳性。

2. 直腿抬高加强试验（Bragard 征）阳性 此试验的意义在于，可以鉴别直腿抬高试验所引起的坐骨神经痛是神经根活动受限所致，亦或肌肉及其他原因所致。

3. 健侧直腿抬高试验（Fajersztajn 征、Radzikowski 征、Bechterew 征）阳性　做健侧直腿抬高试验时，患肢出现坐骨神经痛者为阳性。其机制为直腿抬高健侧下肢时，健侧神经根袖牵拉硬膜囊向远端移动，从而使患侧的神经根也随之向下移动，当患侧椎间盘突出压迫神经根的腋部时，神经根向远端的移动受到限制而诱发坐骨神经痛。如突出的椎间盘在神经根肩部时，此试验为阴性。

4. 仰卧挺腹试验阳性　抬臀挺腹的动作，使椎间隙变窄，而使突出物更加后突，加重了对神经根的压迫和刺激。

5. 屈颈试验（Lindner 征）阳性　这是用屈颈动作从上方牵拉硬脊膜和脊髓，而刺激已因下肢的伸直而紧张了的神经根所致。

6. 弓弦试验阳性　患者坐位，头及脊柱保持平直，两小腿自然下垂。嘱患者将患肢小腿逐渐伸直或检查者用手扣压患肢腘窝再将小腿渐渐伸直，出现坐骨神经痛则为阳性。

7. 股神经牵拉试验阳性　此试验对高位腰椎间盘突出症的诊断有重要意义。患者俯卧位，患侧膝关节伸直180°，检查者将患肢小腿上提，使髋关节处于过伸位，出现大腿前方痛即为阳性：在腰$_{2\sim3}$和腰$_{3\sim4}$椎间盘突出时为阳性。上述动作使股神经紧张性增高，从而刺激了被突出的椎间盘所压迫的神经根。而腰$_{4\sim5}$、腰$_5$骶$_1$椎间盘突出时，此试验阴性。

（四）影像学检查诊断

1. X 线平片　其意义有二：一是诊断的重要参考，但不能作为定性诊断，因腰椎间盘突出症患者，其腰椎平片可以完全正常。二是用以排除腰椎化脓性炎症、结核、原发性或转移性肿瘤等。

（1）腰椎正位片：在腰椎间盘突出症时，侧凸多见于腰$_{4\sim5}$椎间盘突出。侧凸亦可凸向患侧。

（2）腰椎侧位片：腰椎间盘突出症时，其侧位片可见以下几种变化。

① 腰椎生理曲度减小或消失，严重者可出现后凸，腰椎间隙变为后宽前窄或前后等宽。正常的腰椎呈生理前凸，腰椎间盘呈前宽后窄的楔形。在腰椎间盘突出症时，由于纤维环破裂，髓核突出而后移，致使椎间隙逐渐变为前后等宽，或前窄后宽，因而使腰椎生理曲度减小或消失。若是严重者，则可能出现后凸现象。

② 椎间隙变窄。正常的腰椎间隙宽度，除腰$_5$骶$_1$外，均是下一椎间隙比上一椎间隙为宽。在腰椎间盘退变或突出症时，可表现为下一腰椎间隙窄于上一腰椎间隙。

③ 突出的椎间盘上下两个椎体前缘可产生骨赘增生。

④ 假性腰椎滑脱。即下一个椎体向前移位超过上一个椎体，形成一种半脱位现象。这种情况多见于腰$_{4\sim5}$椎间盘突出，是腰椎受力最大的部位，在腰椎生理曲度的影响下，腰$_5$锥体向前滑脱，形成半脱位。

2. CT 检查　在腰椎间盘突出症的诊断中，可以清楚地显示椎间盘突出的部位、大小、形态和神经根、硬脊膜囊受压移位等的形象，同时可显示椎板、黄韧带肥厚、小关节增生肥大、椎管及侧隐窝狭窄等情况。CT对腰椎间盘突出症的正确诊断率约为90%以上。在CT检查中，腰椎间盘突出症的表现主要有以下几点。

（1）腰椎间盘膨出：正常情况下，椎间盘后缘与椎体骨性断面的边缘平行，在腰椎间盘膨出的患者，椎间盘的后缘出现一弥漫性膨出，其密度大于硬膜外脂肪，而明显低于椎体，呈密度均匀，且与椎体后缘距离基本相等而对称的膨出影像。

（2）腰椎间盘突出：当椎间盘破裂致腰椎间盘突出时，呈软组织密度的髓核进入到低密度的硬膜外脂肪存在的区域，形成密度不同的影像。侧位突出时，在椎间盘破裂的平面上，两侧对比，软组织密度影呈不对称性；当中央型腰椎间盘突出时，明显突出的椎间盘密度影向正中方位突出（或略偏左或右），并压迫硬脊膜囊使之呈新月状。

（3）腰椎间盘脱出：脱出的髓核密度高于硬脊膜和硬膜外脂肪的密度，当硬膜外间隙摄及软组织密度影时，代表了突出的髓核的碎片。

（4）硬脊膜囊变形：硬脊膜及其内容物的密度低于椎间盘。CT在椎间盘的层面上可以清晰地显示出由于硬脊膜和椎间盘的密度差所形成的分界线。硬脊膜囊与椎间盘的分界面在上腰段呈凹陷形，在腰$_4$平面呈直线，在腰$_5$骶$_1$平面略凸。当突出物极大，并属于中央型突出时，或突出物的极大的碎片嵌顿在椎管时，才可能使硬脊膜囊显著变形甚至呈新月状，此时，椎间盘密度影与硬脊膜囊密度影失去了界限的空隙，而密切接触在一起，由于二者密度的差异，可以看出硬脊膜囊的变形，并伴有突出的椎间盘或脱出在椎管内的髓核的较大碎片的密度影。

（5）神经根鞘的压迫和移位：当突出（脱出）的髓核组织下移到侧隐窝时，则可将神经根鞘向后推移。在CT断面上有时甚至可见神经根鞘被挤压至椎弓板之外。

（6）突出的髓核钙化：髓核长期突出，可出现钙化，在椎管内的软组织密度内呈衰减值增高的区域。

3. MRI检查　MRI（magnetic resonance imaging）虽对骨性组织的显影不如CT清楚，但对软组织的分辨则优于CT检查。由于其价格昂贵而不普及，在腰椎间盘突出症的影像学检查中不宜作常规检查或首先使用。

（1）腰椎间盘膨出：T_1加权图像可清楚地看到椎体后方的条状低信号呈凸面向后的弧形改变，横轴位表现为边缘光滑的对称性膨出，椎间盘无局部突出。

（2）腰椎间盘突出：T_2加权图像对椎间盘的消失显示更为清楚。在矢状位成像中，突出的髓核与未突出的髓核间有狭颈相连，在横轴位上，可显示椎间盘的退变（出现不规则图像）、椎体后缘不对称的髓核突出、硬膜囊及脊髓的受压状况。

（3）腰椎间盘脱出：游离的髓核为圆形或卵圆形孤立团块，与未突出的髓核之间无联系，脱出或游离的间盘碎片周围环绕一低信号带。

（4）腰椎管狭窄：在T_1加权图像上，可清楚地反应出蛛网膜下腔变窄、闭塞、脊髓受压、变形等。在T_2加权图像上，可清楚地辨明韧带的肥厚及骨质增生与蛛网膜下腔的区别。在横断面上的图像显示椎间盘从前方压迫硬膜囊，使硬膜囊呈局限性弧形后压切迹。在 T_1 加权图像上，由于中央型狭窄引起的神经根相互靠拢，在盲囊中部形成中等强度的团块。在 T_2 加权图像中，由于脊髓受压出现的水肿、软化，髓内可呈局限性信号增强区。横轴位 T_1 加权图像可以较好地显示侧隐窝、上关节突及椎间孔部位的神经根管的狭窄。较清楚地显示增生的小关节突及肥厚的黄韧带，以及由此而出现的椎管狭窄。

4. 特殊造影检查　特殊造影检查是在 X 线诊断仍不能明确时，需慎重使用的方法。常用的造影有脊髓造影、硬膜外腔造影、椎间盘髓核造影。

（1）脊髓造影：即在蛛网膜下腔内注入造影剂，并在 X 线下进行观察或摄片以进行检查的一种方法。由于碘油在脊髓腔内不易吸收，造影所致的副作用极易于引起并发症，现已很少使用。目前使用的水溶性碘造影剂比重近似于脑脊液，能使蛛网膜下腔的神经根和根袖得以充盈，更好地显示神经根，提高了诊断的准确性，同时又可被吸收，而无碘油造影剂所常见的副作用及并发症，目前已成为诊断腰椎间盘突出症最为广泛应用的造影剂之一。由于水溶剂的吸收较快，故造影后应立即摄片。

水溶性碘造影剂充盈脊髓和神经根较完整，能清晰地显示突出的椎间盘对硬脊膜囊和神经根的压迫部位，同时在左右斜位片上可对比出神经根袖一侧充盈，另一侧不充盈。硬脊膜囊的受压多见于腰椎间盘中央型突出，神经根袖受压，多见于腰椎间盘侧方型突出，若同时受压多见于较大的椎间盘突出的侧方型压迫。较小的椎间盘突出，硬膜囊无明显的压迹，但可显示出神经根袖的抬高。大的椎间盘突出，此压迹明显而神经根袖消失。

（2）硬膜外腔造影：是将水性碘酒造影剂注入硬膜外显示椎管内轮廓，通过椎管内形态来诊断腰椎间盘突出症的方法。据报道，其诊断的正确率在 100%。

硬膜外腔是指脊柱骨性椎管管壁内，脊髓硬膜囊外的间隙。其中充满脂肪组织、静脉丛和淋巴管，并有脊神经通过。此间隙上至枕骨大孔，下至骶管裂孔，总容积约 100mL，其中骶管腔 20~30mL。

在腰椎硬膜外腔注入造影剂，可显示骶管、腰椎椎管、马尾圆椎及神经袖的形态，以此诊断腰椎间盘突出症、腰椎管狭窄、硬膜外肿瘤等。亦可作为腰椎间盘突出症治疗后的客观依据。

腰椎间盘突出症的硬膜外造影可见以下影像。

正位片：中心部位的充盈缺损；周围性充盈缺损；神经根外形的中断。

侧位片：椎间盘后方的正常形态的膨出、突出性改变；硬膜囊压迹；造影剂内的充盈缺损和蜂腰状狭窄。

（3）腰椎间盘造影：椎间盘造影只是将造影剂注射到椎间盘内，观察髓核的形态，以诊断腰椎间盘突出症的方法。造影后摄腰椎正侧位片，观察造影后的髓核形态。

由于造影剂能全面覆盖髓核，随着髓核的形态而成像，因而在造影后摄制的 X 线平片上可显示出正常髓核的形态及髓核突出的变异。

① 腰椎间盘突出症的髓核在造影后的形态变异大致可见以下几类。

a. 髓核膨出与小口径破裂：侧位片可见髓核密度均匀，但后端有尾状阴影向后延伸，从后缘处漏入硬膜外腔。前后位片上，可见一侧向外突出。

b. 髓核大口径破裂：平片可见椎间隙变窄，椎体后缘有肥大性改变，侧位片可见椎间盘突出于椎体后缘之外，造影剂漏入硬脊膜外口，突出部位的侧、后方腔间隙变窄；有时可见髓核呈密度不均匀并裂成数片的破裂像。

c. 椎体内突出：平片可见邻近两个椎体各有一个半圆形的半透明区，边缘密度较深，在椎体上下缘上开口，位置集中对称，称为 Schmorl 结节，造影剂伸入此结节内，这是髓核突破软骨板而进入椎体内，形成椎体内突出。此时纤维环并无破裂。

d. 经骨突出：侧位片示椎体的前、后缘的上下部位可出现"永恒性骨垢"（即出现一游离性骨片），造影剂从髓核开始，通过骨骺和椎体之间到达前纵韧带下方。这是椎间盘突出的另一特殊方向，称之为经骨突出。

② 椎间盘造影的适应证与禁忌证

a. 适应证：疑为腰椎间盘突出，但其他造影显示阴性，尤其对侧隐窝突出可有阳性发现；可显示椎间盘退变，确定症状性腰椎间盘病变；观察腰椎间盘突出症手术部位情况；用于髓核化学溶解疗法前的探查。

b. 禁忌证：主要是局部皮肤感染；碘过敏；巨大腰椎间盘突出（作椎间盘造影可导致椎管阻塞）。

5. 腰椎间盘突出症的诊断标准　　目前国内外尚无腰椎间盘突出症统一诊断标准。

（1）根据 1994 年国家中医药管理局发布的中华人民共和国中医药行业标准（中医病证诊断疗效标准），腰椎间盘突出症的诊断标准如下。

① 有腰部外伤、慢性劳损或寒湿史。大部分患者发病前有慢性腰痛史。

② 常发于青壮年。

③ 腰痛向臀部及下肢放射，腹压增加（如咳嗽、喷嚏）时疼痛加重。

④ 脊柱侧弯，腰椎生理弧度消失，病变部位椎旁有压痛，并向下肢放射，腰活动受限。

⑤ 下肢受累神经支配区有感觉过敏或迟钝，病程长者可出现肌肉萎缩。直腿抬高或加强试验阳性，膝、跟腱反射减弱或消失，踇指背伸肌力减弱。

⑥ X 线摄片检查：脊柱侧弯、腰生理前凸消失，病变椎间盘可能变窄，相应边缘有骨赘增生。CT 检查可显示椎间盘突出的部位及程度。

（2）青岛医学院的胡有谷教授等根据临床病史、体征和影像学检查，拟定以下诊断标准。

① 腿痛重于腰痛，腿痛呈典型的坐骨神经分布区域的疼痛。

② 按神经分布区域的皮肤感觉障碍。

③ 直腿抬高较正常减少 50%，兼或有好腿抬高试验阳性，作弓弦试验即腘窝区域

指压胫神经引起肢体的远近两端的放射痛。

④ 出现四种神经体征中的两种征象（肌肉萎缩、运动无力、感觉减退和放射减弱）。

⑤ 与临床检查一致水平的影像学检查发现，包括椎管造影、CT 检查或 MRI 检查等。

（3）诊断：按照腰椎间盘突出症的定义，对腰椎间盘突出症的诊断必须符合下列条件。

① 有典型病史、症状、体征。

② 符合影像学检查的诊断，并与①相符。

③ 综合判断排除其他病。

①＋②＋③＝腰椎间盘突出症

五、特殊类型腰椎间盘突出症的诊断

（一）儿童和少年腰椎间盘突出症

儿童和少年腰椎间盘突出较少见，其发病率占全部腰椎间盘突出症的 0.4%~1.3%。Webb 报告 6500 例，其中 18 岁以下 60 例；Rusawurm 等报告 1016 例，其中 10~18 岁 37 例。报告最多的为日本 Kurihara 和 Karaoka 组，共 70 例，他们发现日本人的发病率较白种人高很多。几乎所有椎间盘突出部位均在 $L_{4,5}$ 和 L_5S_1。

儿童和少年腰椎间盘突出症多有明显的外伤史，并且表现在外伤后即开始出现腰腿痛症状。Beks 和 Weeme 组 40 例中，19 例在外伤后出现症状；Rusawurm 组 37 例中，10 例有严重外伤。多数认为反复外伤是此年龄组腰椎间盘突出症的重要原因。发病者以男性为多，此与运动量有关。

儿童和少年腰椎间盘突出症可表现症状少，客观体征多；亦可表现既有明显的症状，又有较多的体征。症状仍为腰痛和坐骨神经痛或仅有腰痛和仅有腿痛。有的则完全没有疼痛。但检查时，所有的儿童和少年病例均有明显的体征，可表现腰椎前凸减少或后凸，腰椎前屈运动明显受限，腰椎侧弯，骶棘肌痉挛。直腿抬高试验阳性，多限于 30° 以下范围。较多的患者出现健腿的抬高试验阳性。有少数病例直腿抬高明显受限但无放射性疼痛。神经系统检查如感觉分布区障碍、腱反射改变和肌肉萎缩较少。因儿童和少年的脊柱活动度较大，避免了神经根严重受压。

由于儿童和少年型腰椎间盘突出症较少见，因此病期较长。Rusawurm 组从症状出现到明确诊断的时间为 20 个月。诊断仍以症状和体征为主。注意腰椎活动和直腿抬高实验明显受限的特点。CT 或 MRI 示椎体后下缘钙化阴影向椎管内突出，在椎间盘显示椎体后部突出，后部椎体高度较前部略低，椎间隙可有进行性变窄，椎体后缘骨骺离断趋势（图 2-2-37、图 2-2-38、图 2-2-39）。

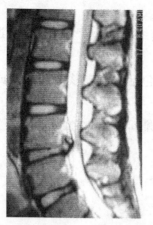

图 2-2-37　MRI 矢状位示 L₄ 椎体后缘骨骺离断

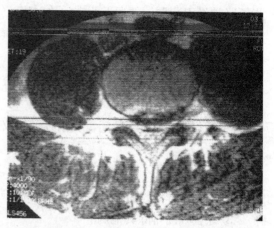

图 2-2-38　MRI 轴状位示椎体后缘骨骺离断

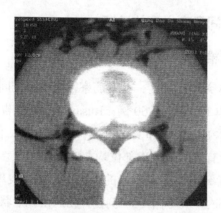

图 2-2-39　CT 轴状位示椎体后缘骨骺离断

关于治疗，绝大多数医师主张手术治疗。因为，此年龄组的病因主要系外伤，并多在严重外伤后发生椎间盘突出，与成人腰椎间盘突出的病因主要在椎间盘退变的基础上发生有很大的不同。从儿童和少年的手术中所见也证实了这一点，多数椎间盘纤维环和髓核完整，组织学检查没有退变现象。Lowe-rey 报告了 3 例儿童腰椎骨骺向后脱位，实际上是椎间盘的椎间盘软骨终板破裂向后移位所致。蒋位庄、尚天裕（1982）报告少年腰椎软骨板破裂 9 例，其中 5 例经手术及病理组织学检查证实为软骨终板破裂造成继发性椎间盘突出。Rusawurm 组 36 例手术者中，29 例曾先行保守治疗均告失败。

（二）椎体后缘骨骺离断

椎体后缘骨块或骨赘伴椎间盘凸起于椎管内，向后方压迫硬膜及神经根，产生马尾综合征或神经根痛，临床亦不罕见。通过对骨块的形态分析，至少有下列三种因素可在椎体后缘形成骨块。

1.青少年椎体软骨板破裂后移 蒋位庄曾报告少年椎间盘突出的形式为 L$_4$ 或 L$_5$ 椎体下缘破裂向后移位，此种突出的软骨终板日久可形成椎体后缘平行骨性突起（图 2-2-40）。

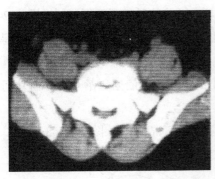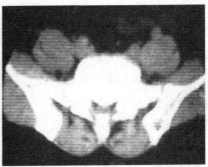

图 2-2-40 椎体后缘平行骨性突起

2.Schmorl 结节 近椎体后缘的软骨结节突入椎体，将椎体后缘翘起。侧位 X 线片可见椎体后缘三角形翘起阴影。CT 断面可发现典型的 Schmorl 结节改变。连续断面可见近椎体后缘有周缘硬化的圆形区。切到椎间盘水平，有相应的椎间盘突出（图 2-2-41）。曹来宾从影像学上对此做了分析研究，并报道 36 例。

3. 椎体后缘因外伤而形成三角形撕脱骨折 椎体后缘因外伤而形成三角形撕脱骨折，移位而形成三角骨块，此中突起坚质高，X 线侧位平片可明显见到椎体后缘突起于椎管中，全为坚质骨（图 2-2-42）。马守和（1982）曾报告 15 例类似病例，Savini（1991）复习文献共 89 例，多为日本医生报道。

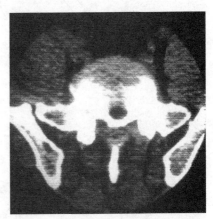

图 2-2-41 椎体后缘圆形骨硬化区

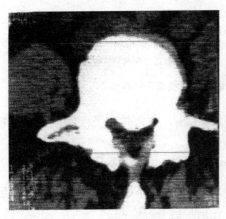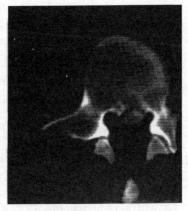

图 2-2-42 CT 骨窗示三角形撕脱骨折

椎体后缘骨骺离断为椎体终板软骨源性和骨软骨性骺环撕脱骨折。椎体后缘软骨源性终板和骺环骨折多发生于青年和中年人，其可分为四种类型。

Ⅰ型：为软骨终板后缘亦即椎体软骨源性骺环后侧部分分离，此多发生于少年时期，至 18~25 岁骺环即完全钙化。分离之骺环在轴状位时呈现弧形撕脱（图 2-2-43a）。

Ⅱ型：椎体后缘骨折包括骺环上所附着的纤维环破裂，Ⅱ型骨块较Ⅰ型厚并不呈弧形，多发生于少年和青年（图 2-2-43b）。

Ⅲ型：椎体后界上缘小块骨折，多发于 20~40 岁，依据年龄不同，骨块可为软骨源性和骨软骨源性（图 2-2-43c）。

Ⅳ型：椎体后缘骨折并椎体后方骨折。此发生于成年人（图 2-2-43d）。

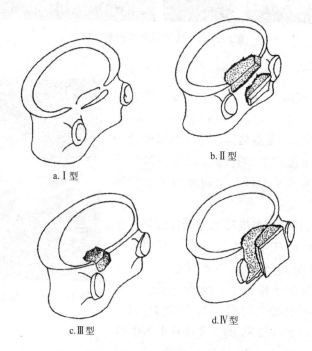

a. Ⅰ型

b. Ⅱ型

c. Ⅲ型

d. Ⅳ型

a. Ⅰ型：软骨终板后缘亦即椎体软骨源性骺环后侧部分分离；
b. Ⅱ型：椎体后缘骨折包括骺环上所附着的纤维环破裂，Ⅱ型骨块较Ⅰ型厚并不呈弧形；
c. Ⅲ型：椎体后界上缘小块骨折；
d. Ⅳ型：椎体后缘骨折并椎体后方骨折

图 2-2-43 椎体后缘骨骺离断四种类型

上述椎体后缘骨骺离断常发生于 $L_{4,5}$ 和 L_5S_1，并常并有腰椎间盘突出，特别发生于少年时期。

Ⅰ型和Ⅱ型椎体后缘离断，即使有纤维环相连，骨块亦累及椎管。Ⅲ型在突出组织内有不同大小的软骨和骨组织。Ⅳ型为累及椎管的不同大小骨块。这些向后突入椎管的骨块在早期由纤维组织相连，以后骨化后形成骨性突起。

这四种类型椎体后缘骨骺离断，在青少年因多有明显的外伤史，可表现为腰痛、下肢痛，尤以腰痛症状为主。CT 或 MRI 检查可见椎间盘上层面或下层面有软骨源性兼或骨性突起。Ⅲ型和Ⅳ型患者不一定有明显的外伤史。依据骨块的大小、部位和对椎管容积的影响，病史长短不一。部分患者腰腿痛的症状持续时间较长，可有急性发作史和症状减轻缓解期，有时 CT 和 MRI 显示有很大骨性突起，但症状甚轻（图 2-2-44）。选择手术治疗主要依据患者的症状和体征。

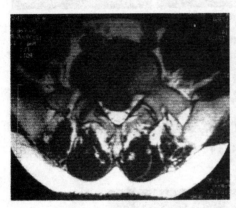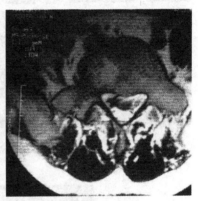

图示椎管容积甚大，硬膜囊及神经根无明显压迫，椎体后缘骨骺离断

图 2-2-44　MRI 示 L_5、S_1 巨大突出，症状甚轻

（三）腰椎管狭窄并腰椎间盘突出症

腰椎管狭窄当有椎间盘膨出或突出时，可出现不同的症状。患者可表现为慢性的腰背痛，并有根性痛或麻木，症状可为双侧或单侧，或双侧症状以一侧为重。患者可有间隙性跛行，休息卧床，症状减轻，感觉和肌力障碍不明显，症状可持续较长时间，检查时神经根张力试验包括直腿抬高试验或 Laseque 征均为阴性。CT 检查示有椎管狭窄。

当患者上述症状突然加重，表现根性疼痛不因休息而缓解，同时有根性感觉和运动肌力的改变，直腿抬高试验阳性时，应考虑在椎管狭窄的基础上发生腰椎间盘突出。行 CT 检查，可见椎间盘有两种情况：一为除骨性椎管狭窄外亦有椎间盘膨出所致椎管容积减小（图 2-2-45）。另一种情况在椎管狭窄部位示有较小的椎间盘突出，突出多在椎管的前外侧，突出范围在 CT 示不超过 b 域，常邻近于侧隐窝狭窄部位（图 2-2-46）。

（四）老年性腰椎间盘突出症

老年性腰椎间盘突出症系指 60~65 岁及以上发病者，发病率国内外文献报道不一，这与各位研究者的诊断标准不同有关。Nachemson 报道为 4%，国内王福根报道为 4.7%。青岛医学院附属医院报道为 2.5%。

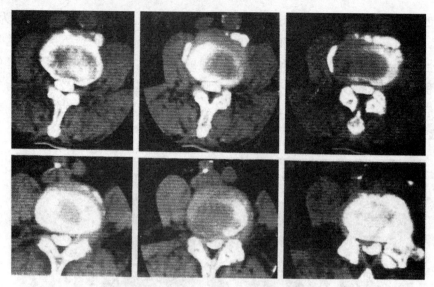

图 2-2-45　CTM 示 L_5 右侧椎间盘突出

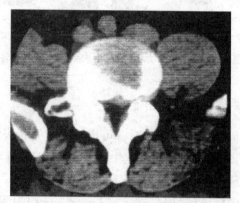

76 岁女性，MRI 示 $L_{1、2}$ 和 $L_{2、3}$ 严重退变，$L_{2、3}$ 椎间盘突出

图 2-2-46　骨性椎管狭窄并较小的椎间盘突出

　　老年腰椎间盘突出症不同于年轻的情况，很少有严重的典型的腰背痛。腰椎代偿性畸形不明显，腰椎侧弯少见，若合并椎管狭窄常腰椎后伸受限。脊柱屈曲运动正常或轻度受限。神经根张力试验如直腿抬高试验和 Laseque 征，既使在神经根明显受压时亦呈阴性或轻度阳性。同时因为老年人的痛阈升高和椎旁肌或腘绳肌收缩痉挛的减弱，使疼痛症状较轻。此外，在老年人做膝反射和跟腱反射时原本的生理性反射减弱，使医生在临床诊断腰椎间盘突出症有一定困难。

　　老年人腰椎退变严重，腰椎管狭窄并椎间盘突出者居多，因而多有间歇性跛行。当患者突然出现严重的腰腿痛，或以前的症状突然加重，应认为是在椎管狭窄的基础上发生腰椎间盘突出。当突出较大可出现影响相邻神经根的症状和体征，检查时健腿抬高试验阳性。CT 与 MRI 检查可明确诊断。

Nachemson 报道突出部位多见高位椎间盘突出，王福根也认为以高位为多，可能与老年人 $L_{4,5}$ 或 L_5S_1 骨关节炎性改变明显，已达到了腰椎退变的稳定期，活动范围相对减少，从而腰部活动时应力相对上移至 $L_{3,4}$ 或 $L_{2,3}$ 部位有关，使得高位椎间盘突出的机会增多（图 2-2-47）。

其病理类型，青岛医学院报道的 7 例中，有 6 例为巨大破裂型，这可能与老年人髓核水分减少，椎间盘缓冲作用减弱，容易形成巨块破裂后移成为巨大破裂型突出。由于多为巨大突出，因此其保守治疗效果往往不佳，多采用手术治疗。

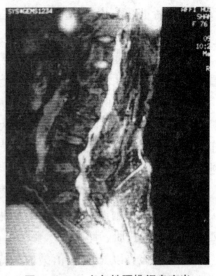

图 2-2-47 老年性腰椎间盘突出

（五）高位腰椎间盘突出症

高位腰椎间盘突出症一般指 $T_{12}L_1$，$L_{1,2}$，$L_{2,3}$ 和 $L_{3,4}$ 椎间盘突出，也有仅指 $L_{1,2}$ 和 $L_{2,3}$ 椎间盘突出。目前，以前者为多。

高位腰椎间盘突出症较通常低位的 $L_{4,5}$ 和 L_5S_1 椎间盘突出症发病率明显为低。Aronson 和 Dun-smore 报告腰椎间盘突出症 1395 例，其中高位者 73 例，占 5.2%。Bradford 和 Spurling 报告为 1%。周人厚。高德彰报告为 1.4%。青岛医学院附属医院统计高位腰椎间盘突出症占 0.4%。在高位腰椎间盘突出症中，$L_{2,3}$ 较 $L_{3,4}$ 椎间盘突出少见，$L_{1,2}$ 较 $L_{2,3}$ 和 $L_{3,4}$ 更为少见。

Hsu 等（1990）复习了腰椎双重回波图的 MRI 检查 379 例，发现其中 42 例为 $T_{12}\sim L_1$、L_{1-2} 兼有 L_{2-3} 平面的椎间盘病变；6 例为孤立性椎间盘退变，其余 36 例为高位椎间盘退变伴不同低位腰椎间盘病变。孤立性椎间盘退变常和原先存在的异常有关，如软骨终板缺损、Scheuermann 病、椎体骨骺离断等。

高位椎间盘突出与低位椎间盘突出年龄无明显差别，50% 患者有外伤史。另外值得注意的是，既往曾施行过低位腰椎间盘突出症手术，可能是诱发高位腰椎间盘突出症的原因。Aronson 和 Dun-smore 组 51 例 $L_{3,4}$ 椎间盘突出症中，12 例曾于低位进行手术，这些患者表现第 1 次手术后腰背痛复发或出现腿痛，再次手术间隔时间为 6 周至 6 年。

Gutterman 和 Shenkin 报告 69 例高位腰椎间盘突出症患者主要有四种临床表现。

1. 腰背痛 腰背痛，但无根性痛。10 名患者（15%）有慢性复发性腰背痛病史，无根性疼痛，出现足下垂。

2. 大腿前侧痛 40 名患者（58%）主诉大腿前侧痛。其中 $L_{3,4}$ 椎间盘突出者 23 例，$L_{2,3}$ 椎间盘突出者 14 例，$L_{1,2}$ 椎间盘突出者 3 例。股四头肌萎缩无力者 8 例，膝反射减弱者 18 例。脊髓造影 38 例在相应部位有充盈缺损。脑脊液蛋白定量升高者 23 例，6 例椎管完全梗阻。

3. 坐骨神经痛 17 例（24%）全部为 $L_{3,4}$ 椎间盘突出，表现为典型的坐骨神经痛。直腿抬高试验阳性者 11 例，脑脊液蛋白定量正常者 8 例，升高者 9 例，5 例完全梗阻。

4. 截瘫 有 2 例突然发生截瘫。脊髓造影阻塞在 $L_{2,3}$ 平面。

关于 $L_{3,4}$ 椎间盘突出有时出现大腿前侧痛，有时表现为坐骨神经痛，这主要取决于突出椎间盘与神经根的关系。如向外压迫 L_4 神经根，出现股神经痛；向内压迫 L_5 神经根，出现坐骨神经痛。

由于高位腰椎间盘突出以 $L_{3,4}$ 突出最多，50% 的患者有膝反射消失。$L_{1,2}$ 椎间盘突出未发现有反射改变。肌萎缩大腿较小腿明显，肌力改变以多发率为序，依次为股四头肌、伸拇长肌、髂腰肌、臀大肌。表明有 $L_1 \sim L_4$ 神经根受累。

影像学检查以 MRI 价值最大，特别在矢状位时可见高位腰椎间盘突出部位和病理形态情况（图 2-2-48、图 2-2-49）。

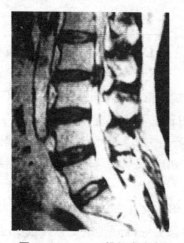 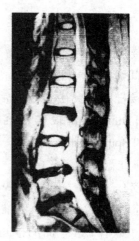

图 2-2-48　$L_{2,3}$ 椎间盘突出　　　图 2-2-49　$L_{2,3}$，$L_{4,5}$ 和 L_5、S_1 椎间盘突出

（六）多发腰椎间盘突出症

多发腰椎间盘突出症各家报告悬殊很大。Cloward 报告 206 例中，有 33 例多发，占 16%，其中 30 例为 2 个间隙，3 例为 3 个间隙。周人厚、高德彰组 763 例有 55 例，占 7.2%。

从临床一般检查，难以肯定是一个或是多个椎间盘突出所致的症状和体征。椎间盘单突出或多发突出，均可表现相同部位的腰背痛和坐骨神经痛。但检查时神经感觉、运动障碍广泛者，多发突出可能性大。

影像学 MRI 检查对诊断多发腰椎间盘突出症有较大参考价值，可显示腰椎间隙多处狭窄，椎间盘突出（图 2-2-50）。

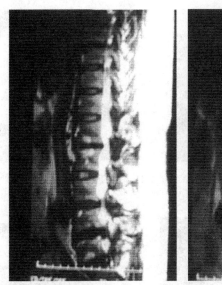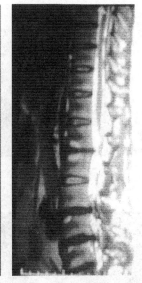

图 2-2-50　MRI 矢状位示 $L_{1、2}$，$L_{2、3}$，$L_{4、5}$ 和 L_5、S_1 多节段突出

（七）极外侧型和椎间孔型腰椎间盘突出症

极外侧型和椎间孔型腰椎间盘突出症的诊断主要依靠 CT 和 MRI 检查。当患者症状严重和体征明显时，CT 和 MRI 检查在椎管内未发现异常。此时应注意检查在椎间孔处和椎间孔外有无椎间盘突出。同时依据此影像学异常对照临床表现做出诊断。

椎间盘突出症手术效果失败的原因之一，为未发现极外侧型椎间盘突出。极外侧型椎间盘突出压迫的神经表现，类似于上一节段后外侧型椎间盘突出，而实际上病变节段椎间盘在椎间孔外压迫上一神经根。

Postacchini 及 Montanaro（1978）报告腰椎间盘突出症 634 例中极外侧型 14 例，占全组的 2.2%。Monod（1990）报告 596 例，其中 23 例为此型，发生率占 3.9%。此型椎间盘突出多发生在 $L_{4、5}$ 椎间盘，其次为 $L_{3、4}$ 椎间盘，无 1 例发生在 L_5S_1。患者的腰背疼痛症状和体征，如疼痛、椎旁肌肉痉挛和压痛、脊柱运动受限，都不如后侧及后外侧型椎间盘突出严重。此种腰背痛主要为牵涉痛，是突出椎间盘对受压神经根的刺激，而不累及后纵韧带及前方硬膜。随病程发展腰背痛缓解，以下肢放射痛为主要症状。83% 患者脊柱屈伸运动无症状加重，但向患侧侧弯常致典型的腰腿痛症状加重，椎旁压痛明显。90% 的患者直腿抬高试验不感疼痛，Laseque 征偶有阳性。所有患者均表现神经根受压的体征（图 2-2-51、图 2-2-52）。

（八）椎弓峡部裂，腰椎滑脱并腰椎间盘突出症

椎弓峡部裂腰椎滑脱，CT 检查时在此平面可见有较大椎间盘影，而误认为椎间盘突出（图 2-2-53、图 2-2-54）。

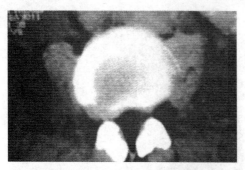

图 2-2-51　L₄、₅右侧椎间孔型椎间盘突出

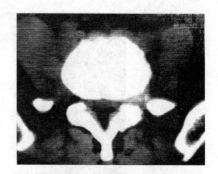

图 2-2-52　L₅、S₁左侧极外侧型椎间盘突出

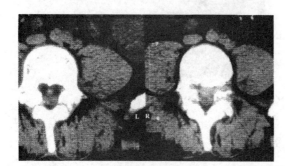

图 2-2-53　椎弓峡部裂并腰椎滑脱所示椎间盘图像

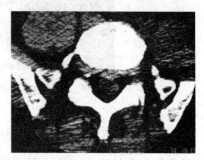

图 2-2-54　腰椎滑脱示椎体后方大范围椎间盘影

　　椎弓峡部裂腰椎滑脱并腰椎间盘突出，系指滑脱部位以上或以下椎间盘突出。此种突出在年轻人较少而老年人较多。椎弓峡部裂腰椎滑脱Ⅱ～Ⅳ度，可继发其他节段腰椎间盘突出，而Ⅰ度或 20 岁以前罕有。

　　此类型腰椎滑脱可有不同严重程度的腰背痛兼或下肢痛。当并有腰椎间盘突出症时可出现下列三种症状。

　　1.患者既往无任何症状，而最近几周至几个月出现腰背痛兼或下肢痛。

　　2.患者腰背痛已几年，症状轻，间歇性发作，一般活动不受限制，通常无需服药治疗。最近突感腰痛加重并出现下肢痛。

　　3.患者有长期持续性或经常发作的腰背痛，最近加重并出现下肢痛。检查时所出现的根性症状与普通腰椎间盘突出症相似。CT 和 MRI 影像学检查时在腰椎弓峡部裂处可见异常征象。同时在此部位上、下亦可见椎间盘退变或突出征象。当出现此种影像学检查异常，必需将患者的临床症状和检查体征相对照，以确定系原腰椎椎弓峡部裂腰椎滑脱所致的症状，还是其他节段腰椎间盘突出引致的症状。特别需注意椎弓峡部裂的腰椎滑脱程度和患者的年龄。当患者年龄较大，滑脱Ⅲ-Ⅳ度很可能系并有其他节段腰椎间盘突出所致的症状。临床上，腰椎滑脱节段并有腰椎间盘突出所致症状的诊断较为困难。针对此种情况，建议采用椎间盘造影疼痛诱发试验或腰骶神经根阻滞试验，以确定病变节段。

（九）颈腰综合征

颈腰综合征指颈椎间盘突出症或颈椎病与腰椎间盘突出症同时发生，在少数病例可有颈、胸和腰椎间盘同时突出，此为脊柱椎间盘多发性退行性疾病。发生此种情况在诊断和治疗上存在较大困难。

颈椎间盘突出或胸椎间盘突出并腰椎间盘突出的症状体征与影像学检查应从两大方面考虑。

1. 颈、胸和腰椎间盘突出均为患者出现症状和体征的责任椎间盘。患者出现四肢或双下肢症状。表现为四肢无力、步态不稳、大小便功能障碍，而无明显的腰背痛和下肢痛，出现高平面的感觉运动障碍及锥体束体征。高位的颈椎间盘兼或胸椎间盘突出可掩盖腰椎间盘突出的症状、体征。影像学 CT 和 MRI 难以证实哪一节段椎间盘病变是致病因素。此时电生理学检查甚为重要。患者应做体感诱发电位或运动诱发电位以确定颈髓或胸髓受压损害的严重程度，并与临床症状和体征相对照。肌电图检查了解腰骶神经根受压部位，是单侧或双侧，以及受压的严重程度。

2. 影像学检查示颈、胸和腰椎间盘均突出，但患者并未出现或仅表现为较轻的颈神经根和脊髓受压症状，患者主要表现的是典型的腰椎间盘突出症状。此时仔细阅读 CT 或 MRI 片可发现与腰腿痛相关的腰椎间盘突出征象。除椎间盘明显退变以外，此类问题多发于中老年，多并有脊柱骨性结构较重的退变，表现为关节突关节增生，黄韧带肥厚，椎管容积减小，在颈椎可并有后纵韧带及黄韧带骨化。在腰椎应关注可引起下肢症状的腰椎管狭窄的骨性结构变化，以确定除腰椎间盘突出外，有无并发腰椎管狭窄（图 2-2-55、图 2-2-56）。

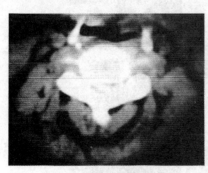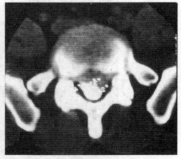

a.CTM 示左侧颈椎间盘突出　　b.CTM 示 L_5S_1 右侧颈椎间盘突出

图 2-2-55　颈腰综合征（1）

（十）前方腰椎间盘突出症

椎间盘前方纤维环较后方纤维环为厚，罕有椎间盘前方突出。当先天性前纵韧带薄弱或存有破口，可发生前方或侧前方突出。

腰椎间盘突向前方一般不引起症状，故很少来就诊。但也有部分患者感到腰背痛。

临床上此类报告甚少。Cloward（1952）报告 1 例。术前椎间盘造影注入造影剂 3mL 而无阻力。术时见纤维环后方完整，坏死髓核游离突向前方。纤维环向后隆起，引起一般腰椎间盘突出症状。Leavens 和 Bradford 报告 1 例，是在术中取髓核组织，感觉前方空虚，用碘本酯 2mL 造影，发现前方纤维环缺损，避免了进一步手术和损害前方大血管的可能。当前依靠磁共振成像检查可发现前方腰椎间盘突出（图 2-2-57）。

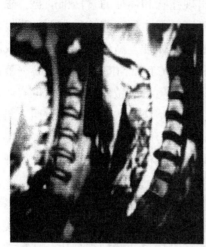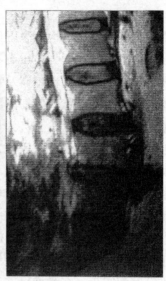

图 2-2-56　颈腰综合征（2）

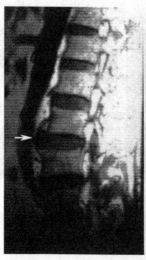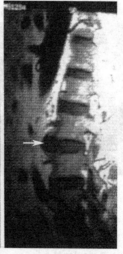

图 2-2-57　MRI 矢状位示 $L_{3、4}$ 前方椎间盘突出

诊断标准：

1. 有或无诱发病史。

2. 腰痛，臀部及下肢放射痛。

3.神经根牵拉试验阳性，压迫马尾神经出现马鞍区麻木，甚则二便障碍。

4.腹压增加（如咳嗽、喷嚏）时疼痛加重。

5.病变部位的椎旁、棘突上压痛、叩痛，并向下肢放射。

6.影像学检查：X线、CT和MRI检查符合椎间盘突出的表现。

7.排除其他病。

符合 1+2+6+7、2+6+7、1+3+6+7、3+6+7、1+2+5+6+9、1+2+3+4+6+7、1+2+3+4+5+6+7、3+5+6+7= 腰椎间盘突出症。

六、鉴别诊断

腰椎间盘突出症是以腰背痛或腰痛伴有坐骨神经痛为主要临床表现的病症。而表现为腰背痛及合并坐骨神经痛或股神经痛的疾病较多，与腰椎间盘突出症的表现有极为相似之处，临床上不易鉴别，容易误诊误治。本节就其主要鉴别诊断简述如下。

1.骨发育异常

（1）隐性脊椎裂：脊椎裂十分多见，发病率5%~29%，其中多发生在第1、第2骶椎与第5腰椎处。其中单纯骨性裂隙者称之为"隐性脊椎裂"。若同时伴有脊膜或脊髓膨出者，则为"显性脊椎裂"，此类极少，只占1‰~2‰。

隐性脊椎裂中，80%以上并无临床症状和体征，多在体检时发现。有症状者，多为劳损性慢性腰痛，前屈或后伸时，有时可出现局部疼痛加重或单侧、双侧的下肢放射痛。

单纯隐性脊椎裂，脊椎X线平片即可确诊。若临床上出现明显的神经根定位的体征，则应考虑合并有腰椎间盘突出症的可能性。

（2）第三腰椎横突综合征：第三腰椎横突在正常情况下，较其他四个腰椎的横突明显为长，以使附着于此的肌肉、韧带能有效地保持脊柱的稳定性及正常的活动。由于该横突的作用较其他横突的作用为强，故其易受劳损而引起横突周围纤维织炎，引起腰痛及第三腰椎横突之深部出现明显压痛。若横突过长、过大，则易使第三横突前方深面通过的股外侧皮神经受累，而出现向大腿外侧和膝部的放射痛。

横突越长，其发病率越高，以单侧为多见。

第三腰椎横突综合征与腰椎间盘突出症的主要鉴别点在于以下几点。

① 压痛点：第三腰椎横突综合征腰痛的位置较高且其压痛点在距中线5~6cm处，而腰椎间盘突出症的腰痛位置较低，因其多见于腰$_5$骶$_1$椎间盘突出，其压痛点在距中线2~3cm处。

② 放射痛：第三腰椎横突综合征的放射痛，只在大腿外侧和膝部，且区域模糊，不伴有感觉和运动障碍；而腰椎间盘突出症的受累神经根的支配区域各有特定的部位，且区域明显，多伴有感觉和运动障碍。

③ 封闭试验：第三腰椎横突综合症者，在第三腰椎横突周围采用局部封闭（1%利多卡因，5~10mL），其腰痛及下肢的放射痛可被截断而立即止痛；而腰椎间盘突出

症在压痛点采用相同的方法则无效。

④ X 线平片：第三横突综合征可显示较常人为长，且双侧多不对称。

（3）关节突畸形：腰椎后方的小关节，其关节面呈垂直状。在发育时易出现不对称现象，并导致腰部功能的不协调，易于引起一侧劳损而造成损伤性关节炎。尤其易发于腰$_4$~骶$_1$之间。主要表现为腰骶部的疼痛，压痛点位于关节突处，以单侧为多，尤以向同侧弯腰及屈伸时为甚。如增生变形的关节突突向椎管时，可出现继发椎管或根管狭窄，而出现下肢放射痛性坐骨神经痛。本病有如下特点。

① 除上述继发性椎管狭窄症，多呈局限性腰骶部疼痛，而无下肢的放射痛。

② X 线平片：显示关节突局部骨质密度增加，多呈不规则状外观。

③ CT 检查：可显示关节突异常及增生性变异，或可见增生性椎管狭窄。

（4）腰骶移行椎（腰椎骶化、骶椎腰化）：各段脊椎（颈、胸、腰、骶、尾）在交界处相互移行，而具有另一段的特征（形态）者，称之为"移行椎"。又称"过渡脊椎"。虽然各段皆可发生，但大多发生在腰骶部，其形式有腰椎骶化和骶椎腰化两种，且难以辨认，故可统称腰骶移行椎。腰骶移行椎的出现率非常高，占正常人群的 5%~10%。

一般情况下，此类畸形可不引起任何症状，真正因本类畸形引起症状的病例为数甚少。其发生症状主要是因椎骨退变、劳损，尤其是腰骶移行椎双侧不对称者，或一侧横突与髂骨形成假关节者，在劳损中易形成关节炎而出现慢性腰痛。极个别的情况下，由于上述的假关节，边缘增生刺激自其前方走行的腰$_4$、腰$_5$神经根，或周围末梢神经受刺激而放射引起坐骨神经痛。因此须与腰椎间盘突出症相鉴别。

二者的鉴别诊断主要有两点：一是本症的腰痛主要在腰骶部，出现肌肉强直，一般疼痛不放射到小腿；二是靠 X 线平片，除椎体融合外，本病的腰椎一般不出现侧凸。在临床上如果出现典型的腰椎间盘突出症的体征，首先应考虑腰椎间盘突出症而不是本病。既使出现坐骨神经痛，痛点封闭可予以鉴别，本病疼痛消失，而腰椎间盘突出症则不消失。

2. 椎旁肌肉筋膜损伤性疾病

（1）腰肌筋膜炎：腰肌筋膜炎又称腰肌纤维织炎或肌风湿症。其因受寒冷、潮湿、急性或慢性损伤、某些病毒感染及风湿变态反应等原因，致使腰部筋膜和肌肉组织出现水肿、渗出及纤维性变而出现的以腰背痛为主症的一类病症。其与腰椎间盘突出症的主要鉴别点如下。

① 腰痛特点：本病呈弥漫性腰背痛，以两侧腰部与髂嵴上方为明显。晨起痛剧，活动后疼痛稍减，但过劳后在晚间疼痛症状又加剧；而腰椎间盘突出症则在休息后的晨起症状减轻，活动后加剧。

② 压痛点：本病有明确的压痛点，可为一点或数点。按压时，可沿痛点处所分布的神经纤维末梢向上传导，放射性地出现邻近组织部位的疼痛。亦可出现反射性地臀部、大腿两侧及小腿疼痛，而腰椎间盘突出症的压痛点多数情况下只有一个，而且范

围较为局限，仅出现该水平位的神经根所支配区域的放射性坐骨神经痛。

③ 压痛点封闭试验：用1%的利多卡因作压痛点局部封闭，本病的腰背痛及因压痛点而引起的反射性的臀部、大腿及小腿疼痛皆消失；而腰椎间盘突出症则不消失。

④ 病史与病因：本病多有明确的诱发因素，多为受寒冷、受潮湿以及过劳所致，或有此类的既往病史。可有急性发作期和缓解期，迁延甚久，有的可自愈；而腰椎间盘突出症多无明确的诱发因素，且诱发因素常与既往病史不一致，既使出现一定的缓解，但难以自愈。

⑤ X线等影像学检查：本病一般无特殊显示；而腰椎间盘突出症则有典型的影像学表现。

⑥ 实验室检查：本病部分病例可出现红细胞沉降率增快、抗溶血性链球菌"O"或类风湿因子阳性等，证实其病因属于风湿或类风湿疾病。而腰椎间盘突出症一般则无。

（2）坐骨神经盆腔出口综合征：梨状肌起自骨盆面第2至第4骶骨前孔的侧方，向外下穿过坐骨大孔走出盆腔，抵达臀部，止于股骨大粗隆上缘内侧，由第1、2骶神经支配，是髋关节的外旋外展肌之一。由于其呈三角形，似梨样外观，故名梨状肌。

梨状肌在穿过坐骨大孔时，将其分为梨状肌上孔和梨状肌下孔，其上缘有臀上神经、臀上动脉和臀上静脉传出；其下孔有臀下神经、臀动脉及臀静脉通过。坐骨神经、股后神经及阴部神经亦从此穿过。

坐骨神经盆腔出口综合征的早期病理改变，系局部外伤后的创伤性反应，多因下肢极度外展外旋或蹲位站起时急性扭伤所致。轻者表现为梨状肌肌纤维的水肿渗出和毛细血管扩张，重者梨状肌可出现痉挛、出血和肿胀。其早期可因适当休息或有效治疗而痊愈。

坐骨神经盆腔出口综合征的晚期病理改变，多因梨状肌的反复损伤，或损伤后治疗不当，加之受寒冷、潮湿等刺激，形成慢性过程而出现继发性改变所致。其主要改变为梨状肌肥厚、挛缩、瘢痕及粘连形成。

由于梨状肌和坐骨神经解剖位置的特殊关系，梨状肌损伤后的晚期病理改变，一方面使坐骨大孔盆腔出口狭窄，并可能致使坐骨神经被嵌压在出口处，当行走时被牵拉而可能产生间歇性跛行；另一方面梨状肌的肥大、挛缩、痉挛压迫坐骨神经而引起刺激性坐骨神经痛。同时，可出现坐骨神经所支配区域的运动、感觉及反射障碍，甚至出现小腿肌肉萎缩、足下垂等。

由于坐骨神经盆腔出口综合征和腰椎间盘突出症都具有坐骨神经痛的相似症状，故须鉴别诊断。其鉴别诊断要点如下。

① 病史：本病多有明确的下肢运动损伤的病因；而腰椎间盘突出症则多为腰部损伤所致。

② 压痛点：本病的压痛点在坐骨神经盆腔出口处，其体表投影在中医经络足少阳胆经的环跳穴处（臀部），或略高于此处的1~2cm处；而腰椎间盘突出症的压痛点在腰

椎的两侧。

③ 下肢旋转试验：被动下肢内旋或自动下肢外旋时，本病疼痛加重，或诱发坐骨神经症状；而腰椎间盘突出症则无。

④ 压痛点局部麻醉试验：使用 1% 的利多卡因于压痛点作局部封闭，本病的局部及放射性坐骨神经痛明显减轻或消失；而腰椎间盘突出症则无此疗效。

⑤ 影像学检查：单纯的坐骨神经盆腔出口综合征无特殊显示，而腰椎间盘突出症有典型的影像学表现。

3. 结核

（1）腰椎结核：腰椎结核是脊柱结核的一种，也是发病率最高的一种，约占脊柱结核的 50 %。脊柱结核多为继发性感染所致，故常常伴有其他部位的结核。

在病变早期，坏死骨质与周围正常的骨质不易分辨，当病情继续发展，结核性脓肿可穿破椎体，侵犯椎间盘或椎体周围组织。结核性脓肿可对脊髓产生压迫，椎体和椎间盘组织遭受破坏后，可使脊柱发生畸形。在腰椎结核的病变早期，可出现持续性腰部钝痛或腰骶部疼痛。当结核性脓肿侵犯腰椎间盘，或侵犯脊髓时，可产生神经根刺激症状，腰及下肢的活动受限，腰部畸形，甚至出现病变平面以下部位的运动、感觉和反射功能障碍，故应与腰椎间盘突出症相鉴别。其鉴别要点如下。

① 全身症状：本病是因其他部位的继发性感染所致，故大多数病例有持续发热、盗汗等（早期症状可不典型）；而腰椎间盘突出症则无。

② 实验室检查：本病淋巴细胞数升高，合并感染者，中性粒细胞数亦可升高；红细胞沉降率增高；脓肿穿刺液或瘘管分泌物涂片、细菌培养等，可见抗酸杆菌。而腰椎间盘突出症多无。

③ 影像学检查：X 线平片可确定本病的性质、范围大小、有无死骨及寒性脓肿，清楚地显示病理性骨折脱位等；而腰椎间盘突出症则显示出典型的椎体退变，骨质增生、椎间隙狭窄等征象。因此 X 线平片是鉴别二者的重要依据。

CT 检查则更能显示本病的早期椎体破坏的程度、范围、椎旁脓肿的大小及脊髓受压的情况，并对死骨进行确切的定位；而腰椎间盘突出症的检查，则可以更清楚地了解椎间盘突出的位置、大小、方向及对神经根或脊髓压迫的情况。尤其是在早期，当 X 线尚不能出现明显的征象时，CT 则是二者最好的鉴别手段。

④ 病史：本病一般可有原发病史或结核病人群接触史；而腰椎间盘突出症则主要是外伤史、受寒凉史。

（2）骶髂关节结核：骶髂关节结核也多为继发性病变，常合并有其他部位结核。其早期多只表现轻度腰腿痛。其病程发展缓慢，以女性为多见。患者常诉臀部疼痛，休息后减轻，活动后加重，骶髂关节扭转后更重，咳嗽也使疼痛加重。由于腰$_4$、腰$_5$ 神经根自骶髂关节前方经过，受到因结核炎症肿胀的关节囊刺激，引起坐骨神经痛。故亦与腰椎间盘突出症鉴别。

其与腰椎间盘突出症的鉴别亦大致与上病（腰椎结核）的鉴别要点相同。影像学检查可发现骶髂关节间隙模糊、骨密度低以及死骨等。

4. 肿瘤

（1）脊柱肿瘤：脊柱肿瘤有原发性良性肿瘤、原发性恶性肿瘤及转移癌三种。腰骶部的肿瘤，其早期症状以腰骶部的疼痛不适为主，呈持续性夜间加重，休息后无缓解。其下部腰椎受到侵犯时，当脊髓、神经根及神经丛受压或侵袭时，可在受损神经分布范围内出现根性神经症状及体征，如产生典型的坐骨神经痛、下肢无力、肌肉萎缩、感觉及反射障碍（减弱、消失），甚至截瘫，从而有时被误诊为腰椎间盘突出症，而在手术中才发现是脊柱肿瘤所致。因此，二者的鉴别诊断是极为重要的。其主要鉴别要点如下。

① 症状：脊柱肿瘤的腰痛呈持续性进行性加重，休息及卧床不能减轻，而腰椎间盘突出症的腰痛则多为间歇性，休息后或卧床后减轻；脊柱恶性肿瘤往往较早地出现恶病质及贫血，其转移瘤的发病年龄一般较腰椎间盘突出症为高。

② 实验室检查：血液的常规检查及生化检查对二者的鉴别有着积极的意义。如出现贫血、白细胞及血小板的减少、凝血酶原时间升高、血沉增快；碱性磷酸酶和酸性磷酸酶的升高（前列腺癌的骨转移）、总蛋白及球蛋白的升高（骨髓瘤的可能性）、脑脊液蛋白的升高（硬膜外脊髓受压）等，对脊柱肿瘤的诊断有着重要的意义。

③ 影像学检查

X 线检查：X 线平片对某些单发性肿瘤可有特征性表现，如骨样骨瘤、动脉瘤样骨瘤、血管瘤、肉瘤等。病变呈膨胀性骨缺损、变性、病理骨折等。但其分辨率低，不能清楚地显示骨质病变和软组织的情况，其诊断有很大的局限性。X 线体层摄影较平片能较正确地显示病变的范围、较小的病灶。

CT 检查：因能显示横断面的组织结构图像，可直接清晰地显示脊椎骨和软组织的结构，显示出肿瘤对椎管的压迫、椎体轻度边缘破坏、各个突起的异常等，此与腰椎间盘突出症的图像有着显著的差异。

MRI 检查：其成像较 X 线平片、CT 图像更能清晰地显示脊柱的椎间盘、韧带、脊髓及骨骼等的形态变化。它可以多角度成像（横断面、矢状面、冠状面），T_1 加权图像，可清楚地显示脊髓及椎体受累的大小、范围；T_2 加权图像，可清楚地显示瘤体的大小、形状。但对于椎体骨质的改变，却不如 X 线及 CT 检查。

（2）椎管内肿瘤：椎管内肿瘤指生长于脊髓、神经根及其附属组织的肿瘤。临床上主要有椎管内神经鞘瘤、椎管内脊膜瘤及脊髓胶质瘤，占椎管内肿瘤的 65% 左右。其中椎管内神经鞘瘤和脊髓胶质瘤，其首发症状为神经根性疼痛，腰骶部的病变可引起单肢或双肢的放射性或剧烈疼痛。脊髓胶质瘤的疼痛较为剧烈。为烧灼样或刺咬样疼痛。在病变的晚期，亦可出现感觉、运动障碍，乃至瘫痪。椎管内脊膜瘤，虽首发症状常见于感觉异常（肢端麻木等），但后期亦可出现腰骶部疼痛，为烧灼样或刀割样疼痛，并引起根性疼痛。由于椎管内肿瘤的上述特点，其压迫神经根所引起的疼痛与腰椎间盘突出症的根性痛相似，而肿瘤压迫脊髓所引起的马尾综合征也和中央型腰椎间盘突出症的马尾综合征相似。因此，二者须鉴别。其鉴别要点如下。

①症状：椎管内肿瘤，因肿瘤的生长是持续进行的，所以其症状也是逐渐加重的，不因休息而减轻。足部的麻木可很快自下而上发展，且由一腿扩展到达另一腿，最终导致两腿自下而上的麻木及直肠膀胱功能障碍，而与中央型腰椎间盘突出症的马尾神经功能障碍不同。

②体征：椎管内肿瘤对脊柱的影响较少，压痛区不明显，坐骨神经牵拉试验亦不典型，感觉、运动、反射障碍往往不限于一条神经根支配区。而腰椎间盘突出症多具有明显的压痛点，多仅出现该神经根支配区域的运动、感觉及放射障碍。

③实验室检查：由于椎管内肿瘤多为良性肿瘤，故实验室检查对二者鉴别诊断的意义不大。

④影像学检查：X线平片对二者的鉴别有一定的意义。椎管内肿瘤中约30%可见晚期椎体的破坏，变性、缺损、脊柱侧弯、椎间孔增大等。髓腔造影对肿瘤的确诊意义较大，可确定肿瘤的水平及肿瘤所在的部位。CT及MRI更能清晰地了解肿瘤的形状、范围及其纵切面和肿瘤累及的范围。

尽管上述鉴别有着不同的诊断学意义，但仍有些椎管内肿瘤难于与腰椎间盘突出症鉴别，而最终要靠手术才能证实，这在临床上是需要注意的。

5. 腰椎关节损伤

（1）腰椎峡部崩裂与腰椎滑脱：腰椎峡部系指腰椎上下关节突之间的狭窄部分，又称椎弓峡部。椎弓崩裂的发生率占成年人的5%左右。此处骨质结构相对薄弱。正常腰骶椎间的关系是腰椎呈生理性前凸，而骶椎呈生理性后凸，上方腰椎向前倾斜，使腰$_4$、腰$_5$有一种自然向前滑脱的倾向，但又受到周围关节突、关节囊及韧带的限制，而峡部则处于前后凸力量的交点，因此峡部容易发生崩裂，也是腰$_4$、腰$_5$峡部崩裂（又称椎弓崩裂）最多的原因。在腰椎峡部崩裂中，发生在腰$_5$者占70%~80%，发生在腰$_4$者约占20%，极少数发生在腰$_3$，占3%~5%。两个以上峡部受累者约有8%。

腰椎峡部崩裂的真正原因目前尚不能完全肯定，目前主要认为是先天性发育缺陷和疲劳性骨折或慢性劳损所致。

椎弓崩裂及腰椎滑脱不一定有症状。发生症状者，主要是下腰痛。腰痛的产生主要是因为峡部崩裂的局部活动以及纤维组织增生刺激神经末梢所致的根性刺激症状。其腰痛症状多数较轻，劳累后加重，休息后可稍减轻，但不能完全缓解，大多为持续性腰痛。若腰椎严重滑脱，则可出现压迫神经根或马尾神经，而产生腰痛伴有腿痛，即出现向骶尾部、臀部或大腿后方放射，或出现不同程度的下肢感觉障碍。

鉴别要点如下。

①症状：本病是一慢性长期的腰痛或腰腿痛，一般无明显的加重或缓解期，不像腰椎间盘突出症在休息后有较为明显的症状减轻的特点；无论腰痛还是腿痛，都较腰椎间盘突出症为轻，且极少有典型的坐骨神经疼痛的体征，若伴有坐骨神经痛，则应考虑合并腰椎间盘突出症的可能性。

② 体征：本病在下腰段有保护性强直，生理前凸增加，病椎的棘突后突，而其上方的棘突移向前方，因而造成上下两个棘突不在一个平面上，局部产生凹陷，骶骨后突增加；腰椎或腰骶棘间压痛，棘突、棘旁或骶棘肌亦可有压痛；而腰椎间盘突出症棘突除可出现偏斜外，无棘突凹陷，压痛多在棘旁。

③ X 线平片

正位片：本病难以显示椎弓崩裂和腰椎滑脱，故多无特异性表现；而腰椎间盘突出症则可见椎间隙狭窄、椎体骨质增生、椎体偏凸等。

侧位片：椎弓崩裂者常无阳性发现，而腰椎滑脱者可观察并测量出腰椎滑脱的程度（Meyerdin、Garlfnd、Meschan 等方法）；而腰椎间盘突出症则可显示腰椎生理曲度的变异（生理前凸减小或消失）、椎间隙的变异（等宽、狭窄，甚至前窄后宽）、椎体边缘或钩椎关节部位的骨质增生。

斜位片：本病的斜位片（45°）是诊断的重要依据，可清晰地显示椎弓峡部的图像。在斜位片上可显示出峡部断裂及崩裂的类型；而斜位片上对腰椎间盘突出症则无特异性表现。

（2）退行性腰椎不稳症：所谓退行性腰椎不稳症，是指在腰椎退行性变的基础上，椎体发生异常位移，并产生以下腰痛为主要表现的临床病症。

椎间关节由椎体间关节（由椎间盘维持稳定）及两个后关节组成，三个关节共同维持者椎体的机械性平衡，如果其中一个遭受持久性损伤，则必将破坏此平衡而使腰椎失去稳定性。而腰椎间盘的稳定性是维持腰椎稳定的先决条件。

腰椎间盘退变的早期，因腰椎失稳，小关节面、小关节囊及椎间盘的软骨易受到损伤而出现小关节囊松弛，关节软骨纤维化。在外力损伤下，可使椎体发生位移，此时可出现轻度的腰痛不适等临床症状，或突然作腰椎旋转活动如腰部扭转、弯腰取物、扫地等动作时，使小关节咬合不良或错位，在小关节张开时，小关节腔内的负压增加，关节囊滑膜被吸入、嵌夹，形成小关节滑膜嵌顿，而突然出现急性腰痛，但经合理治疗一般很快可恢复正常。

随着椎间盘的退变加重或持续性损伤，椎体可出现明显的退变性移位，椎间盘高度减小，小关节重叠程度加大，黄韧带增厚，椎管与神经根管变窄，同时滑膜出现炎性渗出、增厚、关节周围纤维化等。椎间盘的退变可压迫马尾神经或刺激窦神经，因而出现持续的临床症状，如疼痛由下腰部向臀部、腹股沟及腿部反射，且常为双侧。此时极易发生腰椎间盘突出症。

腰椎不稳定症的后期，由于小关节及椎间盘周围骨赘的形成，使脊柱运动节段重新获得稳定，出现腰椎固定畸形。此时小关节软骨退变已到晚期，纤维环及髓核中可见明显破裂与死骨，边缘可见骨刺。固定畸形及骨赘的过度增生常使椎管的口径发生改变。

本病与腰椎间盘突出在临床表现上有极大的相似性，故须认真鉴别。其主要鉴别点如下。

① 症状：二者皆有下腰痛、臀部痛及下肢痛。但本病在急性发作时，常有明显的外伤因素，可出现疼痛、不敢弯腰，且在前屈位转为伸直位时完全受阻而出现"交锁"现象。其急性发作时，疼痛较为剧烈，但持续时间短，4~5天容易缓解，疼痛且为双侧性，两侧疼痛程度可不同，下肢疼痛很少波及膝盖以下，咳嗽或打喷嚏时腹压增高不会使疼痛加重。

② 体征：本病无特异性体征。若在检查时发现当立位时骶棘肌紧张而显条索状，而卧位时则显松弛状态，对本病的诊断有重要价值。

③ 影像学检查

X线平片：除可显示本病所具有的不稳节段移位及移位程度外，其他方面与腰椎间盘突出症难以区别。

CT检查：本病可清楚地显示关节囊钙化、黄韧带肥厚、神经根管狭窄、侧隐窝狭窄、椎管变性或狭窄以及创伤后椎旁血肿、小关节的损伤、紊乱、交锁等。而CT检查对腰椎间盘突出症则能明确显示椎间盘的突出征象，突出物的位置、程度、大小、形状及对周围神经根及脊髓的压迫征象。

MRI检查：对本病椎体滑脱的诊断和分度则更精细，更清晰地了解退变组织的退变程度、范围及周围软组织的受损情况、性质、范围等。对二者的鉴别起着重要作用。

（3）腰椎小关节紊乱：腰椎小关节紊乱又称腰椎小关节错位或错缝。其多因外伤、退行性变及先天性畸形等所致，可引起腰痛及腰腿痛。故须与腰椎间盘突出症相鉴别。

腰椎小关节由上位椎体的下关节突与下位椎体的上关节突所组成。关节面覆盖有透明软骨，具有一小关节腔，周围有关节包绕。关节囊松而薄，内层为滑膜，分泌滑液，以利关节运动。滑膜上有丰富的血管和神经，小关节突的神经无脊神经所支配，是一种很丰富的神经结构，又称小关节感受器，当滑膜受到机械性刺激或化学性刺激后，便产生明显的疼痛。

当腰椎受到垂直负荷应力或有腰椎过分旋转的剪力作用时，小关节容易发生损伤性滑膜炎，甚至出现滑膜裂隙，并致小关节面的不平整。关节囊承受负重和受到旋转应力后可以撕裂，并形成纤维瘢痕化。当椎间盘退变，椎间隙狭窄，可导致小关节囊松弛，并直接造成小关节半脱位。

当脊柱作旋转活动时，如腰部扭转、弯腰等，均会因椎体间的不稳定状态而致使小关节咬合不良或错位。腰$_5$的活动范围较大，容易发生小关节张开，而此时小关节腔内的负压增高，关节囊滑膜被吸入，而形成小关节滑膜嵌顿。

本病与腰椎间盘突出症的鉴别主要有以下几点。

① 症状：本病患者多为青壮年，多为急性发作，且在扭腰或弯腰变为直腰的过程中立即产生单侧或双侧下腰痛或伴有向臀部、大腿及骶尾部的放射，疼痛剧烈，使患者处于强迫体位，不敢活动，惧怕别人的触动。但其神经根刺激症状，一般涉及范围较小，并不按神经根分布区扩散，骶$_1$神经受累时可出现跟腱放射减弱或消失。但要注意的是，在出现上述急性发作性腰痛时，也不能排除腰椎间盘突出症急性发作的可

能性。

②体征：本病急性发作时，腰部强直，病变的小关节部有明显的叩击痛及压痛，一般下肢肌力、感觉无异常，直腿抬高试验正常或接近正常。患者椎小关节局部封闭，可立即阻断小关节囊部位的神经传递功能而减轻疼痛症状。而腰椎间盘突出症则直腿抬高实验阳性（+），局部封闭不能阻断椎管内神经根的刺激，故不能减轻腰腿痛的病症。

③影像学检查：X线平片检查时，本病多无异常表现，腰椎生理曲度存在或加大。在急性发作时，生理曲度消失。轻度的小关节错位，平片不易观察，明显错位时，可见两侧小关节突不对称。左右斜位片有时可见关节突相嵌于峡部。而腰椎间盘突出症的正侧位片则可见腰椎生理曲度的变平、消失甚至后凸，腰椎侧凸，椎间隙的狭窄、等宽甚至前窄后宽，椎体边缘的骨质增生等特异性表现。若确实可疑时，可作CT或MRI检查加以鉴别。

6. 腰椎管狭窄症 腰椎管狭窄症是导致腰痛或腰腿痛的常见病症之一。由于腰椎管狭窄，致使脊髓和神经根受压而出现相应的神经功能障碍。

造成腰椎管狭窄症的原因有原发和继发两大类。原发性腰椎管狭窄占3%左右，其余皆为继发性所致。按照发生狭窄的解剖部位可分为中央型（又称中心型）狭窄和侧方型（又称侧隐窝型）狭窄两种。原发性腰椎管狭窄症，主要是因先天性因素所致，即椎管发育性狭小为致病的主要基础；继发性腰椎管狭窄症常见的病因有以下四种。

①退行性变：脊椎的骨质增生、黄韧带肥厚、后纵韧带钙化、侧隐窝狭窄及椎间盘病变等。

②创伤：脊椎骨折后畸形所致。

③椎体滑脱：椎弓崩裂及脊椎退变所致椎体滑脱皆可使椎管变窄。

④其他：其他一些骨病，如氟骨症、Paget's病及脊柱侧弯等。

根据临床症状的特点，又可分为中央型、侧隐窝型及混合型三型。

中央型腰椎管狭窄症的病症常与后中央型腰椎间盘突出症相似或并存，而侧隐窝型腰椎管狭窄症则又与后外侧型腰椎间盘突出症相似或并存。故分别将其鉴别诊断的有关问题讨论如下。

（1）中央型腰椎管狭窄

①症状：在腰椎间盘退变的基础上，由于椎间盘变窄，纤维环出现弥漫性膨出，黄韧带皱褶，椎板向后重叠使椎管狭窄，椎间关节的骨质增生向中线侵占，使椎管进一步变窄。狭窄的椎管可压迫马尾神经产生马尾神经性"间歇性跛性"。其症状多在行走或运动时出现，发生疼痛症状时，只要弯腰前屈、蹲下、运动停止即可缓解或消失。一般认为，间歇性跛性是本病的特异性症状。腰椎管狭窄症中，70%以上的病例有此症状。而腰椎间盘突出症出现间歇性跛行的机会极少，只是在伴有腰椎管狭窄时才会出现。

此外，本病发病缓慢，而中央型腰椎间盘突出症多发病突然，除腰痛或腰腿痛伴有间歇性跛行外，极少压迫马尾神经而出现椎体束征。

② 体征：腰椎管狭窄症的症状和体征多不一致，即症状重而体征轻，或无明显体征，这和中央型腰椎间盘突出症的马尾综合征不同。本病的直腿抬高试验阳性（＋）者较少，而腰部过伸试验阳性（＋）则是本病的重要体征。而腰椎间盘突出症患者则两项试验皆阳性（＋），直腿抬高试验绝大多数呈阳性（＋）。此外，本病虽可出现部分感觉障碍，但其神经支配区的障碍多不完全，而跟腱反射减弱或消失者则多见，这是对本病有诊断价值的体征。

③ 影像学检查

X线平片：对腰椎管狭窄症的诊断有着重要意义，不仅可以看到椎体的退变，关节突肥大，下关节间距缩小，更重要的是可以对椎管的矢状径进行测量，如矢状径等于或小于15cm时，在临床症状的支持下即可确诊，而矢状径16~17cm时，则应考虑有腰椎管狭窄的可能。但因X线的显影有放大率及体位的原因，故其数字的精确性和可靠性受到限制。

椎管造影：腰椎管狭窄症进行椎管造影可有不同程度的造影剂充盈缺损或梗阻，和腰椎间盘突出症只有椎管前方梗阻不一样，腰椎管狭窄可出现侧方、外侧方或完全梗阻的影像。

CT检查：可清楚地显示椎管横断面的骨性结构，对黄韧带肥厚、椎间盘突出有明确的临床价值，可明确腰椎管狭窄的情况和病因，但因其对软组织的分辨低，对纤维环膨出的显示模糊，有假阳性情况，故不如MRI检查能更清楚地观察椎间盘纤维环膨出，椎体后缘骨赘增生，后纵韧带及黄韧带肥厚造成椎管狭窄以及脊髓、马尾神经和神经根受压状态的影像。

（2）侧隐窝型腰椎管狭窄

① 症状：侧隐窝是指椎管向侧方延伸的狭窄间隙，在椎管的侧部。侧隐窝型腰椎管狭窄症多发生在下位两个腰椎的三叶形椎管内。其前方是椎体和椎间盘后缘，后方是上关节突冠状部，椎板峡部，关节囊，黄韧带及下关节突前缘，外侧为椎弓根，内侧为硬脊膜囊外下接续椎间孔内口，呈一扁三角形间隙。侧隐窝内含有离开硬膜囊后穿出椎间孔前的一段神经根（袖），故又称为神经根管。一般认为侧隐窝前后径正常者应大于5mm，前后径为3mm或小于3mm者为狭窄。一般情况下，三角形的侧隐窝因其管道浅，不发生狭窄，而下腰椎的腰$_{4-5}$的三叶形侧隐窝神经根管长，其前后径本来就小，加之退行性变所致的椎体后上缘骨质增生从前方向后突入侧隐窝、关节突增生肥大皆可使侧隐窝狭窄，使神经根在关节突和椎体后缘间受压。此外骨化的后纵韧带向偏侧的侧隐窝延伸可压迫神经根；椎间隙的变窄使椎间关节重叠，使穿过侧隐窝的神经根被上关节突所挤压等。因此，因侧隐窝狭窄而引起的神经根受压及刺激，是侧隐窝型腰椎管狭窄症产生根性神经痛的原因。但侧隐窝型腰椎管狭窄症所产生的根性症状多在活动或一定姿势时出现或疼痛加重，一般不发生间歇性跛行。

② 体征：侧隐窝型腰椎管狭窄症嵌压神经根严重的病例可出现下肢感觉障碍、肌

力减弱、腱放射减弱或消失、直腿抬高试验阳性（＋）等与腰椎间盘突出症相似的临床特征，并难以区别。

③影像学检查

X线平片：可发现侧隐窝型腰椎管狭窄者的关节突肥大增生并向外膨出呈球形关节，上关节突上升，下关节突有反应密度增高。有时可见上关节突移位，增生的骨质伸入椎间孔。

CT检查：可清楚地显示椎管横断面的骨性结构，对侧隐窝狭窄、椎间小关节病变有着更准确的鉴别诊断意义。是侧隐窝型腰椎管狭窄与后侧型腰椎间盘突出症鉴别诊断不可缺少的手段。

MRI检查：对腰椎管狭窄的诊断价值比CT及椎管造影大，也比椎管造影CT扫描（CTM）优。在T_2加权图像上，可以直接观察到椎体的骨赘突向侧隐窝、骨化的后纵韧带增厚，以及向侧隐窝的延伸所导致的椎管狭窄和对神经根的压迫。

第三节　辨病与辨证

西医辨病与中医辨证相结合。明确辨证、诊断、分型、分期。准确选钩、选穴、定位、手法、钩法。

腰椎间盘突出症属西医学病名，中医学无相应的病名。根据腰椎间盘突出症的临床及其病理，本病病位在腰脊与经络。本病的主要临床表现为腰背痛及坐骨神经分布区域的臀部和下肢疼痛。腰为肾之府，肾主骨而生髓，故本病位在腰脊，其本在肾。腰椎间盘退行性病变是腰椎间盘突出症的病理基础，腰椎间盘退行性变与遗传、体质及后天劳损有关。骨髓相贯，为肾精所化生。先天不足、后天失养以及劳损致使肾精亏损，骨髓筋脉失养。这一中医学理论与西医学认识相吻合。因此肾精亏损是病之本，是内因，是辨证的基础和依据。腰椎间盘突出症可因跌扑闪挫、寒湿邪淫而发病，并出现临床症状，此为外因，属标证。因此辨证时一定要辨识标本，不可混淆。至于腰椎间盘突出压迫神经根出现臀及下肢疼痛，病本在腰，病位在经络。《灵枢·本脏》云："经脉者，所以行血气而营阴阳，濡筋骨，利关节者也。"经络有传注气血以营养脏腑组织器官，抵御外邪，保卫机体的作用，故无论内、外因素导致经脉气血不通则痛，则引起经脉循行部位的疼痛，所以经脉气血不通为病本，疼痛为标。

一、辨病

按照西医对腰椎间盘突出症的诊断，进行辨病。符合颈椎病的病史、症状、体征、影像学检查，排除其他病的过程为之辨病。

腰椎间盘突出症应与以下疾病相鉴别。

1.腰椎周围疾病　隐性脊椎裂、第三腰椎横突综合征、关节突畸形、腰骶移行椎、腰肌筋膜炎、坐骨神经盆腔出口综合征、腰椎结核、骶髂关节结核、脊柱肿瘤、椎管内肿瘤、腰椎峡部崩裂、腰椎滑脱、退行性腰椎不稳症、腰椎小关节紊乱、腰椎管狭窄等。

2. 痹证　以腰痛、腿腰、僵硬、功能障碍为主要表现，活动后症状减轻与天气变化有关，CT 检查椎间盘无突出。

3. 周期性麻痹和周围神经病变　一般情况是对称性肌萎，功能下降，伴有麻木，CT、MRI 检查无腰椎间盘突出和马尾神经受压。

4. 运动神经元疾病

（1）进行性肌萎缩症：以脊髓前角细胞变性为主，受累肌群有明显的肌束颤动，呈弛缓性瘫痪，无腰部板僵，腰部影像学无异常。肌电图对此有鉴别意义，腰椎间盘突出症肌肉萎缩可出现去神经电位和多相电位；本病萎缩肌肉出现高振幅电位及同步电位。CT、MRI 检查无明显的腰椎间盘突出和马尾神经受压。

（2）原发性侧索硬化：椎体束受损为主，表现为慢性进行性痉挛性截瘫或四肢瘫，有假性球麻痹征，如吞咽困难、发音不清、咽喉反射活跃、强笑等。

（3）肌萎缩侧索硬化：脊髓前角及椎体束均受损，上述两型损害混合存在。

5. 脊髓炎　有感染病史，多发于青壮年，起病急，症状重，急性期下肢多呈迟缓性瘫痪，1~2 周可出现硬瘫，多伴括约肌障碍。脑脊液蛋白升高。

二、辨证

根据望闻问切四诊合参，综合分析辨认其腰椎间盘突出症的症候。包括八纲辨证、经络辨证、分期辨证、分型辨证。为腰椎间盘突出症的中医特异针疗法钩活术治疗打下基础。

（一）八纲辨证

八纲即指阴、阳、表、里、寒、热、虚、实八类症候，其中阴阳又是八纲中的总纲，表、热、实证属阳；里、寒、虚证属阴。

八纲辨证是中医辨证方法的基础和核心，通过八纲辨证把四诊获得的材料综合分析，进而用阴、阳、表、里、寒、热、虚、实这八类症候归纳说明病变的部位、性质及病变过程中正邪双方力量对比等情况。故八纲辨证是各种辨证的总纲，对疾病的辨证具有普遍的指导意义，对诊断腰椎间盘突出症有执简驭繁、提纲挈领的作用，可为临床治疗提供理论依据。临床上尽管腰椎间盘突出症的病因很多，症候多变，尤其是中央型腰椎间盘突出症，症状复杂，变化多端，奇特表现，但基本上都可以归纳于八纲之中，其临床类别不外阴证、阳证；其病位深浅不在表就在里；其病邪性质不是热证，便是寒证；其邪正的盛衰，不外乎邪气盛之实证和正气衰之虚证。

由于疾病的变化往往不是单纯的，在一定条件下可出现不同程度的转化，还可以出现一些与疾病性质相反的假象。因此，进行八纲辨证，不仅要熟练掌握腰椎间盘突出症各类症候的特点，还要注意它们之间的相兼、转化、夹杂、真假，才能正确而全面地认识和治疗腰椎间盘突出症。

（二）病理分型辨证

腰椎间盘突出症分为三型：膨出型、突出型和脱出型。周秉文分类与前法相似，接近于临床手术所见，能表示其破裂程度，便于临床应用。De Palma 及 Rothman 根据突出部位将腰椎间盘突出症也分为三型，即后外侧方突出、神经孔内突出及中央型突出，并提出了有关各型的病理改变：①后外侧方突出：纤维环的后方最弱的部位即在椎间盘中线两侧。此处纤维环本身薄弱，同时缺乏后纵韧带强力的中部纤维的加强，因此为腰椎间盘突出最常见的部位。此时，突出物表现为较硬的且较为平滑的隆起。据突出髓核组织的大小及椎间盘内压的程度，可在后纵韧带下，并使后纵韧带与椎体分离。当突出物增大时，后纵韧带与椎体进一步分离，从而突出髓核组织可移向任何一个方向，一般是在中间或侧方，与神经根方向一致，平行，或突向椎间孔内。髓核可完全游离或仍可与髓核内纤维组织相连。此一类型乃最常见的一种。髓核物质突出后均可在硬膜外至椎间孔之间一段的任何一点与神经根相接触。多数情况下，髓核物质直接突在神经根的内、外两侧，使神经根牵张。大的突出，不但可致神经根紧张，还可压迫神经根，将其顶至骨性结构或增生的黄韧带上。当椎管狭窄（发育性或获得性）时，神经根受压的机会明显增多。一些作者认为，黄韧带轻度肥厚一般不会造成压迫。但 De Palma 及 Rothman 的意见认为，此乃较为常见的压迫因素。戴力扬等实验发现腰椎椎管在前屈时，黄韧带紧张，椎管容积增大；而在过伸时，黄韧带折皱，容积变小，且可嵌压神经根。在腰骶角增大时，尤其是接近水平位时，L_5 椎板可嵌压硬膜囊，形成环状压迫。而这时，神经根以受压为主而不紧张。因此其主诉是感觉运动障碍而非疼痛。②椎间孔内突出：椎间盘可向后经后方纤维环及后纵韧带突入椎管，或进入椎间孔内，破裂型突出亦可经过后纵韧带下至椎间孔内，在椎间孔，突出物可压迫神经根。直腿抬高试验或仰卧挺腹试验等均可产生严重的下肢放射状疼痛。Stephens 等观察了 20 例脊柱标本的腰椎间孔，发现在腰椎间盘异常时，椭圆形的椎间孔可有明显的改变，椎间孔变形，可以压迫神经根而产生症状与体征。③中央型突出：真正的中央型椎间盘突出，是髓核物质通过纤维环后部中间突出，到达后纵韧带下。后纵韧带中部纤维的增厚，加强了后方纤维环，因此此部位的纤维环完全破裂者罕见。后纵韧带在脊柱极度屈曲受力时，可以破裂而使髓核物质通过其进入椎管。

1. 腰椎间盘膨出　此指由于腰椎间盘退变，纤维环和髓核产生向后的位移，纤维环出现局限性隆起，但此时纤维环仍保持完整。如果膨出在相邻两个椎体垢环之间，一般可不引起症状；如果膨出于垢环之外，因椎管狭窄而刺激压迫神经根时，则产生神经根性症状（图 2-3-1b）。

2. 腰椎间盘突出　此指髓核已发生严重的向后的位移，并突出于椎体之外，但又位于被严重损害而只有很少几层的纤维环之内。腰椎间盘突出可引起较为严重的临床症状，但临床症状不仅与突出物的大小有关，还与突出的方向、位置及椎管的大小和形状有关（图2-3-1d）。

3. 腰椎间盘脱出　此指髓核已经穿过破裂的纤维环，位于后纵韧带之下或游离于椎管中。当脱出的髓核位于后纵韧带下时，突入神经根的内外两侧，使神经根牵拉、紧张或直接压迫神经根。当髓核突破后纵韧带而完全游离于椎管内时，甚至可以进入椎间孔内，压迫神经根。当脱出物较大时，还可以压迫马尾神经而出现马尾神经综合征（图2-3-1e）。

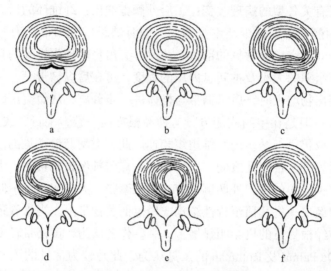

a. 正常椎间盘；b. 椎间盘膨出，整个椎间盘纤维环均匀性向外凸起；c. 椎间盘局限性突出，椎间盘纤维环的内层断裂，髓核组织部分突出；d. 椎间盘突出，椎间盘纤维环大部分断裂，仅有外层纤维环尚完整，将髓核限局于椎间盘内；e. 椎间盘脱出，椎间盘纤维环全部断裂，髓核组织突出于椎间盘外，为后纵韧带所约束；f. 游离型椎间盘突出，髓核组织突破纤维环和后纵韧带，游离于椎管内

图2-3-1　椎间盘突出病理分型

4. 游离型　若脱出的髓核、纤维环碎片等与椎间盘完全分离，即成为游离型腰椎间盘突出或称髓核游离，其临床特点如下（图2-3-1f）。

（1）有腰椎间盘突出症的病史，多见于老年人。

（2）常在腰部外伤、大推拿或超重量牵引后症状加重。

（3）患者腰腿痛剧烈、神经受累体征重。但由于游离椎间盘的位置、大小和时间不同，从而产生不同的表现。

①产生上位椎间隙神经根受压表现，可能为上行游离型。

②表现双下肢无力，肛门和膀胱括约肌功能障碍，会阴区麻木，可能为中央游离型。

③突然产生双下肢不完全性瘫痪或大小便失禁，可能为硬膜囊内游离型。

④患肢放射痛加重，发生足背伸力减弱，甚至足下垂，可能为侧旁游离型。

⑤原有腰部畸形，但再次外伤后，畸形消失，患肢放射痛突然减轻，直腿抬高试验阴性，可能是硬膜囊背侧游离型。

（4）影像学检查：X线平片、CT扫描、MRI和椎管造影等均有相应的征象。

（5）必要时行脑脊液动力学检查。

脱出型和游离型腰椎间盘突出症，若应用非手术疗法，因突出物脱水、退缩，症状可有所减轻，但难以完全消除。若用腰椎牵引（特别是大重量牵引）或强力推拿，有时可能使神经根所受的压迫或牵张刺激缓解，症状亦随之消失，但也可能发生更严重的压迫症状，因此，对此类患者原则上是选用手术疗法尽早解除病痛，以免神经根长期受压致神经功能恢复不全。

5.Schmorl 结节及经骨突出型 患者多为青年，不宜参加繁重的体力或体育活动。腰痛不重者，除适当调整工作外，无需特殊治疗。疼痛重者，可用腰围保护。少数患者因腰椎间盘上或下透明软骨破裂或萎缩，髓核通过破口突入椎体松质骨内造成椎间隙变窄，病变椎体关节突间关节关系紊乱，产生创伤性关节炎，引起严重的腰痛，此时需行椎间植骨固定术。

（三）临床分型辨证

根据压迫髓核突出部位与方向，可分为两大类型。

1.椎体型 指变性的髓核穿过纤维环，再穿过软骨板呈垂直或斜位进入椎体中部或椎体边缘的髓核突出。

（1）前缘型：髓核穿入椎体边缘，使该椎体边缘出现三角形骨块样改变，或出现椎体边缘游离骨块（此游离骨块又称"永恒性骨垢"），并迫使椎体边缘变形或分离。此类有时在临床上又易于被误诊为椎体边缘骨折。此类型突出者可出现腰痛的症状，亦可无任何症状（图2-3-2）。

（2）下中型：髓核突入软骨终板下，致使局部松质骨骨折或局部骨小梁骨折坏死，在椎体中央或偏后处形成一直径在 5mm 以下的蘑菇突出（Schmorl 结节）。此类病例多无临床症状，少数可有局限性轻度腰痛（图2-3-3）。

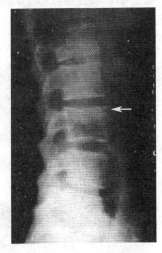

图 2-3-2　前缘型

2.椎管型 腰椎间盘突出症在临床上主要指此类型。此类型又称后型，指髓核穿过纤维环向椎管方向突出。

（1）后侧型突出：纤维环的后方最弱的部位即在椎间盘中线两侧，同时缺乏后纵韧带的加强，因此为腰椎间盘突出最常见的部位，约占80%以上。由于突出物偏向一侧，因而其压迫神经根引起的根性疼痛和感觉障碍发生在同一侧的腰及下肢部（图2-3-4）。

若髓核脱出，游离于椎管中，不仅可压迫同节（内下方）脊神经根，亦可上移压迫上节神经根。此种类型者亦称为"外侧型"。此类较少，只占2%~5%。

（2）中央型突出：髓核穿过纤维环后部中间突出，到达后纵韧带下甚至穿过破裂的后纵韧带进入椎管。由于突出物居于椎管中央，不仅可以压迫神经根引起双侧根性症状，而且当突出物较大时，还可以压迫平面以下的马尾神经，而出现马尾神经综合征，如双侧坐骨神经痛（有时可交替出现）、会阴部麻木、排便排尿无力，甚至出现双下肢不全瘫痪、假性尿失禁（女）、阳痿（图2-3-5）。

（3）椎间孔型突出：突出的椎间盘可向后经后方纤维环及后纵韧带突出椎间孔内，压迫神经根而产生相应的症状（图2-3-6）。

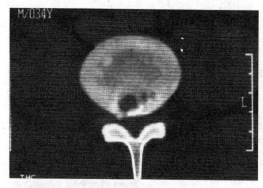
图2-3-3　下中型

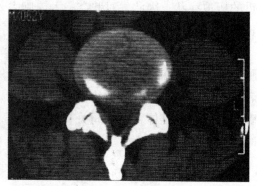
图2-3-4　后侧型

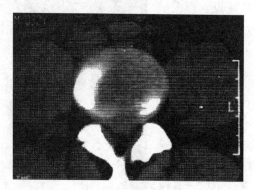
图2-3-5　中央型

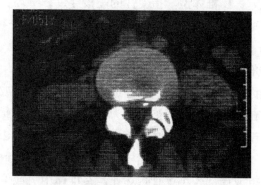
图2-3-6　椎间孔型

（四）病因病机辨证

1.肝肾阴亏　"腰痛"一词的文字记载最早可以追溯到两千多年前成书的《内经》，该书在不同篇章反复提及腰痛一证，并首先提出"肾虚腰痛"和"肾病则腰也病"学说，对后世医家认识腰痛发挥了重要的指导作用。肾虚一直作为中医学认识腰痛的首要病因和重点内容为历代医家推崇。

《内经》把腰部看作是六腑之外的又一个府，即"腰者肾之府，转摇不能，肾将惫矣……"（《素问·脉要精微论》），说明了腰与肾二者之间的关系。对肾位于腰部的认识与现代解剖学知识相吻合，而肾脏亏虚，府失充养则腰脊酸痛，转摇不能，活动功能受限。强调说明了腰在人体中的重要作用，并指出腰需要靠肾精的滋养，从而奠定了"肾虚腰痛"与"肾病则腰也病"学说的理论基础。

由于腰为肾之府，二者在解剖上有密切的关系，所以各种伤损也会累及腰和肾。如《素问·生气通天论》说："因而强力，肾气乃伤，高骨乃坏。"后世医家在论及腰痛与肾虚的关系时莫不宗于《内经》之说，只是通过临床不断实践总结而有所发挥和充实而已。如东汉医家张机所撰的《金匮要略·血痹虚劳病脉证并治》中记述了"虚劳腰痛"，书中说："虚劳腰痛，少腹拘急，小便不利，八味肾气丸主之。"本条所讨论的就是肾阳不足所致的腰痛。

"肾主腰脚"学说是《诸病源候论·腰背病诸候》根据前人理论提出的有关腰痛的新观点。其认为：肾主腰脚，而三阴三阳十二经八脉，有贯肾络于腰脊者，劳损于肾，动伤经络，又为风冷所侵，血气击扑，……阳病不能俛，阴病者不能仰，阴阳俱受邪气者，故令腰痛而不能俛仰。说明腰痛、腰腿痛都是先因肾虚，继受外邪，经络气血运行不畅。肾阳不能正常输布，腰背足膝失养，故见腰腿痹痛等症。

总之，从《内经》"肾虚腰痛"始，至《医宗金鉴》在总结了前人经验基础上，肯定了肾虚为腰痛之第一病因（《医宗金鉴·杂病心法要诀·腰痛总括》），可见肾虚作为腰痛的主因这一理论观点为历代医家所推崇、继承、光大，迄今仍为指导中医临床的重要理论依据。

2. 风寒湿邪　风寒湿之外邪侵袭腰部是常见的腰痛原因之一。由此引起的腰痛古代称之为风湿腰痛。

宋代陈言对六淫所致腰痛进行了系统的论述。陈氏认为不仅风寒湿邪可致腰痛，"大抵太阳少阴多中寒，少阳厥阴多中风热，太阴阳明多燥实"。陈氏在《三因极一病证方论·外因腰痛论》中对外感六淫引起的腰痛症状特点、六经分症，都有详细的论述。对后世医家的腰痛辨证发挥了重要的指导作用。

六淫之邪侵袭人体又有偏轻偏重之不同，寒气侵袭是引起疼痛的主要原因，即"痛者，寒气多也，有寒故痛"（《素问·痹论》）。《素问·至真要大论》亦云："寒复内余，则腰尻痛，屈伸不利，股胫足膝中痛。"

湿邪为患引起腰背痛，称之为湿滞腰痛（《景岳全书·腰痛》）。正如《素问·至真要大论》所说："湿邪所胜。……病冲头痛，目似脱，项似拔，腰似折，髀不可以回，腘如结，腨如别。"湿邪所致腰痛如同折断一样，髋关节也不能自如屈伸，这些都反映了湿邪为患重着凝滞的特性。另外，湿邪又每每与寒邪相杂为寒湿之邪，共同作用于人体，成为导致腰痛、腰腿痛的主要外邪。使人"关节禁固，腰膗痛，寒湿推于气，交而为疾也"。况且湿邪伤人，又多以下部为甚，表现为腰以下冷痛、腰重如带五千钱等一系列湿性重着的特点。

湿邪未祛，久而不愈，郁久则可化热，形成湿热之邪，成为致腰痛的又一种外邪，其症见腰重疼痛，腰间发热，不得俯仰，遇天阴或久坐更甚，及"自汗发热，腰脚沉重"（《医林绳墨·腰痛》）。《症因脉治·腰痛》一书中也指出，"湿热腰痛必有小便赤涩"。湿热腰痛之脉多濡数或缓。

一般来说，外感六淫之邪，若身不痛而但以腰痛为主者，必其人肾气先虚而后致之。所以说外感腰痛亦多与肾虚之内因有关，而感受寒湿不过为其诱因而已。正如《诸病源候论·腰背病诸候》所云："劳伤肾气，经络既虚，或因卧湿当风，而风湿乘虚搏于肾经，与血气相击而腰痛，故云风湿腰痛。"

不过，唐代蔺道人则强调跌扑损伤后瘀血不散，筋脉失养，是风寒湿邪最易侵犯的先决条件，或者是劳损筋骨气血，也容易受邪。蔺氏认为"手足久损，筋骨差爻，举动不能，损后伤风湿，支节挛缩，遂成偏废。劳伤筋骨，肩背疼痛。……或劳役所损，肩背弱，行步不前"（见《理伤续断方》小红丸条）。即"劳伤之人，肾气虚损，……风邪乘虚，卒入肾经，故卒然而腰痛"（《诸病源候论·卒腰痛候》）。肾虚损后"受于风邪，风邪停积于肾经，与血气相击，久而不散，故久腰痛"（《诸病源候论·久腰痛候》）。

3. 外伤瘀血 中医学认为跌打闪挫、坠堕外伤属于不内外因，均可致恶血留滞而引起腰痛。早在《内经》一书中已经认识到外力损伤，强力负重，都会因"恶血归之"而造成腰痛，并产生腰部活动受限，"不可以俯仰"的临床表现。所以说"恶血在内而不去"，气血凝滞，是外伤性瘀血的主要病机。张子和秉承《内经》的观点，在《儒门事亲》中明确提出："腰者肾之府，为大关节血气不行，则沉痛不能转侧。"认为腰痛是由于气血不通所致。而《诸病源候论》发展了《内经》关于腰背、腰腿痛的病因病理学说，把外伤性腰痛称之为"臀腰痛""坠伤腰"，指的就是突然扭伤或跌伤腰脊的腰痛。这种腰痛主要是由于"血搏于脊背所为"。"跌扑伤而腰痛者，此伤在筋骨，而血脉凝滞也"（《景岳全书·腰痛》）。另外《诸病源候论》和蔺道人都同时指出，外伤性腰痛，瘀血不散，瘀滞经络，内耗肾精，可以逐渐形成"肾气虚衰"，继而风寒湿邪侵袭而产生或加重腰腿痛，这与现代临床所见也是相一致的。

外伤性腰痛的主要病机是瘀血壅滞经络，聚而不散，故其临床表现特点是痛点固定不移，"转侧若刀锥之刺"（《医学心悟·腰痛》）；脉涩者瘀血（《丹溪瘀血·腰痛》）；或芤者，为瘀血也（《医学心悟·腰痛》）。

4. 痰积瘀滞 痰积腰痛首见于《丹溪心法·腰痛》，朱氏认为腰痛脉滑与伏者是痰瘀所作，是一种较少见的腰痛。痰积腰痛的主要病机是痰饮积聚，困阻经络，气血凝滞而致腰痛，是在肾虚条件下形成的一种虚中夹实之证。此类腰痛的表现是"腰间肿，按之濡饮不痛"（《医学心悟·腰痛》）。"动作便有痰，或一块作痛"（《张氏医通·腰痛》）或"痰湿流注，郁痰留于腰胁有块，互换作痛，恶心头眩，脉沉滑或弦"（《张氏医通·腿痛》）。《医林绳墨·腰痛》认为痰为有形之物，"有形作痛，皮肉青白"。

由痰饮流注形成的腰痛不多，《医宗必读·腰痛》认为这种腰痛是在肾虚的基础上，痰积等实邪侵犯所致，其病理变化属于虚中夹实之证。

对于上述造成腰痛的各种原因之间的关系，《证治准绳·腰痛》一语以中的，指出："有风、有湿、有寒、有热、有闪挫、有瘀血、有滞气、有痰积，皆标也；肾虚其本也。"就是说，各种腰痛都是在肾虚的基础上发生的。这种观念，与腰椎间盘突出症是在脊柱（包括腰椎间盘、小关节、韧带）退变的基础上产生的原理是一致的。

（五）主症辨证

1. 疼痛辨证 腰椎间盘突出症的疼痛在部位上有腰背痛、臀及下肢痛两种。这两种疼痛可单独出现，亦可同时出现，或先后出现，最终表现为腰背、臀及下肢皆痛。

单纯腰背部疼痛有虚实之分。虚者为肾气虚，其痛隐隐，无确切的定位，部位自述较深，为腰背部的广泛性钝痛，起病缓慢，时作时止，喜揉喜按，活动后或较长时间取某一姿势加重，休息或卧床后则减轻。虽一般不完全影响正常的生活和工作，但有时可见下肢感到痿软无力，或腰部觉凉，得温则舒，遇寒不适。卧床时，平卧久则觉腰部难受，绵绵而痛，喜侧卧，下肢取屈曲位，其人舌质淡，脉沉迟无力或沉细，此乃肾阳虚损，督脉失于温煦；若腰部之疼痛得温则不适，伴有五心烦若，头晕耳鸣，失眠盗汗，舌红少津，脉细数，此乃肾阴亏耗，虚热内扰。若病久，兼见气短乏力，声低气怯，食少便溏者，乃脾失温煦，中气不足。实者多为外邪侵袭或跌仆损伤所致，其痛剧烈，多有确切的定位，多在腰椎棘突的某一侧或棘突间，疼痛拒按，其发病急骤，尤其在前几日为重，有的可持续 2~4 周始能缓解，疼痛时腰部肌肉紧张、痉挛，腰部活动明显受限，若发作前有明显外伤史，腰痛为刺痛，夜间尤重，或见舌质青紫或瘀斑、瘀点，脉弦细或细涩者，多为跌仆损伤，瘀血内滞；若腰部冷痛重者，卧不能减轻，动亦加重，遇阴雨天则更不适或加重，其人苔白腻，脉多迟缓或弦紧，此乃外邪侵袭，寒湿痹阻经脉所致，若腰部疼痛左右不定，多牵引两足，或连及肩背，是为风邪所袭；若腰背部冷痛为主而拘急，面白肢冷，是为寒邪所侵；若腰部沉重为主，舌苔厚腻者，是为湿邪所淫。若腰部疼痛部位出现条索状物或结节样物，拔之可动，压之疼痛，或可有向下肢的发射痛，此乃痰瘀相结，留滞筋脉。

下肢疼痛可单独出现，亦常与腰痛同见。下肢疼痛亦有虚实之分，但因腰椎间盘突出症的下肢疼痛多出现在大腿的后外侧、小腿的外侧，此为足三阳经经脉所循行之处，故实多而虚少。虚者，为肾气亏损或气血不足，筋脉失养所致，其痛绵绵，病程较久，多伴有下肢痿软无力。若伴有腰膝酸软无力者，为肾气亏损所致，其中腰膝冷痛、手足不温者为肾阳虚衰，若烦热口干，失眠多梦，舌质红少苔，脉细数者为肾阴亏耗；若见面色淡白，倦怠乏力，食少便溏，心慌心悸，失眠健忘，舌淡，脉细若者为气血不足所致。实者，为外邪侵袭或瘀血阻滞经脉，其辨证可参考上述腰痛辨证。在下肢疼痛中，一侧下肢疼痛为多，其病机多为气虚血瘀，或痰湿流注遏阻经脉，若疼痛伴有下肢痿软者，虚则为肾气虚衰，或气血不足，实则多为寒湿或湿热下注，痹阻经脉所致。

腰椎间盘突出症多并见腰腿痛。其本为肾虚，其标为外邪侵袭或气血瘀滞。以腰痛为主者，虚者为多，可见虚中夹实；以腿痛为主者，虽其本为虚，但以实为主者多，是实中有虚，而纯虚者少。若腿痛与痿证相兼者，则虚多实少。

2. 腰痛辨证 腰椎间盘突出症最主要的症状之一是腰痛。首先腰为肾之府，腰痛与肝肾有关，肝肾亏损，防御能力低下，造成腰痛。尤其是中老年患者，肾功能开始衰竭，腰痛的发病率开始增加，也就是腰椎间盘突出症的发病率开始增加，其特点是腰痛空虚而疼痛，劳累负重后加重，久坐、久站、久行、久视、久劳后加重，休息后减轻；其次是外邪的侵袭，六淫之邪侵犯腰部，使腰部经络受阻，不通则痛，而出现腰痛。中青年和中老年都易受外邪的侵袭，其特点是有明显的受邪病史，与所受之邪的特点有关，如遇冷加重是寒邪、遇湿加重是湿邪、遇风加重是风邪，都与天气变化有关，晨僵明显，活动后减轻；再次是瘀血痰饮，外伤瘀血或劳损瘀血，阻滞腰部经络而出现腰痛，其特点是疼痛剧烈，固定不移，与天气变化无关，与某种姿势有关。脾肾两虚所形成的病理产物痰饮，阻滞腰部经络而出现腰痛，其特点是腰痛沉重，局部酸困，缠绵难愈，局部按揉后可稍缓解。

（六）痿证辨证

痿证的出现多与突出的腰椎间盘压迫马尾神经有关，亦可为严重压迫神经根所致。腰椎间盘突出症中痿证的出现，可因湿热浸淫、脾胃虚弱及肝肾亏损所致。临床可出现下肢痿软无力、瘫痪、麻痹、肌肉萎缩，或出现会阴部麻木、排便、排尿无力，尿潴留或尿失禁，男性可出现阳痿、不能射精。

若为湿热浸淫而致者，下肢可出现痿软无力，身体困重或麻木、微肿，胸脘痞闷，小便短赤，或有尿急、尿频，尿意不尽之感，舌苔黄腻，脉细数或濡细数。此类痿证多出现在腰椎间盘突出症的初、中期，初期多实，中期则夹虚、夹瘀。若四肢肿甚者，为湿盛；若兼心烦、失眠，舌红少津或舌苔中剥，脉细数者，为热邪偏盛而伤阴；若兼下肢疼痛，为刺痛，腿痛不能举足，舌青紫者，为湿热夹瘀。

若因脾胃虚弱，气血不能濡养筋脉所致者，下肢或四肢痿软无力，呈进行性加重，下肢可出现无力、麻木，甚则痿废不用，尚可见倦怠乏力，气短懒言，饮食减少，头晕，目视昏花，便溏，舌淡体胖有齿痕，脉虚弱无力。若气虚无力推动血液运行，而成气虚血瘀，尚可见下肢疼痛，或刺痛，或麻痛，活动或夜间加重，舌质青紫，脉沉细涩；若气虚无力推动津液输布、排泄，则水液停聚体内化为痰湿，痰湿流注则下肢之痿软沉重而难行动，痰湿遏阻胸阳，则出现胸部痞闷而紧，若兼阳虚而成寒痰、寒湿，则四肢呈拘挛性痿瘫。

若肝肾亏损，精血不能濡养筋骨而渐成痿证者，多为腰椎间盘突出症的后期，可见下肢痿软无力为主，甚则步履全废，四肢肌肉渐脱；若为肝肾阴虚者，可见眩晕耳鸣，发落咽干，心烦失眠，男子可见遗精、遗尿，女子可见月经失调，月经前期，色鲜红而量少，久病阴损及阳，气化失职者，则可见小便不利，或成癃闭，或肾气失固，二便失禁。

一般地说，痰瘀交阻者，痛重者为瘀重于痰湿，痿重痛轻者为痰湿重于瘀血；痿在四肢，且以下肢为主者，属痰湿遏阻，气血运行失畅，亦可夹瘀；单侧痿软无力者，乃气虚血瘀。双侧成痿者，非湿即虚。

早在《内经》时期，古代医学家就已认识到，腰痛、腰腿痛在一定的条件下可以伴有或变成痿证。如《灵枢·经脉》篇就多次提出,足阳明病症中腰痛可伴有"足中指不用",足太阳病症中腰腿痛可伴有"项脊尻背如重状"(沉重无力)、足"小指"不用等。尤其在论述足少阴病症时,提到腰痛可伴有"脊股内后廉痛,痿厥嗜卧",这和腰椎间盘突出症髓核正中位突出,压迫神经根所致的下肢内疼痛和下肢痿软无力,血液循环障碍出现下肢发凉的症状极为相似。《针灸甲乙经·卷九》在论述腰痛的同时,多处描述了腰痛伴有下肢痿软无力的症状,如"腰脊痛强引背、少腹,俛仰难,不得仰息,脚痿重,尻不举,溺赤,腰以下至足清不仁,不可以坐起。""腰痛快快不可以俛仰,腰以下至足不忍,入脊腰背寒。"

1. 腰椎间盘突出症与痿证 在《素问·痿论》中,认为其病因、证候与五脏功能失调有关。《三因极一病证方论·五痿叙论》对《内经》病机特点总结说:"痿则属五内气不足之所为也。"

如果腰椎间盘突出使神经根严重受压时,或中央型腰椎间盘突出症主要临床症状表现为下肢的运动障碍,肢体麻木,肌肉萎缩,甚至双下肢的不全瘫痪,这和《素问·痿论》所论及的"枢折挈,胫纵而不任地也""肌肉不仁""足痿不用"等症状相同。

2. 痿证型腰椎间盘突出症的针灸治疗原则 《素问·痿论》有"治痿独取阳明"之说。因为"阳明者,五脏六腑之海。主润宗筋,宗筋主束骨而利机关也"。从痿证的病因病机上讲,肺脏的津液来源于脾胃,肝肾的精血亦有赖于脾胃的生化,脾胃运化功能失调,气血津液及五脏之精则生化失源,四肢的肌肉、筋骨就失去濡养,则肢体的痿软无力不易恢复。故临床上治疗痿证,当以调理脾胃为重要原则。正如《素问·痿论》所云:"各补其荥,而通其俞,调其虚实,和其顺逆,筋脉骨肉,各以其时受月,则病已矣。"

后世医家对《内经》关于痿证病因病机的理论进行了进一步的探讨。如朱丹溪在《丹溪心法·痿》中把痿证的病因病机归为"湿热、湿痰、气虚、血虚、瘀血",而在治疗上提出"泻南方,补北方"(即滋阴泻火)的治疗原则。张介宾在《景岳全书·痿证》中进一步指出痿证非尽为火证,认为:"元气败伤则精虚不能灌溉,血虚不能营养者,亦不少矣,若概从火论,则恐真阳衰败,及土衰火涸者有不能堪。故当酌寒热之浅深,审虚实之缓急,以施治疗,庶得治痿之全矣。"

痿证型腰椎间盘突出症乃由内伤逐渐成痿,脏器损伤为主,根据脏腑气血虚实之异而调之。

若以腰痛为主而伴有不同程度的下肢痿软无力、肢体麻木及肌肉萎缩时,《内经》及《针灸甲乙经》都是以腰痛治疗为主,认为按腰痛治疗大法治疗,则相关症状应之而愈。

3. 痿证型腰椎间盘突出症的针灸取穴 《素问·痿论》提出"治痿者独取阳明"的主要取穴方法。并针对五脏的功能失调所致五痿之不同,提出"各补其荥,而通其俞"的配伍取穴的原则。如筋痿除取阳明经穴之外,还应取阳明、足厥阴的荥俞;骨痿除取阳明经穴之外，还应取阳明、足少阴的荥俞；脉痿除取阳明经穴之外，还应取阳明、手少阴之荥俞；肉痿除取阳明经穴之外，还应取阳明、足太阴之荥俞；皮痿除取阳明经穴之外，还应取阳明、手少阴之荥俞。

在《素问·痿论》治疗取穴中，还提到足少阳之光明穴、足太阳之申脉穴、足太阴之太白穴，这些腧穴皆有治疗痿证的作用。

《针灸甲乙经·卷十》在总结《内经》对痿证的治疗取穴时，进一步提出具体的取穴方法："足缓不收，痿不能行，不能言语，手足痿躄，不能行，地仓主之。痿不相知，太白主之。痿厥身体不仁，手足偏小，先取京骨，后取中封、绝骨，皆泻之。痿厥寒足，腕不收躄，坐不能起，髀枢脚痛，丘墟主之。虚则痿躄，坐不能起，实则厥，胫热时痛，身体不仁，手足偏小，善啮颊，光明主之。"这里提及地仓（足阳明经）、太白（足太阴经）、京骨（足太阳经）、中封（足厥阴经）、绝骨（足少阳经）、丘墟（足少阳经）、光明（足少阳经）等穴。涉及足三阳、足太阴和足厥阴共五经七穴。并提出了按照虚实对不同的腧穴使用不同的补泻手法，调整阴阳气血，以达补偏救弊的作用。

对《针灸甲乙经》所论应理解为，上述取穴是在《内经》"独取阳明"的基础上施用的加减法。

（七）病位辨证

1. L_5S_1 椎间盘突出 ①骶髂关节上方、髋关节、大腿与小腿后外侧及足背疼痛；②小腿后外侧包括外侧足趾麻木；③足与趾跖屈力减弱；④小腿肌无力或萎缩；⑤跟腱反射减弱或消失；⑥L_5 棘突旁有明显压痛叩痛。（表2-3-7）

表2-3-7 常见腰椎间盘突出症的临床诊断要点

椎间隙	受累神经	过敏或麻木区	疼痛部位	肌力减退	张力试验	反射减弱或消失
腰$_{3、4}$	腰$_4$	小腿和小腿前内侧	骶髂部、髋部大腿外侧和小腿前侧	伸膝肌力减弱	股神经牵拉试验阳性	膝腱反射
腰$_{4、5}$	腰$_5$	小腿前外侧、足背内侧和踇趾	骶髂部、髋部大腿后侧和小腿前外侧	胫前肌、腓骨长肌、腓骨短肌、伸踇长肌无力，足下垂（少见）	直腿抬高试验阳性	胫后肌反射（难引出）
腰$_5$骶$_1$	骶$_1$	小腿下1/3后外侧、外踝、足底外侧和外侧二小趾	骶髂部，髋部大腿外侧，小腿后外侧，外踝和足底外侧	小腿三头肌和趾屈肌无力	直腿抬高试验阳性	跟腱反射

2. $L_{4～5}$ 椎间盘突出 ①骶髂关节、髋关节及小腿后侧痛，并放射至小腿前外侧、足背及足趾；②小腿外侧或足背包括足趾有麻木感；③足趾背伸力减弱；④跟腱反射可无改变或减弱；⑤L_4 棘突旁有压痛点。

3. L₃₋₄椎间盘突出　① 疼痛在骶髂关节、髋关节大腿后外侧，并向大腿前方及小腿前内侧放射；② 小腿前内侧麻木；③ 膝反射减弱或消失；④ L₃棘突旁有压痛；⑤ 膝关节伸展减弱；⑥ 髋关节过伸试验或股神经牵拉试验阳性（＋）。

4. L₂₋₃椎间盘突出　① 臀部和大腿外侧出现感觉麻木或过敏；② 股四头肌肌力减弱；③膝反射减弱。

5. L₁₋₂椎间盘突出　① L₂神经根受压，大腿外侧或前外侧疼痛；② 大腿前内侧近端疼痛，感觉减退；③ 神经根受累区域麻木；④ 屈髋肌力减弱，内收肌反射减弱。

6. T₁₂L₁椎间盘突出　① L₁神经根受压，腹股沟区或大腿前外侧区疼痛；② 神经根支配区域麻木、痛觉减退；③ 下腹壁反射或提睾反射减弱或消失。

7. 中央型腰椎间盘突出　① L₄₋₅、L₅~S₁多见；② 腰背痛、双侧大腿及小腿后侧疼痛；③ 双侧大腿、小腿后侧、足底及会阴区麻木；④ 膀胱及直肠括约肌无力或麻痹；⑤ 踝反射和肛门反射消失。

（八）经络辨证

人体经脉内系脏腑，外络肢体，经络系统能够有规律地反映出若干证候。临床根据这些证候可判断疾病发生于何经、何脏、何腑，从而进一步推求疾病的病因、病位、病性、虚实之所在及其发展趋势。正如《灵枢·卫气》所云："能别阴阳十二经者，知病之所生。"

腰椎间盘突出症的主要表现是腰腿痛，根据其疼痛的具体部位，可从以上经络辨证。

1. 足阳明胃经

（1）循行部位：《灵枢·经脉》云："胃足阳明之脉，……起于胃口，下循腹里，下至气街中而合，以下髀关，抵伏兔，下膝膑中，下循胫外廉，下足跗，入中指内间；其支者，下廉三寸而别，下入中指外间；其支者，别跗上，入大指间，出其端。"

（2）病证：《灵枢·经脉》云："膝膑肿痛，循……股、伏兔、骭外廉、足跗上皆痛，中指不用。"《素问·刺腰痛》云："阳明令人腰痛，不可以顾，顾如有见者，善悲。"

2. 足太阳膀胱经

（1）循行部位：《灵枢·经脉》云："膀胱足太阳之脉，……其直者……夹脊抵腰中，入循膂，络肾属膀胱。其支者，从腰中下夹脊贯臀，入腘中；其支者，……夹脊内，过髀枢，循髀外从后廉下合腘中，以下贯踹内，出外踝之后，循京骨，至小指外侧。"

（2）病证：《灵枢·经脉》云："脊痛腰似折，髀不可以曲，腘如结，踹如裂，……是主筋所生病者，……项背腰尻腘踹脚皆痛，小指不用。"《素问·刺腰痛》云："足太阳脉令人腰痛，引项脊尻背如重状。""解脉（指足太阳膀胱经从项分为两支下行至腘中的部分）令人腰痛，痛引肩，目䀮䀮然，时遗溲。""解脉令人腰痛如引带，常如折腰状，善恐。""衡络之脉（足太阳之外络，横出于腰中，从髀外后廉下合于腘中的部分）

令人腰痛，不可以俯仰，仰则恐仆，得之举重伤腰，衡络绝，恶血归之。""飞阳之脉（足太阳别络）令人腰痛，痛上怫怫然，甚则悲以恐。"

3. 足少阳胆经

（1）循行部位：《灵枢·经脉》云："胆足少阳之脉，……循胁里，出气街，绕毛际，横入髀厌中；其直者……下合髀厌中，以下循髀阳，出膝外廉，下外辅骨之前，直下抵绝骨之端，下出外踝之前，循足跗上，入小指次指之间；其支者，别跗上，入大指之间，循大指歧骨内出其端，还贯爪甲，出三毛。"

（2）病证：《灵枢·经脉》云："是主骨所生病者，……胸肋髀膝外至胫绝骨外踝前及诸节皆痛，小指次指不用。"《素问·刺腰痛》云："少阳令人腰痛，如针刺其皮中，怫然肿。""肉里之脉（足少阳脉，出阳辅穴处）令人腰痛，不可以咳，咳则筋缩急。"

4. 足厥阴肝经

（1）循行部位：《灵枢·经脉》云："肝足厥阴之脉，起于大趾丛毛之际，上循足跗上廉，去内踝一寸，上踝八寸，交出太阴之后，上腘内廉，循股阴入毛中，……抵小腹……"

（2）病证：《灵枢·经脉》云："是动则病腰痛不可俯仰。"《素问·刺腰痛》云："厥阴之脉令人腰痛，腰中如张弓弩弦。"

5. 足少阴肾经

（1）循行部位：《灵枢·经脉》云："肾足少阴之脉，起于小指之下，斜走足心，出于然谷之下，循内踝之后，别入跟中，以上踹内，出腘内廉，上股内后廉，贯脊属肾络膀胱。"

（2）病证：《灵枢·经脉》云："脊股内后廉痛，痿厥嗜卧，足下热而痛。"《素问·刺腰痛》云："昌阳之脉（足少阴脉，出复溜穴）令人腰痛，痛引膺，目䀮䀮然，甚则反折，舌卷不能言。"

此外，腰椎间盘突出症的腰腿痛还与足太阴脾经、督脉、阴维脉、阴跷脉、阳跷脉有关，临证亦当灵活辨证。上述经络辨证是古人腰背腿痛辨证之大纲。至于腰椎间盘突出症，当依此辨证为指导，临证具体分析，圆机活法。

以上经络辨证可与本书西医关于腰椎间盘突出症的临床定位诊断有关内容相参。

从腰椎间盘突出症各类临床表现可以看出，本病经络辨证当以足太阳经为主，次为足少阳胆经及足阳明胃经，再次为足少阴肾经及足厥阴肝经。临证还当细辨。

①《内经》中的经络辨证施治：《内经》对腰痛及腰腿痛的治疗主要采取经络辨证施治。《内经》这一思想集中反映于《灵枢·经脉》和《素问·刺腰痛》中。腰部是人体上下连接的枢纽，人体足三阳、足三阴和奇经八脉皆从腰部通过，这些经脉出问题皆可引起腰痛或腰腿痛。故《内经》对腰痛及腰腿痛的经络辨证作了详尽的论述。其主要内容列表如下（表2-3-8）。

表 2-3-8 《内经》有关腰痛的经络辨证施治

经络	主要病症	取穴	治疗
足太阳	腰痛，引项脊尻背如重状	委中	刺出血[1]
足少阴	腰痛如以针刺其皮中，循循然不可以俯仰，不可以顾	阳陵泉	刺出血[2]
足阳明	腰痛不可以顾，顾如有见者，善悲	胻前三痏	刺出血[3]
足少阴	腰痛，痛引脊内廉	复溜	刺出血[4]
足厥阴	腰痛，腰中如张弓弩弦	蠡沟	刺出血[5]
足太阴	腰痛，引少腹控䏚 不可以仰息	肾俞	髎刺[4]
解脉	腰痛引肩，目𥆨然，时遗溲。腰痛如引带，常如折腰状，善恐	委阳 委中	刺出血，血变而止[5]
同阴	腰痛如小锤击其中，怫然肿	阳辅	[6]
阳维	腰痛，痛上怫然肿	承山	[7]
衡络	腰痛不可以俯仰 仰则恐仆	委阳 殷门	刺出血[8]
会阴	腰痛，痛上漯漯然汗出，汗干令人欲饮，饮已欲走	承筋	刺出血[9]
飞阳	腰痛，痛上怫怫然，甚则悲以恐	复溜	[10]
昌阳	腰痛引膺，目𥆨然，甚则反折，舌卷不能言	复溜	[11]
散脉	腰痛而热，热甚生烦，腰下如有横木居其中，甚则遗溲	上巨虚 下巨虚	[12]
肉里	腰痛不可以顾，咳则筋挛急	分肉	[13]

注解：

[1] 原文取穴为"郄中"，一名血郄，即委中穴。

[2] 原文取穴为"少阳成骨之端"，并注明"成骨在膝外廉之骨独起者"。成骨又名骭骨，即胫骨。膝外侧之高骨独起处，指腓骨小头。故可知此穴当为阳陵泉。

[3] 阳名"胻前三痏"，《类经·二十二卷·第四十八》注云："胻前三痏，即三里也。"从之。

[4] 本表诸条多出自《素问·刺腰痛》，但《素问·刺腰痛》文中足六经中缺足太阴经条，故引《素问·缪刺》之文补之。并疑此条本当为《素问·刺腰痛》之文，因错简所致。

[5] 解脉，指足太阳膀胱经从项分为两支下行至腘中的部分。又"血变而止"指刺出血时，先出黑血，当变成鲜红时止血。

[6] 同阴，足少阳之别络，别走厥阴，故名。

[7] 承山穴为足太阳与阳维脉交会之出。《类经·二十二卷·第四十九》注云："阳维……与足太阳合于腨下间，去地一尺所，即承山穴也。"从之。

[8] 衡络，足太阳之外络，横出于腰中，从髀外后廉下合于腘中的部分。

[9] 会阴之络，王冰注云："足太阳之中经也。其脉循腰会于后隐，故曰会阴之脉。"可从。

[10] 飞阳，足太阳之别络，别走少阴。

[11] 昌阳，足少阴肾经之穴名，一名伏白，又名复溜。故指足少阴之脉。

[12] 散脉，诸说不一。王冰、张介宾等认为是足太阴之别络。张志聪则认为是冲脉，他说："冲脉者，起于胞中，上循背里，为经络之海，其浮而外者，循腹右上行至胸中，而散于皮肤，渗于脉外，故名散脉也。"张志聪之论可从。

[13] 肉里，足少阴之脉，出阳辅穴。

②《针灸甲乙经》的审证施治：《针灸甲乙经》对腰痛一证的治疗，除本于《内经》外，还取材于《明堂孔穴针灸治要》一书（已佚），同时在整理时，"删其浮辞，除其重复"，并根据作者的临床经验而有所发挥。因而《针灸甲乙经》对腰痛的治疗，除《内经》的经络辨证外，又进一步提出了审证论治方法，即根据腰痛及其兼证的特点和性质辨证施治，将脏腑辨证、气血辨证、筋骨辨证等方法和经络辨证有机地结合起来，

对疾病的本质进行更深入的了解，以治病求本，使针灸的临床治疗更有针对性，更切合临床实际。如“腰脊相引如解，实则闭癃”、凄凄腰脊痛，宛转目循虚嗜卧，口中热；虚则腰痛，寒厥腰痛，寒厥烦心。“显然“癃闭”“口中热”是膀胱湿热所致，故为实证；而肾气虚损，阴阳具衰，则“寒厥心烦”。故刺足少阴之络穴大钟，兼治表里脏腑。为便于比较，先将《针灸甲乙经》有关治疗腰痛审证施治的方法列表如下（表2-3-9）。

表 2-3-9 《针灸甲乙经》之俩腰痛审证施治方法

主要病症	取穴
腰痛上寒，实则脊急强	长强（督脉）
腰脊痛强引背、少腹，俯仰难，不得仰息，腰痿重，尻不举，溺赤，腰以下至足清不仁，不可以坐起	膀胱俞（足太阳）
腰痛不可以俯仰	中膂俞（足太阳）
腰足痛而清，善偃，睾跳痛	上髎（足太阳）
腰痛怏怏不可以俯仰，腰以下至足不仁，入脊腰背寒	次髎、八髎（足太阳）
腰痛，大便难，飧泻，腰尻中寒	中髎（足太阳）
腰痛，脊急，胁中满，小便坚急	志室（足太阳）
腰痛不得转侧	章门（足厥阴）
腰痛不可以久立、俯仰	京门（足少阳）行间（足厥阴）
肾腰痛，不可以俯仰	阴陵泉（足太阴）
腰痛，少腹满，小便不利如癃状，羸瘦，意恐惧，气不足，腹中怏怏	太冲（足厥阴）
腰脊相引如解，实则闭癃，凄凄腰脊痛，宛转目，循循嗜卧，口中热，虚则腰痛，寒厥烦心	大钟（足少阴）
腰痛不能举足，少坐若下车踬地，胫中矫矫然	申脉（足太阳）
腰脊痛，尻脊股臀阴寒大痛，虚则血动，实则并热痛，痔痛，尻脽中肿，大便直出	承扶（足太阳）

《针灸甲乙经》对腰腿痛的症状描述包括：腰腿疼痛、麻木不仁，功能障碍，和今日所谓腰椎间盘突出症的症状极为类似，尤其是“不可以咳，咳则筋缩急，诸节痛，上下无常”，“得俯不得仰，仰则恐仆”等，咳嗽腹压升高，腰腿疼痛加剧；后伸加剧腰腿痛，可以说是腰椎间盘突出症的特异性症状。

③《针灸大成》的病因辨证：随着针灸事业的发展，一经一穴的临床治疗方法，如同早期的一方一药的使用一样，由于其治疗的局限性，而逐渐被针灸腧穴的组方所取代。组方的使用，一证多穴的治疗，使腧穴可以从经络、脏腑、气血、病因辨证等多角度进行选用，使临床治疗更加全面、细致、合理、科学。针灸组方的使用，是与中医学的发展密切相关的。宋代著名医学家陈无择的《三因极一病症方论》对病因辨证和钱乙的《小耳药证直诀》对脏腑病证辨证的进一步明确，使中医学的辨证思想得以逐渐完善和提高，因之对中医各个学科的发展有着直接的促进作用。明代著名针灸学家杨继洲在此基础上对各种疾病进行针灸治疗，将病因辨证和经络辨证有机地结合起来，一方面使疾病的诊断更加明确，另一方面使针灸的治疗选穴更加完善和合理，

提高了临床疗效，推动了针灸事业的发展。在腰痛的治疗上，杨继洲明确地提出了病因治疗的方法。他在《针灸大成·卷九》中，明确提出了腰痛的病因辨证施治方案（表2-3-10）。

表2-3-10 《针灸大成》腰痛的病因辨证施治

辨证	病因	选穴治疗
风腰痛	房事过多，寒湿地上睡卧，流注经络，闪挫后受风寒	环跳、风市、昆仑、居髎、足三里，不效，复刺五枢、阳辅、支沟
肾虚腰痛	房事过多，劳损肾经，精血枯竭	肾俞、委中、太溪、白环俞
闪挫腰痛	在肾虚的基础上，负重远行，血气错乱，冒热，血不归原	尺泽、委中、人中加昆仑、束骨、支沟、阳陵泉

经络辨证给我们在治疗过程中的局部取穴提供了很重要的依据，通过经络辨证，可以局部取穴、循经取穴、病因取穴等。

（九）中医分型辨证

中医根据腰椎的生理特点、临床特点和腰椎间盘突出症所影响的脏腑经络之不同，在临床上分为七型腰椎间盘突出症，即痹证型、痿证型、暴力瘀血型、劳损瘀滞型、痰浊瘀阻型、气血两虚型、肝肾双亏型。

1.痹证型（风寒湿热痹） 痹证是由于风、寒、湿、热等邪气滞留腰部筋脉、关节、肌肉，经脉闭阻，不通则痛。患者平素体虚，阳气不足，卫外不固，腠理空虚，易为风、寒、湿、热之邪乘虚侵袭，痹阻筋脉、肌肉、骨节，而致营卫失和，筋脉不通，发生疼痛、肿胀、酸楚、麻木，或腰椎体活动不灵。有可因人的禀赋素质不同而有寒热转化。素体阳气偏盛，内有蓄热者，感受风寒湿邪，易从阳化热，而成热痹。

（1）行痹：腰痛、腿痛、肢体关节、肌肉疼痛酸楚，屈伸不利，可涉及肢体多个关节，疼痛呈游走性，初起可见有恶风、发热等表证。舌苔薄白，脉浮或浮缓。

证机概要：风邪兼夹寒湿热，留滞经脉，闭阻气血。

西医分型：膨隆型、突出型腰椎间盘突出症。

（2）痛痹：腰痛、腿痛、肢体关节疼痛，痛势较剧，部位固定，遇寒则痛甚，得热则痛缓，关节屈伸不利，局部皮肤或有寒冷感。舌质淡，舌苔薄白，脉弦紧。

证机概要：寒邪兼夹风湿，留滞经脉，闭阻气血。

西医分型：膨隆型、突出型腰椎间盘突出症。

（3）着痹：腰痛、腿痛、肢体关节、肌肉酸楚、重着、疼痛，肿胀散漫，关节活动不利，肌肤麻木不仁。舌质淡，舌苔白腻，脉濡缓。

证机概要：湿邪兼夹风寒，留滞经脉，闭阻气血。

西医分型：膨隆型、突出型腰椎间盘突出症。

2.痿证型 腰椎间盘突出症痿证的出现，多与《素问·痿论》所提到的"筋痿""肉痿""骨痿"有关。病变多累及脾胃、肝肾。

（1）湿热浸淫：外感寒湿之邪，营卫运行受阻，郁遏生热，久则气血运行不利，筋脉肌肉失却濡养，弛纵不收而发为痿证。《素问·痿论》云："有渐于湿，以水为事，若有所留，居处相湿，肌肉濡渍，痹而不仁，发为肉痿。"即指此类。湿热内郁，遏阻脾胃，运化失职，筋脉肌肉失养；阳明湿热不清，亦可灼伤肺气，加重痿证；湿热困脾，久则伤及中气，脾虚湿热，虚实互见；或湿热流注于下，伤及肾阴，筋骨失养而发为痿证。舌淡红，苔白腻，脉滑。

证机概要：湿热浸淫，营卫受阻，弛纵不收。

西医分型：突出型、脱出型、游离型腰椎间盘突出症。

（2）肝肾亏损：肝阴素虚，或烦劳过度，或久病及肾，精血亏虚，水亏火旺，筋脉失养；或精血不足，虚火上扰，灼伤肺金，肺失治节，不能通调水道以溉五脏、肢体而为痿。《儒门事亲·指风痹痿厥近世差玄说》所云："痿之为病，……肾主两足，故骨髓衰竭，由使内太过而致热。"即指此类而言。此外，脾虚湿热不化，流注于下，久则损伤肝肾，筋骨失养。正如《脾胃论·脾胃虚弱随时为病随病治方》所云："夫痿者，湿热乘于肾肝也，当急去之，不然则下焦元气竭尽而成软瘫。"舌淡，苔薄白，脉沉迟无力。

证机概要：肝肾阴虚，精血亏损，筋脉失养。

西医分型：脱出型、突出型腰椎间盘突出症。

（3）脾胃虚弱：素体脾胃虚弱，加之久病成虚，中气受损，则受纳、运化、输布的功能失常，气血津液生化之源不足，无以濡养五脏，运行气血，以致筋骨失养，关节不利，肌肉消瘦，肢体痿废不用。若已成痿证，经久不愈，亦可导致脾胃更虚，则痿证更加严重。舌淡，苔薄白，脉沉迟而濡。

证机概要：脾胃虚弱，肌肉消瘦，肢体痿废。

西医分型：脱出型、突出型腰椎间盘突出症。

3. 暴力瘀血型　暴力瘀血型腰椎间盘突出症的产生可分为自力和他力两类。自力是因为自己在工作或运动过程中，用力不当或用力过猛，损伤腰部经络，造成瘀血，腰部经络受阻，产生腰痛、腿痛。他力是因为车祸、高处坠落、跌倒损伤、其他外力等，损伤腰部经络，瘀血形成，腰部经络受阻，产生腰痛、腿痛（外力引起的腰部软组织损伤和骨折不在此讨论范围，只讨论由于外力使椎间盘突出而引起的腰腿痛）。

（1）自力瘀血：自己用力过猛、体质虚弱而负重过大、年幼过于负重、超负荷运动等，由于自身问题而伤及腰部，腰为肾之府，继而损伤肾气，肾气虚弱者容易造成自身瘀血，二者相互影响。腰部受伤形成瘀血，经络不通而突然腰痛，下肢经络受阻而出现腿痛，疼痛以酸痛、钝痛、咳痛、胀痛为主，腰部、大腿根部和小腿外侧为主要部位，疼痛固定不移（不向对侧或其他部位走窜）。腰部瘀血阻滞局部经络是主要病机。舌淡，有紫斑，苔薄白，脉沉滑。

证机概要：自力瘀血，腰部经络受阻。

西医分型：突出型、脱出型、游离型腰椎间盘突出症。

（2）他力瘀血：外部力量损伤腰部，损伤肾气，腰部瘀血形成，经络不通而致突然腰痛，波及下肢经络而下肢疼痛，疼痛的性质及部位特点同自力瘀血型。舌淡，有紫斑，苔薄白，脉濡滑。

证机概要：他力瘀血，腰部经络受阻。

西医分型：突出型、脱出型、游离型腰椎间盘突出症。

4. 劳损瘀滞型 劳损瘀滞是由于固定姿势劳动（久坐、久站、一个姿势工作）、长期劳损和运动劳损而突然出现腰腿痛，或慢性腰腿痛而突然加重。由于长期固定姿势工作损伤正气，肾气不足，防御能力降低，而出现腰痛、腿痛，疼痛绵绵，时轻时重，劳作后加重，休息后减轻，舌淡红，苔薄白，脉沉迟无力。

证机概要：劳损瘀滞，肾气不足，损伤腰部经络。

西医分型：膨出型、突出型腰椎间盘突出症。

5. 痰浊瘀阻型 人到中年之后，由于精血的损耗，各脏腑功能均有不同程度的衰减。若脾胃失于健运，水湿内停，聚而为痰湿，所谓"脾为生痰之源"是也；肾气虚损，气化失职，津液输布不能，关门不利，津液代谢失常，内停而化为痰饮；若肝肾阴虚，阴不制阳，阳亢化热，亦可炼液为痰；肝失疏泄，津液代谢失常，停聚体内而化生痰湿。痰湿留滞经络，血流受阻，而生血瘀；瘀血留滞经络，遏阻气机，津液失于输布，则聚生痰湿。痰瘀乃成交阻之势，相兼为患，致使病情十分复杂。

痰浊阻滞气血，则筋骨、肌肉失于濡养而加剧腰椎的退变；痰湿留滞肌肉、筋骨间，阻滞气血的濡养，可见四肢、腰腿部的麻木、强直、沉重乏力。

瘀血作为病理产物和继发病因，阻滞经络气血，筋骨失于正常气血的濡养，进一步导致腰椎（椎间盘、韧带、小关节）的退变。此外，腰椎手术之后，亦可导致气滞血瘀，络脉阻塞，余邪留滞，致使腰椎原发病未尽而瘀血又生，造成久病不去。

痰浊和瘀血是病理性产物，又是致病的原因，既能影响身体的整体状况，又能影响腰部的经络。临床症状复杂，是一个慢性发病过程，病程较长，既可以致痹，又可以致痿。

（1）痰瘀痹：痹证日久，肌肉关节刺痛，固定不移，或关节肌肤紫暗、肿胀，按之较硬，肢体顽麻或重着，或关节僵硬变形，屈伸不利，有硬结、瘀斑。面色黯黧，眼睑浮肿，或胸闷痰多。舌质紫暗或有瘀斑，舌苔白腻，脉弦涩。

（2）痰瘀致痿：腰椎间盘突出症的痿证，虽由上述原因所致，但上述病因常可互相传变影响，不能仅局限于一脏一腑之变，简单对待。致成痿证，还有一些诱因，如痰浊、瘀血等，不可忽视。尤其是夹瘀致痿，在本病中是一个最常见的诱因。如腰椎间盘突出症形成的坐骨神经痛中，一些患者的肢体麻木、无力、功能障碍等常随疼痛而加重就是一个很好的说明。此外，腰椎间盘突出症中痿证的出现，若急骤而发者，多因实邪所致，务要急救，免成痼疾，若属渐发而成者，多属脏腑已衰，沉痼难治，当中西医结合，不可拘于成见。舌质紫暗或有瘀斑，舌苔白腻，脉弦涩。

证机概要：痰浊瘀血，阻滞经络，肢麻无力，功能障碍。

西医分型：突出型、脱出型腰椎间盘突出症。

6. 气血两虚型 气血两虚型腰椎间盘突出症是正邪相争的结果，邪气衰退，气血不足，一般出现在椎间盘突出症的缓解期，主要症状是麻木和冷凉，气虚则麻，血虚则木，气的温煦作用降低而出现冷凉。也就是西医分型中的水肿期已过，疼痛缓解，残留的神经症状。临床症状以下肢麻木、局部冷凉为主要表现，遇热减轻、遇冷加重、局部近衣被，腰部隐痛或小腿足踝部麻木，可伴面色欠华，头昏失眠，乏神。舌淡嫩，苔薄白或少苔微黄，脉沉细。

证机概要：气血亏虚，经络失养。

西医分型：突出型、脱出型、游离型腰椎间盘突出症急性期过后。

7. 肝肾双亏型 肝肾双亏型腰椎间盘突出症是根据腰椎间盘突出后肝肾亏损、筋脉失养而分型的。肝主筋、肾主骨，腰为肾之府，腰椎间盘突出症病位在腰，而伤于筋，肝肾必然受累，主要出现在缓解期和康复期。临床症状为无力抬举（足下垂），而无肌萎现象，此型腰椎间盘突出症与痿症型腰椎间盘突出症一般都出现在缓解期和康复期，在主症上的区别主要是有无肌萎。兼有腰部酸痛隐作或小腿足踝部麻木，可伴头昏耳鸣，健忘；阳虚者可伴畏寒、肢欠温，溲清长，舌淡或有齿痕，苔薄白，脉沉细或迟，肾阴虚者可伴五心烦热，溲短黄，舌淡红少苔而干，脉细数。

证机概要：肝肾阴亏，筋脉失养。

西医分型：突出型、脱出型、游离型腰椎间盘突出症缓解期和康复期。

（十）分期辨证

根据腰椎间盘突出症的发病规律分为发作期、持续期、缓解期、康复期、反复期，共五期（膨隆型、突出型、脱出型）。

1. 发作期 指腰椎间盘突出症症状开始出现的发作阶段，其临床症状会一天比一天加重，或一天之内发展到最高峰。

病因病理：慢性劳损、急性外伤、椎间盘及椎周软组织退变、风寒湿侵袭、内分泌失调，引发腰椎失稳、骨赘形成、韧带肥厚骨化、脊椎旋转、小关节紊乱、椎间隙变窄、椎间孔变小。刺激压迫硬膜囊、神经根等，使椎旁软组织水肿、痉挛或松弛、神经根水肿、营养障碍或变性、传导延迟、纤维化等。

中医病因病机：因年龄、环境、劳损、外伤、气血不足、肝肾阴亏、先天因素及瘀血痰饮等原因，引起腰部及下肢的经络不通、瘀血阻滞、痰湿凝滞、阴阳失衡、局部失养的病理变化。发作期视为腰椎间盘突出症的初期阶段。

症状：主症为腰痛伴坐骨神经痛。其疼痛性质为典型的根性神经痛，始为腰部酸痛、钝痛；逐渐由臀部放射至大腿后部、小腿外侧、足背、足趾或足底外侧，并伴有麻木或感觉异常。当咳嗽、喷嚏或活动时疼痛加剧。

体征：多数病例在椎间盘突出的椎间隙旁有明显的压痛点，按压此处可引起或加重放射性疼痛。在椎旁有明显压痛点，局部肌肉防御性紧张。直腿抬高试验、加强试验和屈颈试验均为阳性（＋）。膝、跟腱反射出现异常（亢进或减弱、消失）。

时间：发作期常持续 1~3 天（即发病的第 1 天至第 3 天），特殊情况有 1 天而告愈者。

影像学检查：X 线可见平腰或反弓，椎体前后缘骨质增生，椎间隙变窄、椎间孔变小，椎体滑移，阶梯样变，脊椎旋转，CT、MRI 上可清楚显示椎间盘突出、骨赘、变性的黄韧带、后纵韧带骨化对硬膜囊和神经根压迫程度，椎管矢状径的大小。

舌脉：舌淡或兼有瘀斑，苔薄白，或薄黄。脉弦紧，或浮紧。

2. 持续期　指腰椎间盘突出症的临床症状和病理表现发展到高峰阶段而持续存在的时期，数天或更长。

病因病理：同发作期，病理变化在持续或稍有加深。

中医病因病机：因外邪侵袭，年老体弱，气血不足，肝肾阴亏，气滞血瘀，痰湿困阻等原因引起腰部及下肢的阴阳失衡、经络不通、局部失养等病理变化。为正实邪盛阶段，此持续期视为腰椎间盘突出症的中期阶段。

症状：基本症状同发作期，在原基础上症状稍有加重，如腰痛、下肢放射痛伴麻木、酸胀加重、不能久坐久站、因疼痛而强迫体位、影响睡眠、下肢无力、不能行走，或有或无二便功能障碍。

体征：基本同发作期，或有不同程度的加重。

时间：持续期一般 3~7 天（即发病的第 3 天至第 10 天），或更长。也有不存在此期者，这与疾病的轻重有直接关系。

影像学检查：同发作期。

舌脉：舌淡，苔白，或苔薄黄，脉沉迟，或有力或无力，或沉迟而滑。

3. 缓解期　指腰椎间盘突出症的临床症状开始缓解，病情趋于康复的阶段，数天或数周。

病因病理：通过各种治疗或自然康复，病椎周围的生物力趋于平衡、异常应力消失、水肿消退，致炎、致痛物质吸收。受压的神经根得到修复，局部软组织痉挛和挛缩解除。

中医病因病机：因各种治疗或自然修复，正邪相争，邪气开始逐渐衰退，正气还未复原。此缓解期视为腰椎间盘突出症的末期阶段。

症状：各种症状较持续期明显缓解。腰痛、下肢放射痛，伴酸胀、麻木减轻或消失，下肢无力好转或正常，二便功能改善或正常。

体征：腰部压痛点消失，直腿抬高试验、直腿抬高加强试验、鞠躬试验、挺腰试验、坐位屈颈试验、股神经牵拉试验等阳性程度降低或为阴性，踇指背伸肌力增加或正常，肌力正常或较前好转。

时间：缓解期一般需要 10~14 天（即发病的第 10 天至第 24 天），或更长。也有不存在此期者，这与疾病的轻重有直接关系。

影像学检查：较发作期无明显变化。

舌脉：舌淡，苔白，脉沉迟，或沉滑。

4.康复期 指通过各种方法治疗，临床症状大部分消失，残留部分难以消失的症状，数月或数年。随着疾病的康复，如果后遗症逐渐消失，而康复期就此结束。缓解期之后后遗症依然存在而不能消失者，反复期以前都属于康复期。如无反复期而存在后遗症者，终身为康复期。

病因病理：同缓解期。

中医病因病机：因各种治疗或自然恢复，通过正邪相争，邪气已经衰退，正气渐渐复原。此康复期视为腰椎间盘突出症的余邪未尽或经络失养阶段。

症状：大部分症状消失，还遗留不同程度的腰酸、腰部不适、下肢麻木、冷凉、无力，二便功能有不同程度的障碍。偶有一过性的腰痛、腿痛，与天气变化有关。

体征：上述阳性体征和病理征基本消失。

时间：康复期常在 1 个月以后。

影像学检查：部分患者 CT、MRI 可显示突出的椎间盘不同程度吸收，部分患者腰椎侧弯有不同程度的改善。其他同恢复期。

舌脉：舌淡，或有齿痕，苔薄白，脉细沉无力，或沉迟稍滑。

5.反复期 指腰椎间盘突出症临床治愈或基本治愈，经过数月或数年，腰椎间盘突出症的症状重新出现，与原腰椎间盘突出症基本相同。反复期内又可分为发作期、持续期、缓解期、康复期。

病因病理：基本同发作期，减轻或加重。

中医病因病机：主要表现为督脉经输不利。督主一身之阳，为阳脉之海，属肾络脑，若督脉因肾气虚损，失于温煦，则经气不利，而见腰部隐隐疼痛，有时牵及臀及下肢，腰脊酸软无力，但痛无定处。此反复期视为腰椎间盘突出症的再次发作初期阶段。

症状：腰及下肢症状基本同发作期，减轻或加重。但病椎不同，其临床症状也相应不同。

体征：相应的体征和病理征同发作期，减轻或加重。但病椎不同，其体征也相应不同。

时间：反复期一般始于 3 个月以后。

影像学检查：X 线、CT、MRI 表现基本同发作期，在某些程度上反复期的影像学表现要重于同一个患者的发作期。但病椎不同，其影像也相应不同。

舌脉：舌淡，或兼有瘀斑，苔薄白，或薄黄，脉弦紧，或浮紧。

（十一）轻重判断

腰椎间盘突出症的轻重应从多角度来判断。一般认为功能下降者较重，反之功能基本正常者较轻，临床症状为主要判断指标，总体有轻、中、重度之分。

1.轻度 年龄轻，病程短，初次发病，酸胀不适，压迫症状明显，功能受限，疼痛，麻木而不影响功能，阳性体征多，无跛行，无肌萎，无先天畸形，无冷凉，二便无异常，与天气变化无关，休息后症状基本缓解，肌力和肌张力及感觉功能正常。

影像学检查：轻度膨出或突出，单椎间盘发病，X线表现曲度异常或正常，椎体无旋转，椎间隙无明显变窄。CT显示椎间盘突出或膨出，椎管无狭窄。

2.中度 年龄中等，或年龄较轻而多次发病，病程相对较长，初次或再次发病，酸胀不适，压迫症状明显，功能受限，疼痛麻木，或麻木重于疼痛，局部功能略有下降，或轻度肌萎，肌力和肌张力及感觉功能略有异常，冷凉，与天气变化有关，昼轻夜重，二便基本正常。

影像学检查：有轻中度退变，单椎体或多椎体发病，X线表现腰曲平直或正常，椎间隙变窄，椎体旋转。CT显示椎间盘突出。MRI显示硬膜外间隙消失或有压迹，有轻度的继发性椎管狭窄。

3.重度 年龄大，或年龄较轻而多次发病，病程长，反复发作，麻木重于疼痛，或重度疼痛，出现卷曲位、弓形位、屈髋位、屈膝侧卧位、胸膝跪位等被迫体位，压迫症状明显，功能下降，阳性体征较少，跛行明显，或肌萎无力，冷凉，二便异常，与天气变化有关，夜重昼轻，肌力和张力异常，皮肤敏感度下降或异常。

影像学检查：中重度退变，X线表现平腰或反弓，侧弯，椎间隙变窄，CT显示椎间盘突出或脱出。MRI显示突出或脱出的椎间盘明显压迫硬膜囊致椎管狭窄。

（十二）手术和钩活术的辨证

1.手术适应证的辨证

（1）腰椎间盘突出症病史超过半年的，影响工作或生活者，经过6周以上非手术（包括钩活术）治疗无效。不仅疼痛不缓解，而且直腿抬高试验阳性无改善或神经症状继续加重。

（2）腰椎间盘突出疼痛剧烈，尤以下肢症状为著，患者因疼痛难以行动及入眠，被迫处于强迫体位，表现为屈髋、屈膝侧卧位，甚则胸膝跪位。

（3）出现单根神经麻痹或马尾神经麻痹，表现为肌肉瘫痪或出现直肠、膀胱症状者。

（4）经CT、MRI、脊髓造影等影像学检查，显示较大椎间盘突出或脱出，且症状严重，体征明显者。

（5）对非手术治疗有效，但症状反复发作且疼痛较重者。

（6）椎间孔内或极外侧型腰椎间盘突出，临床症状典型，症状影像相符者。

2.钩活术适应证的辨证 手术适应证之外的腰椎间盘突出症无论在何期，都是钩活术的适应证，发病后的24~48小时是钩活术的最佳钩治时间，接受钩活术治疗时间的越早，效果越好，时间可直接影响其疗效，钩活术治疗腰椎间盘突出症应该是非手术疗法中的第一选择，也可配合其他疗法综合治疗。

第四节 中医分型钩活术治疗

钩活术技术属中医特异针疗法，是利用系列特异钩鍉针（巨类腰椎型配合其他型）在辨证的前提下，选择相应的腧穴，进行钩、割、挑、刺、推、弹、拨、捣，达到钩治法、割治法、挑治法、针刺法、放血法、减压法、减张法、疏通法、温补法、平衡法多法并用的目的。钩活术治疗腰椎间盘突出症按中医四诊合参，综合分析腰椎间盘突出症的病因病机和临床特点，把腰椎间盘突出症归纳为痹证型、痿证型、暴力瘀血型、劳损瘀滞型、痰浊瘀阻型、气血两虚型、肝肾双亏型共七型，根据中医分型的证候特点选取相应腧穴，运用钩活术的相应手法进行治疗。

通过相关检查符合腰椎间盘突出症的诊断，排除禁忌证，综合辨证分析确定所选腧穴。

1. 选穴原则 根据影像学检查的结果，确定病位，准确选取新（魏氏）夹脊穴。

基本公式：

腰脊穴

腰$_1$穴＋腰$_2$穴＝L$_1$穴＋L$_2$穴

腰$_2$穴＋腰$_3$穴＝L$_2$穴＋L$_3$穴

腰$_3$穴＋腰$_4$穴＝L$_3$穴＋L$_4$穴

腰$_4$穴＋腰$_5$穴＝L$_4$穴＋L$_5$穴

腰脊撇穴

腰$_1'$穴＋腰$_2'$穴＝L$_1'$穴＋L$_2'$穴 双

腰$_2'$穴＋腰$_3'$穴＝L$_2'$穴＋L$_3'$穴

腰$_3'$穴＋腰$_4'$穴＝L$_3'$穴＋L$_4'$穴

腰$_4'$穴＋腰$_5'$穴＝L$_4'$穴＋L$_5'$穴

2. 选穴注意 根据影像和临床表现综合辨证选取相应腧穴组合，二次钩活术应选取对应的撇穴组合。根据临床情况，如需辅以配穴，选 1~2 穴为宜，也可不选。

3. 选钩原则 根据疾病轻重辨证选择巨类腰椎型、中类、微类钩鍉针，根据补泻法辨证选择内板、内刃型钩鍉针。

① 钩活术所用钩鍉针均为一次性使用钩活术钩鍉针钩针。

② "巨腰椎型"代表巨类腰椎型钩鍉针；下面出现的"中内板 2.5 双或单"代表中类内板 2.5cm 型钩鍉针双软或单软钩法；"补或泻"代表补法或泻法，依此类推。

③ 对需要重补患者，使用肛门型巨类钩鍉针，因肛门型巨类钩鍉针属巨类内刃，本身就为补法而设计。

④ 腰椎间盘突出症有虚实之分，根据具体情况，采用平补平泻，或内刃钩鍉针补法，或内板钩鍉针泻法。

4. 钩深（深度） 进入皮肤，深达病灶为之钩治深度，根据患者胖瘦差异的不同其深度也不同。

①进入深度 1.50~2.50cm；垂直深度 1.49~2.49cm。

②深双软垂直深度 2.00~3.00cm，以触及骨面为准。

③重深双软在完成深双软触及骨面时，向上或向下调整角度进入 0.50cm 即可，注意安全，防止损伤硬膜囊造成低颅压综合征、损伤坐骨神经造成足下垂等。

5. 钩角（钩进角） 钩活术操作过程中，钩针与所钩治腧穴表面进针的角度为钩进角度，简称钩进角。

①腰段倾斜 85° 角。

②深双软倾斜 45° 角。

③重深双软倾斜 45° 角。

6. 手法与钩法

手法：新（魏氏）夹脊穴钩提法。

阿是穴钩提法。

钩法：新（魏氏）夹脊穴单软或双软。

阿是穴单软。

7. 钩度

4~7 分为准，严格执行"宁可不及，不可太过"的原则。

一、痹证型腰椎间盘突出症

符合中医痹证诊断的腰椎间盘突出症：是指外邪侵袭人体，闭阻经络，气血运行不畅所导致的，以腰痛、单侧或双侧坐骨神经痛，甚至腰部活动严重受限为主要临床表现的病证。

1. 诊断

（1）症状：腰痛，下肢放射疼痛，腰臀部或下肢活动受限，近衣被，遇风、遇冷、遇寒、遇湿加重，与天气变化有关，臀及下肢疼痛，大部分单侧发病，如双侧发病有一侧重于另一侧，重则强迫体位，夜晚加重，晨僵，白昼减轻。

（2）舌脉：舌淡，苔薄白或薄黄，脉弦紧。

（3）体征：腰部僵硬、肌紧张、活动受限，部分棘突压痛，或椎旁压痛可向远端放射。神经根牵拉试验可阳性，局部按揉、理疗、热疗缓解。

（4）影像学检查：X 线、CT 及 MRI 检查可见相应的结构改变与症状、体征相符。

（5）排除其他病：综合判断，排除其他原因引起的以上症状。

符合以上 5 条并排除其他疾病即可确诊为痹证型腰椎间盘突出症。

包括符合风湿痹证的膨出型、突出型腰椎间盘突出症。

诊断要点：在影像学检查结果的支持下，有受风着凉病史，腰痛、下肢放射痛、僵硬不适与天气变化有关，遇冷加重，遇热减轻，活动按揉后减轻，固定休息后加重。

2. 鉴别诊断

（1）腰骶部肌筋膜炎：可有腰背部的疼痛或下肢的疼痛麻木感。但无放射痛、感觉障碍。局部痛点（阿是穴）利多卡因注射可有明显的疗效。

（2）单纯性痹证：包括顽痹和脊痹，西医的风湿病、风湿热、类风湿、强直性脊柱炎等，以上疾病除了上述症状外，还有各关节的疼痛、变形、功能受限，风湿四项有相应的变化等。

（3）腰部炎症性病变：腰部结核、椎间盘炎、类风湿关节炎等也有腰部疼痛，且可造成腰椎失稳，出现腰腿痛症状，化验检查常有白细胞增高、血沉增快等，X 线、CT、MRI 检查可鉴别。

（4）腰部肿瘤：有上述症状，并且出现痿证现象，或消耗性全身症状，通过影像学检查可以鉴别。

3. 钩活术选穴　痹证型腰椎间盘突出症的选穴，根据痹阻的部位之不同和影像学检查的结果，进行病位选穴，以新（魏氏）夹脊穴为主穴，腰骶部膀胱经腧穴和阿是穴为配穴。

主穴：新（魏氏）夹脊穴。

配穴：循经取穴或阿是穴，根据具体情况，取双侧穴或单侧穴，单侧取患侧腧穴。

方义提要：腰部新（魏氏）夹脊穴为主穴，配穴循经取穴主要根据病邪所在的经络循行部位选穴，如行痹为风胜，取后溪、大椎祛风散寒，膈俞、血海活血养血，有治风先治血，血行风自灭之意。寒胜为痛痹，痛痹日久，可致阳气衰惫，取肾俞、关元温阳散寒，理气止痛。湿胜为着痹，取膈俞活血以通络，阴陵泉、足三里、脾俞健脾除湿，通络止痛。

4. 钩活术治疗　痹证型腰间盘突出症钩活术治疗应以平补平泻法为主，利用巨、中、微类内板或内刃钩锃针进行轻、中、重单软常规九步钩活。

5. 病案举例

（1）［身受潮湿　湿邪为主］

花某，男，49 岁，河北平山人

初诊：2017 年 10 月 2 日

主诉：腰痛、左下肢疼痛、麻木 3 年，加重 1 个月。

现病史：腰突症病史 3 年，平素劳累或受凉潮湿后易反复，1 个月前楼房未干而乔迁新居，绘画过程中突感腰痛，左下肢疼痛麻木放射至小腿外侧，翻身困难，活动不利，虽卧床休息不得缓解。二便尚可，于当地医院给予按摩、理疗及口服药物（药名不详），疗效不佳，2017 年 10 月 2 日来我院就诊。

查体：查体合作，$L_{4/5}$、L_5/S_1 棘间压痛，椎旁压痛，左直腿抬高试验 70°（＋）、仰卧挺腹试验（＋）、坐位伸膝试验（＋），舌淡，苔薄白，脉细无力。

辅助检查：血、尿、心电图检查无异常。

影像学检查：X 线、CT 检查（图 2-4-1，图 2-4-2，图 2-4-3，图 2-4-4）。

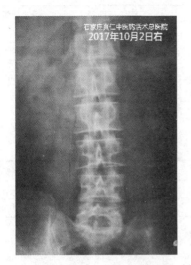

图 2-4-1　X 线正位

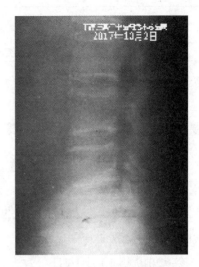

图 2-4-2　X 线侧位

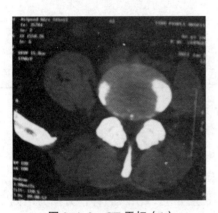

图 2-4-3　CT 平扫（1）

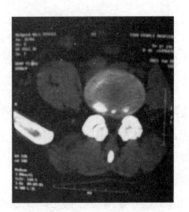

图 2-4-4　CT 平扫（2）

　　X 线表现：腰椎轻度左突，棘突轻度右偏，生理前凸平直。$L_{4/5}$、L_5/S_1 椎间隙变窄，关节面模糊，椎体边缘轻度唇样变。椎旁软组织未见异常影。骶$_1$ 椎板两侧未闭合，局部可见游离棘突及裂隙影。

　　CT 表现：$L_{4/5}$、L_5/S_1 椎间盘突出，硬膜囊受压。

　　印象：腰间盘突出症。

　　诊断：痹证型腰椎间盘突出症（中医）。

　　　　　腰椎间盘突出症（西医）。

　　分析：从事教师工作 30 余年，长期站立，退休后又酷爱绘画艺术，乔迁新居而受潮湿，体虚劳损之躯，正气不足，外邪侵袭而腰痛发作。

　　治则：补肾壮腰，祛湿通络。

　　治法：钩活术疗法。

	选穴	钩鍉针	钩法与钩度	手法与钩角
主穴	L₁穴+L₂穴	巨类腰椎型	单软5分	钩提法80°
配穴	左环跳+左承扶	微类内板7.5型	单软1分	钩提法90°

按照《中医钩活术技术操作规范》完成钩活术操作。

二诊：2017年10月9日

腰痛、左下肢疼痛、麻木明显减轻30%。

治疗：

	选穴	钩鍉针	钩法与钩度	手法与钩角
主穴	L₁'穴+L₂'穴	巨类腰椎型	单软5分	钩提法80°
配穴	左委中+左承山	微类内板2.5型	单软1分	钩提法90°

按照《中医钩活术技术操作规范》完成钩活术操作。

三诊：2017年10月16日

腰痛、左下肢疼痛、麻木较前好转70%左右。

治疗：

	选穴	钩鍉针	钩法与钩度	手法与钩角
主穴	L₂穴+L₃穴	中类腰椎型	单软3分	钩提法80°
配穴	无	—	—	—

按照《中医钩活术技术操作规范》完成钩活术操作。

四诊：2017年10月23日

腰痛、左下肢疼痛、麻木消失。

随访：2018年10月23日随访，上述症状未见反复，病情稳定。

【按语】患者体质虚弱是产生疾病的根源，长期站立，伤及筋骨，劳损为诱因，久站正气渐虚，给外邪创造了入侵的机会，湿邪入侵而发病。采用新夹脊穴（L₁穴+L₂穴）+循经取穴的取穴方式，辅助中药调理，因湿性黏滞，缠绵难愈，故3次钩活而痊愈。此患者在今后的生活中，建议适当活动，增强体质，远离潮湿环境，防止反弹。

（2）［寒湿侵犯　经络受阻］

袁某，男，31岁，河北元氏人

初诊：2018年8月8日

主诉：腰痛，左下肢疼痛、麻木7天。

现病史：10天前打地铺入寝，3天过后，晨起突感腰痛、左下肢疼痛麻木放射至足踝关节，伴嗽痛，活动不利，二便尚可，患者平素体健，恶凉喜热。就诊于当地医院，给予烤电、针灸、按摩等治疗，症状稍有缓解。2018年8月8日来我院就诊。

查体：L₄/₅棘间压痛，椎旁压痛，左直腿抬高试验60°（+）、仰卧挺腹试验（+）、坐位伸膝试验（+）、舌淡、苔薄白、脉弦濡紧。

辅助检查：血、尿、心电图检查未见异常。

影像学检查：X线、CT检查（图2-4-5，图2-4-6，图2-4-7；图2-4-8）。

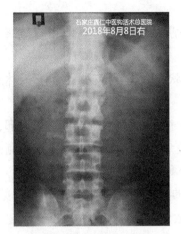

图 2-4-5　X 线正位

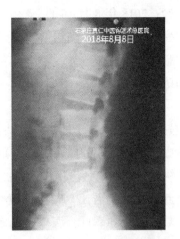

图 2-4-6　X 线侧位

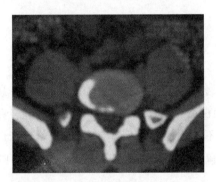

图 2-4-7　CT 平扫（1）

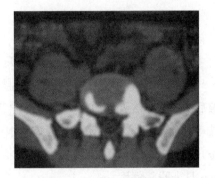

图 2-4-8　CT 平扫（2）

X线表现：腰椎轻度左旋，棘突右偏，生理前凸存在。$L_{1\sim5}$椎体边缘轻度增生。L_5/S_1椎间隙变窄，L_1、L_2椎体轻度楔形变，椎旁软组织未见异常。

CT表现：L_5/S_1间盘略左缘呈丘型突出，硬膜囊略显受压，椎管无狭窄，黄韧带无增厚。

诊断：痹证型腰椎间盘突出症（中医）。

　　　　腰椎间盘突出症（西医）。

分析：患者男性，身体健壮，恶凉喜热。卧于地板而致寒邪入侵，腰部经脉受阻，寒性收引，筋脉拘挛故腰痛。寒邪遇热则缓，故烤电、按摩、针灸后稍有缓解。

治则：温经散寒，祛湿活血。

治法：钩活术疗法。

	选穴	钩鍉针	钩法与钩度	手法与钩角
主穴	L_1 穴 +L_2 穴	巨类腰椎型	单软 5 分	钩提法 80°
配穴	左环跳 + 左承山	微类内板 7.5 型	单软 1 分	钩提法 90°

按照《中医钩活术技术操作规范》完成钩活术操作。

二诊：2018 年 8 月 15 日

腰痛、左下肢放射痛缓解 80% 左右，麻木明显减轻，咳痛消失。嘱避风寒、慎劳作、注意保养。

随访：2019 年 8 月 15 日随访，一年间上述症状遇冷偶可出现，经热敷及休息自行消失。

【按语】患者入寝于地板，自认为体质强壮，时间短时正气强而能抗御寒邪，久之正气渐虚，寒湿之邪乘虚而入，侵犯腰部经络而发病。采用 L_1 穴 +L_2 穴 + 患侧循经取穴进行钩活，辅助熏蒸治疗，畅通经络，故一次治愈，效果显著。

由此病例可以看出，腰椎间盘突出症在急性期（水肿期）及时治疗，则见效快，钩活次数少，反弹率低；病久则见效慢，钩活次数多，反弹率高。所以钩活越早越好（24~48 小时）。今后的生活中，患者应注意严防寒湿侵袭，防止复发。

（3）[田间劳动　风寒入侵]

张某，男，35 岁，山西阳城人

初诊：2017 年 8 月 6 日

主诉：腰痛 3 年、右下肢疼痛 2 天。

现病史：腰痛病史 3 年，间断性腰痛，每遇劳累或受风着凉后腰痛即发，休息或热敷后可缓解。2 天前田间劳动时汗出，去衣而裸露腰背，午休起床时突感腰痛，并右下肢串痛至小腿，弯腰困难，活动受限，翻身不利，因疼痛影响睡眠，随即卧床口服自备止痛药（药物不详）及按摩，症状稍有缓解，过时依旧，饮食二便正常。2017 年 8 月 6 日来我院就诊。

查体：痛苦表情，强迫侧卧屈膝位，查体尚合作；$L_{4/5}$ 棘间压痛，椎旁压痛，右直腿抬高试验 60°（+）、仰卧挺腹试验（+）、坐位伸膝试验（+）、抱膝试验（-）。舌淡、苔薄白、脉弦紧。

辅助检查：血、尿常规无异常，心电图检查无异常。

影像学检查：X 线、CT 检查（图 2-4-9，图 2-4-10，图 2-4-11，图 2-4-12）。

X 线表现：腰椎轻度左凸侧弯，棘突右偏，生理前凸减小。各椎间隙未见明显变窄，L_5 椎体髓核压迹后移加深。L_{1-5} 椎体边缘唇样变。椎旁软组织未见异常。

CT 表现：$L_{3/4}$ 椎间盘膨出，硬膜囊受压，$L_{4/5}$ 椎间盘突出，硬膜囊受压。黄韧带无肥厚，两侧腰大肌对称无肿胀。生理弯曲存在。

诊断：痹证型腰椎间盘突出症（中医）。

　　　　腰椎间盘突出症（西医）。

分析：腰痛病史，田间劳动，着受风邪，风邪侵犯腰部，经络不通，出现腰痛，进而影响下肢经络，而出现腿痛和放射痛，经按摩、口服止痛药，所受风邪得以缓解，但有腰痛病史，正气不足，过时依旧。

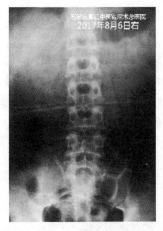

图 2-4-9　X 线正位

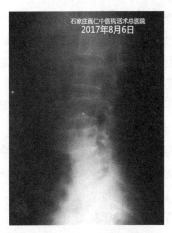

图 2-4-10　X 线侧位

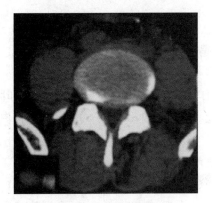

图 2-4-11　CT 平扫（1）

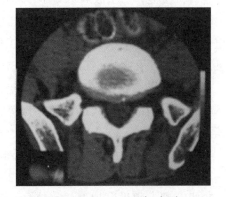

图 2-4-12　CT 平扫（2）

治则：祛风散寒，活血通络。

治法：钩活术疗法。

	选穴	钩鍉针	钩法与钩度	手法与钩角
主穴	L_1 穴 +L_2 穴	巨类腰椎型	单软 5 分	钩提法 80°
配穴	右环跳 + 右承扶	微类内板 7.5 型	单软 1 分	钩提法 90°

按照《中医钩活术技术操作规范》完成钩活术操作。

二诊：2017 年 8 月 13 日

腰及右下肢疼痛明显好转，可自行下地行走，活动稍有受限。

治疗：

	选穴	钩鍉针	钩法与钩度	手法与钩角
主穴	L_1' 穴 +L_2' 穴	巨类腰椎型	单软 4 分	钩提法 80°
配穴	右委中 + 右承山	微类内板 2.5 型	单软 1 分	钩提法 90°

按照《中医钩活术技术操作规范》完成钩活术操作。

三诊：2017年8月20日

腰痛、右下肢疼痛基本消失，活动自如。

随访：2018年8月20日电话随访，1年间上述症状未见反复。

【按语】患者腰痛病史，长期从事体力劳动，因忙于农活而汗出脱衣，腰背裸露，午休时病情发作，腰部经络受阻而腰痛复发。采用L_1穴+L_2穴+患侧（循经取穴）的取穴方式，解除了局部的压力及张力，畅通经络，使神经根周围的水肿消退，达到了祛风除湿、畅通气机的作用，由于治疗及时，故两次治愈。

日常应起居规律，注意保养，谨防风寒入侵，防止复发。

（4）［久处湿地　湿邪侵淫］

杨某，男，29岁，山东烟台人

初诊：2016年9月20日

主诉：腰痛，右下肢麻木2年，加重20天。

现病史：腰痛病史2年，劳累后加重，休息后减轻，反复发作，时轻时重，遇冷加重，与天气变化有关，20天前捕鱼工作时突感腰痛、右下肢酸困、麻木、沉重，经休息及热敷后稍有缓解，二便正常。2016年9月20日来我院就诊。

查体：痛苦表情，强迫侧卧位，查体尚合作。右直腿抬高试验70°（＋）、仰卧挺腹试验（＋）、坐位伸膝试验（－）、坐位屈颈试验（＋）、鞠躬试验（－）。舌淡、苔白腻、脉弦濡滑有力。

辅助检查：血、尿常规无异常，心电图检查无异常。

影像学检查：X线、CT检查（图2-4-13，图2-4-14，图2-4-15，图2-4-16）。

X线表现：腰椎顺列欠佳，棘突右偏，生理前凸平直。$L_{4/5}$、L_5/S_1椎间隙轻度窄，L_5椎向前滑移，各椎体骨质未见明显异常。椎旁软组织未见异常。

CT表现：腰椎生理曲度存在，$L_{3/4}$间盘右后方可见一局限性软组织影，$L_{4/5}$、L_5/S_1间盘后方可见局限性软组织影，部分硬膜囊受压，余未见明显异常。

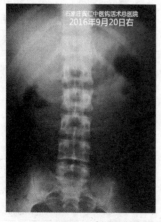

图2-4-13　X线正位

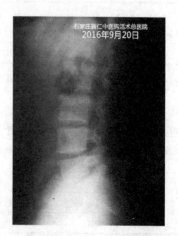

图2-4-14　X线侧位

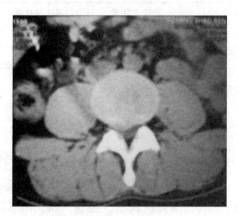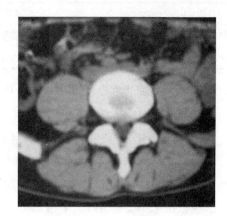

图 2-4-15　CT 平扫（1）　　　　　　　图 2-4-16　CT 平扫（2）

印象：腰椎间盘突出症。

诊断：痹证型腰椎间盘突出症（中医）。

　　　腰椎间盘突出症（西医）。

分析：男青年，渔民，经常从事水上作业，反复着湿，日久正气虚，湿邪入侵，腰为湿困，初期口服药物症状可缓解，日久湿邪继续侵袭，故时好时坏，20 天前因出海劳累而复发。

治则：祛湿活血，疏通经络。

治法：钩活术疗法。

	选穴	钩鍉针	钩法与钩度	手法与钩角
主穴	L$_1$ 穴 +L$_2$ 穴	巨类腰椎型	单软 5 分	钩提法 80°
配穴	右环跳 + 右承扶	微类内板 7.5 型	单软 1 分	钩提法 90°

按照《中医钩活术技术操作规范》完成钩活术操作。

二诊：2016 年 9 月 27 日

腰痛好转约 20%，麻木较前有所减轻。

治疗：

	选穴	钩鍉针	钩法与钩度	手法与钩角
主穴	L$_1$' 穴 +L$_2$' 穴	巨类腰椎型	单软 5 分	钩提法 80°
配穴	右委中 + 右承山	微类内板 2.5 型	单软 1 分	钩提法 90°

按照《中医钩活术技术操作规范》完成钩活术操作。

三诊：2016 年 10 月 4 日

腰痛及右下肢麻木好转约 60%。

治疗：

	选穴	钩鍉针	钩法与钩度	手法与钩角
主穴	L₂穴 +L₃穴	中类腰椎型	单软 3 分	钩提法 80°
配穴	右承筋	微类内板 2.5 型	单软 1 分	钩提法 90°

按照《中医钩活术技术操作规范》完成钩活术操作。

腰痛及右下肢麻木缓解 90%。

随访：2017 年 10 月 4 日随访，1 年间上述症状无反复。

【按语】此病例是以湿邪为主的痹证型腰椎间盘突出症。患者有腰痛病史，长期从事水上作业，湿气过重，劳累正气虚弱，湿邪乘虚入侵腰部，经络受阻而腰痛发作。法当祛湿通络，采用 L₁穴 +L₂穴 + 患侧循经取穴，直达病所，畅通气机，故 3 次治愈。

因湿邪沉着黏滞，缠滞难愈，胶着难解，所以钩活第一次收效甚微，由于辅助祛湿活血、疏通经络的中药，故 4 天后开始显效，三次钩活而告愈。湿邪可乘虚而入，所以要增强体质，提高免疫力，起居有常，远离湿地，谨防湿入，防止复发。

6. 其他疗法 药物内服法、中药外用法、推拿、针灸、熏蒸疗法、小针刀疗法、硬膜外药物疗法、牵引疗法、介入疗法、电疗、热疗、封闭、手术疗法。

附方：

1. 风痹

防风汤（《宣明论方》）化裁：

防风 9g、葛根 15g、麻黄 3g、桂枝 10g、秦艽 9g、当归 9g、杏仁 9g、黄芩 6g、川芎 9g、羌活 9g、威灵仙 15g、生姜 3 片、甘草 6g、大枣 3 枚。

2. 寒痹

乌头汤（《金匮要略》）化裁：

制川乌 3g⁽先煎⁾、生麻黄 3g、生黄芪 15g、桂枝 9g、当归 9g、赤芍 9g、杜仲 12g、桑寄生 12g、宣木瓜 9g、细辛 3g。

3. 湿痹

肾着汤（《金匮要略》）化裁：

云茯苓 24g、生白术 24g、薏苡仁 24g、桂枝 9g、北苍术 15g、杜仲 12g、桑寄生 15g、宣木瓜 15g、当归 9g、海桐皮 12g、防风 9g、羌活 9g。

4. 风寒湿痹

独活寄生汤（《备急千金要方》）化裁：

羌活 9g、川芎 9g、葛根 15g、秦艽 15g、桑寄生 15g、杜仲 12g、桂枝 9g、细辛 3g、防风 9g、当归 9g、川芎 9g、赤芍 9g、熟地黄 18g、党参 9g、茯苓 9g、炙甘草 6g。

5. 痹证加瘀

血府逐瘀汤（《医林改错》）化裁：

柴胡 9g、枳壳 6g、桃仁 6g、红花 6g、当归 9g、赤芍 9g、川芎 9g、葛根 15g、牛膝 9g、炙甘草 6g、羌活 9g、桂枝 6g。

二、痿证型腰椎间盘突出症

符合中医痿证诊断的腰椎间盘突出症。由于腰椎间盘突出症引起四肢痿软，通过中医病因病机辨证，隶属中医的痿证：是指肢体筋脉弛缓，软弱无力，不能随意运动，或伴有肌肉萎缩的病证。

1. 诊断

（1）症状：突然腰痛、下肢放射痛，继而出现下肢无力，跛行步态，肌痿，足下垂。或腰椎间盘突出症史，疼痛缓解后，轻度跛行步态，随着时间的延续而出现肢体筋脉弛缓不收，下肢抬举无力，单侧多于双侧，双侧者必有一侧重于另一侧，重则瘫痪，影响二便，伴有肌肉萎缩，局部功能下降，膝、跟腱反射减弱，局部按揉、理疗、热疗无缓解。疼痛、无力、肌痿同时存在，疼痛消失后进入康复期，临床症状夜晚白昼无明显变化，与天气变化无关，休息后稍减轻。

（2）舌脉：舌淡，苔薄白，脉沉迟无力。

（3）体征：腰椎旁压痛或有放射痛，重则腰椎可有不同程度的侧弯或畸形，神经根牵拉试验可阳性，受累肢体的皮温下降，肌肉萎缩，痛、温觉稍有障碍，而触觉可能完全正常。

（4）影像学检查：X 线、CT 及 MRI 检查可见相应的结构改变与症状、体征相符。

（5）排除其他病：综合判断，排除其他原因引起的以上症状。

符合以上 5 条并排除其他疾病即可确诊为痿证型腰椎间盘突出症。

包括突出型、脱出型腰椎间盘突出症。

诊断要点：在影像学检查结果的支持下，疼痛、无力、肌痿同时存在，受累的肢体软弱无力，或局部肌肉萎缩，功能下降，足下垂，跛行，甚至进行性加重，与天气变化无关。

2. 鉴别诊断

（1）痹证：以疼痛僵硬、功能障碍为主要表现，活动后症状减轻与天气变化有关，而痿证疼痛不明显，功能下降，痿废不用，与天气变化无关。

（2）周期性麻痹和周围神经病变：一般情况是对称性肌痿，功能下降，伴有麻木，无腰部神经根受压和腰髓受压的腰椎间盘突出症病史。

（3）运动神经元疾病

① 进行性肌萎缩症：以脊髓前角细胞变性为主，受累肌群有明显的肌束颤动，呈弛缓性瘫痪，无腰部板僵，腰部影像学无异常。肌电图对此有鉴别意义，腰椎间盘突出症肌肉萎缩可出现去神经电位和多相电位；本病萎缩肌肉出现高振幅电位及同步

电位。

② 原发性侧索硬化：椎体束受损为主，表现为慢性进行性痉挛性截瘫或四肢瘫，有假性球麻痹征，如吞咽困难、发音不清、咽喉反射活跃、强笑等。

③ 肌萎缩侧索硬化：脊髓前角及椎体束均受损，上述两型损害混合存在。

（4）脊髓炎：有感染病史，多发于青壮年，起病急，症状重，急性期下肢多呈迟缓性瘫痪，1~2 周可出现硬瘫，多伴括约肌障碍。脑脊液蛋白升高。

（5）腰椎结核：反复发作的腰腿痛，久则出现受累肢体的冷凉、麻木、肌萎。兼有五心烦热、盗汗、消瘦等消耗性全身症状，或有结核史。影像学检查可明确诊断。

（6）腰部肿瘤：多发于老年人，良性肿瘤，包括神经纤维瘤、神经鞘瘤和囊肿，坐骨神经痛反复发作，受压肢体出现麻木、冷凉、肌萎。恶性肿瘤，形体消瘦或恶病质，起病缓慢，呈进行性加重，无自行缓解，影像学检查常能发现异常。

痿证型腰间盘突出症出现在椎间盘突出症的急性期、持续期和缓解期。气血两虚型和肝肾双亏型出现在椎间盘突出症的康复期。

3. 钩活术选穴　痿证型腰间盘突出症的选穴，要根据损伤的部位之不同和影像学检查的结果，进行病位选穴，以新（魏氏）夹脊穴为主穴，腰部膀胱经腧穴和阿是穴为配穴。

主穴：新（魏氏）夹脊穴。

配穴："补其荥"，根据不同的位置，选用不同正经五输"荥穴"。

阳经五输"荥穴"：

手阳明大肠经荥穴	二间	手少阳三焦经荥穴	液门
手太阳小肠经荥穴	前谷	足阳明胃经荥穴	内庭
足少阳胆经荥穴	侠溪	足太阳膀胱经荥穴	足通谷

阴经五输"荥穴"：

手太阴肺经荥穴	鱼际	手厥阴心包经荥穴	劳宫
手少阳心经荥穴	少府	足太阴脾经荥穴	大都
足少阴肾经荥穴	然谷	足厥阴肝经荥穴	行间

配穴：循经取穴或局部取穴，根据具体情况，取双侧穴或单侧穴，单侧取患侧腧穴。

方义提要：痿证型腰间盘突出症主穴选择腰椎新夹脊穴，配穴采用痿证的取穴原则进行取穴，《素问·痿论》讲"各补其荥而通其俞，调其虚实，和其逆顺"。"补其荥"选择内刃针具和补法。"通其俞"循经取穴和"五输穴"取穴；局部症状明显者取阿是穴。

4. 钩活术治疗　痿证型腰椎间盘突出症钩活术治疗应以补法为主，利用巨、中、微类内板或内刃钩鍉针进行轻、中、重双软或单软常规九步钩活。辨证配合使用深软型钩鍉针。

5. 补泻法　痿证型腰椎间盘突出症以补法为主，但补中有泻，应以针具的补泻和手法的补泻相结合。通过综合辨证使用补泻法，针具补法，手法平补平泻；针具泻法，手法补法；针具补法，手法依然补法。或主穴补法，配穴泻法；主穴平补平泻，配穴补法；主穴平补平泻，配穴平补平泻等。

6. 病案举例

（1）［外伤瘀血］

许某，男，40岁，四川绵阳人

初诊：2018年9月3日

主诉：腰痛、左下肢无力、肌萎8个月。

现病史：患者于8个月前在一次军事训练中突感腰部疼痛，左臀部放射痛至小腿外侧，就诊于当地医院，给予牵引、理疗及输液治疗，症状逐渐缓解。8个月间，间断性腰痛、左下肢放射痛，渐进性出现左下肢无力，偶有麻木，左小腿肌萎，多方求医治疗无明显好转，二便尚可，于2018年9月3日来我院就诊。

查体：跛行步态，L_5/S_1棘间、椎旁压痛，左直抬70°（＋），仰卧挺腹（＋），坐位伸膝（＋），左小腿肌萎，左右相差1cm，左踇趾背伸肌力减弱，心肺腹未见异常，舌暗红，苔薄白，脉弦紧。

辅助检查：血尿常规未见异常，心电图检查未见异常。

影像学检查：X线、CT检查（图2-4-17，图2-4-18，图2-4-19，（图2-4-20）。

X线表现：腰椎顺列尚整齐，生理前凸存在，$L_{4/5}$、L_5/S_1椎间隙变窄。$L_{1~5}$椎体边缘轻度唇样变。椎旁软组织未见异常。

CT表现：$L_{4/5}$、L_5/S_1间盘左后突，硬膜囊及双侧椎间孔受累，脂肪前间隙消失，致椎管矢状径小于正常值，余（－）。

印象：腰椎间盘突出症。

诊断：痿证型腰椎间盘突出症（中医）。

腰椎间盘突出症（西医）。

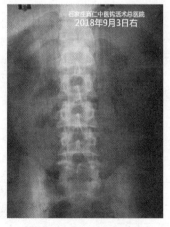

图2-4-17　X线正位

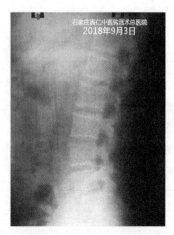

图2-4-18　X线侧位

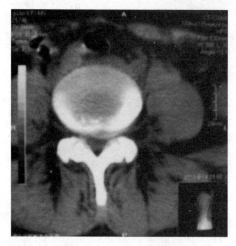 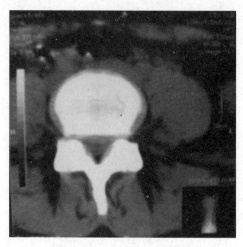

图 2-4-19　CT 平扫（1）　　　　　　　图 2-4-20　CT 平扫（2）

分析：青年男性，坦克兵，自幼爱好机械，有腰部扭伤疼痛史，积累性劳伤加速了椎间盘变性，入伍后训练强度大，由于承受压力过大而破裂，髓核脱出，神经根受压而致腰痛，经络受阻，气滞血瘀，左下肢筋脉失养，故无力、左小腿肌萎。

治则：活血化瘀，疏通经络。

治法：钩活术疗法。

	选穴	钩鍉针	钩法与钩度	手法与钩角
主穴	L$_1$ 穴 +L$_2$ 穴	巨类腰椎型	单软 5 分	钩提法 80°
配穴	左环跳 + 左承扶	微类内板 7.5 型	单软 1 分	钩提法 90°

按照《中医钩活术技术操作规范》完成钩活术操作。

二诊：2018 年 9 月 10 日

腰痛症状减轻，左下肢无力有所好转 30%。

治疗：

	选穴	钩鍉针	钩法与钩度	手法与钩角
主穴	L$_1'$ 穴 +L$_2'$ 穴	巨类腰椎型	单软 5 分	钩提法 80°
配穴	左委中 + 左承山	微类内板 2.5 型	单软 1 分	钩提法 90°

按照《中医钩活术技术操作规范》完成钩活术操作。

三诊：2018 年 9 月 17 日

腰痛基本消失，左下肢走路较前有力 60%。

治疗：

	选穴	钩鍉针	钩法与钩度	手法与钩角
主穴	L$_1$ 穴 +L$_2$ 穴	巨类腰椎型	单软 4 分	钩提法 80°
配穴	左承筋	微类内板 2.5 型	单软 1 分	钩提法 90°

按照《中医钩活术技术操作规范》完成钩活术操作。

四诊：2018 年 9 月 24 日

腰痛消失，左下肢走路有力，左小腿肌萎改善，左踇趾背伸肌力尚可，行走如常。

随访：2019 年 9 月 24 日电话随访，腰及下肢症状恢复良好，劳累时偶感腰部不适，休息后自行缓解。

【按语】随着年龄的增长，纤维环和髓核含水量逐渐减少，使纤维环弹性系数下降，椎间盘逐渐退变而变薄。MRI 结果显示，15 岁的青少年已可发生椎间盘退行性变。此病例积累性劳损使椎间盘退变，过大的训练负荷下腰椎间盘不能承受压力而破裂，髓核脱出，神经根受压，神经根周围炎性刺激而粘连，由于时间长，血液循环受阻，则左下肢无力，小腿肌萎，钩活 L_1 穴 +L_2 穴 + 循经取穴，直达病所，解除了神经根周围的异常应力，加速了神经根管的血液循环，辅助中药以巩固疗效，使经络畅通，血液循环改善，筋脉得以濡养，三次钩活而告痊愈。日后生活中应注意保养，劳逸适度，饮食有节，起居有常，防止复发。如若复发可再行钩活。

（2）[寒湿阻络]

赵某，男，31 岁，河南焦作人

初诊：2014 年 11 月 17 日

主诉：腰痛及双下肢疼痛、麻木 5 个月。

现病史：患者有风湿病史，有腰痛病史，5 个月前因天气突然变冷，风湿病及腰痛复发，口服抗风湿药（药物不详）治疗后，风湿病症状好转，但腰痛并未减轻，出现双下肢放射痛并麻木至小腿外侧，双下肢无力，左重于右，活动后加重，遇冷加重，与天气变化有关。就诊与当地医院 CT 检查示"腰椎间盘突出"，给予理疗、针灸、按摩及口服药物治疗，症状无明显缓解，左小腿肌肉逐渐萎缩，于 2014 年 11 月 17 日来我院就诊。

查体：腰 $_{4/5}$ 棘间、椎旁压痛，左直腿抬高试验 60°（+），右直腿抬高试验 80°（+），仰卧挺腹（+），坐位伸膝（+），双膝腱反射活跃，左踇趾背伸肌力Ⅳ，右踇趾背伸肌力尚可，左小腿肌萎，左右周径相差 1cm。心肺腹未见异常，舌淡红，苔白腻，脉细无力。

辅助检查：血尿常规未见异常，心电图检查未见异常。

影像学检查：X 线、MRI 检查（图 2-4-21、图 2-4-22、图 2-4-23、图 2-4-24）。

X 线表现：腰椎左倾，顺列尚整齐，生理前凸存在。L_5 椎体骶化，$L_{4/5}$ 椎间隙变窄，关节面模糊，$L_{1~5}$ 椎体边缘轻度退变。椎旁软组织未见异常。

MRI 表现：腰骶生理曲度存在，L_5 椎体下缘及 S_1 椎体上缘可见稍长 T_2、短 T_1，低压脂信号；L_5/S_1 椎间隙稍变狭窄。$L_{4/5}$，L_5/S_1 椎间隙相应平面蛛网膜下腔前缘受压，形成弧形压迹。横断面示：$L_{4/5}$ 椎间盘后缘均匀后膨，L_5/S_1 椎间盘向左后突出，S_1 后缘可见梭形椎间盘信号影，左侧侧隐窝变狭窄，椎管明显狭窄，两侧椎间小关节突无增大，关节面较光整，关节间隙无改变。

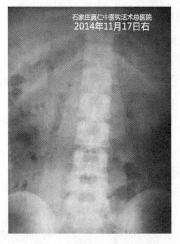

图 2-4-21　X 线正位

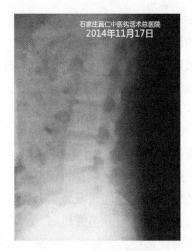

图 2-4-22　X 线侧位

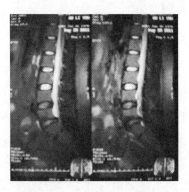

图 2-4-23　矢状 MRI 像（1）

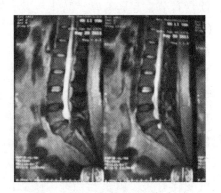

图 2-4-24　矢状 MRI 像（2）

印象：腰椎间盘突出症。

诊断：痹证型腰椎间盘突出证（中医）。

腰椎间盘突出症（西医）。

分析：青年男性，风湿之体，又感风寒。寒为阴邪，其性收引，凝滞，经络受阻而发腰痛，双下肢疼痛。久病体虚，气血不足，故双下肢麻木，无力，肌肉逐渐萎缩。

治则：祛风散寒，温通经络。

治法：钩活术疗法。

	选穴	钩鍉针	钩法与钩度	手法与钩角
主穴	L₁ 穴 +L₂ 穴	巨类腰椎型	单软 6 分	钩提法 80°
配穴	双环跳 + 双承扶	微类内板 2.5 型	单软 1 分	钩提法 90°

按照《中医钩活术技术操作规范》完成钩活术操作。

二诊：2014 年 11 月 24 日

腰痛、双下肢疼痛好转 20% 左右，麻木稍有好转。

治疗：

	选穴	钩锃针	钩法与钩度	手法与钩角
主穴	L_1' 穴 +L_2' 穴	巨类腰椎型	单软 6 分	钩提法 80°
配穴	双殷门 + 双承筋	微类内板 3.5 型	单软 1 分	钩提法 90°

按照《中医钩活术技术操作规范》完成钩活术操作。

三诊：2014 年 12 月 1 日

腰痛及双下肢疼痛基本消失，麻木较前好转约 50%，双下肢较前有力，左下肢肌萎无加重。

治疗：

	选穴	钩锃针	钩法与钩度	手法与钩角
主穴	L_1 穴 +L_2 穴	巨类腰椎型	单软 5 分	钩提法 80°
配穴	双委中 + 双承山	微类内板 3.5 型	单软 1 分	钩提法 90°

按照《中医钩活术技术操作规范》完成钩活术操作。

四诊：2014 年 12 月 21 日

腰及下肢疼痛较前好转 80% 左右，双下肢有力，左小腿肌萎稳定，继续双下肢按摩、针灸、理疗以巩固疗效。

2015 年 12 月 21 日电话随访，腰痛、双下肢疼痛、麻木无力等症状未反弹，左小腿肌萎较前明显改善。

【按语】此病例是风寒侵袭所致的痿证型腰椎间盘突出症。病因与受凉有关。风寒湿痹是引发腰椎间盘突出症的原因，风湿之体，又感风寒，经络受阻，久病体虚，气血亏虚，筋脉失养而致痿，采用 L_1 穴 +L_2 穴 + 循经取穴的方式。直达病所，畅通气机，祛风除湿，温经散寒，活血通络。并辅以中药巩固调理，故三次钩活而告愈。

风寒湿痹类疾病易反复发作，久必致痿，痿则必虚，功能下降，钩活加中药巩固，故 1 年随访未复发。此痿证型腰突症，复发的可能性较大，一定要注意防范，如果复发，可再行钩活治疗。

（3）［劳损淤滞］

向某，男，45 岁，山东德州人

初诊：2015 年 3 月 24 日

主诉：右大腿外侧疼痛、无力 3 年。

现病史：患者于 3 年前无明显诱因出现腰痛、右下肢放射痛至小腿外侧，经治疗后明显好转，继之间断性右大腿外侧疼痛，小腿冷凉、无力、肌萎，轻度跛行，劳累后加重，休息后减轻，二便功能尚可，曾就诊于当地医院，MRI 诊断"腰椎间盘脱出"，给予输液药物及理疗治疗后症状无缓解。于 2015 年 3 月 24 日来我院就诊。

查体：跛行步态，$L_{4/5}$ 棘间、椎旁压痛，右直腿抬高试验 70°（+），仰卧挺腹（+），坐位伸膝（+），抱膝（－），右小腿肌萎，左右周径相差 1cm，右踇趾背伸肌力Ⅳ。心肺腹未见异常，舌暗红，苔薄白，脉弦紧。

辅助检查：血尿常规未见异常，心电图检查未见异常。

影像学检查：X线、MRI检查（图2-4-25、图2-4-26、图2-4-27、图2-4-28）。

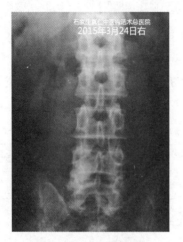

图2-4-25　X线正位

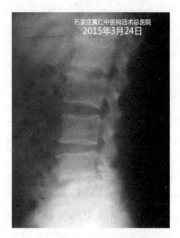

图2-4-26　X线侧位

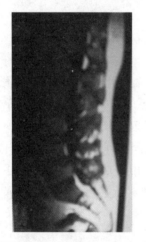

图2-4-27　矢状MRI像（1）

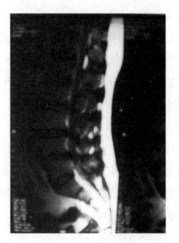

图2-4-28　矢状MRI像（2）

X线表现：腰椎顺列欠佳，生理前凸减小。$L_{4/5}$、L_5/S_1 椎间隙变窄，L_5 椎体髓核压迹后移加深，L_4 椎体轻度阶梯样向前错位约 I°。$L_{1\sim5}$ 椎体边缘唇样骨质增生。椎旁软组织未见异常。

MRI表现：腰椎生理曲度欠佳，椎体前后缘连线欠顺滑，L_4 椎体后缘较 L_5 向前滑移。各椎体边缘唇样变。L_5 椎体内可见小片样 $T_1W I$、$T_2W I$ 高信号影。各椎间盘 $T_2W I$ 信号减低，$L_{1/2}$ 椎间盘向后超出椎体缘，硬膜囊前缘受压；$L_{4/5}$ 椎间盘向后超出椎体缘，硬膜囊及双侧神经根受压；$L_{3/4}$ 椎间盘向周边超出椎体缘，硬膜囊前缘及双侧神经根受压，黄韧带无明显增厚，所见脊髓圆锥、马尾神经形态、信号无异常。腰椎周围软组织影无异常。

印象：腰椎间盘突出症。

诊断：痿证型腰椎间盘突出症（中医）。

腰椎间盘突出症（西医）。

分析：公务员，中年男性，体重100kg，职业原因，平素经常出入酒店，因腰痛少于运动，烟酒过度，加速椎间盘退变，纤维环破裂，髓核脱出，神经根受压而发病，由于工作环境没有改变，故反复发作，日久气血必虚，右下肢筋脉失养而致无力，冷凉，右小腿肌萎。

治则：活血化瘀，通络止痛。

治法：钩活术疗法。

	选穴	钩鍉针	钩法与钩度	手法与钩角
主穴	L$_1$穴+L$_2$穴	巨类腰椎型	单软6分	钩提法80°
配穴	右环跳+右承扶	微类内板7.5型	单软1分	钩提法90°

按照《中医钩活术技术操作规范》完成钩活术操作。

二诊：2015年3月31日

腰痛及右大腿外侧疼痛减轻约30%，右下肢冷凉无力较前好转。

治疗：

	选穴	钩鍉针	钩法与钩度	手法与钩角
主穴	L$_1$′穴+L$_2$′穴	巨类腰椎型	单软6分	钩提法80°
配穴	右委中+右承山	微类内板3.5型	单软1分	钩提法90°

按照《中医钩活术技术操作规范》完成钩活术操作。

三诊：2015年4月7日

腰痛、右大腿外侧疼痛较前好转约60%，右下肢冷凉无力好转约40%，右小腿肌萎无变化。

治疗：

	选穴	钩鍉针	钩法与钩度	手法与钩角
主穴	L$_2$穴+L$_3$穴	巨类腰椎型	单软5分	钩提法80°
配穴	右足三里+右承筋	微类内板2.5型	单软1分	钩提法90°

按照《中医钩活术技术操作规范》完成钩活术操作。

四诊：2015年5月7日

腰痛、右大腿外侧疼痛较前好转80%左右，冷凉、无力好转50%左右，右小腿肌萎及右踇趾背伸肌力较治疗前稍有改善。口服活血化瘀、营养筋脉、强筋壮骨的中药巩固治疗。

随访：2016年5月7日电话随访，一年间腰痛及右下肢疼痛未反弹，右下肢走路有力，右小腿肌萎改善，右踇趾背伸肌力恢复正常。

【按语】老化是自然规律，良好的饮食习惯，规律的起居生活，适当的活动运动，可以延缓各脏腑组织器官及机体的衰老和退变。本病例烟酒过度，少于运动，加速了机体的老化、椎间盘的退变，肥胖的身体使椎间盘长期受压而纤维环破裂，髓核脱出，神经根受压，反复发作，日久气血必虚，虚则必萎。钩活 L_1 穴 $+L_2$ 穴 + 循经取穴，直达病灶，由于病程长，历时 5 个月 4 次钩活，使经络畅通，筋脉得养，故收到良好的效果。

日后生活中，应养成良好的生活习惯，戒烟酒，减体重，适当活动，生活规律，饮食有节，起居有常，注意保养，防止复发。

7. 其他疗法 药物内服法、中药外用法、推拿、针灸、熏蒸疗法、小针刀疗法、硬膜外药物疗法、介入疗法、电疗、封闭、手术疗法。

附方：

1. 肝肾阴虚

左归丸（《景岳全书》）：

熟地黄 20g、山药 20g、山萸肉 10g、菟丝子 30g、枸杞子 10g、川牛膝 20g、鹿角胶 15g。

2. 气血不足

归脾汤（《济生方》）：

人参 10g、黄芪 20g、白术 20g、当归 10g、茯神 20g、远志 10g、炙甘草 10g、木香 3g。

3. 气虚血瘀

补阳还五汤（《医林改错》）：

黄芪 30g、当归尾 10g、地龙 10g、赤芍 15g、川芎 15g、桃仁 10g、红花 10g。

4. 湿痰瘀虚

加味二妙散（《丹溪心法》）：

苍术 15g、黄柏 15g、当归 10g、牛膝 20g、防己 15g、萆薢 15g。

三、暴力瘀血型腰椎间盘突出症

由于腰椎间盘突出症引起腰腿痛、功能障碍，通过中医病因病机辨证为中医瘀血型：因暴力（自力和他力）使腰部瘀血形成，腰部经络受阻，进而影响到腿部，形成腰痛、腿痛、放射痛，疼痛部位固定。常在腰部外伤、重手法推拿或超重量牵引后症状加重。

1. 诊断

（1）症状：因用力不当或外力（外伤、车祸、跌倒损伤、重手法推拿、超重量牵引等）伤及腰部，突然引起腰痛、腿痛、放射痛，强迫体位，功能受限，沉重，转动不利，与天气变化无关，大部分单肢体发病，或双侧发病但一侧重于另一侧，重则影响二便，或一过性二便障碍，休息卧床后减轻。

（2）舌脉：舌淡红，兼有瘀斑，苔薄白或薄黄，脉弦紧。

（3）体征：腰部僵硬、肌紧张、活动受限，部分棘突压痛，或椎旁压痛可向远端部位放射。神经根牵拉试验阳性，急性期可强阳性，局部按揉、理疗可稍缓解。

（4）影像学检查：X线、CT及MRI检查可见相应的结构改变与症状、体征相符。

（5）排除其他病：综合判断，排除其他原因引起的以上症状。

符合以上5条并排除其他疾病即可确诊为暴力瘀血型腰椎间盘突出症。

包括膨出型、突出型、脱出型腰椎间盘突出症。

诊断要点：因暴力而引起的腰痛、腿痛、放射痛、活动受限、僵硬不适，休息后减轻，活动后加重，有或无腰椎间盘突出症病史。影像学结果支持诊断。

2. 鉴别诊断

（1）中风：中风以卒然昏仆，不省人事，口舌㖞斜，半身不遂，失语，或跌倒昏仆，仅以半身不遂为特征。脑中风与腰椎间盘突出症某些症状有相似之处，都是突然发病，腰椎间盘突出症以腰痛、腿痛为主，无上肢症状和血压变化，脑中风以半身不遂及不省人事、口舌㖞斜为主症。头颅CT、MRI可明确鉴别诊断。

（2）软组织损伤：腰部及下肢部因暴力出现局部性腰痛和下肢痛，局部按揉后症状缓解，无放射痛，功能部分受限。影像学诊断可明确鉴别。

（3）外伤骨折：腰及下肢部突然暴力外伤而出现相应部位的疼痛，疼痛固定不移，无放射痛，局部功能严重障碍，局部肿胀，影像学检查可发现骨折。

（4）腰肌劳损：一般有腰部劳伤史，因劳累或用力不当而出现腰痛，无下肢痛及放射痛，休息后减轻，经理疗按摩后症状明显缓解。神经根牵拉试验阴性。

（5）梨状肌综合征：无明显诱因而出现臀部及下肢放射痛，热敷理疗后症状有缓解，腰及椎旁无明显压痛，梨状肌局部有明显的压痛点，并向下肢放射，梨状肌紧张试验阳性，影像学检查无明显腰椎间盘突出。

（6）风湿性腰腿痛：无暴力史而出现腰痛、腿痛，无放射痛。有腰腿痛病史，疼痛与天气变化有关，白昼或活动后减轻，夜晚或固定姿势后加重，晨僵明显，解热镇痛药有效。神经根牵拉试验阴性。

3. 钩活术选穴　暴力瘀血型腰椎间盘突出症的选穴，要根据瘀血的部位之不同和影像学检查的结果，进行病位选穴，以新（魏氏）夹脊穴为主穴，腰骶部膀胱经腧穴和阿是穴为配穴。

主穴：新（魏氏）夹脊穴。

配穴：循经取穴或阿是穴，根据具体情况，取双侧穴或单侧穴，单侧取患侧腧穴。

方义提要：以腰部新（魏氏）夹脊穴为主穴。配穴循经取穴主要根据病邪所在的经络循行部位选穴，旨在活血化瘀、疏通经络，随症配以不同腧穴。

4. 钩活术治疗　暴力瘀血型腰椎间盘突出症的钩活术治疗应以泻法为主，利用巨、中、微类内板或内刃钩鍉针进行轻、中、重双软或单软常规九步钩活。辨证配合使用深软型钩鍉针。

5. 病案举例

（1）[暴发用力　筋脉受损]

哈某，男，32岁，内蒙古赤峰人。

初诊：2018年7月16日

主诉：双臀部交替性疼痛1个月，加重3天。

现病史：1个月前在1次摔跤过程中引发腰痛，左臀部疼痛，经牵引、针灸、按摩后好转。3天前再次摔跤后病情加重。双臀部交替性疼痛，右重于左，行走困难，翻身困难，影响睡眠伴咳痛，强迫体位，饮食欠佳，小便少，大便干。

查体：表情痛苦，拘谨步态。L$_{4/5}$椎旁、棘间压痛，右直腿抬高试验20°（＋）、仰卧挺腹试验（＋）、坐位伸膝试验（＋）、抱膝试验（－）、右踇趾背伸肌力减弱。舌暗红，苔薄白，脉弦紧。

辅助检查：血、尿常规检查无异常，心电图检查无异常。

影像学检查：X线、MRI检查（图2-4-29、图2-4-30、图2-4-31、图2-4-32）。

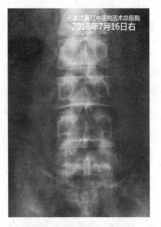

图2-4-29　X线正位

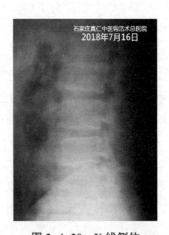

图2-4-30　X线侧位

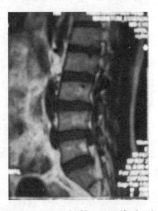

图2-4-31　矢状MRI像（1）

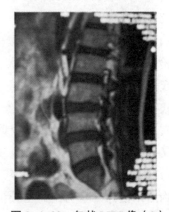

图2-4-32　矢状MRI像（2）

X 线表现：腰椎右侧旋，棘突左偏。生理前凸平直。L_5/S_1 椎间隙变窄，关节面模糊。$L_{1\sim5}$ 椎体缘轻度退变。椎旁软组织未见异常影。

MRI 表现：腰骶椎生理曲度正常，$L_{1/2}$ 椎体上下缘见结节状椎间盘信号影突入椎体内，余椎体信号正常，$T_2W\ I$ 示 $L_{3/4}$、$L_{4/5}$ 椎间盘信号减低，$L_{3/4}$ 椎间盘超出椎体边缘，硬膜囊及神经受压，$L_{4/5}$ 间盘突出至 L_5 椎体后上缘，椎管狭窄，硬膜囊及神经明显受压，终丝马尾信号正常，余椎间盘未见明显膨出与突出。

印象：腰椎间盘突出症。

诊断：暴力瘀血型腰椎间盘突出症（中医）。

腰椎间盘突出症（西医）。

分析：体育教师，青壮年，腰椎间盘突出史，摔跤过度用力，筋脉受损，日久成瘀，经治疗好转，再次损伤，旧疾新发，瘀血阻滞而复发，痛甚则影响睡眠，翻身困难，经络受阻则咳痛。

治则：活血祛瘀，舒筋通脉。

治法：钩活术疗法。

	选穴	钩鍉针	钩法与钩度	手法与钩角
主穴	穴 L_1 穴 +L_2 穴	巨类腰椎型	双软 7 分	钩提法 80°
配穴	双环跳 + 双承扶	微类内板 7.5 型	单软 1 分	钩提法 90°

按照《中医钩活术技术操作规范》完成钩活术操作。

二诊：2018 年 7 月 23 日

双臀部疼痛较前缓解 50%。

治疗：

	选穴	钩鍉针	钩法与钩度	手法与钩角
主穴	L_1' 穴 +L_2' 穴	巨类腰椎型	单软 4 分	钩提法 80°
配穴	无	–	–	–

按照《中医钩活术技术操作规范》完成钩活术操作。

三诊：2018 年 7 月 30 日

双臀部疼痛较前好转 70% 左右。

治疗：

	选穴	钩鍉针	钩法与钩度	手法与钩角
主穴	L_2 穴 +L_3 穴	中类内板 4.5 型	单软 3 分	钩提法 80°
配穴	无	–	–	–

按照《中医钩活术技术操作规范》完成钩活术操作。

随访：2019 年 7 月 30 日电话随访，一年间上述症状无反复。

【按语】体育教师，长期从事摔跤训练，腰椎间盘突出症病史，宿瘀形成。暴发力使腰部筋脉损伤，腰痛再发，瘀是病因，又是病机，瘀血阻络，血行不畅，法以活血祛瘀、舒筋通脉。钩活 L_1 穴 + L_2 穴 + L_3 穴 + 循经取穴，直达病所，瘀血祛，新血生，经络畅通，筋脉得濡。多年痼疾，钩活三次而愈。

在今后的生活中，起居有常，注意保养，适当活动，勿再损伤，防止复发。

（2）［劳伤瘀血　经络受阻］

潘某，男，58 岁，河南平顶山人。

初诊：2012 年 3 月 2 日

主诉：腰痛 1 个月，左下肢麻木 2 天。

现病史：1 个月前即感腰部胀痛，时作时止，劳累后加重，休息后减轻，2 天前因乔迁新居扭伤腰部而腰痛，左下肢麻木至小腿，伴咳痛，活动受限，行走困难，二便尚可。口服止痛药及按摩稍可缓解，过时依旧，2012 年 3 月 2 日来我院就诊。

查体：跛行步态，查体尚合作。$L_{4/5}$ 棘间、椎旁压痛，仰卧挺腹试验（＋）、左直腿抬高试验 60°（＋）、坐位伸膝试验（＋）。舌暗红，苔薄白，脉弦涩。

辅助检查：血、尿常规、心电图检查无异常。

影像学检查：X 线、MRI 检查（图 2-4-33、图 2-4-34、图 2-4-35、图 2-4-36）。

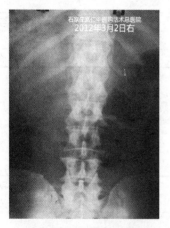

图 2-4-33　X 线正位

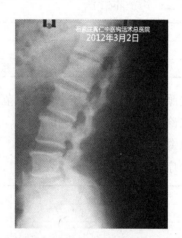

图 2-4-34　X 线侧位

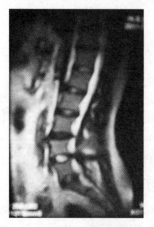

图 2-4-35　矢状 MRI 像（1）

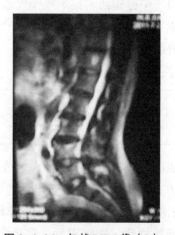

图 2-4-36　矢状 MRI 像（2）

X 线表现：腰椎顺列尚整齐，生理前凸增大过曲。L_5/S_1 椎间隙稍有变窄，关节面模糊。L_5 椎体髓核压迹后移加深，L_4 椎体稍有前移。L_{1-5} 椎体缘骨质增生。椎旁软组织未见异常。

MRI 表现：腰椎顺列尚可，曲度存在。诸椎体前后缘增生变尖，信号未见明显异常。椎间隙未见明显变窄，多个间盘于 T_2 像信号减低，$L_{3/4}$、$L_{4/5}$ 间盘均向后突出，以 $L_{4/5}$ 间盘为著，相应平面小关节增生肥大，前述改变致椎管受压明显变窄。椎管内未见其他异常信号，椎前及椎旁软组织信号未见明显异常。

印象：腰椎间盘突出症。

诊断：暴力瘀血型腰椎间盘突出症（中医）。

　　　　腰椎间盘突出症（西医）。

分析：壮年，男性，久劳伤筋，有腰痛病史，瘀血阻滞，劳累正气损伤，容易扭伤，扭伤后瘀滞增加，疼痛加重，休息按摩后正气稍有恢复，经络微有畅通，而症状有所缓解，久瘀气虚则左下肢麻木。

治则：活血化瘀，疏通经络。

治法：钩活术疗法。

	选穴	钩鍉针	钩法与钩度	手法与钩角
主穴	L_1 穴 +L_2 穴	巨类腰椎型	双软 7 分	钩提法 80°
配穴	左环跳	微类内板 7.5 型	单软 1 分	钩提法 90°

按照《中医钩活术技术操作规范》完成钩活术操作。

二诊：2012 年 3 月 9 日

腰痛及左下肢疼痛较前好转 50%。

治疗：

	选穴	钩鍉针	钩法与钩度	手法与钩角
主穴	L_1' 穴 +L_2' 穴	巨类腰椎型	单软 5 分	钩提法 80°
配穴	左承山	微类内板 2.5 型	单软 1 分	钩提法 90°

按照《中医钩活术技术操作规范》完成钩活术操作。

三诊：2012 年 3 月 16 日

腰痛及左下肢麻木基本消失。

随访：2013 年 3 月 16 日电话随访，一年间上述症状无反复。

【按语】搬家用力过度，腰痛再发，证属暴力瘀血型腰椎间盘突出症，久劳伤筋，瘀血内停，血行不畅，腰络受阻，血瘀日久而致气滞，血瘀与气滞互为因果而胀痛。气为血之帅，血为气之母，气行则血行，气滞则血瘀，瘀血当以活血为治疗大法。钩活 L_1 穴 +L_2 穴 + 循经取穴，直达病所，祛瘀生新，气血畅通而愈。为防复发，嘱患者注意保养，起居有常，禁用暴力，劳逸结合。

6. 其他疗法　药物内服法、中药外用法、推拿、牵引、按摩、针灸、小针刀疗法、电疗、封闭。

附方：

1. 瘀血阻滞

血府逐瘀汤（《医林改错》）化裁：

柴胡 9g、枳壳 6g、桃仁 6g、红花 6g、当归 9g、赤芍 10g、川芎 9g、葛根 15g、牛膝 9g、炙甘草 6g、羌活 9g、桂枝 6g。

2. 肾虚瘀血

补肾壮筋汤合桃红四物汤（《伤科补要》《医宗金鉴》）加减：

川牛膝 9g、川续断 9g、桃仁 9g、红花 9g、当归 12g、酒熟地 12g、赤芍 9g、川芎 9g、青皮 6g、威灵仙 9g、炙甘草 5g。

四、劳损瘀滞型腰椎间盘突出症

符合中医劳损瘀滞所致腰腿痛腰椎间盘突出症。由于腰椎间盘突出症引起腰腿痛，通过中医病因病机辨证，辨证属中医劳损瘀滞的证候。

1. 诊断

（1）症状：因长时间固定姿势工作、娱乐、锻炼、训练等伤于腰部及下肢，缓慢或突然引起腰痛、腿痛、放射痛，强迫体位，功能受限，沉重，转动不利，疼痛的部位及点和线是固定的，大部分单肢体发病，或双侧发病但一侧重于另一侧，重则影响二便，或一过性二便障碍，休息卧床后减轻，劳累和固定姿势后加重。

（2）舌脉：舌淡红，兼有瘀斑，苔薄白或薄黄，脉弦紧或滑。

（3）体征：腰部僵硬、肌紧张、活动受限，部分棘突压痛，或椎旁压痛可向远端部位放射。神经根牵拉试验可阳性，局部按揉、理疗可稍缓解。

（4）影像学检查：X 线、CT 及 MRI 检查可见相应的结构改变与症状、体征相符。

（5）排除其他病：综合判断，排除其他原因引起的以上症状。

符合以上 5 条并排除其他疾病即可确诊为劳损瘀滞型腰椎间盘突出症。

包括因劳损而引起的膨出型、突出型、脱出型腰椎间盘突出症。

诊断要点：因劳损而引起的腰痛、腿痛、放射痛、活动受限、僵硬不适与天气变化无关，休息后减轻，活动后加重，或有或无腰椎间盘突出症病史。符合相应影像学表现。

2. 鉴别诊断

（1）软组织损伤：腰部及下肢部因暴力出现局部性腰痛和下肢痛，局部按揉后症状缓解，无放射痛，功能部分受限。影像学诊断可明确鉴别。

（2）腰肌劳损：一般有腰部劳伤史，因劳累或用力不当而出现腰痛，无下肢痛及放射痛，休息后减轻，经理疗按摩后症状明显缓解，神经根牵拉试验阴性。

（3）梨状肌综合征：无明显诱因而出现臀部及下肢放射痛，热敷理疗后症状有缓解，腰及椎旁无明显压痛，梨状肌局部有明显的压痛点，并向下肢放射，梨状肌紧张试验阳性，影像学检查无明显腰椎间盘突出。

（4）风湿性腰腿痛：无暴力史而出现腰痛、腿痛，无放射痛。有腰腿痛病史，疼痛与天气变化有关，白昼或活动后减轻，夜晚或固定姿势后加重，晨僵明显，应用解热镇痛药有效。神经根牵拉试验阴性。

3. 钩活术选穴　劳损瘀滞型腰椎间盘突出症的选穴，要根据瘀滞的部位之不同和影像学检查的结果，进行病位选穴，以新（魏氏）夹脊穴为主穴，腰部膀胱经腧穴和阿是穴为配穴。

主穴：新（魏氏）夹脊穴。

配穴：循经取穴或阿是穴，根据具体情况，取双侧穴或单侧穴，单侧取患侧腧穴。

方义提要：以腰部新（魏氏）夹脊穴为主穴。配穴循经可局部取穴，主要根据疾病所在的经络和病位选穴，旨在疏通经络、畅通气机、调理肝肾，随症配以不同腧穴。

4. 钩活术治疗　劳损瘀滞型腰椎间盘突出症钩活术治疗应以平补平泻或泻法为主，利用巨、中、微类内板或内刃钩鍉针进行轻、中、重双软或单软常规九步钩活。辨证配合使用深软型钩。

5. 病案举例

（1）[久劳体虚　筋脉瘀滞]

熊某，男，51岁，河北深泽人。

初诊：2010年10月25日

主诉：腰痛、左下肢麻木20天。

现病史：20天前因秋收秋种，劳累过度而发腰痛，经针灸、按摩及口服药物稍缓解，过时依旧，逐渐加重伴左下肢麻木，劳累后加重，遇冷加重，休息热敷后减轻，夜间加重，影响睡眠。于2010年10月25日来我院就诊。

查体：神志清楚，面色无华，弯腰行走，查体合作。腰 $L_{4/5}$、L_5/S_1 棘间压痛、椎旁压痛，左直腿抬高试验70°（+）、仰卧挺腰试验（+）、坐位伸膝试验（-）、坐位屈颈试验（-）、抱膝试验（-）、鞠躬试验（-）。心肺腹未见异常，舌质淡，苔薄白，脉细弱。

辅助检查：血、尿常规检查未见异常，心电图检查未见异常。

影像学检查：X线、CT检查（图2-4-37、图2-4-38、图2-4-39、图2-4-40）。

X线表现：腰椎左侧倾斜，顺列尚整齐，生理前凸存在。L_5 椎体骶化，$L_{4/5}$ 椎间隙变窄，关节面模糊。$L_{3\sim5}$ 椎体边缘唇样变。椎旁软组织未见异常。

CT表现：腰椎缘欠光整，可见轻度骨赘形成，$L_{3/4}$、$L_{4/5}$、L_5/S_1 椎间盘均向周边膨出环形软组织影，硬膜囊前方脂肪间隙受压。$L_{3\sim5}$ 骨性椎管形态无狭窄，黄韧带无肥厚。椎旁软组织无肿胀。

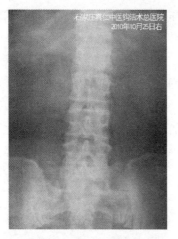

图 2-4-37 X 线正位

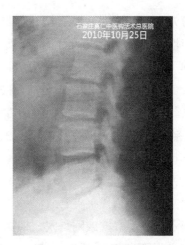

图 2-4-38 X 线侧位

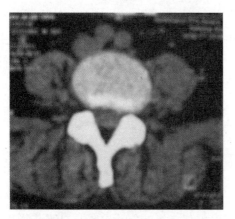

图 2-4-39 矢状 MRI 像（1）

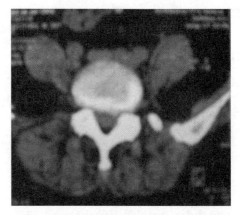

图 2-4-40 矢状 MRI 像（2）

印象：腰椎间盘突出症。

诊断：劳损瘀滞型腰椎间盘突出症（中医）。

腰椎间盘突出症（西医）。

分析：收获季节既喜又忧，患者经常劳累过度，筋脉受损，日久瘀滞，腰部经络受阻则腰痛。血行不畅则左下肢麻木，夜间阳气藏内，血行缓慢则疼痛加重而影响睡眠。

治则：活血祛瘀，营养筋脉。

治法：钩活术疗法。

	选穴	钩鍉针	钩法与钩度	手法与钩角
主穴	L₁ 穴 +L₂ 穴	巨类腰椎型	单软 5 分	钩提法 80°
配穴	左环跳 + 左承扶	微类内板 7.5 型	单软 1 分	钩提法 90°

按照《中医钩活术技术操作规范》完成钩活术操作。

二诊：2010 年 11 月 1 日

腰痛、左下肢麻木较前好转约 30%。

治疗：

	选穴	钩锃针	钩法与钩度	手法与钩角
主穴	L_1' 穴 +L_2' 穴	巨类腰椎型	单软 5 分	钩提法 80°
配穴	左委中 + 左承山	微类内板 3.5 型	单软 1 分	钩提法 90°

按照《中医钩活术技术操作规范》完成钩活术操作。

三诊：2010 年 11 月 8 日

腰痛、左下肢麻木较前好转约 70%。

治疗：

	选穴	钩锃针	钩法与钩度	手法与钩角
主穴	L_2 穴 +L_3 穴	巨类腰椎型	单软 4 分	钩提法 80°
配穴	左足三里 + 左丰隆	微类内板 3.5 型	单软 1 分	钩提法 90°

按照《中医钩活术技术操作规范》完成钩活术操作。

四诊：2010 年 12 月 8 日

腰痛、左下肢麻木等症状消失，食欲可，面色红润，大便正常。嘱其勿劳累，少忧思，加营养，强体质。

随访：2011 年 12 月 8 日电话随访，一年间症状未见反弹。

【按语】常年劳累，必将损其筋脉，日久瘀滞形成，证属劳损瘀滞型腰椎间盘突出症。腰部筋脉失养，劳损 + 瘀滞而腰痛。钩活 L_1 穴 +L_2 穴 + 循经取穴，辅配足三里、丰隆调理脾胃，直达病所，瘀滞消散，气机畅通，气血旺盛，筋脉得养，故三次钩活而告愈。日常生活中，起居有常，饮食规律，合理营养，劳逸适度，防止反弹。

（2）[年迈体弱　劳损为主]

花某，男，72 岁，河北平山人。

初诊：2017 年 10 月 2 日

主诉：腰痛及右下肢疼痛、麻木 1 个月。

现病史：患者 1 个月前弯腰绘画时突感腰痛，虽卧床休息不得缓解，影响睡眠，于当地医院给予按摩、理疗及口服药物（药名不详），疗效不佳，并出现右下肢麻木至膝关节，于 2017 年 10 月 2 日来我院求诊。

查体：$L_{4/5}$、L_5/S_1 棘间压痛、椎旁压痛，右直腿抬高试验 70°（+）、仰卧挺腹试验（+）、坐位伸膝试验（+）。舌淡，苔薄白，脉细无力。

辅助检查：血、尿常规及心电图检查无异常。

影像学检查：X 线、CT 检查（图 2-4-41、图 2-4-42、图 2-4-43、图 2-4-44）。

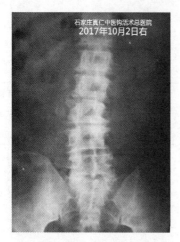

图 2-4-41　X 线正位

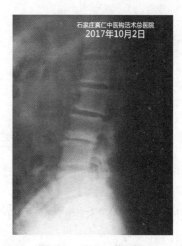

图 2-4-42　X 线侧位

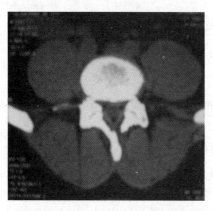

图 2-4-43　矢状 MRI 像（1）

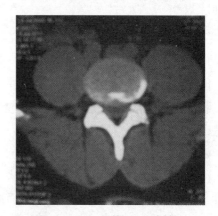

图 2-4-44　矢状 MRI 像（2）

　　X 线表现：腰椎右凸侧弯，棘突左偏，$L_{3/4}$ 椎间隙两侧不对称。生理前凸减小。$L_{2/3}$、$L_{3/4}$、$L_{4/5}$、L_5/S_1 椎间隙变窄，以 $L_{3/4}$ 为著，关节面模糊。L_5 椎体髓核压迹后移加深。$L_{1\sim5}$ 赘体边缘轻度骨质增生。椎旁软组织未见异常。

　　CT 表现：$L_{3/4}$、$L_{4/5}$ 椎间盘向后方突出，压迫硬膜囊，椎管前后径狭窄，椎旁软组织未见明显肿胀。

　　印象：腰椎间盘突出症。

　　诊断：劳损瘀滞型腰椎间盘突出症（中医）。

　　　　　腰椎间盘突出症（西医）。

　　分析：患者退休教师，业余绘画爱好者，年老体弱，从事教师工作 30 余年，长期站立，退休后又酷爱绘画艺术，平素站立绘画长达 6 小时，体虚劳损之躯，日久致瘀，瘀阻腰部经络则腰痛，瘀阻右下肢筋脉则疼痛，血运不畅则麻木。

　　治则：补肾壮腰，营养筋脉。

　　治法：钩活术疗法。

	选穴	钩鍉针	钩法与钩度	手法与钩角
主穴	L₁ 穴 +L₂ 穴	巨类腰椎型	单软 6 分	钩提法 80°
配穴	右环跳 + 右承扶	微类内板 7.5 型	单软 1 分	钩提法 90°

按照《中医钩活术技术操作规范》完成钩活术操作。

二诊：2017 年 10 月 9 日

腰痛及右下肢疼痛好转 50%、麻木好转 30%。

治疗：

	选穴	钩鍉针	钩法与钩度	手法与钩角
主穴	L₁′ 穴 +L₂′ 穴	巨类腰椎型	单软 5 分	钩提法 80°
配穴	右委中 + 右承山	微类内板 3.5 型	单软 1 分	钩提法 90°

按照《中医钩活术技术操作规范》完成钩活术操作。

三诊：2017 年 10 月 16 日

腰痛、右下肢疼痛较前好转约 70%，麻木缓解约 50%。

治疗：

	选穴	钩鍉针	钩法与钩度	手法与钩角
主穴	L₂ 穴 +L₃ 穴	巨类腰椎型	单软 4 分	钩提法 80°
配穴	无	–	–	–

按照《中医钩活术技术操作规范》完成钩活术操作。

四诊：2017 年 11 月 16 日

腰痛、右下肢疼痛消失，右小腿偶感麻木，继续口服中药（10 剂），巩固疗效。

随访：2018 年 11 月 16 日电话随访，经过 1 年的调养，上述症状未见反复。

【按语】患者年迈体虚是产生疾病的根源，长期站立，筋脉劳损，瘀滞形成，腰部经脉受阻而腰痛，钩活 L₁ 穴 +L₂ 穴 + 循经取穴，直达病所，辅助中药调理，瘀滞消散，经络畅通，腰部筋脉得养而告愈。

日常生活中，合理膳食，起居有常，适当活动，增强体质，此型劳损瘀滞型腰椎间盘突出症易复发，可再行钩活治疗。

（3）[久行劳损　筋脉淤滞]

孟某，男，35 岁，陕西渭南人。

初诊：2010 年 2 月 3 日

主诉：腰痛及左下肢放射痛 1 年，加重 10 天。

现病史：1 年前即感腰部不适，时有疼痛，热敷或休息可缓解。10 天前由于急送邮件，步行 20 余里，因劳累而腰痛复发，卧床休息不得缓解，辗转翻侧，不能入眠，次日晨起，腰痛加重，左臀部疼痛放射至左小腿外侧，遇冷更甚，于 2010 年 2 月 3 日来我院就诊。

查体：表情痛苦，躯干前倾，臀部右翘，跛行步态，查体尚合作，L₄/₅、L₅/S₁ 棘间、椎旁压痛，左侧直腿抬高试验 60°（＋）、仰卧挺腹试验（＋）、坐位伸膝试验（＋）、抱膝试验（－）、鞠躬试验（－）。舌暗红，苔黄腻，脉弦紧。

辅助检查：血、尿常规检查无异常，心电图检查未见异常。

影像学检查：X 线、CT 检查（图 2-4-45、图 2-4-46、图 2-4-47、图 2-4-48）。

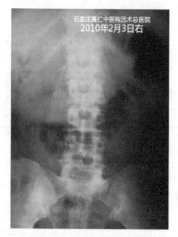
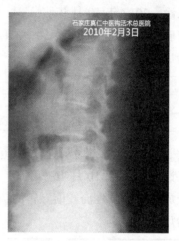

图 2-4-45　X 线正位　　　　　　　　　　图 2-4-46　X 线侧位

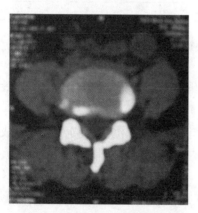
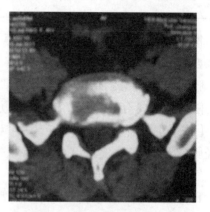

图 2-4-47　矢状 MRI 像（1）　　　　　　图 2-4-48　矢状 MRI 像（2）

X 线表现：腰椎轻度左凸侧弯，棘突右偏，生理前凸减小，$L_{3/4}$、$L_{4/5}$、L_5/S_1 椎间隙变窄。L_{1-5} 椎体缘轻度骨质增生。椎旁软组织未见异常。

CT 表现：$L_{3/4}$、$L_{4/5}$、L_5/S_1 椎间盘膨出，压迫硬膜囊，余椎间盘未见明显异常。椎旁软组织未见明显肿胀。腰椎椎体缘骨赘形成。

印象：腰椎间盘突出症。

诊断：劳损瘀滞型腰椎间盘突出症（中医）。

腰椎间盘突出症（西医）。

分析：山区邮递员，每天负重行走数十余里，穿梭各村之间（山路崎岖），久行伤筋，长期劳损，腰痛反复发作，日久成瘀，瘀阻经络则卧床不得缓解，难以入眠，夜间阳气内藏，血行缓慢，下肢经络受阻则疼痛麻木，寒性收引则遇冷加重。

治则：活血祛瘀，舒筋通络。

治法：钩活术疗法。

	选穴	钩鍉针	钩法与钩度	手法与钩角
主穴	L₁ 穴 +L₂ 穴	巨类腰椎型	单软 6 分	钩提法 80°
配穴	左环跳 + 左承扶	微类内板 7.5 型	单软 1 分	钩提法 90°

按照《中医钩活术技术操作规范》完成钩活术操作。

二诊：2010 年 2 月 10 日

腰痛、左下肢疼痛较前好转约 30%。

治疗：

	选穴	钩鍉针	钩法与钩度	手法与钩角
主穴	L₁' 穴 +L₂' 穴	巨类腰椎型	单软 6 分	钩提法 80°
配穴	左委中 + 左承山	微类内板 2.5 型	单软 1 分	钩提法 90°

按照《中医钩活术技术操作规范》完成钩活术操作。

三诊：2010 年 2 月 25 日

上述症状基本消失，医嘱勿劳累，注意休息。

随访：2011 年 2 月 25 日电话随访，一年间由于调换工作，保养得力，上述症状未见反复。

【按语】弯腰负重，日行数十里，长期劳累，筋脉劳损必然有之，腰部筋脉受损，日久成瘀，经络受阻而发病。采用 L₁ 穴 +L₂ 穴 + 循经取穴，直达病所，经络畅通，瘀滞消散，故二次钩活而愈。

在今后的日常生活中，嘱患者注意保养，起居规律，劳逸适度，防止复发。

6. 其他疗法 药物内服法、中药外用法、推拿、针灸、小针刀疗法、牵引疗法、封闭。

附方：

1. 气血双虚瘀滞 气滞重于血瘀。

血府逐瘀汤（《医林改错》）化裁：

柴胡 9g、枳壳 6g、桃仁 6g、红花 6g、当归 9g、赤芍 9g、川芎 9g、牛膝 9g、炙甘草 6g、黄芪 10g、白术 15g、青皮 5g、桂枝 9g。

2. 肝肾双亏瘀滞 血瘀重于气滞。

补肾壮筋汤（《伤科补要》）化裁：

当归 9g、赤芍 9g、川芎 6g、血竭 1.5g（冲）、乳香 3g、没药 3g、杜仲 12g、川续断 12g、狗脊 12g、五加皮 12g、杜仲 12g、续断 12g、狗脊 12g、熟地黄 20g、山萸肉 10g。

五、痰浊瘀阻型腰椎间盘突出症

符合中医痰浊瘀阻的腰椎间盘突出症。由于腰椎间盘突出症引起腰腿痛，通过中医病因病机辨证，病程长，反复发作，腰腿部疼痛沉着，部位固定，缠绵难愈，归属中医痰浊瘀阻的一种病症。

1. 诊断

（1）症状：因工作或其他原因反复劳损而引起腰椎间盘突出症反复发作，时轻时重，发作时出现腰痛、腿痛、放射痛，强迫体位，功能受限，沉重，转动不利，轻度跛行，疼痛的部位及点和线是固定的，大部分单肢体发病，或双侧发病但一侧重于另一侧，重则影响二便，或一过性二便障碍，休息卧床后减轻，与天气变化无关，与劳累和固定姿势有关，缓解期依然存在腰腿不适或沉重的感觉。

（2）舌脉：舌淡红，边有齿痕，兼有瘀斑，苔白厚腻或薄黄厚腻，脉弦滑无力。

（3）体征：腰部僵硬、肌紧张、活动受限，部分棘突压痛，或椎旁压痛可向远端部位放射。神经根牵拉试验可阳性，局部按揉、理疗可稍缓解。

（4）影像学检查：X线、CT及MRI检查可见相应的结构改变与症状、体征相符。

（5）排除其他病：综合判断，排除其他原因引起的以上症状。

符合以上5条并排除其他疾病即可确诊为劳损瘀滞型腰椎间盘突出症。

包括膨出型、突出型、脱出型腰椎间盘突出症。

诊断要点：在影像学检查结果的支持下，有腰椎间盘突出症病史，反复出现腰椎间盘突出而引起腰痛、下肢放射痛、沉重、活动受限、僵硬不适、缠绵难愈，与天气变化无关，休息后减轻，活动后加重。

2. 鉴别诊断

（1）劳损瘀滞型腰椎间盘突出症：是因劳损瘀滞或其他型腰椎间盘突出症反复发作而引起的，而痰浊病理产物的出现，瘀滞程度的增加，是痰浊淤滞型腰椎间盘突出症的病因病机，临床表现为反复发作的腰椎间盘突出症，腰腿疼痛沉重，部位固定，缠绵难愈。

（2）软组织损伤：腰部及下肢因暴力出现局部性腰痛和下肢痛，局部按揉后症状缓解，无放射痛，功能部分受限。影像学诊断可明确鉴别。

（3）腰肌劳损：一般有腰部劳伤史，因劳累或用力不当而出现腰痛，无下肢痛及放射痛，休息后减轻，经理疗按摩后症状明显缓解。神经根牵拉试验阴性。

（4）梨状肌综合征：无明显诱因而出现臀部及下肢放射痛，热敷理疗后症状有缓解，腰及椎旁无明显压痛，梨状肌局部有明显的压痛点，并向下肢放射，梨状肌紧张试验阳性，影像学检查无明显腰椎间盘突出。

（5）风湿性腰腿痛：无暴力史而出现腰痛、腿痛，无放射痛。有腰腿痛病史，疼痛与天气变化有关，白昼或活动后减轻，夜晚或固定姿势后加重，晨僵明显，应用解热镇痛药有效。神经根牵拉试验阴性。

3. 钩活术选穴　痰浊瘀阻型腰椎间盘突出症的选穴，要根据瘀阻的部位之不同和影像学检查的结果，进行病位选穴，以新（魏氏）夹脊穴为主穴，腰部膀胱经腧穴和阿是穴为配穴。

主穴：新（魏氏）夹脊穴。

配穴：循经取穴或阿是穴，根据具体情况，取双侧穴或单侧穴，单侧取患侧腧穴。

方义提要：以腰部新（魏氏）夹脊穴为主穴。配穴中条口、丰隆是治痰的要穴，肾俞、脾俞、足三里、阳陵泉是补益脾肾治疗痰浊的主穴，其他配穴为循经取穴，共同达到补益脾肾、祛痰化浊、活血化瘀、畅通气机、疏通经络的目的。

4. 钩活术治疗　钩活术治疗痰浊瘀阻型腰椎间盘突出症应以平补平泻法为主，利用巨、中、微类内板或内刃钩鍉针进行轻、中、重双软或单软常规九步钩活。辨证配合使用深软型钩鍉针。

5. 病案举例

［哮喘病后　痰瘀留滞］

杨某，女，43 岁，石家庄市人。

初诊：2016 年 10 月 15 日

主诉：腰痛 5 天。

现病史：患者素体虚弱，慢支病史 20 年，1 个月前，因天气突变引发慢性支气管炎，于某医院住院对症治疗 15 天，出院后第 5 天，清晨起床，突感腰部疼痛、僵硬，活动受限，口服非甾体类止痛药及按摩后稍有缓解，过时依旧，于 2016 年 10 月 15 日来我院就诊。

查体：$L_{4/5}$ L_5/S_1 椎旁压痛，按摩后稍缓解，仰卧挺腹试验（＋）、坐位屈颈试验（－）、抱膝试验（－）、鞠躬试验（－）。听诊双肺野少量湿性啰音，血压：130/70mmHg，舌质淡，苔薄白，脉细弦紧。

辅助检查：血、尿常规检查未见异常，心电图检查：T 波低平。

影像学检查：X 线、MRI 检查（图 2-4-49、图 2-4-50、图 2-4-51、图 2-4-52）。

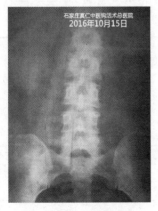

图 2-4-49　X 线正位

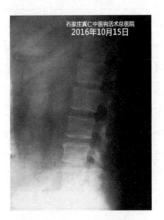

图 2-4-50　X 线侧位

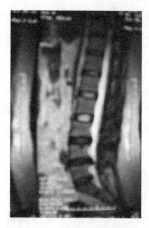

图 2-4-51　矢状 MRI 像（1）

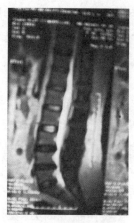

图 2-4-52　矢状 MRI 像（2）

X 线表现：腰椎顺列尚整齐。生理前凸欠佳。$L_{4/5}$、L_5/S_1 椎间隙轻度变窄。L_{2-5} 椎体边缘轻度骨质增生。椎旁软组织未见异常。

MRI 表现：腰椎生理曲度欠佳，椎体排列规则，L_4/S_1 椎间盘在 $T_2W\ I$ 上信号减低，$L_{3/4}$ 椎间盘向后膨出、L_4/S_1 椎间盘向后突出，压迫硬膜囊，$L_{4/5}$ 脊髓圆锥未见明显异常信号影。L_4 椎体上缘骨皮质局限性凹陷，腰椎体缘骨赘形成，椎旁软组织未见明显肿胀。

印象：腰椎间盘突出症。

诊断：痰浊瘀阻型腰椎间盘突出症（中医）。

　　　腰椎间盘突出症（西医）。

分析：患者平素体弱，慢支病史 20 年，久卧，气血虚弱，痰瘀留滞腰部，经络受阻而腰部僵硬，活动受限。

治则：益气壮腰，化痰祛瘀。

治法：钩活术疗法。

	选穴	钩鍉针	钩法与钩度	手法与钩角
主穴	L_1 穴 +L_2 穴	巨类腰椎型	单软 4 分	钩提法 80°
配穴	无	—	—	—

按照《中医钩活术技术操作规范》完成钩活术操作。

二诊：2016 年 10 月 22 日

腰痛较前好转 30%。

治疗：

	选穴	钩鍉针	钩法与钩度	手法与钩角
主穴	L_1' 穴 +L_2' 穴	巨类腰椎型	单软 4 分	钩提法 80°
配穴	无	—	—	—

按照《中医钩活术技术操作规范》完成钩活术操作。

三诊：2016 年 10 月 29 日

腰痛较前好转 90% 左右，嘱其继续口服中药以巩固疗效。

随访：2017 年 10 月 29 日电话随访，一年间，生活有规律，调养得当，上述症状未见反复。

【按语】素体虚弱，慢性支气管炎病史 20 年，为痰饮之体，痰饮滞久而成瘀，由于慢性支气管炎发作而强迫体位，痰瘀留滞于腰部经络而突发腰痛，采用 L_1 穴 + L_2 穴进行钩治，直达病所，辅助中药调理，痰瘀消散，血脉畅通，两次钩活而告愈。此患者在今后生活中，需注意饮食调养，起居规律，适当活动，增强免疫力，防止复发。

6. 其他疗法 药物内服法、中药外用法、推拿、针灸、小针刀疗法、牵引疗法。

附方：

1. 痰湿阻络

三仁汤（《温病条辨》）加减：

杏仁 10g、飞滑石 30g、白通草 15g、白蔻仁 10g、竹叶 15g、厚朴 10g、生薏苡仁 20g、半夏 6g、伸筋草 15g、透骨草 15g、怀牛膝 20g。

2. 痰热

黄连温胆汤（《备急千金要方》）加减：

半夏 6g、陈皮 10g、茯苓 15g、枳实 10g、黄连 10g、竹茹 15g、龙齿 30g、珍珠母 30g、磁石 30g、神曲 10g、焦山楂 10g、莱菔子 10g。

3. 痰湿困阻

导痰汤（《济生方》）加减：

陈皮 9g、半夏 9g、枳实 10g、茯苓 12g、制天南星 6g、当归 9g、葛根 15g、九节菖蒲 15g、全天麻 12g、土白术 9g、川芎 6g、赤芍 9g。

4. 痰湿遏脾

苓桂术甘汤（《金匮要略》）化裁：

茯苓 12g、桂枝 9g、白术 12g、甘草 6g、干姜 3g、吴茱萸 6g、苍术 9g。

5. 湿热蕴结

加味二妙散（《丹溪心法》）化裁：

黄柏 9g、苍术 9g、萆薢 12g、防己 12g、木瓜 12g、薏苡仁 24g、怀牛膝 12g、晚蚕砂 12g、木通 9g、伸筋草 15g、透骨草 15g。

6. 痰瘀交阻

半夏白术天麻汤和四物汤化裁：

半夏 9g、白术 9g、天麻 9g、陈皮 6g、茯苓 12g、当归 9g、赤芍 9g、川芎 9g、甘草 6g。

六、气血两虚型腰椎间盘突出症

符合中医气血两虚的腰椎间盘突出症。由于腰椎间盘突出症的发生，正邪相争，进入缓解期和康复期，通过中医病因病机辨证，归属中医的气血两虚，气血不能全部濡养所导致的，以腰部酸沉及下肢部麻木，兼有冷凉为主要临床表现的病证。

1. 诊断

（1）症状：腰椎间盘突出症发作后，腰痛、腿痛，影响睡眠、影响行走的急性期、持续期已过，出现腰部酸沉，活动后加重，休息后减轻，不能久坐、久站、久视，下肢部主要以小腿外侧、后侧、踝部出现麻木，或兼有冷凉感，局部近衣被，遇热减轻、遇冷加重，劳累后加重，休息后减轻，热敷理疗稍有缓解，天气变化对此影响不大，兼有面色少华，头昏失眠，乏神。

（2）舌脉：舌淡嫩，体胖，苔薄白，脉沉无力。

（3）体征：腰部僵硬，下肢皮温稍有下降，神经根牵拉试验阴性，局部按揉、理疗、热疗可缓解。

（4）影像学检查：X线、CT及MRI检查可见相应的结构改变与症状、体征相符。影像学检查基本同发作期和持续期。

（5）排除其他病：综合判断，排除其他原因引起的以上症状。

符合以上5条并排除其他疾病即可确诊为气血两虚型腰椎间盘突出症。

包括膨出型、突出型、脱出型腰椎间盘突出症的缓解期、康复期。

诊断要点：在影像学检查结果的支持下，有腰椎间盘突出病史，或发作期、持续期过后出现腰部酸沉和下肢麻木，兼有皮温下降，与天气变化关系不大，遇冷加重，遇热减轻，活动后加重，休息后减轻，按揉后减轻。

2. 鉴别诊断

（1）痿证型腰椎间盘突出症：腰椎间盘突出症引起腰腿放射痛，继而出现肌萎无力，足下垂。重则影响二便，甚至瘫痪，此型腰椎间盘突出症的主要症状是功能下降。

（2）肝肾双亏型腰椎间盘突出症：肝肾双亏型主要是足下垂，抬举无力，其他症状不明显，从症状上可以明显区分。

（3）下肢神经炎：病程较长，无腰椎间盘突出症的腰腿放射痛等典型症状，病理征阴性。影像学检查可明确鉴别。

（4）梨状肌综合征：依然有下肢麻木症状，但梨状肌紧张试验为阳性，腰椎旁无压痛、放射痛。影像学检查可明确鉴别。

3. 钩活术选穴　气血两虚型腰椎间盘突出症的选穴，要根据虚证的特点和影像学检查的结果，进行病位选穴，以新（魏氏）夹脊穴为主穴，腰部膀胱经腧穴和阿是穴为配穴。

主穴：新（魏氏）夹脊穴。

配穴：循经取穴或阿是穴，根据具体情况，取双侧穴或单侧穴，单侧取患侧腧穴。

方义提要：以腰部新（魏氏）夹脊穴为主穴。配穴以循经取穴和局部取穴为主，主穴与配穴均为补法，这样形成腰部取穴、循经取穴、局部取穴三结合以补法为主的钩活术疗法。

4. 钩活术治疗 气血两虚型腰椎间盘突出症钩活术治疗应以补法为主，利用巨、中、微类内板或内刃钩鍉针进行轻、中、重单软常规九步钩活。

5. 病案举例

（1）[脾胃虚弱 气虚为主]

张某，男，40岁，山东枣庄人。

初诊：2016年9月4日

主诉：间歇性腰痛、右下肢麻1年。

现病史：间歇性腰痛、酸胀，右下肢麻至小腿外侧1年，兼有全身乏力，头昏失眠，局部冷凉，近衣被，遇热减轻、遇冷加重，劳累后加重，休息后减轻，经休息、按揉后缓解。胃炎（脾胃虚弱）病史多年，于2016年9月4日来我院就诊。

查体：面色少华，腰 $L_{4/5}$、L_5/S_1 棘间、椎旁轻度压痛，右侧直腿抬高试验70°（±）、仰卧挺腹试验（±）、坐位伸膝试验（±）、抱膝试验（−）、鞠躬试验（−）。心肺腹未见异常，血压：140/80mmHg，舌暗红，苔白腻，脉弦无力。

辅助检查：血、尿常规检查无异常，心电图检查未见异常。

影像学检查：X线、MRI检查（图2-4-53、图2-4-54、图2-4-55、图2-4-56）。

X线表现：腰椎轻度左凸侧弯，棘突左偏，生理前凸减小平直。$L_{4/5}$、L_5/S_1 椎间隙变窄。$L_{3\sim5}$ 椎体边缘轻度唇样变。椎旁软组织未见异常。

CT表现：腰椎顺列可，椎体前缘有唇样变。轴位见 $L_{4/5}$ 椎体周缘有带状软组织影环绕，并向后突出，硬膜囊前间隙受压；L_5、S_1 椎体后缘亦见软组织密度影向后突出，硬膜囊前间隙受压。黄韧带厚度＜0.5cm。椎小关节骨质粗糙、不规则。

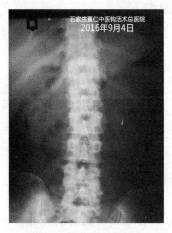

图2-4-53　X线正位

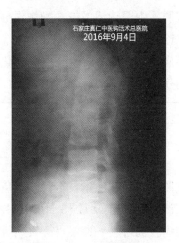

图2-4-54　X线侧位

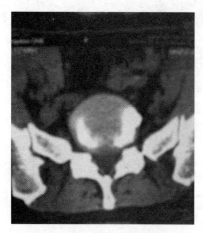

图 2-4-55　矢状 MRI 像（1）

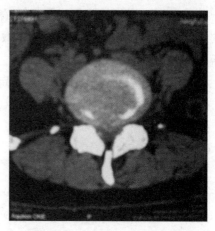

图 2-4-56　矢状 MRI 像（2）

印象：腰椎间盘突出症。

诊断：气血两虚型腰椎间盘突出症（中医）。

　　　腰椎间盘突出症（西医）。

分析：脾胃虚弱，因气虚而出现全身乏力，冷凉，局部近衣被，遇热减轻、遇冷加重，劳累后加重，休息后减轻，热敷理疗稍有缓解，面色少华，头昏失眠，急性椎间盘突出症过后，间歇出现腰痛腿麻，符合气血两虚型腰椎间盘突出症。

治则：补气养血，疏通经络。

治法：钩活术疗法。

	选穴	钩鍉针	钩法与钩度	手法与钩角
主穴	L_1 穴 +L_2 穴	中类内刃 4.5 型	单软 3 分	钩提法 80°
配穴	右环跳 + 右承扶	微类内刃 7.5 型	单软 1 分	钩提法 90°

按照《中医钩活术技术操作规范》完成钩活术操作。

二诊：2016 年 9 月 11 日

腰痛较前有所减轻，腿麻无变化。

治疗：

	选穴	钩鍉针	钩法与钩度	手法与钩角
主穴	L_1' 穴 +L_2' 穴	中类内刃 4.5 型	单软 3 分	钩提法 80°
配穴	右委中、右承山	微类内刃 2.5 型	单软 1 分	钩提法 90°

按照《中医钩活术技术操作规范》完成钩活术操作。

三诊：2016 年 9 月 18 日

腰痛较前好转 60% 左右，右下肢麻好转 30% 左右，全身乏力有所改善，饮食较前更多，有明显食欲。

治疗：

	选穴	钩鍉针	钩法与钩度	手法与钩角
主穴	L_1 穴 +L_3 穴	微类内刃 4.5 型	单软 1 分	钩提法 80°
配穴	右足三里	微类内刃 3.5 型	单软 1 分	钩提法 90°

按照《中医钩活术技术操作规范》完成钩活术操作。

四诊：2016 年 10 月 18 日复诊，患者自述腰痛、右下肢麻基本消失。饮食可，精神好。

随访：2017 年 10 月 18 日电话随访，一年间，由于调整饮食，注意保养，上述症状未见反复。

【按语】脾胃为气血生化之源，"后天之本"，"仓廪之官"，腰椎间盘突出症急性期过后由于气血双亏（气虚为主）而出现腰痛腿麻的后遗症。微内刃或内板钩鍉针以补法为主，钩活 L_1 穴 +L_2 穴 + 循经取穴，直达病所，补气养血，畅通筋络，三次钩活而告愈。此型腰椎间盘突出症劳损后易反复发作，应加以预防。

（2）[气血两虚　血虚为主]

李某，女，38 岁，山西太原人。

初诊：2016 年 9 月 6 日

主诉：间歇性左小腿麻木 1 年。

现病史：1 年前因走亲访友时出现腰部疼痛、酸胀，之后出现间断性左下肢麻木至小腿外侧，时轻时重，伴夜晚翻身困难，影响睡眠，休息、按摩后可缓解。每遇月经来潮时症状加重，兼有全身乏力。有功能性子宫出血病史，于 2016 年 9 月 6 日来我院就诊。

查体：腰 $L_{4/5}$、L_5/S_1 棘间、椎旁无压痛，左侧直腿抬高试验 90°（±）、仰卧挺腹试验（±）、坐位伸膝试验（±）、抱膝试验（–）、鞠躬试验（–）。心肺腹未见异常，血压：110/70mmHg，舌淡，苔白腻，脉弦细。

辅助检查：血、尿常规检查无异常，心电图检查未见异常。

影像学检查：X 线、MRI 检查（图 2-4-57、图 2-4-58、图 2-4-59、图 2-4-60）。

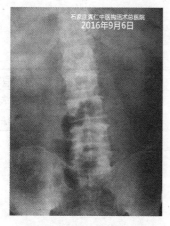

图 2-4-57　X 线正位

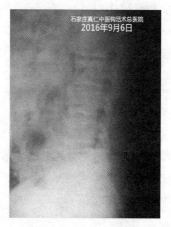

图 2-4-58　X 线侧位

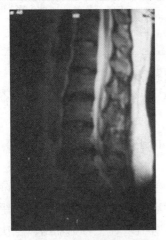

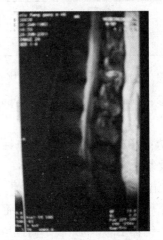

图 2-4-59　矢状 MRI 像（1）　　　　　图 2-4-60　矢状 MRI 像（2）

X 线表现：腰椎轻度左突侧弯，生理前凸减小。L_5/S_1 椎间隙变窄，$L_{2/3}$、$L_{3/4}$ 间隙前方可见前纵韧带点状钙化。L_4 椎体轻度阶梯样向后错位。L_{1-5} 椎体边缘唇骨质增生。椎旁软组织未见异常。

MRI 表现：腰椎生理曲度欠佳，椎体排列尚整齐，椎体前缘呈唇样改变。$L_{3/4}$ 椎间盘膨大超出椎体边缘，伴 $L_{4/5}$、L_5/S_1 椎间盘向后突入椎管内，硬膜囊受压，$L_{4/5}$ 水平椎管受压变窄。脊髓信号未见明显异常。后纵韧带、黄韧带无肥厚。椎小关节无异常。周围软组织未见明显异常。

印象：腰椎间盘突出症。

诊断：气血两虚型腰椎间盘突出症（中医）。

　　　　腰椎间盘突出症（西医）。

分析：急性椎间盘突出症进入缓解期，遗留间歇性小腿麻木，因功能性子宫出血而出现月经过多，使患者因出血而血虚，血虚必然引起气虚，气虚则麻，血虚则木。所以月经期症状加重。

治则：养血补气，疏通经络。

治法：钩活术疗法。

	选穴	钩锃针	钩法与钩度	手法与钩角
主穴	L_1 穴 +L_2 穴	微类内刃 4.5 型	单软 1 分	钩提法 80°
配穴	左足三里 + 左承扶	微类内刃 3.5 型	单软 1 分	钩提法 90°

按照《中医钩活术技术操作规范》完成钩活术操作。

二诊：2016 年 9 月 13 日

左下肢麻木无变化。

治疗：

	选穴	钩鍉针	钩法与钩度	手法与钩角
主穴	L_1'穴 +L_2'穴	微类内刃 4.5 型	单软 1 分	钩提法 80°
配穴	左上巨虚 + 左承山	微类内刃 2.5 型	单软 1 分	钩提法 90°

按照《中医钩活术技术操作规范》完成钩活术操作。

三诊：2016 年 9 月 20 日

左下肢麻木好转 30%，全身无力好转。

治疗：

	选穴	钩鍉针	钩法与钩度	手法与钩角
主穴	L_2穴 +L_3穴	微类内刃 4.5 型	单软 1 分	钩提法 80°
配穴	左下巨虚	微类内刃 3.5 型	单软 1 分	钩提法 90°

按照《中医钩活术技术操作规范》完成钩活术操作。

四诊：2016 年 10 月 20 日复诊，患者自述左下肢麻木基本消失。饮食可，精神佳。

随访：2017 年 10 月 20 日电话随访，一年间上述症状无反复。

【按语】功血继发气血两虚，以血虚为主，气虚则麻，血虚则木。有功血病史，必然血虚，每遇月经来潮时症状出现，法当补血养血通络，钩活 L_1穴 +L_2穴局部取穴，直达病所，养血补气，舒筋通络，三次钩活而告愈。此型腰椎间盘突出症，出血时易复发，应加以预防。

6. 其他疗法　药物内服法、中药外用法、推拿、针灸、小针刀疗法、熏蒸、热疗、敷贴。

附方：

1. 气虚

四君子汤（《太平惠民和剂局方》）加减：

党参 10g、白术 20g、茯苓 20g、甘草 10g、独活 10g、细辛 3g、防风 15g、白僵蚕 15g、桑寄生 20g。

2. 血虚

四物汤（《太平惠民和剂局方》）加减：

生地黄 15g、白芍 10g、当归 10g、川芎 15g、炙何首乌 20g、杜仲 20g、川续断 15g、山药 20g。

3. 脾气虚

归脾汤（《济生方》）化裁：

人参 6g、黄芪 30g、炒白术 9g、当归 12g、熟地黄 24g、山药 12g、茯苓 9g、陈皮 6g、炒酸枣仁 15g、远志 9g、炙甘草 9g、木香 6g、焦三仙各 6g、肉桂 2g。

4. 脾虚夹痰

六君子汤（《医学正传》）化裁：

半夏 9g、竹茹 6g、陈皮 6g、党参 9g、白术 9g、茯苓 12g、炙甘草 6g、枳实 6g、当归 9g。

5. 脾虚下陷

补中益气汤（《脾胃论》）化裁：

黄芪 24g、炒白术 9g、党参 15g、升麻 3g、柴胡 3g、陈皮 5g、当归 12g、炙甘草 6g。

七、肝肾双亏型腰椎间盘突出症

符合中医肝肾阴亏的腰椎间盘突出症。由于腰椎间盘突出症的发生，正邪相争，伤及肝肾，肝肾阴亏。通过中医病因病机辨证，隶属中医的肝肾阴亏，肝肾主筋主骨的功能下降，出现腰酸无力，下肢尤其是踝部抬举无力为主要临床表现的病证。

1. 诊断

（1）症状：腰椎间盘突出症发作后，腰痛、腿痛、影响睡眠、影响行走的急性期、持续期已过。出现腰部酸软无力，活动后加重，休息后减轻，不能久坐、久站、久视，下肢部尤以踝部无力抬举（足下垂）为主要表现，或兼有冷凉，局部近衣被，遇热减轻、遇冷加重，劳累后加重，休息后减轻，热敷理疗稍有缓解，天气变化对此影响不大，兼有尿频，性功能下降，不同程度的阳痿和遗精，或有盗汗失眠、五心烦热、双下肢无力。

（2）舌脉：舌淡或有齿痕，苔薄白，脉沉细或迟；（阴虚）舌淡红少苔而干，脉细数。

（3）体征：腰部及下肢部无阳性体征。神经根牵拉试验可阳性，不同程度的跛行，跛行的轻重与行走的距离关系不大。局部按揉、理疗、热疗症状多无明显缓解。

（4）影像学检查：X线、CT及MRI检查可见相应的结构改变与症状、体征相符。影像学检查基本同发作期和持续期。

（5）排除其他病：综合判断，排除其他原因引起的以上症状。

符合以上5条并排除其他疾病即可确诊为肝肾双亏型腰椎间盘突出症。

包括膨出型、突出型、脱出型腰椎间盘突出症的缓解期和康复期（足下垂）。

诊断要点：在影像学检查结果的支持下，有腰椎间盘突出症病史，临床以足下垂、跛行为主要表现。

2. 鉴别诊断

（1）痿证型腰椎间盘突出症：腰椎间盘突出症引起腰痛、腿痛、放射痛，继而出现肌萎无力，足下垂。重则影响二便，甚至瘫痪。此型腰椎间盘突出症的主要症状是功能下降。

（2）气血两虚型腰椎间盘突出症：此型腰椎间盘突出症是以局部麻木为主要症状，无功能下降和肌萎及足下垂现象，症状鉴别为主。

（3）重症肌无力：无腰椎间盘突出症病史而出现局部功能下降、肌无力、足下垂。

影像学检查未发现腰椎的椎间盘突出，神经根牵拉试验阴性。

（4）肌腱损伤：有下肢或踝关节外伤史，继而出现足下垂，无腰痛、下肢放射痛的腰椎间盘突出症病史。影像学检查可以鉴别。

3. 钩活术选穴 肝肾双亏型腰椎间盘突出症的选穴，要根据虚证的特点和影像学检查的结果，进行病位选穴，以新（魏氏）夹脊穴为主穴，腰部膀胱经腧穴和阿是穴为配穴。

主穴：新（魏氏）夹脊穴。

配穴：循经取穴或阿是穴，根据具体情况，取双侧穴或单侧穴，单侧取患侧腧穴。

方义提要：以腰部新（魏氏）夹脊穴为主穴。配穴以循经取穴和局部取穴为主，主穴与配穴均用补法，这样形成了腰部取穴、循经取穴、局部取穴三结合补法为主的钩活术疗法。

4. 钩活术治疗 肝肾双亏型腰椎间盘突出症钩活术治疗应以补法为主，利用巨、中、微类内板或内刃钩鍉针进行轻、中、重单软常规九步钩活。

5. 病案举例

（1）[肝肾双亏 阳虚为主]

欧阳某，女，36 岁，河南开封人。

初诊：2016 年 9 月 10 日

主诉：左踝抬举无力 1 年。

现病史：1 年前因腰椎间盘突出症引起腰痛，左下肢疼痛，影响睡眠，行走困难，经口服药物、输液、针灸等治疗，腰及左下肢疼痛基本消失，渐出现左踝部抬举无力（足下垂），兼有冷凉，局部近衣被，局部热敷理疗好转，兼有尿频，性冷淡，月经期腰腿冷凉。于 2016 年 9 月 10 日来我院就诊。

查体：腰 $L_{4/5}$、L_5/S_1 棘间、椎旁无压痛，右侧直腿抬高试验 90°（−）、仰卧挺腰试验（−）、坐位伸膝试验（−）、坐位屈颈试验（−）、抱膝试验（−）、鞠躬试验（−）。舌暗红，苔白腻，脉沉迟。

辅助检查：血、尿常规检查无异常，心电图检查未见异常。

影像学检查：X 线、CT、MRI 检查（图 2-4-61、图 2-4-62、图 2-4-63、图 2-4-64）。

X 线表现：腰椎左突侧弯。前后顺列平直，$L_{4/5}$ 椎间隙变窄，椎旁软组织未见异常。

MRI 表现：腰椎生理曲度稍平直，各椎体骨质形态及信号未见明显异常。L_5/S_1 椎间盘在 T_2W I 信号减低，局限向后下突出，脊膜囊稍受压，椎管稍窄。腰段脊髓、马尾神经形态及信号未见异常。椎周软组织未见异常。

印象：腰椎间盘突出症。

诊断：肝肾双亏型腰椎间盘突出症（中医）。

腰椎间盘突出症（西医）。

分析：腰椎间盘突出症病史，之后出现左踝部抬举无力，肾主骨生髓，肾主筋，抬举不能，肝肾亏损，肾阳不足，兼有冷凉，尿频，性冷淡。

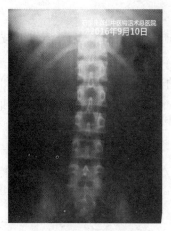

图 2-4-61　X 线正位

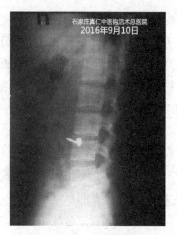

图 2-4-62　X 线侧位

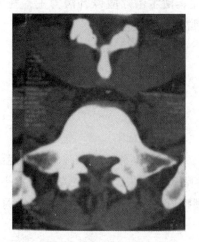

图 2-4-63　CT 平扫

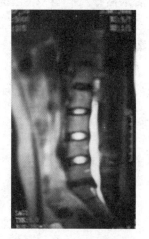

图 2-4-64　矢状 MRI 像

治则：滋补肝肾，温阳强筋。

治法：钩活术疗法。

	选穴	钩鍉针	钩法与钩度	手法与钩角
主穴	L$_1$ 穴 +L$_2$ 穴	微类内刃 4.5 型	单软 1 分	钩提法 80°
配穴	左环跳 + 左承扶	微类内刃 7.5 型	单软 1 分	钩提法 90°

按照《中医钩活术技术操作规范》完成钩活术操作。

二诊：2016 年 9 月 17 日

左足下垂无改善。

治疗：

	选穴	钩鍉针	钩法与钩度	手法与钩角
主穴	L$_1'$ 穴 +L$_2'$ 穴	微类内刃 4.5 型	单软 1 分	钩提法 80°
配穴	左委中 + 左承山	微类内刃 2.5 型	单软 1 分	钩提法 90°

按照《中医钩活术技术操作规范》完成钩活术操作。

三诊：2016 年 9 月 24 日

左足抬举无力较治疗前好转 30%。

治疗：

	选穴	钩鍉针	钩法与钩度	手法与钩角
主穴	L₁′穴 +L₂′穴	微类内刃 4.5 型	单软 1 分	钩提法 80°
配穴	左足三里	微类内刃 3.5 型	单软 1 分	钩提法 90°

按照《中医钩活术技术操作规范》完成钩活术操作。

四诊：2016 年 10 月 24 日

左足下垂明显好转。尿频、性冷淡、月经期腰腿冷凉也有明显好转。

随访：2017 年 10 月 24 日电话随访，一年间左足症状稳定，无任何不适感，有轻度跛行。

【按语】椎间盘突出症急性期过后，损伤肝肾，而出现肝肾双亏，临床以足下垂为主要症状，法当滋补肝肾、温阳强筋。钩活 L₁ 穴 +L₂ 穴，配穴取足三里、丰隆、委中、承山、承扶、环跳，三次钩活大有好转。此型腰椎间盘突出症属后遗症，恢复困难，患者应注意劳逸适度，生活有常。

（2）[肝肾双亏　阴虚为主]

沈某，男，40 岁，安徽合肥人。

初诊：2016 年 10 月 5 日

主诉：左足下垂 6 个月。

现病史：半年前因腰椎间盘突出症出现腰痛，左下肢疼痛，翻身疼痛，影响睡眠，经休息、输液、针灸等治疗症状逐渐消失，逐出现腰部酸软无力，活动后加重，休息后减轻，不能久坐、久站，伴左踝部抬举无力（足下垂），兼有尿频，性功能下降，阳痿和遗精，盗汗，失眠、五心烦热。于 2016 年 10 月 5 日来我院就诊。

查体：腰 L₄/₅、L₅/S₁ 棘间、椎旁无压痛，左侧直腿抬高试验 90°（－）、仰卧挺腰试验（＋）、坐位伸膝试验（－）、坐位屈颈试验（－）、抱膝试验（－）、鞠躬试验（－）。舌干红，苔薄白，脉弦细。

辅助检查：血、尿常规检查无异常，心电图检查未见异常。

影像学检查：X 线、CT 检查（图 2-4-65、图 2-4-66、图 2-4-67、图 2-4-68）。

X 线表现：腰椎顺列欠佳，L₅ 棘突左偏，生理前凸平直。L₃/₄ 椎间隙变窄，L₄/₅ 椎间隙前窄后宽，L₄、₅ 椎体阶梯样轻度向前错位。L₃₋₅ 椎体边缘轻度唇样变。椎旁软组织未见异常。

CT 表现：腰椎排列欠佳，生理曲度平直，L₃/₄、L₄/₅ 椎间盘后缘向后越过椎体后缘，致使后方硬膜囊受压变形，双侧黄韧带未见异常，各椎小关节及椎旁软组织未见异常。

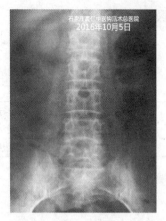
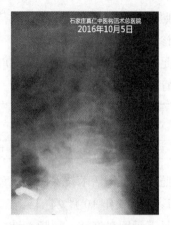

图 2-4-65　X 线正位　　　　　　　　　图 2-4-66　X 线侧位

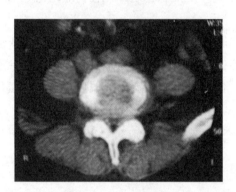
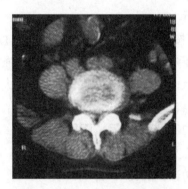

图 2-4-67　矢状 MRI 像（1）　　　　　图 2-4-68　矢状 MRI 像（2）

印象：腰椎间盘突出症。

诊断：肝肾双亏型腰椎间盘突出症（中医）。

　　　腰椎间盘突出症（西医）。

分析：腰椎间盘突出症病史，之后出现左踝部抬举无力，肾主骨生髓，肾主筋，抬举无力，肾司二便，主收藏，因而出现尿频、性功能下降、阳痿和遗精，肾阴虚而盗汗、失眠、五心烦热。

治则：滋补肝肾，益肾强筋。

治法：钩活术疗法。

	选穴	钩鍉针	钩法与钩度	手法与钩角
主穴	L_3 穴 + L_2 穴	微类内刃 4.5 型	单软 1 分	钩提法 80°
配穴	左环跳 + 左条口	微类内刃 7.5 型	单软 1 分	钩提法 90°

按照《中医钩活术技术操作规范》完成钩活术操作。

二诊：2016 年 10 月 12 日

左足抬举无力无改善。

治疗：

	选穴	钩鍉针	钩法与钩度	手法与钩角
主穴	L_3'穴 +L_2'穴	微类内刃 4.5 型	单软 1 分	钩提法 80°
配穴	左环中	微类内刃 7.5 型	单软 1 分	钩提法 90°

按照《中医钩活术技术操作规范》完成钩活术操作。

三诊：2016 年 10 月 19 日

左足抬举无力较治疗前好转 20%。

治疗：

	选穴	钩鍉针	钩法与钩度	手法与钩角
主穴	L_1穴 +L_2穴	微类内刃 4.5 型	单软 1 分	钩提法 80°
配穴	左血海 + 左然谷	微类内刃 7.5 型	单软 1 分	钩提法 90°

按照《中医钩活术技术操作规范》完成钩活术操作。

四诊：2016 年 11 月 19 日

左足下垂较治疗前好转约 50%。盗汗、失眠、五心烦热、尿频基本消失，性功能较治疗前明显好转。

随访：2017 年 11 月 19 日电话随访，一年间足下垂情况基本稳定，稍有跛行。

【按语】椎间盘突出症急性期过后，损伤肝肾而出现肝肾阴亏，临床以足下垂为主要症状，法当滋补肝肾。钩活 L_1穴 +L_2穴，配穴血海、然谷、条口、环中、环跳，3 次钩活大有好转。此型腰椎间盘突出症属后遗症，恢复困难，应劳逸适度，生活有常。

6. 其他疗法 药物内服法、中药外用法、推拿、针灸、小针刀疗法、熏蒸、封闭。

附方：

1. 肾阴虚

左归丸（《景岳全书》）加减：

熟地黄 20g、山药 20g、山茱萸 10g、菟丝子 20g、枸杞子 10g、川牛膝 20g、鹿角胶 10g（另冲）、龟甲胶 10g（另冲）、伸筋草 20g。

2. 肾阳虚

右归丸（《景岳全书》）加减：

熟地黄 20g、山药 20g、山茱萸 10g、枸杞子 10g、杜仲 20g、菟丝子 20g、附子 6g[先煎]、肉桂 10g、当归 15g、鹿角胶 10g（另冲）、牛膝 20g。

3. 肝肾阴亏

六味地黄丸（《小儿药证直诀》）加减：

熟地黄 20g、山药 20g、茯苓 20g、牡丹皮 10g、泽泻 15g、山萸肉 10g、生地黄 15g、白芍 10g、当归 10g、川芎 15g、杜仲 20g、川续断 15g。

4. 阴虚发热

虎潜丸（《丹溪心法》）化裁：

黄柏 9g、知母 9g、龟甲 18g、熟地黄 24g、白芍 12g、锁阳 12g、虎骨 12g（现可用狗骨代）、陈皮 6g、牛膝 12g、当归 9g、秦艽 15g、地骨皮 15g。

5. 阴损及阳

鹿角胶丸（《医学正传》）化裁：

鹿角胶 9g（烊）、鹿角霜 12g、熟地黄 24g、川牛膝 12g、菟丝子 12g、人参 6g、白术 9g、茯苓 9g、当归 9g、杜仲 12g、龟甲 12g。

第五节 西医分型中的钩活术疗法

西医依据髓核突出压迫部位与方向的不同，临床上分为椎体型和椎管型两大类型，临床症状不同。在病理方面又分为膨出型、突出型和脱出型，钩活术治疗应根据临床分型和病理分型及临床表现，综合辨证治疗。

一、椎体型中的前缘型（临床分型）腰椎间盘突出症

髓核穿入椎体边缘，使该椎体边缘出现三角形骨块样改变，或出现椎体边缘游离骨块（此游离骨块又称"永恒性骨垢"），并迫使椎体边缘变形或分离。此类有时在临床上又易被误诊为椎体边缘骨折。此类型突出者可出现腰痛的症状。

钩活术疗法根据腰痛的性质、特点、规律、与天气变化的关系等综合分析判断，对照中医腰痛中的痹证型、劳损瘀滞型、暴力瘀血型、痰浊瘀阻型的分型特点，进行分型钩治。

钩治特点：以腰痛为主的腰椎间盘突出症，在钩治过程中要注意对责任椎的辨认，选择腧穴组合，根据具体情况选择单软、双软、深双软、钩度，根据八纲辨证选择补泻。一般选择 L_3 穴 +L_2 穴单软。

二、椎体型中的下中型（临床分型）腰椎间盘突出症

髓核突入软骨终板下，致使局部松质骨骨折或局部骨小梁骨折坏死，在椎体中央或偏后处形成一直径在 5mm 以下的蘑菇突出（Schmorl 结节），包括病理分型中的 Schmorl 结节及经骨突出型。此类病例多无临床症状，少数可有局限型轻度腰痛。

钩活术疗法对无症状者不进行治疗。根据腰痛的性质、特点、规律、与天气变化的关系等综合分析判断，对照中医腰痛中的痹证型、劳损瘀滞型、暴力瘀血型、痰浊瘀阻型的分型特点，进行分型钩治。

钩治特点：以腰痛为主的腰椎间盘突出症，在钩治过程中要注意对责任椎的辨认，选择腧穴组合，根据具体情况选择单软、双软、深双软、钩度，根据八纲辨证选择补泻。一般选择 L_3 穴 +L_2 穴以单软补法为主。

三、椎管型中的后侧型（临床分型）腰椎间盘突出症

纤维环后方最弱的部位在椎间盘中线两侧，同时缺乏后纵韧带的加强，因此为腰椎间盘突出最常见的部位，约占 80% 以上，包括病理分型中的膨出型、突出型和脱出型。由于突出物偏向一侧，因而其压迫神经根引起的根性疼痛和感觉障碍发生在同一侧的腰及下肢部。若髓核脱出，游离于椎管中，不仅可压迫同节（内下方）脊神经根，亦可上移压迫上节神经根，此种类型者亦称为"外侧型"只占 2%~5%。

钩活术疗法根据腰腿痛的性质、特点、规律、与天气变化的关系等综合分析判断，对照中医腰腿痛中的痹证型、痿证型、劳损瘀滞型、暴力瘀血型、痰浊瘀阻型的分型特点，进行分型钩治。

钩治特点：以腰腿痛为主的腰椎间盘突出症，在钩治过程中要注意对病椎的辨认，选择腧穴组合，根据具体情况选择单软、双软、深双软、钩度，根据八纲辨证选择补泻。一般膨出型和突出型选择 L_1 穴 +L_2 穴，以单软泻法为主；脱出型根据脱出的部位不同选择不同的腧穴组合，以双软泻法为主。

四、椎管型中的中央型（临床分型）腰椎间盘突出症

髓核穿过纤维环后部中间而突出，到达后纵韧带下甚至穿过破裂的后纵韧带进入椎管。由于突出物居于椎管中央，不仅会压迫神经根引起双侧根性症状，而且当突出物较大时，还可以压迫平面以下的马尾神经，出现马尾神经综合征，如双侧坐骨神经痛（有时可交替出现）、会阴部麻木、排便、排尿无力，甚至出现双下肢不全瘫痪、假性尿失禁（女）、阳痿。

钩活术疗法根据腰腿痛的性质、特点、规律、与天气变化的关系等综合分析判断，对照中医腰腿痛中的痹证型、痿证型、劳损瘀滞型、暴力瘀血型、痰浊瘀阻型的分型特点，进行分型钩治。

钩治特点：虽无钩活术的禁忌证，但是对突出物较大而出现马尾神经综合征的患者，或突出物并不太大而影响二便或瘫痪者，不进行钩活术治疗。

以腰腿痛为主的腰椎间盘突出症，在钩治过程中要注意对责任椎的辨认，选择腧穴组合，根据具体情况选择单软、双软、深双软、钩度，根据八纲辨证选择补泻。一般中央突出型临床症状非常严重者，选择相应部位的腧穴组合，以双软泻法为主。

五、椎管型中的椎间孔型（临床分型）腰椎间盘突出症

突出的椎间盘可向后经后方纤维环及后纵韧带突出椎间孔内，压迫神经根而产生相应的症状。

钩活术疗法根据腰腿痛的性质、特点、规律、与天气变化的关系等综合分析判断，对照中医腰腿痛中的痹证型、痿证型、劳损瘀滞型、暴力瘀血型、痰浊瘀阻型的分型特点，进行分型钩治。

钩治特点：虽无钩活术的禁忌证，但是对突出物较大而压迫神经根严重，影响二便或下肢麻痹的患者，不进行钩活术治疗，通过钩治一次无效的，不进行第二次钩活术治疗，而应进行手术治疗。

以腰腿痛为主的腰椎间盘突出症，在钩治过程中要注意对责任椎的辨认，选择腧穴组合，根据具体情况选择单软、双软、深双软、钩度，根据八纲辨证选择补泻。一般临床症状非常严重者，选择相应部位的腧穴组合，以双软泻法为主。

第六节　腰椎间盘突出症的康复治疗

腰椎间盘突出症在缓解期和康复期，应重点进行康复治疗。钩活术在缓解期和康复期依然有很好的康复治疗作用。综合康复治疗也应渗透到椎间盘突出症的各期之中，尤其是心理康复治疗，在发作期和持续期亦能显示出极为重要的作用。

一、心理治疗

腰椎间盘突出症患者在疾病发生、发展的过程中，可能出现以下几种心理。

恐惧心理：害怕瘫痪、害怕丧失工作和生活能力是患者的主要心理，尤其是病情严重，或已经出现肢体功能障碍的患者，更容易产生这种心理。对策：进行腰椎间盘突出症科学知识的普及和教育，使他（她）们了解到，只要经过科学、恰当的治疗，上述情况是完全可以避免的，即使是严重的类型，也可经适当的治疗而好转或痊愈。

悲观心理：大多产生于已经某些治疗而失败或疗效甚微的患者，严重者可产生悲观厌世的情绪。对策：帮助患者分析治疗失败或疗效不佳的原因，若因治疗措施不当者，可改用正确的治疗方法；若因疗程不够者，要帮助患者克服急躁心理，稳定情绪，耐心配合治疗，树立其战胜疾病的信心。

忧虑心理：腰椎间盘突出症会产生各种不同的忧虑心理，尤其是在临床上常可以看到一些年轻的男性患者出现一时性的性功能障碍。对策：一是使患者了解经过治疗后性功能是完全可以恢复的。同时应使患者了解性功能障碍与患者的忧虑心理有着极为密切的关系，同时也应做好患者妻子的思想工作，使之积极配合，消除患者的忧虑心理，积极配合治疗，早日康复。

二、功能疗法

功能疗法治疗腰椎间盘突出症的原理，是通过经络的生理功能来实现的。通过功能锻炼，可畅通经络气血，达到镇痛康复的目的。此外，通过功能锻炼，使腰部肌肉、韧带松弛，腰部关节的活动，后纵韧带绷紧，有助于突出髓核的还纳，减轻对神经根和脊髓的刺激和压迫。还可增强腰部前后肌群的肌力，加强腰部的稳定性。

功能锻炼的方法很多，这里简介一种功能锻炼的方法——"八段锦"。八段锦是由八节动作组成的动功锻炼方法。本文仅就其治疗腰部疾病的三节动功介绍如下。

"两手托天理三焦"：直立，两臂自两侧上举至头顶，两手手指相叉，翻掌掌心托天，两足跟离地（吸气），复原（呼气）。

"五劳七伤往后瞧"：直立，头慢慢左转，眼望后方（吸气），复原（呼气）。再向右作同样的动作。

"两手攀足固肾腰"：直立，上体前屈，膝盖挺直，两手握两足尖，头略高抬，随后恢复直立。再以两手背抵住后腰，上体后仰，复原。本节采用自然呼吸。

在进行上述锻炼时，注意全身放松、心静、配合呼吸，动作一定要缓慢、柔和，切忌僵硬用力。目前流行的许多功法对本病有效，如大雁功、太极拳等，患者可根据自己的具体情况加以选择锻炼。

三、泉浴疗法

泉浴疗法，主要指温泉浴，广义而论则可包括其他矿泉浴。用于腰椎间盘突出症主要是指温泉浴。中医学认为温泉水味辛而有微毒，外浴可以温通经络，活血化瘀，舒筋强骨，祛风除湿，通痹止痛。因此在腰椎间盘突出症的康复治疗中，温泉浴是一种很好的疗法。

水温：37~42℃为好。

沐浴方法：采用全身浴，时间为15~30分钟。

疗程：20~30天为一疗程，每日1次，6日后休息一天。两次疗程中间应有1~2周的时间间隔。

目前有些有条件的医疗单位使用药浴或蒸汽药浴的方法治疗腰椎间盘突出症取得了较好的疗效。其药物的使用，可按照辨证施治的原则，比泉浴疗法更切合临床，亦更方便。

四、饮食调理

腰椎间盘突出症康复阶段，应以补肾强筋壮骨为本。还应辨清病情，或扶正祛邪并用，务求精当，最忌滥用。

1. 活血化瘀　可选用丹参、桃仁、红花、山楂、当归、川芎、赤芍等药物，可制为酒剂、粥等使用。如每500g白酒可分别加入丹参30g、红花100g、当归100g（川芎、赤芍等相同）等。一般7日后可服用。每次服用10mL，饭前服，每日2~3次。桃仁、山楂亦可做成粥食用，桃仁每次服用10g，山楂每次服用30g，早晚可配合煮粥食用（山楂不可空腹服用）。

2. 祛风除湿、强壮筋骨　可选用木瓜、五加皮、薏苡仁、虎骨、川乌、麻黄、桂心等药物，制为酒剂或粥使用。如《本草纲目》上的五加皮酒、薏苡仁酒等（五加皮50g（或薏苡仁100g），糯米500g，酒曲适量。若用五加皮当先煎两次，用煎液煮米成饭；若用薏苡仁则与米分别煮成饭拌匀，然后分别加入酒曲发酵成酒酿供用）。二酒可祛风湿、强筋骨，五加皮酒可用于风痹型者，薏苡仁酒可用于着痹型者。麻黄桂心酒是用麻黄 150g，桂心 60g，酒 200mL，一同文火煎，待药液稠厚时取液晾凉，供用。每服 1 汤匙。每日 1~2 次。空腹服用。此酒可散寒止痛，用于痛痹型者。防风、川乌可作粥用。如《千金方》的防风粥（先将防风 10~15g、葱白两茎煎取药汁，另将粳米 50g 煮粥，待粥将熟时加入药汁，煮熟，乘热服）可祛风散寒，治风寒之痹;《普济本事方》的川乌粥（先将生川乌 3~5g 制极细粉末，另将粳米煮粥，待粥沸，加入川乌粉，并改用文火缓煎成粥，粥熟加入姜汁约 10 滴，入蜂蜜适量搅匀，再稍煮 1~2 沸即可）有除寒湿、利关节、温经止痛之用。此外注意川乌与半夏、贝母、白及、白蔹等相反，不得同用。

3. 补肾 可根据肾阴、肾阳虚损之不同，分别选用枸杞子、淫羊藿（仙灵脾）、鹿茸等制酒，或用《景岳全书》的法制黑豆。《太平圣惠方》的枸杞子酒（用枸杞子 200g 加入到白酒 400mL 中密封，7 日后用）可滋补肝肾之阴;《本草纲目》的仙灵脾酒（将仙灵脾 60g 装布袋中，浸入 500g 酒中密封，3 日后即可供用）、鹿茸酒（将鹿茸 3~6g，山药 30~60g，浸入白酒 500mL 中密封，7 日后可用）有补益肾阳的作用。《景岳全书》的法制黑豆用黑豆 500g，茯苓、山萸肉、当归、桑椹、熟地黄、补骨脂、菟丝子、墨旱莲、五味子、枸杞子、地骨皮、黑芝麻各 10g，食盐 100g 制成（先将黑豆泡 30 分钟，除食盐外的其余药物装入布袋中扎口，放入锅中加水适量进行煎煮，每 30 分钟取汁 1 次，共取 4 次，加入黑豆和食盐，用武火将其煮沸后，改文火煎熬，直至药汁被黑豆吸尽。将制好的黑豆暴晒至干，备用。每日随量嚼服），有补肾益精、强壮筋骨的作用。

五、药物疗法　针灸疗法　推拿疗法

正气虚损和正虚邪恋是康复阶段的主要病理机制。经过临床治疗，虽症状得以控制，但腰椎间盘退变这一基本病理尚未能彻底扭转，仍需一较长的治疗和恢复过程。此外有些尚余留一些症状，此因病邪尚未完全除尽，气血尚未通畅，在一定诱因的引动下，余邪仍有复燃的可能。因此扶正固本和扶正祛邪是康复治疗的主要原则和方法。

用药轻灵是康复阶段药物治疗的要点。

所谓用药轻，是指药量轻重相宜，康复阶段的疾病已经由急性转为慢性，治疗上不能急于求成，当用小量药物服之，使正气渐复，邪气渐消，方能"暗然而日章"，用于正气的恢复，就如雨露滋润而禾苗渐生，使正气渐复，欲速则如"拔苗助长"，反有壅塞之弊；用于余邪痼积，就如春起而回温，阳气不散则阴气自消，攻欲速则致正气更伤，而余邪深伏，故曰"虚邪之体，攻不可过"，此之谓也。在腰椎间盘突出症的康复阶段，一般可用一些丸、散、膏、丹之类，或小剂量汤剂长期服用。

所谓灵，是指用药的灵动。在疾病的康复阶段，重在调理，使用补剂时应辅以疏导之药，使补而不滞；在使用祛邪之通剂时则必加少量收敛之药，使散中有收，而不耗伤正气。此外，在使用祛邪之剂时还要注意应尽量使用灵动的药物，不宜使用峻猛性烈之品，如活血化瘀药可用当归、川芎、丹参等，不可使用三棱、莪术，通络可用蜈蚣、全蝎、地龙，不宜使用水蛭、虻虫等。

下方可供康复阶段加减使用。

炙黄芪、当归、川杜仲、川续断、牛膝、桑寄生、淫羊藿（仙灵脾）、熟地黄、山萸肉、伸筋草、鸡血藤。

损伤后瘀血残留者，原方可用归尾，加丹参，久瘀者可酌加全蝎、蜈蚣；若风寒湿邪留滞经脉者，可酌加川乌、草乌、防己、苍术等；若痰湿留滞者，可与二陈汤加减化裁。本病后期有下肢肌肉萎缩，痿软无力者，可加党参、白术、茯苓。

轻灵之意，不仅用于药物治疗，针灸、推拿疗法亦应如此。在康复阶段，针灸治疗应以补为主，补泻结合，手法宜轻巧，不宜使用重补重泻之法，在选择腧穴时应少而精，或针灸并用，以轻灵取效，亦可有利于患者坚持长期治疗。在推拿治疗中，手法宜轻巧实用，不宜使用过重（更忌粗暴）的手法，应以疏通经络、行气活血、燮理阴阳为要。同时，可教授患者一些自我按摩及功能锻炼的方法，以使肢体功能逐渐得以恢复。

六、康复护理

1. 饮食宜忌　食物如同药物一样有四气五味，所以患病后应注意某些饮食的宜忌。如腰椎间盘突出症其病本在肾，《金匮要略》所谓"肾病禁甘"，即勿食甘味之品;《素问·脏气法时论》则指出肾病"宜食辛，黄黍鸡肉桃葱皆辛"。

2. 起居　劳逸结合，动静相宜。在腰椎间盘突出症康复治疗的阶段，以静为养，但也要进行适当的身体锻炼，主要是锻炼腰背肌和下肢功能，以活血脉，舒筋骨。

腰椎间盘突出症的患者应睡硬板床，勿卧软垫，仰卧位睡眠时，应使四肢自然伸直，两下肢可略外展，侧卧位则应四肢关节屈曲；坐位时尽量保持良好的坐姿，椅子高矮要适中，有靠背和扶手最佳；站立和走路时应抬头平视，胸部略挺，腹部平坦，忌挺腹。所居住的房间应通风干燥，冷暖适宜，切忌潮湿过冷。

七、钩活术康复治疗

恢复期和康复期，根据受损脏腑和经络的不同，综合辨证，选择相对应的腧穴，利用微类或水液类钩鍉针进行钩活术康复治疗。因发作期和持续期已过，正邪相争的高峰期已过去，所以在取穴方面以循经取穴及局部取穴为主，选钩方面以微类钩鍉针为主，不选用巨类钩鍉针，在补泻方面以平补平泻法为主。

如：腰椎间盘突出症残留右下肢麻木、冷凉，无疼痛和跛行，能基本正常工作。

治则：补益气血，散寒通络。

治法：钩活术疗法。

选穴：肾俞、风市、上巨虚、承山。

选钩：肾俞选微内刃 3.5 型；风市、上巨虚选微内刃 2.5 型；承山选微内刃 2.5 型钩鍉针。

常规钩活：利用浅度钩活法，常规九步钩活逐一完成。

以平补平泻为主，7 天一次。

根据具体病情，可进行第二次钩活术康复治疗。

选穴：关元俞、膀胱俞、光明、悬钟、昆仑、金门。

选钩：关元俞、膀胱俞选微内刃 3.5 型；光明、悬钟、昆仑、金门选微内刃 2.5 型钩鍉针。

常规钩活：利用浅度钩活法，常规九步钩活逐一完成。

以平补平泻为主，7 天一次。

根据疾病康复情况，也可进行第三次钩活术康复治疗。

选穴：骶一穴、承扶、合阳、太溪、然谷。

选钩：骶一穴、承扶选微内刃 2.5 型；合阳、太溪、然谷选微内刃 2.5 型钩鍉针。

常规钩活：利用浅度钩活法，常规九步钩活逐一完成。

以平补平泻为主，3 次一个疗程。2~3 个月进行第二个疗程。

第七节　腰椎间盘突出症的预防

腰椎间盘突出症的发病是以正气不足、肝肾阴亏为基础，外邪侵袭、劳损瘀滞、暴力瘀血为诱因。所以平时注意对肝肾气血的调养和劳逸结合、防范外邪和暴力是预防椎间盘突出的关键。应做到早发现、早控制、早治疗，对于椎间盘突出症的发生应看作是一个急症，症状控制越快，后遗症越少（甚至无后遗症），复发率越低。

一、未病先防

腰椎间盘突出症是在肾气虚损、椎间盘退变的基础上，在风寒湿邪的侵袭和劳损的作用下，加剧了这一退变的过程并诱发腰椎间盘突出而发病的。因此腰椎间盘突出症的预防主要应从调养肾气和防止外邪侵袭及劳损两方面着手。

1. 调养肾气　腰椎间盘突出症的发生多因劳伤，致肾气虚损，肾精不能生髓，骨失濡养，故发生骨及椎间盘退变。因此，调养肾气，使肾精充养于髓，是防止骨和椎间盘退变的根本所在。

劳伤，包括劳力、劳思、房劳三个方面。劳力损伤筋骨，《素问·宣明五气论》所说"久立伤骨，久行伤筋"即指此而言。劳伤筋骨，肝肾失调，精血失养，加剧了骨及椎间盘的退变，并在一定的条件下诱发椎间盘的突出；劳思伤及心脾，气血不足，肾精失去后天气血的濡养，加剧骨和椎间盘的退变，一些非体力劳动者发生腰椎间盘突出症多与此有关。房劳是指房事过度而不节，使肾精亏耗，精不能生髓，骨失濡养而退变。了解以上发病的原因，就应当注意劳动保护，不要疲劳过度，不要损伤筋骨，注意劳逸结合。脑力劳动者，则应避免过度劳思，注意身体的锻炼；同时亦应注意节制性生活，防止房劳太过。

先天禀赋不足，虽然是生之具有的，但可以通过后天的培育，逐渐改善其不足。在腰椎间盘突出症中有许多是因腰椎管狭窄而造成的。由于腰椎管狭窄，既使是极轻的腰椎间盘膨出或突出，也会出现症状，并常引起顽固性疼痛或间歇性跛行，且较易出现马尾神经体征。对于有此类先天不足的人，更要加强对腰椎的保护，调养肾气，以免发生腰椎间盘突出症。

中老年人肾气渐衰是生理性的变化，虽不为病，但加强对中老年人的保护，防止外邪的侵袭及损伤、早衰是非常必要的。腰椎间盘突出症多发生于 40 岁以后，说明肾气早衰是腰椎间盘突出症发生的重要原因。

2. 运动锻炼 适当的运动锻炼是预防腰椎间盘突出症的重要方法。

脊柱是人体主要的负重部位。脊柱除椎间盘的连接外，尚有其前、后有关韧带、肌肉、筋膜等软组织的联系和保护。在生理条件下，这些内外稳定因素可以代偿、互补，有利于脊柱的稳定和运动。在病理条件下，内外因素可以互相影响。椎间盘的突出，既是一种生理性的退变，又是在各种因素作用下而发生的病理性改变。椎间盘的退变造成脊柱内外稳定因素的失调，不仅进一步破坏了脊柱的稳定，也加剧了脊柱内外韧带、肌肉的退变和病理性改变（炎性反应、炎性产物、炎性水肿等），使韧带和肌肉失去了既往的弹性和保护作用，失去了其在脊柱活动中的协调与稳定平衡的作用。脊柱内外稳定平衡的破坏和失调造成腰椎间盘突出。

运动锻炼可以促进脊柱及其周围组织的血液循环和代谢，加强对代谢产物及某些因素造成的局部炎性反应及炎性产物的及时排出，保证其正常的生理功能。进行有序的、适当的运动锻炼，还可以提高脊柱内外肌肉、韧带的活力，减少其疲劳，从而加强脊柱的内外稳定性，有效防止腰椎间盘突出症的发生。

形体锻炼重在腰背伸肌、臀肌、腹肌的锻炼，并配合股、腓、腘等部位肌肉的锻炼，以及平衡运动的锻炼。有条件时尽量适当进行一些体育活动，如游泳、跑步及各种球类活动等。现在许多家庭已经有了家用健身器，对于锻炼形体，防止腰椎间盘突出症有积极的意义。但在形体锻炼时亦应注意，锻炼时的运动量要因人而宜，不可"使极尔"，即不可过量，而应持之以恒。

3. 工作劳动 在工作劳动中，要尽量避免非生理性体位活动。笔者在对一家建筑安装部门的电焊班组进行调查时发现，在 23 名电焊工人中，有 12 人患有腰腿痛，其中已有 6 人被证实患腰椎间盘突出症。这些电焊工人长期进行焊接金属管道的工作，处于极为特殊的非生理性体位，缺乏必要的劳动保护措施。在工作中，有时难免处于非生理性体位，应注意劳动保护，如及时改变各种环境和条件，注意劳逸结合，在每日工作前后做一些工间操、简易太极拳或其他简易的形体锻炼，及时调节因工作体位形成的肌肉疲劳现象。对于长期处于坐位工作的人，尤其要注意腰痛的发生，因卧、站、坐三种姿势中，以坐位姿势的腰部负荷为最大。长期处于坐位姿势的人，要定时改变姿势，如站立进行一些腰部的活动。在弯腰移动重物时，不要勉强用力，或尽量采取屈髋、膝关节，避免两膝伸直位弯腰。其他如在抬、拉、跳、爬、登、滑等时，都应加强保护意识，避免对腰、臀、腿部肌肉及骨骼、韧带的损伤。

二、既病防变

1. 早诊断、早治疗 当发现椎间盘退变时，对椎体的稳定机制进行防护性治疗，不仅可以预防椎体失稳，也可使椎间盘的退变和椎体失稳间的恶性循环被截断，遏止椎间盘的退变进程。

腰椎间盘突出症的早期诊断，无论对于临床疗效还是预后都是非常重要的。病程和疗效间有着密切的关系，病程越短，疗效越好，反之越差。病程长的原因大多为两种：一是患者未能及时就诊；二是在就诊时未能及时明确诊断，以致误治、失治。笔者对腰椎间盘突出症病程超过 6 个月的患者调查表明：约 30% 的患者，初诊时被诊断为"腰肌劳损""坐骨神经痛"，其中经反复治疗无效，3 个月后确诊者占 46.5%，半年后确诊者占 14.5%。由于误诊，使许多患者失去了治疗的最佳时机。腰椎间盘突出症髓核突出的初期，可通过休息、推拿等治疗方法使突出组织还纳到原来的位置，同时，及时治疗可以消除损伤性炎性反应，改善局部血液循环，改变神经根的嵌压状态，从而减轻和消除临床症状。反之，如果错过了这一治疗时机，就有可能使突出的髓核与椎管内的结缔组织、神经根发生粘连（纤维化、钙化），此时将难以改变突出物的方向或使之还纳复位，难以改变神经根的受压状态，其治疗效果和预后都是显而易见的。

发现椎间盘突出症后，尽快使用钩活术治疗，如在发病的 24~48 小时接受钩活术治疗，其疗效明显大于 48 小时之后的疗效。这说明既病防变的重要性，也说明椎间盘突出症属于急症。

钩活术疗法应综合分析判断，常规辨证钩活。

2. 先安未受邪之地 腰椎间盘突出症是在腰椎间盘及相关韧带、小关节等退变的基础上发生的。腰椎间盘退变就会继发椎体失稳，二者形成恶性循环，最终导致腰椎间盘突出。如果在发现腰椎间盘退变时，就对腰椎的防护性机制进行防护性治疗，就可以使椎体结构保持稳定平衡，不仅可以预防椎体失稳，也可以截断椎体失稳和椎间盘退变间的恶性循环，遏止椎间盘的退变进程，预防腰椎间盘的突出。全面了解腰椎间盘突出症的发生、发展规律，对其可能或必然出现的病变采取必要的预防性治疗措施，有着积极的临床意义。

3. 愈后防变 腰椎间盘突出症的发生是在椎间盘退变的基础上发生的。在临床治愈后，其腰腿痛等临床症状得以改善或消失，但应认识到其病理学基础并未根本性改变，在一定的诱因下存在着复发的可能性。临床医生常常比较重视疾病发生时的症状治疗，而易于忽视对临床治愈后的复发应采取的防治措施，这是腰椎间盘突出症在临床治愈后复发率较高的主要原因之一。腰椎间盘突出症临床治愈后的防变，应从生活起居、防御外邪、劳动保护、运动锻炼、药物防治等多方位调整预防，具体详细内容可参考康复治疗有关内容。

第三章　脊柱胸腰段骨质疏松症

骨质疏松症（osteoporosis，OP）是一种因骨量减少，骨组织的微细结构破坏，导致骨质脆性增加和易于发生骨折的全身性疾病（图3-1）。OP是一种骨代谢性的综合征，其发病率甚高，患者主要为老年人群，尤其在老年女性中最为常见。本章节主要讨论发生在脊柱胸腰段的原发性骨质疏松症，脊柱骨质疏松症是指老年患者由于椎体退行性变，骨量减少，骨的微观结构退化，导致椎体强度下降，脆性增加，出现一至数节椎骨楔形变，韧带僵化及脊柱前屈畸形，并伴有活动受限、疼痛等一系列临床症状的疾病。年龄越大，其发病率愈高。胸椎骨质疏松症也在本章中介绍，因为胸腰段骨质疏松概率最高，胸段和腰段在此一并介绍。本章节重点讨论原发性骨质疏松症。

骨质疏松症属中医"骨痿""骨痹"或"老年虚劳症""肾虚腰痛"等范畴。

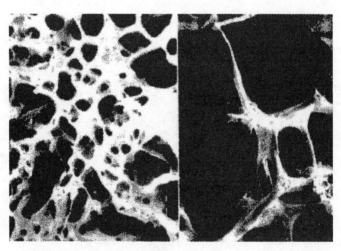

图 3-1

第一节　病因病机

骨质疏松症是最常见的代谢性骨病，多发于绝经后妇女、老人和多种慢性疾病患者。

据报道，在美国有2500万患者，大多为女性，60岁以上的白人妇女约有30%曾因骨质疏松发生过一次或多次骨折。在英国，因骨质疏松症所致髋部骨折占临床骨折的 20%，其中 80% 是 65 岁以上的妇女。在我国北京、天津、湖南所做的调查表明，50 岁以上的人群中 20.1% 的人有骨质疏松现象。

骨质疏松症患者的男女比例为 1∶7，白人发病率显著高于黑人，亚洲人和高加索人居中，但仍属高发人群，随着人类的老龄化，本病发生呈上升趋势，给社会、家庭带来了极大的负担。据统计，英国每年用于骨质疏松症导致骨折的医疗费用达 10 亿英镑。

一、肾脾不足

肾精不足，脾气虚衰，可导致骨失所养，发生骨质疏松。

中医学认为，肾与人体的生长、发育、衰老过程密切相关。肾藏精，肾中之精可以转化为功能，即精能化气，肾精所化生之气为肾气，肾中之精气的盛衰决定着人体的生长、发育、成熟和衰老。《素问·上古天真论》指出"女子七岁，肾气盛，齿更发长。二七而天癸至，任脉通，太冲脉盛，月事以时下，故有子。三七，肾气平均，故真牙生而长极。四七，筋骨坚，发长极，身体盛壮。五七，阳明脉衰，面始焦，发始堕。六七，三阳脉衰于上，面皆焦，发始白。七七，任脉虚，太冲脉衰少，天癸竭，地道不通，故形坏而无子也。丈夫八岁，肾气实，发长齿更。二八，肾气盛，天癸至，精气溢泻，阴阳和，故能有子。三八，肾气平均，筋骨劲强，故真牙生而长极。四八，筋骨隆盛，肌肉满壮。五八，肾气衰，发堕齿槁。六八，阳气衰竭于上，面焦，发鬓颁白。七八，肾气衰，筋不能动。八八，天癸竭，精少，肾藏衰，形体皆极。八八，则齿发去。"

肾主骨，生髓，髓由肾精所化，骨的强健有赖于髓的充养，肾精充足则髓化生有源，髓化生有源则骨质得养，发育旺盛，骨质致密。如肾精虚少，骨髓化源不足，不能营养骨骼，就会出现骨骼脆弱无力，发育不良，在小儿可见生长迟缓，囟门迟闭，骨软无力。在成人可见腰膝酸软，骨质不坚，尻以带踵，脊以代头，发生骨质疏松症。

肾中之精气包括先天之精和后天之精，二者相互依存，相互为用。先天之精有赖后天之精的充养才能发挥其生理效应。先天之精秉受于父母，后天之精则有赖于水谷精微的补充、营养。而水谷精微的获得要靠脾的运化功能将入于胃的饮食水谷升清、泻浊。即所谓"肾为先天之本，脾为后天之本"。脾主运化的功能，主要依赖于脾气的作用，脾的运化功能强健，饮食水谷的消化、精微物质的吸收与运输功能才能旺盛，才能使"肾精""肾气"得到有效的补充。如脾失健运，对精微物质的消化、吸收、运输功能失职，则可导致后天之精失于补充、营养，使肾之精气虚衰，不能充养骨髓、营养骨骼，久则出现骨质疏松。

肾、脾在人体的生长、发育、成熟、衰老过程中是相互依存的关系，脾的运化功能需要肾中阳气的温煦，肾精的充足有赖于水谷精微的不断补充。肾阳不足时，不能温煦脾阳，则脾阳亦虚。脾气不足，不能运化水谷精微以滋养肾精，则肾精不足，无以化生肾气，久则导致肾阳虚衰。

现代研究证实，中医肾与神经、内分泌、免疫有密切关系，肾虚证的实质表现为垂体、甲状腺、肾上腺皮质、性腺等腺体的退行性病变。肾虚者，下丘脑－垂体－性腺轴功能减退，性激素水平下降，可引起成骨功能下降，使单位体积内骨组织含量减少，发生骨质疏松症。肾虚者还可使下丘脑－垂体－催乳素轴功能下降，催乳素可以增强活性维生素 D 对钙吸收的促进作用，催乳素分泌减少可减弱机体对钙的吸收，成为骨质疏松症的诱发因素。

1. 肾精不足　造成肾精不足的主要原因有以下几点。

年老肾虚：老年人由于增龄，肾中精气渐衰。肾精衰少，骨髓化源不足，不能营养骨骼，发生骨质疏松。

先天禀赋不足：肾中先天之精秉受于父母，先天之精不足，则肾的主骨生髓功能失职，导致骨的发育不良，骨弱髓空。日后随着年龄增长，肾精衰少，比常人更易发生骨质疏松。

后天戕伐太过：早婚、房劳过度、女性产育过多，均可耗伤肾精，导致骨质疏松症的发生。

久病及肾：病久耗伤气血津液，气血津液亏虚，无以充养肾精，导致肾精不足，不能生髓养骨，发生骨质疏松症。

2. 脾气虚弱

素体脾胃虚弱：脾失运化，胃失受纳，导致水谷精微吸收下降，不能充养肾精，久则出现骨质疏松。

情志不畅：思虑伤脾，脾伤则运化失职，水谷精微化生不足。郁怒伤肝，导致肝气郁结，横克脾土，脾失健运，不能运化水谷精微。

饮食不节：过食生冷油腻、不洁食物，损伤脾胃。偏食、不适当节食，日久亦可损伤脾胃。脾失健运，胃失受纳，则水谷精微摄纳不足。

劳逸不当：劳则气耗，逸则气滞，皆伤脾胃。脾胃伤，则水谷精微化生不足。

二、继发因素

1. 瘀血　瘀血的形成原因有三：一是脾为气血生化之源，脾气虚弱则气血生化不足，气不足则运血无力，血瘀脉中。二是肾精不足，无以化生肾气，久则致使肾阳虚，肾阳虚无以温煦血脉，血凝涩于脉中，产生瘀血。三是骨枯髓减，易发生骨折，导致经脉受损，经脉受损则血行于脉外而成瘀血。

2. 感受风寒湿邪　肾精不足，无以化生肾气，久则肾阳虚衰，风、寒、湿邪乘虚而入，侵入骨骼，发生骨痹。

三、常见症状

骨质疏松症的初期通常无明显症状，随着病情的发展，可由于骨量的减少、骨折及姿势异常，导致症状发生。

1. 疼痛 是骨质疏松症的常见症状之一，开始为较轻微的肢体酸痛、抽搐。如发生骨质疏松症的严重并发症骨折，可出现明显的骨痛及功能障碍。骨质疏松症发生疼痛的原因有二：一是脾肾两虚，气血不足，经脉失养，血运失畅。或肾阳不足，经脉失养。血运失畅。二是发生骨折势必损伤经脉，经脉受损则气血运行不畅，血瘀于脉内，瘀血阻滞，不通则痛。

2. 畸形 最常见的畸形是身长缩短和驼背，当责之肾虚。肾主骨生髓，肾精虚少，骨髓化源不足，不能营养骨骼，骨失营养，则出现枯痿。肾阳虚，风、寒、湿邪乘虚而入，侵入骨髓，发为骨痹。正如《素问·痿论》所说："肾者水脏也，今水不胜火，则骨枯而髓虚，故足不任身，发为骨痿。"《素问·痿论》说："肾痹者，善胀，尻以代踵，脊以代头。"

3. 胸闷、气短、呼吸困难 人的呼吸虽属于肺的生理功能，但呼吸功能的正常维持还必须靠肾的协调。通过肺的呼吸，从自然界吸入清气，必须下纳于肾，才能保持呼吸平稳、深沉，所以古人有"肺主呼气，肾主纳气"之说。肾的纳气功能是通过肾中阳气对肺的温养作用而产生的，肾精不足，无以化生肾气，久则必致肾阳虚，出现肾不纳气，导致胸闷、气短、呼吸困难。

脾气的盛衰，有赖于肺气的充养，故有"脾为生气之源，肺为主气之枢"的说法。在病理情况下，脾气虚，失去助肺气的功能，肺气因而亦虚。

第二节 西医学常用分类与诊断

骨与其他结缔组织的结构基本相似，由细胞、纤维和基质三种成分组成，但同其他结缔组织不同的是细胞间质具有大量的钙盐沉积。骨组织根据其结构的不同，分为密质骨和松质骨两种。密质骨由层层紧密排列的骨板构成，质地致密，抗压、抗扭曲力强，构成长骨干和扁平骨的外层。松质骨由许多不规则的片状或线状骨质（骨小梁）构成，骨小梁普遍顺最大应力线和张力线排列，相互连接呈疏松的海绵状，构成长骨的干骺端和扁平骨深层。

在骨的外面是一层由纤维组织构成的膜，即骨膜。骨膜可分为内外两层。外层致密、纤维性，含有血管；内层比较疏松，含有少量胶原纤维和大量弹性纤维，内层骨膜中还含有一些细胞，可分化为成骨细胞和破骨细胞。

骨髓存在于长骨骨髓腔和松质骨腔隙中，分为红骨髓和黄骨髓。红骨髓有造血功能，内含大量发育阶段的红细胞和白细胞。黄骨髓含有大量脂肪组织。胎儿及幼儿的骨内全是红骨髓，6 岁以后，长骨内的红骨髓逐渐转化为黄骨髓，成为脂肪的贮存库。在骨髓腔内也衬覆一层膜，即内膜，它比骨膜薄，也不像骨膜那样清楚，其中也含有能够分化为成骨细胞和破骨细胞的细胞。

骨骼成熟后，在一生中仍不断进行更新与改造，其过程包括骨吸收、骨形成和静止阶段，整个周期需3~4个月。首先在体内内分泌调节下，破骨细胞不断破坏部分骨质，与此同时，成骨细胞又不断生成新骨，来替代被破坏的骨质。正常人每年有4%~10%的骨质以这种方式更新。在成年后，成骨细胞产生的新骨略少于破骨细胞破坏的骨质，每年有0.5%~1%的负性平衡，这种现象称为年龄相关的骨质减少。

任何能够破坏骨骼更新与改造平衡，使破坏大于新生的因素都可导致骨质疏松。根据导致骨质疏松因素的不同，在临床上将骨质疏松症分为以下几类。

第一类是原发性骨质疏松症，包括绝经后骨质疏松症和老年性骨质疏松症。

第二类是继发性骨质疏松症，包括内分泌系统疾病引发骨质疏松症［甲状腺功能亢进症、甲状腺功能减退症、甲状旁腺功能亢进症、库欣病、艾迪生病、卵巢功能减退、卡尔曼（Kallmann）综合征、肢端肥大症、垂体功能减退症、糖尿病］、骨髓疾病引起的骨质疏松症［骨髓病、白血病、淋巴瘤、转移瘤、贫血、戈谢（Gaucher）病］、结缔组织病［成骨不全、埃勒斯－当洛斯（Ehlers－Danlos）综合征、马方（Marfan）综合征、同型胱氨酸尿症和赖氨酸尿症、门克士（Menkes）综合征］、药物（糖皮质激素、肝素、抗惊厥药、甲氨蝶呤、环孢素、LHRH激动剂和GnRH拮抗剂、含铝抗酸药）、肾病（慢性肾衰竭、肾小管性酸中毒）、胃肠及营养不良（吸收不良综合征、静脉营养不良、胃肠切除术后、肝胆疾病、慢性低磷血症）、失用性问题（任何疾病所致的长期卧床、长期宇宙飞行）等。

第三类是特发性骨折，包括不明原因的青少年骨质疏松症、遗传性骨质疏松症、成人骨质疏松症、妇女妊娠和哺乳骨质疏松症。

一、原发性骨质疏松症

原发性骨质疏松症主要见于绝经后妇女及高龄人群，在骨质疏松症患者中数量最大，占总病例数的75%以上。目前又将原发性骨质疏松症分为两型：1型与绝经有关，出现在绝经后10~15年，称为绝经后骨质疏松症。2型与年龄有关，发生在60~65岁及以上，又称为老年性骨质疏松症。

1. 病因病理

（1）内分泌紊乱

① 雌激素：原发性骨质疏松症主要见于绝经后妇女，说明雌激素减少是导致骨质疏松的一个重要因素。早在1940年，Albright就发现绝经后妇女有全身骨质疏松现象，并认为是绝经期后雌激素分泌水平低下引起的。雌激素影响骨代谢的作用机制目前尚不太清楚，一般认为可以通过直接作用和间接作用两条途径调控骨代谢。

直接作用：Cray等（1987）首先在体外培养的成骨细胞上发现了雌激素受体（ER）。一般认为，雌激素与成骨细胞中受体结合变构后，再经简单扩散进入细胞核，并与特异性的DNA序列结合，促进特异性的mRNA合成。新近采用特异性较高的抗ER单克隆抗体，发现ER主要位于核内，从而提出雌激素直接扩散入核与ER结合的机制。通过逆转聚合酶链反应（RT-PCR）分析，可直接从正常成熟骨组织中检测

EHmRNA 的表达，能较全面反映多种调节因素的综合作用。有实验证明，ER 的表达依赖于雌激素的存在。切除卵巢大鼠的 ERmRNA 表达水平明显降低，而给予雌激素治疗后，ER–mRNA 表达水平接近正常。这正是对骨质疏松症妇女应用雌激素替代疗法的基础。

Nordin 等用细胞培养的方法，观察到雌激素有直接抑制骨吸收的作用。

间接作用：Riggs 等提出一种概念，即雌激素分泌减少——骨对甲状旁腺激素敏感性增加——骨吸收，血清钙浓度上升——甲状旁腺激素分泌受抑制——肾脏中有关酶活性下降——1,25（OH）$_2$D$_3$ 生成减少——肠钙吸收减少——骨质疏松。

② 孕激素：亦可直接作用于成骨细胞，促进成骨细胞的生成作用。孕激素对成骨细胞作用的途径有两条：可以直接与成骨细胞的受体结合直接作用于骨，或者通过竞争成骨细胞的糖皮质激素受体而间接作用于骨。应用孕激素治疗骨质疏松症，不管采用何种化合物，给药剂量和途径不同，但均能使血钙下降或不变，尿钙减少，尿羟脯氨酸不变或降低。

③ 甲状旁腺激素：甲状旁腺激素可以通过与靶细胞上的受体结合，激活其腺苷酸环化酶，使细胞中的 CaMP 增加，促进骨吸收。另一方面，它对各种骨细胞的共同作用是促进钙离子内流，所以甲状旁腺激素对靶细胞的作用等于钙－环核苷酸系统顺序发挥作用。它对多种骨细胞综合作用的结果是促进骨吸收，抑制骨形成。

小剂量甲状旁腺激素能刺激成骨细胞形成新骨，大剂量甲状旁腺激素则能抑制成骨细胞，且使大单核细胞转化为破骨细胞，增加骨吸收。多数学者认为老年性骨质疏松患者的甲状旁腺功能亢进，随着年龄的增加，血甲状旁腺激素水平升高，70 岁以上老人，约半数甲状旁腺激素可达成人的 2~3 倍，6% 的人甚至高达 4 倍。

甲状旁腺激素的促进骨吸收作用可以被雌激素抑制，绝经后妇女雌激素水平低下，对甲状旁腺激素的促进骨吸收作用更加敏感。

④ 降钙素：降钙素对骨骼的作用有以下几个方面：可直接作用于破骨细胞受体，使细胞内钙离子转入线粒体，抑制破骨细胞活性，还能抑制大单核细胞变为破骨细胞，从而减少骨吸收；降钙素能调节钙代谢，维持骨代谢稳定，预防过度骨吸收；降钙素可明显抑制由甲状旁腺素诱发的骨吸收。

⑤ 1,25（OH）$_2$D$_3$（骨化三醇）：老年人血中 1,25（OH）$_2$D$_3$ 浓度降低，导致小肠对钙的吸收功能下降，钙吸收减少，血钙降低，可继发甲状旁腺功能亢进，骨吸收增加。钙吸收减少，骨吸收增加，导致骨量减少，发生骨质疏松症。

⑥ 睾酮：睾酮缺乏可引起成骨细胞活性降低，破骨细胞活性增加，减少降钙素的分泌，并使 1,25（OH）$_2$D$_3$ 的合成受损。此外，睾酮分泌减少，可使蛋白质合成减少，影响骨组织中有机成分的形成。

⑦ 骨代谢局部调节因子：局部细胞因子的自／旁分泌效应对前成骨细胞的增殖、分化及成骨细胞和破骨细胞的活动有直接或间接的调控作用，由于这些调控机制障碍，可影响骨代谢及骨重建过程，而使骨形成－骨吸收偶联丧失平衡，导致骨量减少。原

发性骨质疏松症的发生机制与这种调控机制障碍有关。

胰岛素样生长因子（IGF）：可刺激、复制骨谱系细胞，如前成骨细胞，影响其生长与分化。可刺激胶原合成及基质的添加，还可降低胶原的降解，可加强骨吸收细胞的募集，为骨重建的主要调节剂。

成纤维细胞生长因子（FGF）：是一种对成纤维细胞增殖有明显促进作用的细胞因子，也能作用于中胚层来源的细胞特别是血管内皮细胞，使局部毛细血管的数目明显增加，有利于骨质的成长。成纤维细胞生长因子还可刺激骨细胞 DNA 合成和骨细胞增殖，从而增加骨细胞合成胶原蛋白和非胶原蛋白的能力。

前列腺素（PG）：对骨的作用呈双相性，低浓度可刺激成骨细胞胶原合成，高浓度则刺激骨吸收。

白细胞介素（IL）：IL-1 诱发的生物效应多通过其他激素或因子介导产生，对骨形成及骨吸收均有影响。IL-D 参与破骨细胞的活化及其前体细胞的分化成熟过程；IL-6 使成骨细胞释放较多的细胞活素，在募集破骨细胞上更为重要。IL-6 受雌激素的抑制，如雌激素减少，IL-6 作用将加强，骨吸收超过骨形成，最终可发生骨质疏松症。

肿瘤坏死因子（TNF）：由正常人破骨细胞样细胞合成，体外低浓度可刺激破骨细胞形成及骨吸收。肿瘤坏死因子的吸收刺激作用可通过成骨细胞介导，能抑制由成骨细胞合成的 1 型胶原。肿瘤坏死因子在体内及体外均是强有力的骨吸收刺激剂。

转化生长因子（TGF）：TGF-β 是一种大分子分裂素，对前成骨细胞有很强的选择性。可刺激其增殖、分化，也能诱导软骨细胞生成。TGF-β 能刺激骨细胞中 DNA 的合成和重组，还能刺激胶原的合成。

（2）钙代谢异常：钙是构成骨质的重要成分，钙营养状况与骨质疏松症的发生密切相关，多方面研究提示，长期持续的负钙平衡是老年人骨矿物质减少及骨质疏松的重要因素。早在 20 世纪 50 年代，Whedon 报道，不断增加钙摄入能促进钙平衡，减慢骨质丢失。Nordin 于 1962 年提出了骨质疏松症的钙缺乏学说，而后得到一系列研究证实。钙摄入不足导致骨质疏松症，有下列几种情况。

① 青春发育期钙摄入减少，导致骨量最高峰值减少，增加日后发生骨质疏松症的机会。

② 随着年龄的增长，钙吸收明显下降，当钙吸收量低于钙排泄量，出现负钙平衡，最终导致骨质疏松症。

③ 人体为了减轻重量，用于骨结构的材料非常节省，骨质储备很少。当钙摄入不足时，非常容易导致骨质疏松症。

（3）活动减少：经常性的肌肉活动对骨骼产生机械刺激，可使骨质增加。老年体力活动减少，增龄性肌力减退，对骨骼的机械刺激降低，是造成骨量丢失的重要因素。

（4）不良嗜好

① 吸烟：吸烟能促进绝经前妇女雌激素代谢无活性形式的变化，使血中雌激素减少，能促进肝脏内雌激素非活性型的二羟雌激素产生。这种相对的雌激素缺乏状态在

青少年时代就会影响最大骨量，并成为绝经期提早到来的原因。吸烟还可导致肝细胞羟化维生素 D 作用减弱，使体内活性维生素 D 水平降低。

② 嗜酒：嗜酒可破坏成骨细胞功能；可直接或间接诱发甲状腺功能异常，导致钙代谢紊乱；可使睾酮的合成和分泌减少；可导致营养不良，钙吸收不足。

2. 临床诊断

（1）症状

① 年龄：1 型绝经后骨质疏松症发生于妇女绝经后 10~15 年，2 型老年性骨质疏松症发生于 69~65 岁及以上的老年人。

② 疼痛：自发性胸背和腰背疼痛是原发性骨质疏松症最常见的症状，这种疼痛可以是长期性的，常无特异性，且存在个体差异。骨痛只有在骨量丢失 12% 以上时才会发生。疼痛可表现为急性疼痛和慢性疼痛，常因脊柱弯曲、椎体压缩性骨折和椎体后凸引起，在站立、坐下、翻身等体位改变时发生。急性疼痛通常是由于近期发生椎体压缩性骨折引起，可伴有姿势异常，骨折部位常有压痛和叩击痛，运动时疼痛加重，安静时疼痛减轻，通常使用镇痛药疗效不佳，卧床休息 1~2 周疼痛可得到缓解；慢性疼痛多由于椎体骨折或脊柱侧弯、后凸造成，脊柱韧带的不适当牵拉也可造成疼痛。

③ 循环与呼吸障碍：胸椎变形明显时可压迫心脏，妨碍胸廓扩张，出现呼吸困难与心悸。

④ 消化系统障碍：当脊柱后凸时，对腹腔造成压迫而发生内脏下垂，常有便秘、腹胀、食欲低下。由于腹腔容积减少，使下腹部向前方突出。腹腔容积减少，造成腹压增高，向下挤压膈肌，形成裂孔疝，成为上腹部和下胸部疼痛与不适的原因。

（2）体征

① 压痛与叩击痛：发生椎体压缩性骨折或其他部位骨折时，可出现压痛、叩击痛。

② 功能障碍：可由疼痛导致活动受限，或由骨折造成功能障碍。

③ 身长缩短、驼背：多在腰背部疼痛后出现，由于椎体压缩骨折，使脊柱前倾，背屈加大，形成驼背。骨质疏松时由于椎体受压变形，可使身长平均缩短 3~6cm。

（3）骨密度测定技术

① X 线法

脊椎：骨质疏松时脊椎出现变化，可对脊椎进行 X 线摄片，一般包括胸椎和腰椎，从第八胸椎到第三腰椎，从前后位和侧位两个方向摄片。骨质疏松的典型 X 线征象是椎体骨小梁变粗，骨成分减少，通常可将骨质疏松的程度分为 4 级。

正常人的骨小梁脊椎椎体的骨阴影浓度正常，横行骨小梁、纵行骨小梁致密。

初期骨质疏松症：与正常人相比，骨阴影浓度减低，横行与纵行骨小梁区别困难。

Ⅰ度骨质疏松症：骨阴影浓度低下，骨小梁变细而使横行骨小梁减少，纵行骨小梁变得明显。

Ⅱ度骨质疏松症：横行骨小梁紧密程度降低，纵行骨小梁变得稀疏，可以见到扁平椎和楔形椎，脊柱也可以见到后弯（圆背）或侧弯。

Ⅲ度骨质疏松症：横行骨小梁几乎消失，纵行骨小梁不明显，脊椎的密度降低，胸椎几乎都变成了扁平椎体，有高度圆背。

股骨上端：Singh 将股骨上端骨小梁分为一次压力性、二次压力性、一次张力性、二次张力性及大粗隆骨小梁 5 组。在股骨内旋 15° 的正位片上，按各组骨小梁的多少及有无，将骨量变化分为 7 级。由 7~1 级代表由正常到不同程度骨质疏松的骨量逐渐减少。

Singh 指数 7 级分类如下。

7 级：显示正常骨小梁分布，股骨颈中部 Wald 三角内的骨小梁与周围密度一样。

6 级：显示正常骨小梁分布，股骨颈中部 Wald 三角内骨小梁密度减低。

5 级：主要张力组与主要压力组骨小梁清楚，股骨颈中部 Wald 三角内骨小梁稀疏，Wald 三角显现清楚。

以上三级反映骨密度的正常变化，不能认为是骨质疏松。

4 级：主要张力组骨小梁密度减少，但连续未中断。反映轻度骨质疏松。

3 级：主要张力组骨小梁的连续性中断。反映中度骨质疏松。

2 级：主要压力组骨小梁密度减少，反映重度骨质疏松。

1 级：主要压力组骨小梁密度显著减少。反映严重骨质疏松。

X 线是传统骨质疏松症诊断方法，一般认为当 X 线片上出现上述变化时，骨量已丢失达 30%~40%。因此，用这种方法诊断骨质疏松，漏诊率较大。

② 腰椎双凹指数法：这一方法同样也是拍腰椎 X 线片，一般是对第三腰椎进行测量。由于骨强度的逐渐降低，腰椎体受上下椎间盘的压迫而变成双凹形，测量方法是将椎体中央高度与椎体边缘高度相比，其比值小于 80% 者可诊断为骨质疏松。这一方法同样有遗漏，原因是相当一部分患者的椎体前缘高度也有所降低。

③ RVD 法：利用腰椎 X 线片，比较椎体的密度与椎间盘的密度，当两者的密度相同时，可诊断为骨质疏松。这一方法有一定历史，但应用却不广泛。该方法优点在于采用了自身对照的办法消除了不同个体间的差异。

④ 光子吸收法：目前国内常用的是单光子吸收法（SPA），一般测量人体非优势侧桡骨中下 1/3 交界处的骨密度。1980 年，WHO 建议以相应性别、年龄健康者的骨密度作为正常标准骨矿密度（BMD）值，而将低于其两倍标准差者判为骨质疏松。这种方法在使用中有两个问题：一是四肢管状骨的密度变化并不与松质骨相平行，因而利用四肢管状骨的骨密度代替松质骨的骨密度，准确性受怀疑。二是峰值骨密度的个体差异非常大，在 95% 正常值范围内，其变异可达 30%~40%，因此其误诊率相当高。

⑤ 双能 X 线吸收法：此方法的优点在于可直接测定椎体、髂骨、股骨头的骨密度，克服了 SPA 法以四肢骨 BMD 值代替松质骨 BMD 值的缺点。但应注意，当椎体出现压缩性骨折时，其密度反而增高。其诊断标准同 SPA 法一样，存在着个体、种族、性别差异。

二、继发性骨质疏松症

继发性骨质疏松症是一类继发于其他疾病、病因明确的骨质疏松症。

1. 病因病理

（1）内分泌异常

① 性腺功能低下：性腺是分泌性激素的腺体，在女性主要是卵巢，在男性主要是睾丸。卵巢分泌的主要是雌激素和孕激素，睾丸分泌的主要是雄激素（睾酮）。性腺功能低下，雌激素分泌减少，通过直接作用（直接作用于成骨细胞）和间接作用（通过骨对甲状腺激素敏感性增高，$1,25（OH）_2D_3$ 生成减少），导致骨生成减少，吸收增加，出现骨质疏松。孕激素分泌减少，可以直接作用于成骨细胞，使成骨细胞活性降低，抑制成骨作用。睾酮分泌减少，可引起破骨细胞活性增强，减少降钙素的分泌，并使 $1,25（OH）_2D_3$ 合成受损。

② 甲状腺功能亢进：甲状腺功能亢进患者全身代谢亢进，肠钙吸收减少，钙、磷运转加速，常有高尿钙、高尿磷、血钙及碱性磷酸酶升高，呈负钙平衡，使骨骼脱钙。由于全身代谢亢进，机体易出现负钙平衡，使骨骼中的蛋白基质不足，造成钙盐沉积障碍，最终导致骨质疏松。

③ Cushing 综合征：是由于肾上腺皮质分泌过量糖皮质激素所致。糖皮质激素（GC）通过下列途径影响骨代谢。

性激素：糖皮质激素通过抑制垂体促性腺激素的分泌和直接抑制卵巢、睾丸的功能，使雌激素、孕激素、睾酮分泌减少，导致骨质疏松症发生。

肠钙吸收：糖皮质激素能降低肠钙的吸收已是公认的事实，在对动物和人的钙平衡研究、放射性钙吸收技术的研究中得到证实。但对糖皮质激素能降低肠钙吸收的机制尚不清楚，可能与肠钙的跨膜转运受抑制，钙结合蛋白减少，线粒体的钙排空受抑制有关。

甲状旁腺激素（PTH）：应用糖皮质激素治疗的患者，血中甲状旁腺激素常见升高。糖皮质激素可降低肠钙吸收，增加尿钙排泄，导致负钙平衡，引发甲状旁腺功能亢进。糖皮质激素还能提高成骨细胞对甲状旁腺激素的敏感性。上述作用共同影响着骨的吸收和形成，结果导致骨盐丢失。

肾脏钙、磷排泄：长期应用糖皮质激素治疗的患者，其血中 PTH 升高，溶骨过程加强和肾小管钙吸收能力下降，使尿钙排泄增加。糖皮质激素还能诱发高磷尿症，可降低肾小管对磷的重吸收。

维生素 D：糖皮质激素对维生素 D 代谢的影响，得到了广泛的研究，结论各异。糖皮质激素能降低肠钙吸收的机制似乎与维生素 D 代谢无密切关系。

破骨细胞：糖皮质激素对破骨细胞的影响众说纷纭，多数认为糖皮质激素对破骨细胞的影响可能具有双相性，这决定于破骨细胞的功能状态和生长阶段的不同。

成骨细胞：糖皮质激素降低骨形成的假说已得到组织学研究的证实。试验表明，应用糖皮质激素后，骨连接的数量明显减少，用四环素标记测得的骨钙化率也降低，骨皮质厚度变薄，在这个骨重建循环过程中，骨形成的总量减少了30%，推测这可能是活性成骨细胞由于糖皮质激素而致寿命缩短所造成的。

其他：生长素和生长因子可促进骨骼生长，糖皮质激素通过抑制生长素和生长因子而影响骨骼。

④ 糖尿病：糖尿病性骨质疏松的病因和病理比较复杂。至今仍有许多观点存在争论，尚待今后进一步的研究证实，大致有以下几个方面。

钙、磷代谢紊乱：糖尿病患者在排出大量含糖尿液时，钙、磷由尿液丢失。其机制有几方面：高渗性利尿，肾小管滤过率增高，尿钙、磷排出增多；肾小管的功能缺陷，对钙、磷的重吸收减少；肾脏的1α羟化酶活性减弱，钙吸收减少，血钙水平降低。甲状旁腺激素升高，骨钙流失，尿钙增高，致负钙平衡。

胰岛素缺乏：胰岛素缺乏是造成糖尿病性骨质疏松的重要原因。糖尿病患者的骨矿丢失与胰岛素不足有关，其机制分以下几个方面：胰岛素缺乏导致 $1,25(OH)_2D_3$ 的合成减少，钙、磷丢失增多；胰岛素可抑制腺苷酸化酶的活性，当胰岛素缺乏时，CaMP生成增多，促进骨吸收；胰岛素本身与成骨细胞的功能有密切的关系，成骨细胞中含有胰岛素受体，胰岛素可以促进成骨细胞摄取氨基酸，合成核酸，增加胶原合成。

甲状旁腺激素的改变：糖尿病患者血中甲状旁腺激素水平升高。

降钙素的改变：糖尿病患者血中降钙素水平降低。

其他因素：糖尿病患者在丢失大量钙、磷的同时，骨皮质中含有的镁也同时丢失。低镁状态可刺激甲状旁腺功能相对活跃，出现骨吸收增加，骨量减少。

⑤ 高泌乳素血症（HP）：高泌乳素血症是生育年龄妇女常见的内分泌疾病，占继发性闭经的25%以上。高泌乳素血症的主要临床表现为溢乳、闭经、不孕和性功能低下等。随着研究的不断深入，高泌乳素血症继发的骨骼病变日益被重视。高泌乳素血症引起骨质疏松症与下列因素有关。

雌激素水平下降：实验证明，高泌乳素血症闭经患者雌激素水平低于正常人。雌激素水平低下，使成骨细胞活性降低，破骨细胞活性增加，骨重建失衡，骨吸收加速，导致骨质疏松。其次，由于雌激素水平降低，使骨组织对甲状旁腺激素敏感性增加，骨吸收增强。雌激素水平低落还可以引起降钙素降低，增强破骨细胞的活性。还有人认为，在雌激素水平降低时，机体内 $1,25(OH)_2D_3$ 生成与活性降低，肠道钙吸收减少。

高泌乳素血症对骨代谢的直接作用：高泌乳素血症引起骨质疏松可能是血清泌乳素直接作用于骨，也可能是血清泌乳素对钙调节激素发挥作用而影响骨代谢。此外，高血清泌乳素可抑制生长激素的分泌，而生长激素不足导致成骨功能降低，使骨质减少。

孕激素缺乏：高泌乳素血症妇女长期停止排卵，从而造成孕酮能抑制骨的吸收和刺激骨的形成，因此孕酮水平的低下可引起骨质疏松症。

睾酮不足：高泌乳素血症患者睾酮分泌明显低下，睾酮可通过使 $1,25（OH）_2D_3$ 水平增加，促进成骨细胞增生，影响降钙素的分泌和储备，来影响骨代谢。睾酮分泌低下，可导致骨形成减少，骨吸收增加，发生骨质疏松症。

（2）消化系统疾病：胃切除、吸收不良综合征，均可导致营养物质吸收减少。钙吸收不良，则影响骨矿含量。维生素 D 吸收不良，则进一步影响钙吸收。蛋白质吸收不良，则影响骨基质合成。

（3）血液系统恶性疾患：多发性骨髓瘤、恶性淋巴瘤、白血病、全身性肥大细胞症等血液系统恶性肿瘤，其瘤细胞在骨髓腔内大量增生，侵犯骨骼和骨膜，影响骨骼的血液供应，使骨营养不良，引起骨质疏松。

（4）先天性疾病：部分先天性疾病可影响骨骼的生长、发育，出现骨质疏松表现。

① 成骨不全症：成骨不全症又称脆骨病或 Van Der Hoeve 综合征，是由于成骨细胞功能缺陷，不能形成骨基质所致。临床上分为先天性与迟发型两种。患者有自发性骨折倾向，自幼年至老年多次发生自发性骨折。典型病例尚有其他先天性缺陷的征象。X 线检查可见骨折、骨质稀疏、骨皮质变薄、骨畸形、脊柱侧弯或后凸、椎体扁平、四肢长骨细长弯曲、颅板变薄等改变。

② 高胱氨酸尿症：高胱氨酸尿症是一种含硫氨基酸先天性代谢障碍性疾病，属常染色体隐性遗传性疾病，基本缺陷是缺乏丙氨酸丁氨酸硫醚合成酶，甲硫氨酸不能形成丙氨酸丁氨酸硫醚和胱氨酸，故血液中甲硫氨酸浓度增高，体液中同型胱氨酸蓄积并从尿中排出。血中、尿中高胱氨酸增加，引起骨胶原生成异常。血液中甲硫氨酸浓度增高，可促进尿中钙排泄增加，进而引起骨质疏松症。临床主要表现有晶状体脱位、屈光不正、青光眼、蓝巩膜、智能障碍、痉挛、癫痫发作、蜘蛛足样指（趾）、骨骼异常、关节松弛、脊柱后侧凸、心血管疾病及血栓易形成。

③ Wilson 病：Wilson 病又称肝豆状核变性，是一种常染色体隐性遗传铜代谢障碍性疾病。本病好发于青少年，以往把肝病、脑病、角膜色素环称为本病典型的三个临床特征。体内铜的沉积累及骨和关节，临床即可出现骨和关节的疼痛、变性。骨质变化的原因是综合性的，与肝、肾、甲状腺受累及、电解质、蛋白质代谢紊乱有关。患者每日损失约 400mg 氨基酸，致骨的有机支架形成受阻，钙盐沉着不佳。过多的铜沉积在肾脏近曲小管上皮细胞内，造成肾小管损害和功能不全，肾小管对葡萄糖、氨基酸、磷酸盐、重碳酸根离子的再吸收障碍，出现糖尿、氨基酸尿、高尿钙、高尿磷、低血磷、肾小管酸中毒及 1α 羟化酶活性降低。高尿钙、高尿磷、1α 羟化酶活性降低，导致钙、磷丢失、$1,25（OH）_2D_3$ 产生不足。再加上可继发 Fanconi 综合征和甲状旁腺功能亢进症，进一步使骨量减少，共同导致骨质疏松。

④ Menkes 病：Menkes 病又称发纽结综合征，是一种全身细胞铜转运异常疾病，隐性遗传，男孩发病，以中枢神经系统变性为主要病变，生后 1~2 个月即开始发病，出现进行性智力减退、痉挛、惊厥，进行性中枢神经系统症状，皮肤颜色变浅，特征性的头发异常，头发卷曲、色淡易断，脑与全身血管异常及骨质疏松。铜参与人体很

多重要酶的合成。由于铜的缺乏直接影响胶原及弹性蛋白的合成，可以引起骨胶原与弹性蛋白架桥形成障碍。

⑤ Turner 综合征：Turner 综合征系一条 X 染色体缺如或异常，伴身材矮小，第二性征及内外生殖器发育不全，肘外翻及颈蹼等体征。除此之外，尚有骨骼的多发性畸形。在 X 线上，表现为骨质疏松、骨发育障碍和骨骺愈合延迟。由于卵巢纤维化，几乎不产生雌激素。雌激素除直接作用于成骨细胞外，还通过影响钙代谢的调节激素，对骨的代谢进行调控。雌激素缺乏时，钙代谢处于负平衡状态，骨吸收增加，骨密度降低，其最终结果是导致骨质疏松症。

⑥ Klinfelter 综合征：Klinfelter 综合征又称原发性小睾丸症，是一种性染色体畸形的遗传疾病。染色体核型为 47,XXY。主要临床表现为智力低下，男性性征缺乏，小阴茎，小睾丸，阴毛稀疏或无阴毛。血中促性腺激素及卵泡雌激素明显升高，睾酮水平显著降低，引起骨质疏松症。

（5）骨折、骨病：骨折或骨病长期固定后，由于缺乏肌肉活动，使局部骨骼内血液循环减少，骨形成减少，引起骨质疏松症。经常性的肌肉活动对骨骼产生机械刺激，可使骨质增加，长期固定，对骨骼的机械刺激降低，亦是骨量丢失的重要因素。

骨质疏松症还可继发于应用某些药物之后，酒精中毒、金属中毒、维生素 C 缺乏等。

2. 临床诊断　继发性骨质疏松症继发于其他疾病之后，作为许多疾病的继发症状，其诊断的关键是对原发性疾病的诊断。

三、特发性骨质疏松症

特发性骨质疏松症是指一类原因不明的骨质疏松症，包括特发性青少年骨质疏松症和特发性成年骨质疏松症。

1. 特发性青少年骨质疏松症

（1）病因病理：特发性青少年骨质疏松症是一种在发育期（8~14 岁）发病的、原因不明的非遗传性疾病。其特点为健康儿童突然发生骨质不明原因大量丢失，而骨结构基本上仍保持正常。其主要病理改变是骨组织的形成与吸收之间存在不平衡，由于骨吸收过度或骨形成减少而致骨量减少。其主要特征出现于青春期之前，女孩早于男孩，生长突然停止，发生椎体与长骨的干骺端压缩性骨折，并且形成新而疏松的骨，呈现全身性骨质疏松。这种干骺端的病变，称为"新骨性"骨质疏松症。

（2）临床诊断

① 症状体征：特发性青少年骨质疏松症是自限性的、暂时性的，其严重程度各不相同。常常以背部下端、髋部和脚的隐痛开始，渐渐出现行走困难。全身的体格检查可以是完全正常的，也可表现为胸腰段的脊柱后凸、脊柱后侧凸、鸡胸、身高变矮、长骨畸形、跛行。

② 生化检查：特发性青少年骨质疏松症无明显的生化异常，也没有发现任何内分泌异常。部分患者表现为明显的负钙平衡，血清钙水平正常或偏高，尿钙水平正常或

偏高。

③ 影像学检查：脊柱与四肢的 X 线片显示弥漫性的、严重的、整体性的骨质疏松，正常的骨小梁排列减少或不存在，骨皮质变薄。在脊柱侧位片上，椎体显示出典型的"鳕鱼"外貌。胸椎脊柱后凸在所有患者都不同程度存在。部分患者显示明显的结构性脊柱侧凸。骨折主要发生于长骨的干骺端，如股骨远侧端、胫骨近端或股骨颈。

2. 特发性成年骨质疏松症

（1）病因病理：特发性成年骨质疏松症是一种发生在成年女性闭经前、男性 60 岁前而没有明确发病原因的全身性骨代谢疾病。本病没有明显的骨代谢异常，其引起骨量减少的最基本原因可能是遗传因素。其组织形态学特点为骨体积下降，骨小梁厚度下降，骨表面活性降低，骨矿化降低和骨形成率降低。

（2）临床诊断

① 症状体征：特发性成年骨质疏松症的主要症状体征与原发性骨质疏松症相似，轻微受外力压迫或无外伤性原因引起脊柱椎体压缩性骨折，出现楔形椎、鱼椎样变形，由此引起腰背部疼痛。

② 生化检查：部分患者表现为高血钙症。

③ 影像学检查：与原发性骨质疏松症相同。

四、诊断要点

1. 原则 诊断骨质疏松应以骨矿密度或骨矿含量减少为基本依据。在鉴别继发性骨质疏松和骨软化时可参考病史、骨代谢生化指标和骨折进行综合参考，来诊断和评估属原发性骨质疏松还是继发性骨质疏松。在判断骨矿密度或骨矿含量减少时，一般采用放射线吸收的方法，本病诊断目前主要以双能 X 线吸收法作为骨矿密度或骨矿含量的测量手段，参考 X 线片，亦不排除多种方法的应用，如无骨密度仪的单位，可用 X 线片初步判断骨质疏松程度，常选用脊椎或股骨上端、跟骨、管状骨的 X 线片进行评估。

2. 标准 骨矿密度或骨矿含量诊断及分级标准（本标准主要用于成年女性，男性参照女性标准作判断）如下。根据我国国情，以种族、性别、地区的峰值骨量均值为依据。

（1）当骨量大于或等于峰值、均值渐趋 1SD（标准差）为正常。

（2）当骨量为峰值骨量、均值渐趋 1-2SD 为骨量减少。

（3）当骨量小于峰值骨量、均值渐趋 2SD 为骨质疏松症。

（4）当骨量小于峰值骨量、均值渐趋 2SD 并伴有一处或多处骨折，则为严重骨质疏松症。

（5）当骨量小于峰值骨量、均值渐趋 3SD、无骨折，也可诊断为严重骨质疏松症。

3.X 线片要求

（1）照片质量：除跟骨仅照侧位片外，其他部位骨结构应照正位片。照片的清晰度、对比度应适中，细致度较高，软组织、骨组织层次结构清楚。

（2）估计脊椎骨密度，建议采用下述方法：Ⅰ度：纵向骨小梁明显；Ⅱ度：纵向骨小梁变稀疏；Ⅲ度：纵向骨小梁不明显。存在楔形变者，应测量楔形指数，即在椎体侧位片上测量椎体前缘高度与椎体后缘高度之差，除以后缘高度所得的百分数。

（3）股骨颈可用 Singh 指数法：在Ⅲ度以下定为骨质疏松。

（4）跟骨 Jhamaria 分度法：Ⅲ度为可疑，Ⅲ度以下定为骨质疏松。

（5）管状骨皮质指数法：常用在四肢长骨、第 2 掌骨及锁骨等部位，皮质指数等于中点皮质厚度除以该点骨横径，当指数小于 0.4 为可疑，小于或等于 0.35 定为骨质疏松。

在运用 X 线片作为诊断依据时应当注意观察不同部位骨骼的密度、形状及骨小梁的数量、形态、分布。其中骨骼密度在 X 线片上表现为光密度差别，骨质疏松患者由于其骨量减少、骨密度下降，X 线片显示光密度增加，椎体与椎间盘之间的光密度差减少或消失，脊椎横向骨小梁减少或消失，纵向骨小梁稀疏或消失。另外，骨骼密度下降、骨骼强度下降，致使骨骼形状改变，椎体呈现扁平、楔状、鱼椎状，出现压缩性骨折的变化。

五、临床表现

骨质疏松性椎体骨折主要有两方面的问题：一是骨质疏松，二是椎体压缩骨折。本病主要表现如下。

1. 疼痛　疼痛是本病的主要症状，表现为局限性疼痛、腰背疼痛向两胁及臀部放射、胸腰带状痛等。活动后疼痛加重。

2. 身高变矮、驼背畸形　椎体的前部由松质骨组成，是身体的支柱，负重量较椎体后部大，容易发生骨折，造成椎体前低后高。表现为身高变矮、驼背畸形。

3. 局部叩痛　病变部位叩痛是常见体征。

4. 侧弯畸形　严重者可影响心肺功能。

5.X 线片　脊柱呈鱼椎状、楔形及扁平，且有椎体骨小梁萎缩、稀疏等表现。

六、诊断标准

目前国内外尚无骨质疏松症的统一诊断标准。

与所有骨密度测量方法一样，首先要建立正常参考值，明确其随年龄变化的规律，这需要大样本的参考。近年来的研究也集中在寻找超声的诊断标准，有人试用世界卫生组织（WHO）的 –2.5 标准差，即超声骨密度测试指标的 T 值（实测 BUA 值与 20~40 岁的年轻成人 BUA 统计标准值）和 Z 值（实测 BUA 值与同龄人的 BUA 统计标准值相比较），分别用于同年轻人平均值和同龄人平均值比较的 SD 偏离数值。当 T 值或 Z 值大于 –1 是正常的，在 –2.5~–1 之间说明骨密度偏低，小于 –2.5 时则说明发生骨质疏松症。后来的研究发现这一标准并不适用于超声检测，主要是超声检测随年龄的变化幅度比双能 X 射线吸收仪（dual energy X — ray absorptiometry，DEXA）检测时要小，目前还没有一致的、真正意义上的诊断标准。

骨质疏松症诊断的金标准仍然是脊柱和髋骨的双能 X 射线吸收骨密度测定。

根据 1994 年国家中医药管理局发布的中华人民共和国中医药行业标准——《中医病证诊断疗效标准》，骨痹和骨痿（骨质疏松症）诊断标准如下。

（1）初起多见腰腿、腰脊等隐隐作痛，俯仰、转侧不利，轻微活动稍缓解，气候变化时加重，反复缠绵不愈。

（2）起病隐袭，发病缓慢，多见于中老年。

（3）腰弯背驼，活动时常有喀刺声或摩擦声。

（4）根据临床分型的不同而有相应的临床症状。

（5）X 线摄片检查：显示骨质疏松，关节面不规则，关节间隙狭窄等。

（6）查血沉、抗"O"、黏蛋白、类风湿因子等与风湿痹、尪痹相鉴别。

综合分析后我们拟定以下诊断标准

（1）骨质疏松的病因明确或不明确。

（2）全身无力，局限性腰背自发疼痛，胸腰带状痛，功能受限，翻身困难。活动后加重，或有晨僵，或天气变化时遇冷加重、遇热减轻，休息后减轻，或局部按揉后稍有缓解。

（3）被迫体位，不愿俯卧位、不愿仰卧位，侧卧位最舒适，弯腰驼背，身高变矮。

（4）脊柱活动受限或有脊柱侧弯，病变节段后凸变形，有明显压痛或叩击痛，多见于棘上与棘旁，或有放射痛。

（5）严重畸形者可影响心肺及胃肠功能。

（6）影像学检查：X 线、CT、MRI 检查可显示骨质疏松、椎体变形或压缩性骨折。

（7）排除其他病。

符合（1）＋（2）＋（6）＋（7）、

（2）＋（6）＋（7）、（1）＋（3）＋（6）＋（7）、

（3）＋（6）＋（7）、（1）＋（2）＋（5）＋（6）＋（7）、

（1）＋（2）＋（3）＋（4）＋（6）＋（7）、

（1）＋（2）＋（3）＋（4）＋（5）＋（6）＋（7）＝脊柱骨质疏松症。

诊断：按照骨质疏松症的定义，对骨质疏松症的诊断必须符合下列条件。

①典型病史、症状、体征

②符合影像学检查的诊断，并与①相符

③综合判断排除其他病

①＋②＋③＝脊柱骨质疏松症

七、鉴别诊断

根据病史、临床表现、X 线片和必要的实验室检查，诊断骨质疏松性椎体压缩骨

折不难，但应注意与脊柱外伤性压缩骨折、骨髓瘤、椎体转移癌等鉴别。

1. 脊柱外伤性压缩骨折 有坠落伤病史，多臀部着地，常为单个椎体，多发于胸腰段，青壮年为主。

2. 骨髓瘤 多见于40~60岁男性，早期全身无力，体重减轻，轻度背痛，活动后可在腰背出现剧痛，并向腹部及下肢放射，起源于骨髓，骨穿刺可见典型的浆细胞。血钙升高，多弥散到许多骨，故在颅骨X线片上可见边缘整齐和圆形溶骨病损。

3. 椎体转移癌和结核性脊椎炎 二者引起的疼痛与骨质疏松患者骨折所致疼痛的区别在于，骨质疏松患者的骨折所致疼痛在强制固定脊柱或持续固定2~3周时疼痛可逐渐减轻，CT、MRI检查可鉴别。

4. 腰扭伤和腰肌劳损 两者的主要区别在于骨质疏松症患者不仅有肌肉痛，更主要的是胸、腰椎骨折引起的疼痛，疼痛一般局限于棘突，存在局部棘突的压痛和叩击痛。X摄片可鉴别诊断。

5. 不同骨质疏松症的相互鉴别 主要是原发性骨质疏松症、继发性骨质疏松症、特发性骨质疏松症的鉴别诊断。

原发性骨质疏松症主要见于绝经后妇女及高龄男女。目前又将原发性骨质疏松症分为两型：1型与绝经有关，出现在绝经后10~15年，称为绝经后骨质疏松症。2型与年龄有关，发生在60~65岁或以后，又称为老年性骨质疏松症。

继发性骨质疏松症是一类继发于其他疾病、病因明确的骨质疏松症。可发生于任何年龄。

特发性骨质疏松症包括特发性青少年骨质疏松症和特发性成年骨质疏松症。特发性青少年骨质疏松症是一种在发育期（8~14岁）发病且原因不明的非遗传性疾病。特发性成年骨质疏松症是一种发生在成年女性闭经前、男性60岁前，没有明确发病原因的全身性骨代谢疾病。

第三节　辨证与分度

脊柱骨质疏松症临床辨证与辨病相结合，明确诊断、准确治疗、准确钩活，尤其是胸腰段脊柱骨质疏松症出现的主要是腰痛，应详加辨证以求因，并根据脊柱骨质疏松症临床表现，辨别疾病的虚实，并判断疾病的发展和预后。

肾为先天之本，主骨生髓，骨的生长、发育、强劲、衰弱与肾精盛衰关系密切。肾精充分则骨髓生化有源，骨骼得以滋养而强劲有力。肾精亏虚则骨髓生化乏源，骨髓失养则骨矿含量下降，骨密度降低而发生骨质疏松症。脾为后天之本，先天之精有赖后天脾胃运化水谷精微的不断充养，脾胃虚弱，运化乏力，后天之水谷精微不能充养先天之精，致精亏髓空而百骸痿废。因而骨质疏松症的病位在脾肾，病性为虚证。

一、辨证分型

根据脊柱骨质疏松症中医病因病机和临床特点，可将脊柱骨质疏松症分为风寒湿痹型、瘀血阻滞型、肾脾两虚型。

1. 风寒湿痹　是由于风寒湿邪侵犯脊柱，影响筋络的运行，进而出现骨质疏松，临床以腰部冷痛、转侧不利、逐渐加重、形寒肢冷、形体拘挛为主症，腰痛而近衣被，遇热减轻，遇冷加重，与天气变化有关，晨僵明显，舌质淡、体胖大，苔白滑。

2. 瘀血阻滞　是由于瘀血阻滞于腰部经络，影响经气的运行，而出现骨质疏松，临床以腰痛如刺、痛有定处为主症，轻则俯卧不便，重则因疼痛而不能转侧，痛处拒按，舌质紫暗或有瘀斑，脉涩。

3. 肾脾两虚　由于肾气不足或肾精亏损而引起的脊柱骨质疏松，临床上以腰背酸痛、腰膝酸软、耳鸣耳聋为主症。兼有足跟疼痛，神疲乏力，头目眩晕，失眠多梦，五心烦热，健忘，舌淡白，脉沉细。

由于脾气不足，后天失养，导致肾气不足而引发骨质疏松，临床以腰背酸痛、四肢酸困乏力主症，久行则足胫骨疼痛，兼有身疲乏力，食欲不振，胸脘痞满，面色萎黄，舌体胖大有齿痕，苔白腻，脉虚缓。

二、分度辨证

Ⅰ度：纵向骨小梁明显。其临床表现不明显，或有轻度腰酸背痛。

Ⅱ度：纵向骨小梁变稀疏。其临床表现为腰酸背痛间断性发作，劳累后加重，自感支撑力下降，腰部冷凉，与天气变化有关，穿衣戴帽较正常时增多，偶有晨僵。

Ⅲ度：纵向骨小梁不明显。其临床表现为腰背酸痛时时发作、时轻时重，与活动劳累有关，天气变化时加重，逐渐弯腰驼背，身高变矮。

第四节　中医分型钩活术治疗

钩活术治疗脊柱骨质疏松症主要是缓解临床症状（疼痛），控制疾病发展速度，不同程度改变所形成的畸形。对原发性骨质疏松症较继发性骨质疏松症效果满意，继发性的恶性肿瘤、感染因素（骨结核）、代谢因素（铜代谢）和血液病引起的骨质疏松症不是钩活术的适应证。

骨质疏松症虚实夹杂，钩活术治疗过程中一定要注意补法和泻法，持续期和发作期泻法重于补法，缓解期补法重于泻法，康复期以补法为主。

1. 选穴原则　根据影像学检查的结果及临床症状，确定病位，准确选取新（魏氏）夹脊穴。

基本公式：

胸脊穴

$胸_1穴 + 胸_2穴 = T_1穴 + T_2穴$

$胸_2穴 + 胸_3穴 = T_2穴 + T_3穴$

$胸_3穴 + 胸_4穴 = T_3穴 + T_4穴$

$胸_4穴 + 胸_5穴 = T_4穴 + T_5穴$

$胸_5穴 + 胸_6穴 = T_5穴 + T_6穴$

$胸_6穴 + 胸_7穴 = T_6穴 + T_7穴$

$胸_7穴 + 胸_8穴 = T_7穴 + T_8穴$

$胸_8穴 + 胸_9穴 = T_8穴 + T_9穴$

$胸_9穴 + 胸_{10}穴 = T_9穴 + T_{10}穴$

$胸_{10}穴 + 胸_{11}穴 = T_{10}穴 + T_{11}穴$

$胸_{11}穴 + 胸_{12}穴 = T_{11}穴 + T_{12}穴$

胸脊撇穴

$胸_1'穴 + 胸_2'穴 = T_1'穴 + T_2'穴$

$胸_2'穴 + 胸_3'穴 = T_2'穴 + T_3'穴$

$胸_3'穴 + 胸_4'穴 = T_3'穴 + T_4'穴$

$胸_4'穴 + 胸_5'穴 = T_4'穴 + T_5'穴$

$胸_5'穴 + 胸_6'穴 = T_5'穴 + T_6'穴$

$胸_6'穴 + 胸_7'穴 = T_6'穴 + T_7'穴$

$胸_7'穴 + 胸_8'穴 = T_7'穴 + T_8'穴$

$胸_8'穴 + 胸_9'穴 = T_8'穴 + T_9'穴$

$胸_9'穴 + 胸_{10}'穴 = T_9'穴 + T_{10}'穴$

$胸_{10}'穴 + 胸_{11}'穴 = T_{10}'穴 + T_{11}'穴$

$胸_{11}'穴 + 胸_{12}'穴 = T_{11}'穴 + T_{12}'穴$

腰脊穴

$腰_1穴 + 腰_2穴 = L_1穴 + L_2穴$

$腰_2穴 + 腰_3穴 = L_2穴 + L_3穴$

$腰_3穴 + 腰_4穴 = L_3穴 + L_4穴$

$腰_4穴 + 腰_5穴 = L_4穴 + L_5穴$

腰脊撇穴

$腰_1'穴 + 腰_2'穴 = L_1'穴 + L_2'穴$

$腰_2'穴 + 腰_3'穴 = L_2'穴 + L_3'穴$

$腰_3'穴 + 腰_4'穴 = L_3'穴 + L_4'穴$

$腰_4'穴 + 腰_5'穴 = L_4'穴 + L_5'穴$

2. 选穴注意　骨质疏松症的选穴，应根据影像学检查和查体结果选择责任椎和叩击痛最严重的节段，综合辨证选取相应腧穴组合为主穴，根据临床症状缓解情况，综合分析，酌情进行第二次钩活术治疗，二次钩活术治疗应选取对应的撖穴组合，配穴选 1~2 穴为宜，也可不选。

3. 选钩原则　根据疾病轻重，辨证选择巨类、中类、微类钩鍉针，根据补泻法辨证选择内板、内刃型钩鍉针。

钩活术所用钩鍉针均为一次性使用钩活术钩鍉针钩针。

"巨颈胸型"代表巨类颈胸型钩鍉针，"巨腰椎型"代表巨类腰椎型钩鍉针；"中内板 2.5 双或单"代表中类内板 2.5cm 型钩鍉针双软或单软钩法；"补或泻"代表补法或泻法，依此类推。

对需要重补的患者，使用肛门型巨类钩鍉针，因肛门型巨类钩鍉针属巨类内刃，本身就为补法而设计。也可使用巨类腰椎型或颈胸型内板钩鍉针单软补法。

治疗骨质疏松症大部分以补法为主，因骨质疏松症是以肾脾两虚为主要病机的一类病症，多使用内刃钩鍉针补法或采用内板烧山火平补平泻法。

4. 钩深（深度）

（1）胸段进入深度 1.00~1.50cm；垂直深度 0.82~2.53cm。

（2）腰段进入深度 1.50~2.50cm；垂直深度 1.49~2.49cm。

（3）深双软深度 2.00~3.00cm，以触及骨面为准，防止穿透硬膜囊。

5. 钩角（钩进角）

胸段倾斜 55°。

腰段倾斜 88°。

深双软倾斜角 45°。

6. 手法与钩法

手法：新（魏氏）夹脊穴胸段倒八字钩提法；腰段钩提法；阿是穴钩提法。

钩法：新（魏氏）夹脊穴胸段浅单软；腰段单软或双软；阿是穴单软。

7. 钩度　3~7 分为准，严格执行"宁可不及，不可太过"的原则。

一、风寒湿痹型

符合中医痹证诊断的骨质疏松症。其骨质疏松症的发生乃因外邪侵袭人体，闭阻经络，气血运行不畅所导致，以腰背部酸痛、麻木、重着、屈伸不利，甚或活动严重障碍为主症，遇风寒湿冷加重，遇热减轻，晨僵，与天气变化有关。

1. 诊断

（1）症状：腰背部僵硬不适、沉重、转动不利，胸腰带状痛，尤以后伸时显著，局部疼痛，有放射疼痛，近衣被，遇风、冷、寒、湿加重，与天气变化有关，夜晚加重，白昼减轻。

（2）舌脉：舌淡，苔薄白或薄黄，脉弦紧。

（3）体征：活动受限或有脊柱侧弯，病变节段有明显压痛点、叩击痛，多见于棘上与棘旁，或有放射痛，下肢肌力、肌张力尚可，膝腱反射活跃，局部按揉、理疗、热疗可缓解。

（4）相关检查：心电图正常，抗链"O"、RF、ESR 均正常。

（5）影像学检查

X 线平片：可见脊柱椎体畸形，骨小梁萎缩、稀疏等表现。

CT 及 MRI 检查也会发现骨小梁的萎缩、稀疏等，通过影像排除脊柱疾病。

（6）排除其他病：综合判断排除其他原因引起的以上症状，如风湿病、类风湿、周围神经病变、脊髓病变、脑外伤后遗症、脑肿瘤、脑萎缩等。

符合以上 6 条并排除其他疾病即可确诊为风寒湿痹证型骨质疏松症。

包括现代医学的脊柱骨质疏松症。

诊断要点：腰背部沉重疼痛，活动受限，疼痛遇冷加重遇热减轻，与天气变化有关，晨僵明显，病程较长，或有放射痛。弯腰驼背，或下肢软弱无力、功能下降、骨折、呼吸循环系统障碍等。符合相应影像学表现。

2. 鉴别诊断

（1）单纯性痹证：包括顽痹和脊痹，西医的风湿病、风湿热、类风湿、强直性脊柱炎等。以上疾病除了上述症状外，还有各关节的疼痛和变形、各关节功能的受限等。肩周炎是单侧发病，功能受限，最重要的上举不能。而风寒湿痹证型骨质疏松症上肢受累不明显，一般到肩胛部，与上肢活动无关。

（2）腰背部肌筋膜炎：疼痛有固定压痛点，在局部可以找到疼痛的引发区，按压该区可发现结节并有压痛，或条索状物并压痛，可引发患者躲避、惊跳的"跳越征"，局部封闭该点可使疼痛消失，这是与本病的区别所在。

（3）腰背部扭挫伤：有明确外伤史，病程短，局部无结节，推拿治疗效果较好。

3. 钩活术选穴　风寒湿痹证型骨质疏松症，要根据痹阻部位之不同和影像学检查的结果，进行病位选穴，以新（魏氏）夹脊穴为主穴，腰骶部膀胱经腧穴和阿是穴为配穴。

主穴：新（魏氏）夹脊穴。

配穴：循经取穴或阿是穴，根据具体情况，取双侧穴或单侧穴，单侧取患侧腧穴。

方义提要：胸背部新（魏氏）夹脊穴为主穴，配穴循经取穴主要根据病变所在的经络循行部位选穴，旨在疏通经络气血，调和营卫，风寒湿邪无所依附则痹痛遂解。

4. 钩活术治疗　痹证型骨质疏松症钩活术治疗应以平补平泻法为主，利用巨、中、微类内板或内刃钩鍉针进行轻、中、重单软常规九步钩活。

5. 病案举例

（1）〔肾阴亏损　风邪侵袭〕

李某，女，74 岁，石家庄市无极人。

初诊：2016 年 6 月 9 日

主诉：腰背部疼痛 1 年，加重 10 天。

现病史：患者于一年前，不慎腰背部受风，引起腰背部疼痛、沉重不适，向右小腹放射，夜晚加重，遇风后加重，按揉或热敷后减轻，与天气变化有关。10 天前天气骤变，腰背部受凉。上述症状发作且活动受限，在家未行治疗，于 2016 年 6 月 9 日来我院就诊。

查体：表情痛苦，弯腰驼背，自主体位，T$_{12}$、L$_{1、2}$ 棘上压痛、棘旁压痛，向右小腹放射。心肺腹未见异常，血压 150/80mmHg，舌淡红，苔薄白，脉弦。

辅助检查：血尿常规、心电图检查无异常。

影像检查：X 线检查（图 3-4-13、图 3-4-14）。

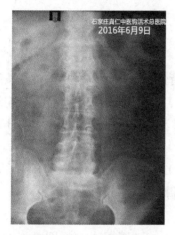

图 3-4-13　X 线正位

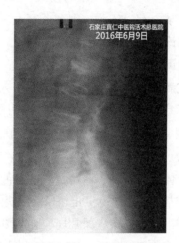

图 3-4-14　X 线侧位

X 线表现：腰椎顺列欠佳，棘突轻度右偏，生理前凸存在。L$_{4~5}$~S$_1$ 椎间隙变窄，关节面模糊，L$_4$ 椎体阶梯样向前错位约 1°。L$_{1~5}$ 椎体边缘轻度骨质增生。T$_{12}$、L$_{1、2}$ 椎体轻度压缩，椎旁让组织未见异常。

印象：腰椎骨质疏松症。

诊断：风寒湿痹证型骨质疏松症（中医）。

　　　脊柱骨质疏松症（西医）。

分析：年事已高，肝肾阴亏，弯腰驼背，阳气不足，有受风背痛史，10 天前因天气骤变，腰背部受风而引起腰背痛、腰背部沉重不适，夜晚加重，并向右小腹放射，遇风后加重，与天气变化有关。

治则：滋补肝肾，祛风止痛。

治法：钩活术疗法。

	选穴	钩锃针	钩法与钩度	手法与钩角
主穴	L$_4$ 穴 +L$_5$ 穴	巨类腰椎型	单软 5 分	钩提法 85°
配穴	无	–	–	–

按照《中医钩活术技术操作规范》完成钩活术操作。采用单软 5 分钩度＋补法。

二诊：2016 年 6 月 16 日

背部疼痛、右小腹放射痛消失，无不适。

随访：2017 年 6 月 16 日电话随访，1 年间背部疼痛、沉重不适等症状未见反复。

【按语】此病例年老体弱，弯腰驼背，正气存内，邪不可干，邪气所凑，其气必虚，老年骨质疏松症，虚字当头，邪气乘虚而入，采用新夹脊 L_4 穴 +L_5 穴，以平补平泻，直达病灶，使筋脉畅通，故一次治愈。此患者在今后的生活中应避风邪，注意保养，防止复发。

（2）［脾肾两虚　湿邪侵入］

单某，女，76 岁，河北武安人。

初诊：2015 年 5 月 11 日

主诉：腰背部酸困疼痛 6 个月。

现病史：患者 6 个月前于新房入寝，自感腰背部酸困、沉重、疼痛，经按摩、针灸、理疗后症状稍有缓解。每逢阴雨天气而发作，时好时坏。10 天前阴雨连绵，背部酸困、疼痛、沉重加重，经热敷、针灸后效果不佳，于 2015 年 5 月 11 日来我院就诊。

查体：患者神志清楚，表情痛苦，弯腰驼背。$L_{1,2}$ 棘突叩击痛，棘旁压痛。心肺腹未见异常。血压 150/90mmHg，舌淡红，苔白腻，脉弦濡。

辅助检查：血、尿常规、心电图检查无异常。

影像检查：X 线、CT 检查（图 3-4-15、图 3-4-16、图 3-4-17、图 3-4-18）。

X 线表现：腰椎右凸侧弯，棘突左偏，曲度存在，L_{1-5} 椎体前侧缘轻度增生，$L_{4、5}$、L_5/S_1 椎间隙变窄。边缘硬化，L_{1-3} 可见双凹征，余椎体及附件骨质结构未见明显异常。

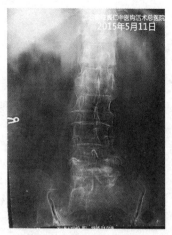

图 3-4-15　X 线正位

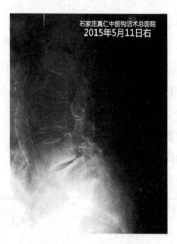

图 3-4-16　X 线侧位

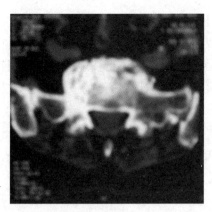 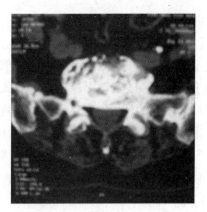

图 3-4-17　CT 平扫（1）　　　　　图 3-4-18　CT 平扫（2）

腰椎 CT 平扫示：腰骶椎生理曲度存在，L_4 椎体向前移位。$L_{4/5}$ 层面可见间盘样密度影环形超出外缘，硬膜囊受压，双侧侧隐窝变窄。$L_{4/5}$ 椎间盘内可见气体密度影；椎体外缘及部分椎小关节可见骨赘形成。

印象：腰椎骨质疏松症。

诊断：风寒湿痹证型骨质疏松症（中医）。

　　　脊柱骨质疏松症（西医）。

分析：76 岁高龄女性，必然存在肝肾阴亏现象，而新房潮湿入寝，湿邪侵入，而出现背部酸困疼痛，符合风寒湿痹证型骨质疏松症的诊断，湿邪侵犯人体缠绵难愈，所以理疗、按摩、针灸、口服药物症状缓解不明显。

治则：祛湿补肾，活血通络。

治法：钩活术疗法。

	选穴	钩鍉针	钩法与钩度	手法与钩角
主穴	L_4 穴 +L_5 穴	巨类腰椎型	单软 5 分	钩提法 85°
配穴	双风门	微类内板 2.5 型	单软 1 分	钩提法 90°

按照《中医钩活术技术操作规范》完成钩活术操作。采用单软 5 分钩度 + 补法。

二诊：2015 年 5 月 18 日

上述症状自术后 4 天开始好转，至今好转 50% 左右。

治疗：

	选穴	钩鍉针	钩法与钩度	手法与钩角
主穴	$L_4{}'$ 穴 +$L_5{}'$ 穴	巨类腰椎型	单软 5 分	钩提法 85°
配穴	双大杼	微类内板 2.5 型	单软 1 分	钩提法 90°

按照《中医钩活术技术操作规范》完成钩活术操作。采用单软 5 分钩度 + 补法。

三诊：2015 年 5 月 28 日

上述症状全部消失，无任何不适。

随访：2016 年 5 月 28 日电话随访，1 年来上述症状无反复。

【按语】此患者年事已高，受湿后极易造成风寒湿痹证型骨质疏松症。病因在于天气变化，湿气过重，经络不通而背部酸困、疼痛、沉重，法当祛湿补肾，采用腰椎旁新夹脊穴 L_4+L_5 局部循经取穴的方式，巨类颈胸型钩鍉针减压、减张、疏通、松解，改善局部瘀阻的环境，直达病所，故两次治愈。

因湿邪沉着黏滞，缠绵难愈，所以钩治第一次收效甚微，四天后效果开始出现，又经祛湿活血的神灯理疗，故症状全部消失。湿邪可乘虚而入，一定要增强体质，提高机体免疫力，起居有常，远离湿处，谨防湿气，防止反弹复发。

（3）[肾阳不足　寒邪入络]

国某，男，71 岁，石家庄市新华区人。

初诊：2015 年 8 月 8 日

主诉：腰背部疼痛活动受限 1 天。

现病史：患者平素怕冷，1 天前因天气变化外出时，突感腰背部疼痛难忍，活动受限，于 2015 年 8 月 8 日上午来我院就诊。

查体：痛苦表情，弯腰驼背，强迫体位，$L_{2、3}$ 椎旁压痛，心肺腹未见异常。血压 140/80mmHg，舌淡，苔白，脉弦紧。

辅助检查：血、尿常规、心电图检查无异常。

影像检查：X 线检查（图 3-4-19、图 3-4-20、图 3-4-21、图 3-4-22）。

X 线表现：腰椎右凸侧弯，棘突左偏。生理前凸减小。L_{2-3}、L_5/S_1 椎间隙变窄。$L_{4,5}$ 椎体阶梯样向前错位。L_{2-5} 椎体边缘唇样骨质增生，L_2 骨刺向椎管内突出。$L_{2、3}$ 椎体轻度压缩，椎前可见腹主动脉管状钙化影。

印象：腰椎骨质疏松症。

诊断：风寒湿痹证型骨质疏松症（中医）。

　　　　脊柱骨质疏松症（西医）。

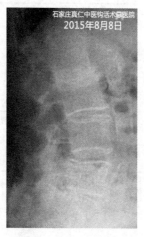

图 3-4-19　X 线正位

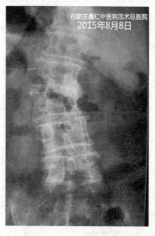

图 3-4-20　X 线侧位

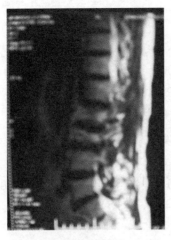 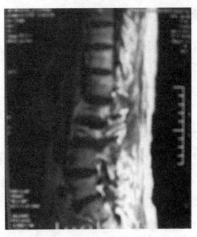

图 3-4-21　MRI 纵扫（1）　　　　　　图 3-4-22　MRI 纵扫（2）

分析：患者年事已高，平素怕冷，天气变化而感寒，背部经络受阻，年迈阳气不能迫寒外出，出现疼痛僵硬症状。热敷后仍不能驱寒外出，暂时症状缓解，但由于感寒过深，过时如旧。

治则：散寒解表，活血通络。

治法：钩活术疗法。

	选穴	钩鍉针	钩法与钩度	手法与钩角
主穴	L₄ 穴 +L₃ 穴	中类腰椎型	单软 3 分	钩提法 85°
配穴	大椎	微类内板 2.5 型	单软 1 分	钩提法 90°

按照《中医钩活术技术操作规范》完成钩活术操作。采用单软 5 分钩度 + 补法。

二诊：2015 年 8 月 15 日

背部疼痛消失，无不适。

随访：2016 年 8 月 15 日电话随访，患者自述钩活术后 1 个月左右因受凉，背部略感疼痛，未行治疗而过后自愈。

【按语】此病例系年老感寒，寒主收引，阻滞气机，经络不通，收引则活动受限。由于治疗及时而收效很快，后因受凉而稍有反弹，正气盛，不治自愈。因病程短，选用新夹脊穴 L₄ 穴 +L₅ 穴直达病所，治疗及时，方法得当，故钩活一次，患者上述症状全部消失。为防止复发，必须严防受风着凉。

由此病例可以看出，骨质疏松症及时治疗则见效快，钩活次数少，反弹率低；病久则难愈，见效慢，治疗次数多，反弹率高。所以此类骨质疏松症应当看作是一个急症，防止邪气入里，损伤正气而难愈，钩活越早越好，发病 24 小时内为最佳钩活治疗时间。

6. 其他疗法　药物内服法、中药外用法、推拿、针灸、熏蒸疗法、热疗、小针刀疗法、电疗、封闭。

附方：

1. 寒湿痹

肾着汤（《金匮要略》）化裁：

云茯苓 24g、生白术 24g、薏苡仁 24g、桂枝 9g、北苍术 15g、杜仲 12g、桑寄生 15g、宣木瓜 15g、当归 9g、海桐皮 12g、防风 9g、羌活 9g、制川乌 3g ^{（先煎）}。

2. 风寒湿痹

独活寄生汤（《备急千金要方》）化裁：

羌活 9g、川芎 9g、葛根 15g、秦艽 15g、桑寄生 15g、杜仲 12g、桂枝 9g、细辛 3g、防风 9g、当归 9g、赤芍 9g、熟地黄 18g、党参 9g、茯苓 9g、炙甘草 6g。

3. 虚瘀痹证

血府逐瘀汤（《医林改错》）化裁：

柴胡 9g、枳壳 6g、桃仁 6g、红花 6g、当归 9g、赤芍 9g、川芎 9g、葛根 15g、牛膝 9g、炙甘草 6g、羌活 9g、桂枝 6g、黄芪 15g、白术 15g。

二、瘀血阻滞型

腰背痛，疼痛剧烈而固定，影响工作，影响起坐，甚至影响睡眠，被迫体位，或弯腰驼背，局部叩击痛明显，通过中医病因病机辨证，为瘀血阻滞型骨质疏松症。

1. 诊断

（1）症状：疼痛是本病最常见的主要症状，主要表现为局限性疼痛、腰背疼痛向两胁及腰臀部放射、胸腰带状痛等。活动后疼痛加重，常呈钝痛、酸痛或灼痛，腰背部有重压感，昼轻夜重，情绪激动或恼怒后加重，常影响睡眠，或下肢麻木，或下肢无力，或伴心前区疼痛，心率加快，腹痛、胃肠蠕动无力或亢进等脊神经受压的表现。

（2）舌脉：舌淡，苔薄黄，脉弦紧。

（3）体征：胸腰椎活动受限，以后伸为重，叩击患椎可出现神经放射痛，或病变节段支配的皮肤感觉过敏及浅表触痛，身高变矮、驼背畸形，心脏听诊无异常。

（4）相关检查：冠脉造影未见异常，心电图正常。颅脑 CT、胸椎 MRI 等检查有助于鉴别诊断。

（5）影像学检查

X 线平片可见脊柱呈"鱼椎"、楔形及扁平椎，且有椎体骨小梁萎缩、稀疏等表现。

CT 及 MRI 检查也会发现骨小梁的萎缩、稀疏等，通过影像排除椎体结核、脊髓空洞、肿瘤和骨坏死等。

（6）排除其他病：综合判断排除其他原因引起的以上症状，如心血管病、周围神经病变、脊髓病变、脑外伤后遗症、脑肿瘤、脑萎缩等。

符合以上 6 条即可确诊为瘀血阻滞型骨质疏松症。

包括现代医学所言脊髓受累的脊柱骨质疏松症。

诊断要点：腰背部沉重疼痛，活动受限，疼痛固定不移或有放射痛。弯腰驼背，或下肢软弱无力、功能下降，骨折、呼吸循环系统障碍等。或有二便功能异常，与天气变化无关。符合相关影像学表现。

2. 鉴别诊断

（1）心脏病：胸闷憋气有压窄感，心痛彻背，背痛彻心，患者有欲窒息和欲死感。救心丸和硝酸甘油舌下含服症状缓解，心电图有 S–T 段的变化，一般年龄较大，符合冠心病的诊断。

（2）肝郁气滞型胸椎病：症状相对较轻，与年龄大小无关，与胸椎病有关，无弯腰驼背和椎体变形，影像学检查未发现骨质疏松。

（3）胃肠疾病：胃肠疾病反射性背痛时易于混淆，但胃肠疾病多伴有腹胀，疼痛与饮食有关，胃肠道检查可鉴别。

（4）肺部疾病：肺部疾病也可有胸痛背痛，多伴有咳嗽，疼痛与呼吸、咳嗽有关，摄 X 线片或 CT、MRI 检查可鉴别。

（5）带状疱疹肋间神经痛：带状疱疹早期或无疱疹型可有肋间神经痛、背痛，但带状疱疹肋间神经痛伴有烧灼感，X 线片无异常。

（6）肋间神经痛：肋间神经痛是背支神经的疼痛，与胸椎的退变和背支神经的感染有关，以疼痛为主，稍有憋闷现象，按揉背部相关腧穴症状有所缓解，无冠心病、胸椎病病史，有发作史和发病诱因。

（7）胸腰椎间盘突出症：二者都有腰背痛，其鉴别要点如下。

① 胸椎间盘突出症一旦发生后，多伴有双下肢的疼痛和感觉的改变，以及内脏功能的紊乱，下肢肌张力增高，病理反射明显，甚至小便困难，深感觉消失。

② 影像学检查可以明确胸椎的病变形态特点和病理变化，胸腰椎间盘突出症在 CT 下可以明确椎间盘的突出，以资鉴别。

3. 钩活术选穴　瘀血阻滞型骨质疏松症，要根据阻滞的部位之不同和影像学检查的结果，进行病位选穴，以新（魏氏）夹脊穴为主穴，腰背部膀胱经腧穴和阿是穴为配穴。

主穴：新（魏氏）夹脊穴。

配穴：循经取穴或阿是穴，根据具体情况，取双侧穴或单侧穴，单侧取患侧腧穴。

方义提要：骨质疏松症本是虚证，瘀血阻滞是实证，本虚标实是瘀血阻滞型骨质疏松的病机，所以，主穴、配穴以内刃（补法）为主，手法以泻法为主，标本兼治。

4. 钩活术治疗　瘀血阻滞型骨质疏松症钩活术治疗应以泻法为主，或平补平泻法，利用巨、中、微类内板或内刃钩鍉针进行轻、中、重单软常规九步钩活。

5. 病案举例

（1）[外伤背部　瘀血形成]

成某，女，69 岁，合肥人。

初诊：2016 年 5 月 9 日

主诉：腰背痛 1 个月。

现病史：1 个月前，因外力所伤而出现腰背疼痛，呈固定性、持续性疼痛，经口服活血止痛药治疗，症状稍有缓解。于 2016 年 5 月 9 日前来就诊。

查体：弯腰驼背，脊柱侧弯，局部皮肤无青紫，$L_{1、2}$ 棘上、椎旁压痛，心肺腹未见异常，血压 150/90mmHg，舌淡红，苔薄黄，脉弦紧。

辅助检查：血、尿常规无异常，心电图检查无异常。

影像学检查：X 线检查（图 3-4-8、图 3-4-9）。

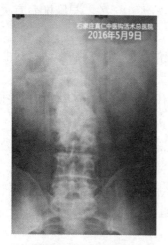

图 3-4-8　X 线正位

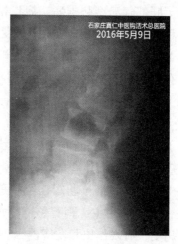

图 3-4-9　X 线侧位

X 线：腰椎左凸侧弯，棘突右偏，$L_{1\sim2}$ 椎可见双凹征，$L_5\sim S_1$ 椎间隙变窄，生理前凸存在。$L_{2、3}$ 椎体轻度阶梯样向后错位，各椎体边缘轻度骨质增生。椎旁软组织未见异常。

印象：骨质疏松症。

诊断：瘀血阻滞型骨质疏松症（中医）。

　　　脊柱骨质疏松症（西医）。

分析：患者老年女性，弯腰驼背，腰背痛由外伤而引起，外伤必然形成瘀血，年老必然肝肾阴亏，骨质疏松，瘀血不散，而疼痛固定不移，拒按，局部按压时，经络阻滞加重，而出现放射痛，符合瘀血阻滞型骨质疏松症表现。

治则：活血化瘀，通经止痛。

治法：钩活术疗法。

	选穴	钩锃针	钩法与钩度	手法与钩角
主穴	L_4 穴 +L_5 穴	巨类腰椎型	单软 6 分	钩提法 85°
配穴	双肝俞 + 双心俞	微类内刃 2.5 型	单软 1 分	钩提法 90°

按照《中医钩活术技术操作规范》完成钩活术操作。采用单软 6 分钩度 + 补法。

二诊：2016 年 5 月 16 日

上述症状基本消失，心情舒畅，饮食可，二便调。

随访：2017 年 5 月 16 日电话随访，全身情况良好，无任何不适。

【按语】此患者老年女性，弯腰驼背，脊柱侧弯，由外伤引起腰背部疼痛，符合瘀血阻滞型骨质疏松症的诊断。根据影像学检查的结果，采用 L_4 穴 + L_5 穴直达病所，辅助肝俞、心俞调理肝气，一次治愈。

（2）[气滞血瘀 背胁疼痛]

郜某，女，68 岁，保定安平人。

初诊：2016 年 5 月 18 日

主诉：背痛 5 年余，加重 1 个月。

现病史：患者 5 年前，因情绪变化而出现背疼痛，但能自行缓解，随着年龄的增长，原驼背症状逐渐加重，随之背痛稍有情绪激动即刻发作，每次的疼痛都在同一部位，疼痛的性质也基本相同，发病频率逐渐增加，疼痛缓解的时间逐渐增长，影响睡眠，不能平卧，不能仰卧。近 1 个月因劳累和家庭琐事背痛加重，向右腹部呈带状放射，经按摩、口服药物治疗，疗效不佳，经人介绍于 2016 年 5 月 18 日来我院求治。

查体：弯腰驼背，脊柱侧弯，T_{12}、L_1 棘上压痛、棘旁压痛并向右腹部放射，心肺腹未见异常，血压 150/90mmHg，舌淡，苔薄白，脉弦紧。

辅助检查：血、尿常规无异常，心电图检查无异常。

影像学检查：X 线、MRI 检查（图 3-4-10、图 3-4-11、图 3-4-12）。

X 线表现：腰椎段向左侧凸，曲度存在，T_{12}、L_1 椎体明显变扁呈楔形改变，L_{1-5} 椎体前侧缘唇样改变，L_{2-3} 椎间隙变窄，附件骨质结构未见明显异常。

印象：腰椎骨质疏松症。

诊断：瘀血阻滞型骨质疏松症（中医）。

脊柱骨质疏松症（西医）。

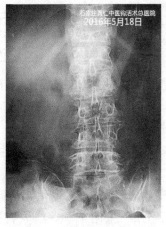

图 3-4-10　X 线正位

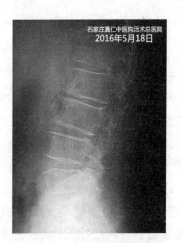

图 3-4-11　X 线侧位

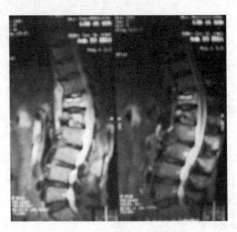

图 3-4-12　MRI 纵扫

分析：因劳累和家庭琐事而背痛并向右腹部带状放射，腹部是肝经循行路线，本病符合肝郁气滞的诊断。又因患者有背痛病史 5 年，常因情绪变化间断发作，又是肝郁气滞的佐证，气行则血行，气滞则血瘀，所以每次疼痛的位置和性质都基本相同，是血瘀表现。

治则：活血化瘀，理气止痛。

治法：钩活术疗法。

	选穴	钩鍉针	钩法与钩度	手法与钩角
主穴	T_1 穴 +L_5 穴	巨类腰椎型	单软 6 分	钩提法 85°
配穴	双三焦俞 + 双足三里	微类内刃 3.5 型	单软 1 分	钩提法 90°

按照《中医钩活术技术操作规范》完成钩活术操作。采用单软 6 分钩度 + 补法。

二诊：2016 年 5 月 25 日

上述症状缓解 30% 左右。

治疗：

	选穴	钩鍉针	钩法与钩度	手法与钩角
主穴	$T_1{}'$ 穴 +$L_5{}'$ 穴	巨类腰椎型	单软 5 分	钩提法 85°
配穴	双丰隆	微类内刃 2.5 型	单软 1 分	钩提法 90°

按照《中医钩活术技术操作规范》完成钩活术操作。采用单软 5 分钩度 + 补法。

三诊：2016 年 6 月 1 日

背痛腹痛痛消失，饮食佳，夜寐安，身体无不适。

随访：2017 年 6 月 1 日电话随访，上述症状未见反复。1 年间，因家事生气，偶发一次背部不适，未经治疗，历时短暂而症状消失。

【按语】此患者为老年女性，弯腰驼背，脊柱侧弯，因劳累情绪变化而发病，符合瘀血阻滞型骨质疏松症的诊断。根据影像学检查的结果，采用 T_1 穴 +L_5 穴直达病所，辅助三焦俞、足三里、丰隆调理肝气，两次治愈。日久注意情绪变化，劳逸结合，预防背痛、腹痛的反复。

6.其他疗法 药物内服法、中药外用法、推拿、针灸、小针刀疗法、电疗、封闭。

附方：

1.气滞血瘀

补阳还五汤（《医林改错》加减：

柴胡 10g、郁金 10g、川楝子 15g、延胡索 15g、当归尾 10g、地龙 10g、赤芍 15g、川芎 15g、桃仁 10g、红花 10g、当归 10g、鸡血藤 20g、伸筋草 15g、透骨草 15g、苏木 15g。

2.外伤瘀血

桃红四物汤（《经验方》）加减：

桃仁 12g、红花 12g、白芍 15g、枳实 10g、熟地黄 15g、山药 10g、鸡血藤 15g、三棱 10g、莪术 10g、甘草 6g、川芎 15g、当归 10g、杜仲 10g、毛姜 10g。

三、肾脾两虚型

腰背酸痛，甚至弯腰驼背，活动受限，身高变矮，畏寒肢冷，面色无华，软弱无力，或伴有消化不良的一种病证。通过中医病因病机辨证，符合中医肾脾两虚诊断。

1.诊断

（1）症状：疼痛是本病最常见的主要症状，主要表现为局限性疼痛、腰背疼痛向两胁及腰臀部放射、胸腰带状痛等，活动后疼痛加重。局部理疗、热疗症状稍有缓解。腰膝酸软、耳鸣耳聋、足跟疼痛，身疲乏力，头目眩晕，失眠多梦，五心烦热，健忘、四肢酸困乏力、心慌气短、呼吸不畅，久行则足胫骨疼痛，食欲不振，胸脘痞满，面色萎黄。

（2）舌脉：舌淡，苔薄白，脉沉迟无力。

（3）体征：脊柱活动受限或有脊柱侧弯，病变节段有明显压痛或叩击痛，多见于棘上与棘旁，或有放射痛。身高变矮、驼背畸形。

（4）影像学检查：X 线平片可见脊柱呈"鱼椎"、楔形及扁平椎，且有椎体骨小梁萎缩、稀疏等表现。CT 及 MRI 检查也会发现骨小梁的萎缩、稀疏等，通过影像排除脊柱内脊髓空洞、肿瘤和椎体结核、骨坏死等。

（5）排除其他病：综合判断，排除其他原因引起的以上症状，如周围神经病变、脊髓病变、肌萎缩侧索硬化、周期性麻痹、脑出血后遗症、脑梗死后遗症、脑外伤后遗症、脑肿瘤、脑萎缩等。

符合以上 5 条即可确诊为肾脾两虚型骨质疏松症。

主要包括现代医学所讲的脊柱骨质疏松症。

诊断要点：腰背部沉重疼痛，活动受限，或弯腰驼背，下肢软弱无力、身高变矮、驼背、骨折、呼吸循环系统障碍等。符合相关影像学表现。

2. 鉴别诊断

（1）椎体结核：本病与胸椎病均可出现背痛胸痛。本病在背部可见到脓肿，兼有盗汗、低热、结核病史，血沉增快，影像检查可见骨质破坏。

（2）脊柱肿瘤：本病早期疼痛与胸椎病有相似处，但本病疼痛较重且呈持续性加重。CT、MRI检查有助于鉴别诊断。

（3）脊柱外伤性骨折：有明显外伤史，局部肿痛，相应的功能障碍，本病摄X线片即可确诊。

（4）脊椎管狭窄症：好发于老年人，有由下肢远端向近端发展的下肢麻木无力，当机体状况差时，如劳累、着凉后症状加重，过后又好转，病程常起伏。X线检查胸椎多有骨质增生，后纵韧带骨化，椎间隙变窄，脊髓造影与CT扫描均可见胸椎管前后径狭窄。

3. 钩活术选穴 肾脾两虚型骨质疏松症要根据损伤部位之不同和影像学检查的结果，进行病位选穴，以新（魏氏）夹脊穴为主穴，腰背部膀胱经腧穴和阿是穴为配穴。

主穴：新（魏氏）夹脊穴。

配穴："补其荥"，根据不同的位置，选用不同正经五输"荥穴"。

阳经五输"荥穴"

手阳明大肠经荥穴	二间	手少阳三焦经荥穴	液门
手太阳小肠经荥穴	前谷	足阳明胃经荥穴	内庭
足少阳胆经荥穴	侠溪	足太阳膀胱经荥穴	足通谷

阴经五输"荥穴"

手太阴肺经荥穴	鱼际	手厥阴心包经荥穴	劳宫
手少阳心经荥穴	少府	足太阴脾经荥穴	大都
足少阴肾经荥穴	然谷	足厥阴肝经荥穴	行间

配穴：循经取穴或阿是穴，根据具体情况，取双侧穴或单侧穴，单侧取患侧腧穴。

方义提要：肾脾两虚型骨质疏松症属中医骨痹和骨痿的范围，以胸腰部新（魏氏）夹脊穴为主穴，配穴采用痿证的取穴原则进行取穴，《素问·痿论》讲"各补其荥而通其俞，调其虚实，和其逆顺"。"补其荥"，选择内刃针具和补法。"通其俞"，循经取穴和"五输穴"取穴；局部症状明显者取阿是穴。

4. 钩活术治疗 肾脾两虚型骨质疏松症钩活术治疗应以补法为主，利用巨、中、微类内板或内刃钩鍉针进行轻、中、重单软常规九步钩活。

5. 病案举例

（1）［肾脾两虚　脾虚为主］

廖某，男，65岁，陕西子洲人。

初诊：2015年11月25日

主诉：腰胀痛10年，双下肢无力10天。

现病史：脾胃病 20 年，腰部疼痛不适 10 年余，时轻时重，逐渐弯腰驼背，曾诊断为骨质疏松症，近 10 天出现双下肢无力、麻木，兼有腹部束带感。口服抗风湿药和抗骨质疏松药物（药物不详），腰部疼痛未见缓解。平素饮食欠佳，腹胀，消化不良。于 2015 年 11 月 25 日来我院就诊。

查体：消瘦，弯腰驼背，脊柱活动受限。L_3 棘上压痛，心肺腹未见异常，血压 130/70mmHg，舌淡，苔白，脉沉濡无力。

辅助检查：血尿常规、心电图检查无异常。

影像学检查：X 线、CT 检查（图 3-4-1、图 3-4-2、图 3-4-3）。

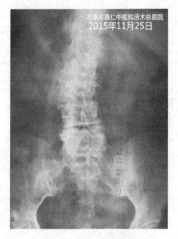
图 3-4-1　X 线正位

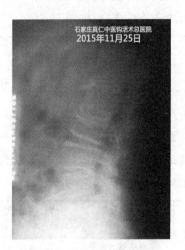
图 3-4-2　X 线侧位

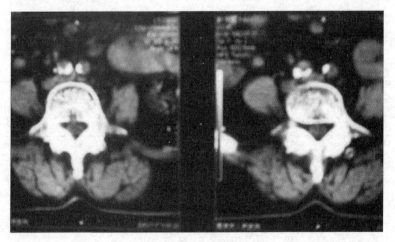
图 3-4-3　CT 平扫

X 线表现：腰椎骨密度减低，右突侧弯，棘突左偏，生理前凸存在。L_{4-5} 椎间隙变窄，关节面模糊，L_5 椎体轻度阶梯样向前错位约 1°，L_3 椎体楔形变，边缘锐利。各椎体缘唇样骨质增生。椎旁软组织未见异常。

印象：骨质疏松症。

诊断：肾脾两虚型骨质疏松症（中医）。

脊柱骨质疏松症（西医）。

分析：患者平素饮食欠佳，有脾胃病史，脾阳不振，四肢无力，属脾虚。肾主骨生髓，弯腰驼背必然肾虚，随着年龄增大，脾肾两虚逐渐加重，所以弯腰驼背随之发展，由于脊柱的变形，阻滞背部经络，而出现腰部胀痛不适，脾主肌肉四肢，所以双下肢无力。

治则：补脾益肾，活血通络。

治法：钩活术疗法。

	选穴	钩鍉针	钩法与钩度	手法与钩角
主穴	L$_2$穴 +L$_3$穴	巨类肛门型	单软 3 分	钩提法 80°
配穴	双环跳 + 双足三里	微类内刃 7.5 型	单软 1 分	钩提法 90°

按照《中医钩活术技术操作规范》完成钩活术操作。

二诊：2015 年 12 月 2 日

背部及双下肢症状好转 30% 左右。

治疗：

	选穴	钩鍉针	钩法与钩度	手法与钩角
主穴	L$_2'$穴 +L$_3'$穴	中类内刃 2.5 型	单软 2 分	钩提法 80°
配穴	双承扶 + 双殷门	微类内刃 3.5 型	单软 1 分	钩提法 90°

按照《中医钩活术技术操作规范》完成钩活术操作。

三诊：2015 年 12 月 9 日

背部疼痛 70%，双下肢肌力较前改善。

治疗：

	选穴	钩鍉针	钩法与钩度	手法与钩角
主穴	L$_4$穴 +L$_5$穴	中类内刃 4.5 型	单软 2 分	钩提法 80°
配穴	双委中 + 双承山	微类内刃 3.5 型	单软 1 分	钩提法 90°

按照《中医钩活术技术操作规范》完成钩活术操作。

四诊：2015 年 12 月 16 日

背痛基本消失，下肢肌力明显好转，嘱其避风寒，节饮食，不时随诊。

随访：2016 年 12 月 16 日电话随访，因冬季气温较低，脾胃症状稍有反弹，背部疼痛及双下肢无力症状未出现。

【按语】此病例是以脾虚为主的肾脾两虚型骨质疏松症。病因于脾虚，继发肾脾两虚。采用新夹脊穴根部治疗 + 循经取穴的方式，直达病所，补脾益肾，畅通气机，因病久，三次钩活而获效。

（2）［肾脾两虚　肾阴亏损］

臻某，男，75 岁，山东盐城人。

初诊：2015 年 3 月 18 日

主诉：腰背部疼痛 10 年，加重 1 年。

现病史：弯腰驼背 10 年余，腰背部疼痛向左侧腹部放射，反复发作，近一年症状加重，活动受限，兼有小便频数，有时不能自控，夜间盗汗，五心烦热，心慌气短。口服各种药物效果不佳。于 2015 年 3 月 18 日来我院就诊。

查体：弯腰驼背，L$_{3、4}$ 棘间压痛，叩击痛，向左侧腹部放射，心肺腹未见异常，血压 160/90mmHg，舌淡红，少苔，脉弦无力。

辅助检查：血、尿常规无异常，心电图显示 T 波低平。

影像学检查：X 线、MRI（图 3-4-4、图 3-4-5、图 3-4-6、图 3-4-7）。

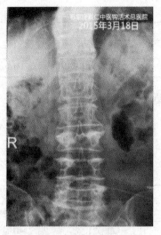

图 3-4-4　X 线正位

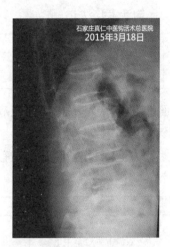

图 3-4-5　X 线侧位

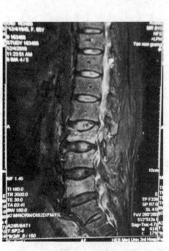

图 3-4-6　MRI 纵扫（1）

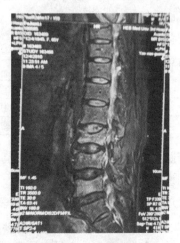

图 3-4-7　MRI 纵扫（2）

钩鍉针治疗腰骶椎退变性及软组织疾病

X 线：腰椎生理曲度反向，诸骨明显骨质疏松，椎体边缘可见骨赘形成，$L_{3、4}$椎体压缩变扁，腰大肌不肿，肠气重叠，骨质结构欠清晰。

MRI：腰椎生理曲度欠佳，T_{10}、$L_{3\sim5}$椎体楔形变。腰椎间盘向后方突出，椎管变窄。脊髓圆锥内未见异常信号影，椎体缘骨赘形成。椎旁软组织不肿。

印象：骨质疏松症。

诊断：肾脾两虚型骨质疏松症（中医）。

脊椎骨质疏松症（西医）。

分析：肾主骨生髓，通于脑，肾司二便，久病体弱，必然肾阴不足，五心烦热，夜间盗汗，主骨生髓能力下降，故出现弯腰驼背，跛行。小便频数，偶有遗尿，为司二便功能下降。

治则：滋补肝肾，活血通络。

治法：钩活术疗法。

	选穴	钩鍉针	钩法与钩度	手法与钩角
主穴	L_2穴 +L_3穴	中类内刃 4.5 型	单软 2 分	钩提法 80°
配穴	双环跳 + 双下巨虚	微类内刃 7.5 型	单软 1 分	钩提法 90°

按照《中医钩活术技术操作规范》完成钩活术操作。

二诊：2015 年 3 月 25 日

腰背部较灵活，小便频数也稍有好转。

治疗：

	选穴	钩鍉针	钩法与钩度	手法与钩角
主穴	L_2'穴 +L_3'穴	中类内刃 4.5 型	单软 2 分	钩提法 80°
配穴	双风市 + 双足三里	微类内刃 3.5 型	单软 1 分	钩提法 90°

按照《中医钩活术技术操作规范》完成钩活术操作。

三诊：2015 年 4 月 1 日

腰背部稍有疼痛，小便频数等缓解 30%左右。

治疗：

	选穴	钩鍉针	钩法与钩度	手法与钩角
主穴	L_3穴 +L_4穴	中类内刃 4.5 型	单软 2 分	钩提法 80°
配穴	双承筋	微类内刃 3.5 型	单软 1 分	钩提法 90°

按照《中医钩活术技术操作规范》完成钩活术操作。

四诊：2015 年 4 月 8 日

上述症状好转 70% 左右，生活基本自理。饮食、二便尚可。辅以补益肝肾中药汤剂，进一步调理，适当进行功能锻炼。

随访：2016 年 4 月 8 日电话随访，1 年来症状无反复，饮食二便佳。

【按语】此患者是年老体弱，年龄 75 岁，弯腰驼背，肝肾阴亏必然存在。肾脾两虚型骨质疏松症，反弹率非常高，必须在各方面加以保护，如饮食起居、穿衣戴帽、生活习惯等，如有反复，及时就诊。

6. 其他疗法 药物内服法、中药外用法、轻手法推拿、针灸、熏蒸疗法、小针刀疗法、电疗、封闭。

附方：

1. 肝肾阴虚

左归丸（《景岳全书》）加减：

熟地黄 20g、山药 20g、山萸肉 10g、菟丝子 30g、枸杞子 10g、川牛膝 20g、鹿角胶 15g、黄芪 15g、白术 15g、甘草 5g、狗脊 15g。

2. 脾肾两虚

归脾汤（《济生方》）加减：

杜仲 20g、人参 10g、黄芪 20g、白术 20g、当归 10g、茯神 20g、远志 10g、炙甘草 10g、木香 3g、熟地黄 10g、鹿角霜 15g、川芎 10g、当归 10g。

第五节　康复与预防

一、骨质疏松的康复

骨质疏松症给老年人的生活带来极大不便和痛苦，治疗后的康复非常重要。

1. 健身运动 缺乏运动是造成骨质疏松症的一个重要原因。研究证明，10% 的骨质疏松症患者缺乏活动，足够的运动是提高骨质密度的必要条件。在中国传统的医疗保健功法中有许多适合于老年患者的健身活动，如太极拳、太极剑、五禽戏及各种气功。

如经常练习太极拳，无论对脊柱的形态和组织结构均有良好的作用。据观察，太极拳组的老人发生脊柱疾病的只有 25.8%，而对照组的老人则为 47.2%。经常打太极拳的老人驼背发生率远比一般老人为少，而且脊柱活动幅度也较好。太极拳组老人弯腰时手能触地者占 77.4%，而对照组老人只占 16.6%。X 线摄片检查，太极拳组老人骨质疏松症的发生率为 36.6%，而对照组老人为 63.8%。说明太极拳活动可明显提高骨质密度，是防治骨质疏松症的有效运动方式。

2. 饮食调理 利用饮食中的"四气、五味"，针对性调理骨质疏松症的肾精虚衰、脾气不足，滋补脾肾，对骨质疏松症的康复十分有益。

（1）生地炖乌鸡：用生地黄 120g、饴糖 60g、乌鸡一只。先去除乌鸡内脏，将生地黄、饴糖放入乌鸡腹中，炖熟后吃肉饮汁。

本方出自《普济方》，乌鸡味甘性平，能补五脏，含有丰富的蛋白质，多种氨基酸，以及钙、磷、铁等营养物质。生地黄味甘性寒，能滋阴补血，填骨髓。饴糖味甘性温，能缓中补虚，生津润燥。对骨质疏松症有一定疗效。

（2）羊脊骨羹：用羊脊骨500g，羊肾一只，羊肉、粟米各60g，葱姜适量。先将羊脊骨煲汤取汁，羊肾、羊肉炒熟，即入葱姜及调味品、骨汁、粟米煮成羹，空腹服用。

本方出自《太平圣惠方》，羊脊骨、羊肾、羊肉味甘性热，能补肾壮腰，含有丰富的蛋白质、氨基酸及钙、磷等营养物质。粟米味咸微寒，能养肾气，去骨痹，含有丰富的蛋白质及钙、磷、铁。对骨质疏松症有一定作用。

（3）一些对骨质疏松症有治疗作用的食物：核桃肉、黑芝麻、阿胶、枸杞子、栗子、桑椹、海参等。

核桃肉补肾纳气，强壮腰膝。黑芝麻滋养肝肾，填精补血。阿胶既能滋阴养血，又能改善体内钙的平衡，促进钙的吸收。枸杞子补肝肾，强腰膝。栗子养胃健脾，补肾强筋。桑椹滋阴补血。海参补肾益精，壮阳疗痿。

3. 药物康复　骨质疏松症临床治愈后，多数患者特别是老年患者的肾虚本质并未得到根本祛除，所以应在病愈后相当长的一段时间里服用滋补脾肾的药物。

（1）青娥丸（出自《太平惠民和剂局方》）：补骨脂120g、核桃肉30个、杜仲120g、生姜60g、蒜120g。

补骨脂、杜仲共为细末，核桃肉、生姜、蒜研膏，加入蜂蜜为丸如桐子大，每服50丸。

补骨脂属火，入心包、命门，能补相火，暖丹田，状元阳。核桃肉属木，能通命门，利三焦，补养气血。二药相配，有木火相生之妙。杜仲补肝肾，强腰膝。

（2）六味地黄丸 （出自《小儿药证直诀》）：熟地黄240g、山萸肉120g、山药120g、泽泻90g、丹皮90g、茯苓90g。

研细末，炼蜜为丸。每服6~9g，每日2次。

熟地黄滋肾填精，山萸肉养肝肾而涩精，山药补益脾阴而固精，三药合用，以达三阴并补之功。茯苓淡渗脾湿，助山药之益脾，泽泻清泻肾火，防熟地黄之滋腻，牡丹皮清泻肝火，制山萸肉之温。诸药合用，滋补而不留邪，降泄而不伤正。用于骨质疏松症偏阴虚者。

（3）金匮肾气丸 （出自《金匮要略》）：干地黄240g、山萸肉120g、山药120g、泽泻90g、丹皮90g、茯苓90g、炮附子30g、桂枝30g。

研细末，炼蜜为丸。每服6~9g，每日2次。

干地黄滋阴为主，佐以山萸肉、山药补益肝脾精血，并以少量的附子、桂枝温阳暖肾，意在微微生火，以鼓舞肾气，取"少火生气"之意。佐以茯苓、泽泻、牡丹皮协调肝脾，诸药合用，即《景岳全书》"善补阳者，必于阴中求阳，则阳得阴助而生化无穷"之义。用于骨质疏松症偏阳虚者。

4. 康复护理　骨质疏松症患者多为老年人和体弱多病者，而且其骨骼的强度减弱，极易发生骨折，因此，做好骨质疏松症患者的护理工作非常重要。

（1）细心观察，密切关注其并发疾病的发生发展，及时治疗并发疾病。

（2）保持室内清洁，减少室内障碍物，避免地面光滑，以防患者跌倒。选择轻便、舒适的鞋，必要时配备手杖。

（3）注意骨的保健，嘱其平素注意适度活动，根据身体情况，适当参加体育活动如爬山、体操、门球、太极拳等。

（4）应选择易消化吸收、滋补脾肾的食物，如乳类、骨头汤、豆制品、鱼、虾等。

（5）多晒太阳，有利于维生素 D 的吸收。

二、骨质疏松的预防

骨质疏松症给老年人的生活带来极大的不便和痛苦，治疗的收效很慢，发生骨折又可危及生命，因此预防骨质疏松症的发生尤其重要。根据骨质疏松症的病因病机及发生发展规律，从调理脾肾功能入手，重视不同时期骨骼发育的生理特点和病理改变是预防骨质疏松的关键。

1. 预防原则

一级预防：应从儿童、青少年做起，重视鼓舞、固护肾精肾气，调理脾胃功能，使骨骼在生长发育期能达到最大骨峰值，减慢因年老或疾病使骨量丢失的速度，减少骨质疏松症的发生。

二级预防：人到中年，应重视固护、滋补肾精，防止骨量丢失。

三级预防：对于老年人，肾精已虚，已出现不同程度的髓减骨枯，应积极滋补肾精，抑制骨吸收、促进骨形成，防止骨折发生。

2. 预防措施　中医对骨质疏松症的预防应注意摄养肾精和调理脾胃功能。所谓摄养肾精、调理脾胃功能就是要通过调节情志、合理饮食、适度劳逸等，使肾精得以充养，延缓骨质疏松症的发生。

（1）调节情志：中医学认为，七情过激会引起五脏六腑功能的失常，调节情志是预防疾病发生的重要内容。现代科学也证明，积极的情绪可以使交感神经和副交感神经的作用保持平衡，各个脏器的功能正常，机体保持正常的免疫力。培养积极健康的情绪，与个人的教育、生活经历及个人的意志力关系很大。保持积极健康的生活态度，正确对待疾病与健康的关系，积极参加文体活动等，都是调节心情、保持良好精神状态的好方法。

（2）饮食调理：营养物质的摄入，是补充五脏六腑肾气的重要途径。骨骼的生长、发育也要靠营养物质的补充，钙、磷、镁、氟、蛋白质、维生素等促进骨骼形成的重要物质都是来源于饮食。在人体生长发育的不同时期，对营养物质的需求侧重也是不相同的，青少年时期，应重视蛋白质、钙、维生素的摄入，使骨骼得到充足的营养，尽可能提高骨峰值。人到中年，特别是绝经期妇女，应重视补钙，并从饮食上注重滋补肾精，多食用核桃肉、黑芝麻、阿胶、枸杞子、栗子、桑椹、海参等。

（3）适度劳逸：适度运动是预防骨质疏松症的重要手段，正常限度内的应力刺激是骨正常发育的必要条件。运动通过肌肉活动产生对骨的应力，骨应力的增加使骨产生负压电位，易结合阳性钙离子。运动可促使骨内血流量增加，使成骨细胞的活性升高，进而促进骨形成。同时，运动能使骨内血流量保持适中，抑制骨内钙的溶解，防止骨质疏松。运动还可通过神经内分泌的调节影响机体的钙平衡，为骨形成提供充分的矿物营养素，使局部及全身的矿物质含量增加，增强骨的强度。长期不活动和制动，可导致骨质疏松。老年人参加运动锻炼，可以提高生活质量，延缓机体功能衰退的速度。

运动方案的制订应因人制宜。最适宜的运动是大量肌群的规律运动，如走路、慢跑、跳舞及游泳等。运动强度可由运动耐量实验来指导，身体基本健康的老年人，运动时的心率可为最大心率的60%~80%。身体条件差的老年人，运动量要低些。为使运动能持之以恒，应选择娱乐性强的活动。

第四章　脊柱腰骶段周围软组织劳伤

腰骶段脊柱周围软组织劳伤主要指由腰骶部肌肉、韧带及其附着点筋膜或骨膜的慢性损伤性炎症而引起的疼痛，为腰骶部疼痛中最常见的情况。多因急性外伤后未能及时治疗，或长期工作学习不良姿势而引起。

中医学根据软组织劳伤的部位及其临床表现，将本病归属于"腰痛""骶痛""臀痛""风湿痹痛""腰脊痛"的范畴。

第一节　病因病机

腰骶部闪挫扭伤或急性外伤，日久未愈，以及慢性劳伤，均可导致筋骨关节生理功能失常，"气伤痛""形伤肿"出现气血瘀滞，风寒湿邪内侵，痹阻经脉；肝肾亏损，筋脉失养，而导致经筋功能低下，从而导致本病的发生。对于软组织劳伤的病因病机应从以下三个方面认识。

一、气滞血瘀

与软组织劳伤的发生发展有着直接关系的是急性损伤后未能及时治疗恢复。造成损伤的原因可以是交通事故、运动损伤、生活或工作中的意外事故损伤；各种强烈动作致使腰部过度前屈、后伸或侧弯等，使筋肉过度牵拉，而发生的闪挫伤；或在日常生活中，弯腰工作学习，"久视伤血，久卧伤气，久坐伤肉，久立伤骨，久行伤筋"，长期持久的单一动作造成的疲劳性损伤等，都是造成本病的原因。筋肉损伤，脉络受损，气机不畅，气血瘀阻，加之肝肾亏虚，精血不足，筋肉失养，筋肉退化，一旦受到外伤或劳损，而易造成软组织劳伤。软组织如筋膜、肌肉、韧带等在外伤后未能及时治疗恢复，或工作学习等非生理性体位损伤失治、误治，瘀血留滞经络，气血运行不畅，肌肉、筋脉失养，再次或反复多次地损伤，可以使本病进一步加重。

二、肝肾亏损

"肝肾同源"是指精和血间存在着相互资生和相互转化的关系。在病理上，肝血不足可引起肾精亏损，反之，肾精亏损亦可导致肝血不足。肝血不足则经脉亏虚，筋肉失于濡养，导致本病发生。

造成肝肾不足的原因主要有以下几点。

先天不足，肾气素虚，筋肉失于正常精血的濡养，痿软无力。如腰椎先天畸形、先天性椎体融合等。肌肉受力不平衡而易发生劳损。

久病气血亏损。由于后天的各种疾病，失治、误治，久病之后气血亏虚，精血化生乏源，肝血肾精失去了气血的充养和培育，从而加剧了肌肉、韧带的退变过程，而致发本病。

劳倦内伤，烦劳过度。造成肾劳的常见原因如劳力伤身、房劳过度等，还包括工作姿势的不良、睡眠姿势的不良、不良的生活习惯及不适当的体育锻炼等。例如各种长期弯腰工作，长时间看电视、打麻将等，日久造成椎旁肌肉、韧带的疲劳，局部血液循环的减慢、微循环受阻，加之代谢产物的堆积，加剧了肌肉关节的退变。一些不适当的腰部及腰骶的体育运动等造成脊柱内外平衡系统的失调，加速软组织的退变，都属于劳力所伤的范畴。

总之，上述各种原因均可导致肝精肝血的亏耗，筋骨失养，筋肉衰弱而致发本病。

三、外邪侵袭

外邪系由风、寒、湿邪侵袭，痹阻经脉，气血运行不畅，致使颈、腰骶、腰部发生疼痛、麻木、重着。或因居处潮湿、涉水冒雨，或气候剧变、冷热交错，劳累后汗出当风，腠理空虚，风寒湿邪乘虚而入，侵袭人体，走窜经络，留滞筋肉，气血痹阻，筋肉失于濡养，发生本病。

第二节 西医学病因病理与诊断

软组织劳伤主要是指肌肉、韧带及其附着点筋膜或骨膜的慢性损伤，常发生于腰骶部。下面分别论述其病因病理、临床诊断、鉴别诊断。

一、病因病理

常见的病因有如下几种。

1.腰部外伤，如交通事故、运动损伤、生活或工作的意外事故等，致使腰部过度前屈、后伸或侧弯等，腰部负荷过度，使肌肉、韧带、筋膜受到损伤，从而导致损伤性炎症反应，如急性期外伤后未能及时治疗或治疗不当，损伤的组织如肌肉、筋膜、韧带或骨膜未得到充分的修复而遗留为软组织劳伤。

2.伏案工作学习，睡眠姿势不当，枕头过高，长期下蹲弯腰工作或工作姿势不良，腰部肌肉、韧带或筋膜处于长时间牵伸状态，形成积累性的劳损变性。

3.腰椎先天或后天畸形，均可造成软组织动态平衡失调，也易发生软组织损伤。

在以上诸原因作用下，首先引起创伤性软组织炎症反应，到后期则因创伤性炎性反应程度不同而导致软组织粘连，纤维化或瘢痕化。

二、临床诊断

1.临床表现 腰部软组织劳伤为主。

（1）常有腰骶部过累和扭伤史，有弯腰工作劳累史，有长期腰痛史，反复发作。

（2）腰骶部酸痛或胀痛，时轻时重，缠绵不愈，休息时间减轻，劳累后加重。适当活动或经常改变体位减轻，活动过度又加重，睡觉时用小枕头垫于腰部能减轻症状。

（3）自感腰骶部活动不便，尤其弯腰受限明显。

2.体征 腰骶部软组织劳伤为主。

（1）腰骶部外形及功能多无明显异常，部分患者可有腰部活动稍受限。

（2）压痛部位因损伤组织的不同而异。临床观察，压痛点多在腰椎横突部。压痛点的深部有时会摸到稍硬的索条状或结节。

（3）极少数下肢有放射痛。

3.影像学检查 软组织劳伤，影像检查为阴性。

三、鉴别诊断

1.腰椎间盘突出症 腰椎间盘突出症多长期表现为慢性腰痛。二者需要明确诊断，其鉴别要点如下。

（1）腰椎间盘突出症多有程度不同的沿坐骨神经走向的下肢放射性疼痛，而本病仅为慢性腰痛。

（2）腰椎间盘突出症直腿抬高试验阳性，而本病则无。

（3）腰椎间盘突出症影像学检查有典型的腰椎退变性改变，椎间隙变窄、椎间盘突出等，而本病则无。

2.腰部肌筋膜炎 腰部肌筋膜炎，尤其是慢性腰部筋膜炎，由于其慢性腰痛表现易与本病混淆，故须鉴别。其鉴别要点如下。

（1）腰、骶部患处可有特定压痛点，即"激发点"，触压时剧痛，有时可出现激惹远处的传导性疼痛，但并不符合周围神经或神经根的解剖分布。而本病的腰骶部疼痛呈广泛性，无特殊压痛点，更无传导性疼痛。

（2）腰部肌筋膜炎腰骶部压痛较局限，肌肉轻度萎缩，可触到肌筋膜内结节或条索状物，重压（特别在臀部）有酸痛。臀部痛点可放射到坐骨神经分布区。压痛点用1%普鲁卡因5~8mL封闭后，疼痛可减轻消失。本病则不会造成此类情况。

第三节 辨病与辨证

腰骶段脊柱周围软组织肌肉劳伤，临床辨证与辨病相结合，明确诊断、准确治疗、准确钩活，尤对腰骶段脊柱周围软组织劳伤出现的主证——腰痛详加辨证以求因，并根据肌筋膜炎的临床表现，辨别疾病的虚实，并判断疾病的发展和预后。

一、辨病

辨病是指西医学的诊断与鉴别诊断，通过辨病明确腰骶段脊柱周围软组织劳伤的病因、病理及准确的位置，并通过相关的鉴别诊断排除其他病，为准确治疗打下基础。

二、辨证

1. 病因病机辨证

（1）肾气虚损，腰失荣养：慢性隐痛，反复发作，腰部酸痛乏力，喜按喜揉，足膝无力，遇劳更甚，卧床则减轻。偏阳虚者，面色㿠白，手足不温，畏寒肢冷，腰腿发凉，小便清长，大便清冷，舌淡而润，脉沉迟无力。偏阴虚者，五心烦热，失眠盗汗，咽干口渴，舌红少津，面色潮红，倦怠无力，舌红少苔，脉弦少数。

（2）气滞血瘀：腰痛如刺，痛有定处，昼轻夜重，轻则俯仰不便，重者因痛剧而不能转侧，经久不愈，或见面色黧黑，皮肤甲错，唇甲青紫，舌淡紫或黯，或有瘀点瘀斑，脉细涩或弦细。

（3）劳伤肾气，感受外邪：腰部酸痛不适，缠绵不愈，以寒邪入侵者，疼痛剧烈，得温则舒，遇寒加重，腰部发凉，或四肢发凉，畏寒，舌淡苔白润，脉弦紧。若以湿邪为主者，腰部重，转侧不利，静卧不减，阴雨天加重，舌苔白腻，脉濡，湿邪久滞化热，炎热或阴雨天疼痛加重，活动后减弱，尿赤，舌苔黄腻，脉濡数。

2. 分型辨证　根据腰骶段周围软组织劳伤中医病因病机和临床特点，可把腰骶段周围软组织劳伤分为痹证型、劳损瘀滞型、外伤瘀血型。目的在于有效地指导临床治疗。

（1）痹证型：是由于风寒湿瘀等邪气滞留于腰骶段的软组织，或有外伤史，或有劳损史，或气血两亏、肝肾不足，使腰骶段软组织的局部经络受阻，瘀血内停，出现软组织的功能障碍和以局部僵硬、酸痛、冷凉为主症的临床表现，根据风寒湿邪的入侵程度不同，在临床有不同的表现，但此痹证型软组织劳伤临床症状与天气变化有关。舌淡，苔薄白，脉弦紧或浮紧。

（2）劳损瘀滞型：是由于久坐、久站、久视等固定姿势时间太长，使腰骶段软组织长期处于一种紧张状态，而产生疲劳性劳损，使局部韧带处于缺血、缺氧、淤滞状态，出现软组织的功能障碍和以局部僵硬疼痛酸沉为主症的临床表现，根据劳损的程度不同，临床症状也随之不同，其缓解的程度也相应不同。对于此型软组织劳损，预防非常重要。舌淡或有瘀斑，苔薄白，脉沉迟或弦滑。

（3）外伤瘀血型：是由于外力作用于腰骶段的软组织，使腰骶段软组织及其功能受到损伤，出现软组织的功能障碍和以局部僵硬、酸痛为主症的临床表现，部位固定于受损软组织的局部，局部皮肤或皮下有时有紫斑出现。舌淡或有瘀斑，苔薄白，脉弦滑。

3. 分期辨证

急性期：腰骶部肌肉酸痛不适、沉重、冷凉，时轻时重，劳累后加重，休息后减轻。

慢性期：腰骶部偶有酸痛，缠绵不愈，劳累后加重，休息后减轻，按摩、热疗后减轻。

第四节 中医分型钩活术治疗

钩活术治疗腰骶段脊柱周围软组织劳伤，利用中医理论将此劳伤分为痹证型、劳损瘀滞型、外伤瘀血型三型，根据中医分型的证候特点选用相应的腧穴，运用钩活术的各种手法进行综合治疗。

腰骶段脊柱周围软组织劳伤是钩活术的适应证，要排除禁忌证，同时进行相关的各种检查，检查的结果符合腰骶段脊柱周围软组织劳伤的诊断，未发现其他疾病引起的相关症状，综合辨证分析后确定所选腧穴。但是，腰骶段脊柱周围软组织外伤必须在受伤后 96 小时或更长时间后进行钩活治疗，因急性水肿期钩活治疗不利于康复，对于劳损性软组织劳伤，其症状最明显时为最佳治疗时间。

1. 选穴 腰骶段的新（魏氏）夹脊穴、阿是穴。

2. 选穴注意 大多数情况下钩治新（魏氏）夹脊穴，配穴是劳伤部位的阿是穴。

3. 选钩原则 根据疾病轻重和补泻法选择微类内板或内刃型一次性使用钩活术钩鍉针钩针。

4. 钩深（深度） 进入皮肤，深达病灶为之钩治深度，依患者肥瘦的不同其深度也不同。

（1）新（魏氏）夹脊穴腰椎进针深度为 1.50~2.50cm，垂直深度为 1.49~2.49cm。

（2）阿是穴进针深度为肌筋膜的深度。

5. 钩角（钩进角） 钩活术操作过程中，钩针与所钩治腧穴表面进针的角度为钩进角度，简称钩进角。

（1）新（魏氏）夹脊穴腰段倾斜 85° 角。

（2）阿是穴倾斜角 70°~90° 角。

6. 手法与钩法

手法：新（魏氏）夹脊穴钩提法。

　　　阿是穴钩提法。

钩法：新（魏氏）夹脊穴单软或双软。

　　　阿是穴单软。

7. 钩度 1~3 分为准，严格执行"宁可不及，不可太过"的原则。

一、痹证型

腰骶部有劳损史和受风着凉史，反复发作，常因受风着凉而发作，局部疼痛或僵硬不适，遇冷加重，遇热减轻，偶有"晨僵"，久坐、久站、受风着凉、劳累后加重，有时与天气变化有关，未发现其他原因引起的局部症状，称之为痹证型腰骶部软组织劳伤。

1. 诊断

（1）症状：腰骶部肌肉酸痛，冷凉不适，受风着凉而发作，遇热减轻、遇冷加重。初期稍作休息即可恢复，病程长者，调节肌肉活动，症状仍不缓解。时轻时重，缠绵不愈，久坐、久站、固定姿势、劳累后加重，休息后减轻。

（2）舌脉：舌淡红，苔薄白，脉沉弦涩或沉滑濡。

（3）体征：腰骶部肌肉僵硬或痉挛。腰骶部活动可引起疼痛，但无放射痛，可探查到压痛点和敏感点，部分患者可触及到条索状物及结节。

（4）影像学检查：X线片及其他影像检查无改变。

（5）排除其他病：综合判断排除其他原因引起的以上症状。

符合以上5条即可确诊为痹证型腰骶部软组织劳伤。

包括现代医学的局部软组织慢性损伤性炎症。

诊断要点：腰骶部有受风着凉史，疼痛、僵硬不适与天气变化有关，遇热减轻，活动按揉后减轻，固定休息后加重，影像学检查支持本病的诊断。

2. 鉴别诊断　除与腰骶椎周围筋膜炎、腰椎间盘突出症鉴别外，还应与外伤瘀血型和劳损瘀滞型软组织劳伤相鉴别。

3. 钩活术选穴　痹证型软组织劳伤要根据痹阻部位之不同和影像学检查的结果，进行病位选穴，以新（魏氏）夹脊穴为主穴，腰骶部膀胱经腧穴和阿是穴为配穴。

主穴：新（魏氏）夹脊穴。

配穴：循经取穴或阿是穴，根据具体情况，取双侧穴或单侧穴，单侧取患侧腧穴。

4. 钩活术治疗　痹证型腰骶段脊柱周围软组织劳伤的钩活术治疗应以平补平泻为主，利用微类内板或内刃钩鍉针进行常规九步钩活。

5. 病案举例

［风寒侵袭　经络不通］

孙某，男，35岁，邯郸人。

初诊：2015年7月10日

主诉：腰痛不适5年，加重10天。

现病史：腰痛、腰酸，劳累后加重，休息后减轻，遇冷加重，与天气变化有关，晨僵，活动后减轻，病史5年，现因天气变化加重10天，于2015年7月10日来院就诊。

检查：$L_{3、4、5}$椎旁压痛，可触及条索状物，抱膝试验（＋）。舌淡红，苔薄白，脉浮弦。

辅助检查：血尿常规、心电图检查无异常。

影像学检查：腰骶部X线、CT、MRI检查未见异常。

诊断：痹证型腰部软组织劳伤（中医）。

腰部软组织劳伤（西医）。

分析：患者有腰痛病史 5 年，腰骶部疼痛每遇受风着凉而发作，自认为是"风湿腰"，腰骶部平时怕凉而近衣被，平时腰骶部喜欢按摩、火疗、拔罐、刮痧等，遇热减轻，遇冷加重，符合痹证型背部劳伤。

治则：祛风除湿，理气止痛。

治法：钩活术疗法。

	选穴	钩鍉针	钩法与钩度	手法与钩角
主穴	L_3 穴 +L_2 穴	微类内板 4.5 型	单软 1 分	钩提法 85°
配穴	双委中	微类内板 2.5 型	单软 1 分	钩提法 90°

按照《中医钩活术技术操作规范》完成钩活术操作。

随访：2016 年 7 月 10 日电话随访，患者自述腰痛症状无反复。

【按语】此病例系素体不足，风寒湿邪乘虚而入，经络不通所致。腰骶部筋脉受阻，经络不通，不通则痛，选用 L_3 穴 +L_2 穴 + 委中穴平补平泻，患者因年龄较轻，病程较长，先天不足，手法采用平补平泻法而祛风除湿，疏通筋络，直达病灶，使经络畅通，故一次治愈。此患者在今后的日常生活中需避风寒，慎劳作，强体质，防复发。

6.其他疗法 热疗、按摩、针灸、药物、封闭、熏蒸、导引。

附方：

风寒湿邪　侵袭经络

羌活灵仙汤（《中医筋伤学》）加减：

羌活 9g、威灵仙 9g、香附 9g、牛膝 9g、赤芍 9g、薏苡仁 12g、乳香 6g、没药 6g、地龙 6g、鸡血藤 9g、牡丹皮 6g、千年健 4.5g、土鳖虫 4.5g、生姜 4.5g、甘草 4.5g、五加皮 9g。

二、劳损瘀滞型

腰骶部劳损史或久坐史，或长期固定姿势病史，日久天长，腰部疼痛或有不适感，活动按揉后减轻，固定休息后加重，久坐、久站、长时间弯腰后症状加重，时轻时重，休息后减轻。未发现其他原因引起的局部症状，称之为劳损瘀滞型软组织劳伤。

1.诊断

（1）症状：腰骶部劳损病史，腰骶部肌肉酸痛不适，初期稍作休息即可恢复，病程长者，调节肌肉活动，症状仍不缓解。时轻时重，缠绵不愈，久坐、久站、固定姿势、劳累后加重，休息后减轻。

（2）舌脉：舌淡，苔薄白或薄黄，脉沉滑。

（3）体征：以腰骶部可触及结节和条索状物，或有敏感压痛点。部分活动功能受限，腰骶部活动可引起疼痛，无传导痛及放射痛，腰骶部因负荷或活动增加而症状明显。

（4）影像学检查：软组织劳伤，X线片及其他影像检查无改变。

（5）排除其他病：综合判断排除其他原因引起的以上症状。

符合以上5条即可确诊为劳损瘀滞型软组织劳伤。

包括现代医学局部软组织急慢性损伤性炎症。

诊断要点：在影像学检查结果的支持下，腰骶部有劳损史，疼痛僵硬不适与天气变化无关，遇热减轻，活动按揉后减轻，固定休息后加重，腰骶部因负荷或活动增加而症状明显。

2. 鉴别诊断　除与腰骶椎周围筋膜炎、腰椎间盘突出症鉴别外，还应与外伤瘀血型和痹证型软组织劳伤相鉴别。

3. 钩活术选穴　劳损瘀滞型软组织劳伤要根据瘀滞的部位之不同和影像学检查的结果，进行病位选穴，以新（魏氏）夹脊穴为主穴，腰骶部膀胱经腧穴和阿是穴为配穴。

主穴：新（魏氏）夹脊穴。

配穴：循经取穴或阿是穴，根据具体情况，取双侧穴或单侧穴，单侧取患侧腧穴。

4. 钩活术治疗　劳损瘀滞型腰骶段脊柱周围软组织劳伤的钩活术治疗应以泻法或平补平泻为主，利用微类内板或内刃钩鍉针进行常规九步钩活。

5. 病案举例

［久坐劳损　背部瘀滞］

呼某，女，41岁，河北冀县人。

初诊：2017年6月15日

主诉：腰痛5年，加重6个月。

现病史：腰部疼痛、酸胀，久坐后加重，休息后减轻，病史5年，加重6个月，近期出现腰部冷凉，自感腰部有"透风"感，曾行按摩、针灸、拔罐等方法治疗效果不佳，于2017年6月15日来我院就诊。

检查：自主体位，$L_{3、4、5}$双椎旁竖脊肌处压痛，并触及条索状物。抱膝试验（＋），心肺膈未见异常，血压120/80mmHg。舌淡红，苔薄白，脉沉弦。

辅助检查：血尿常规、心电图检查无异常。

影像学检查：腰骶椎X线、CT、MRI检查未见异常。

诊断：劳损瘀滞型腰部软组织劳伤（中医）。

　　　　腰部软组织劳伤（西医）。

分析：患者有明显的劳伤史，疼痛酸胀位置基本固定，时作时止，反复发作，因久坐而劳损，久治不愈，缠绵难愈则瘀滞，病久则正气不足，抗寒能力减弱，出现局部冷凉。

治则：益气活血，理气止痛。

治法：钩活术疗法。

	选穴	钩鍉针	钩法与钩度	手法与钩角
主穴	L₃穴 +L₂穴	微类内板 4.5 型	单软 1 分	钩提法 85°
配穴	双委中	微类内板 2.5 型	单软 1 分	钩提法 90°

按照《中医钩活术技术操作规范》完成钩活术操作。

随访：2018 年 6 月 15 日电话随访，一年间，腰痛症状未见反复。

【按语】此病例系久坐劳损，腰部瘀滞所致。患者由于长期坐位工作，一个姿势时间过长，而致腰部肌肉劳损，经络受阻，不通则痛，选用 L₃穴 +L₂穴 + 委中穴平补平泻，患者因年龄较轻，病程较长，所有手法采用平补平泻法，而针具选用补法（内板），直达病灶，使经络畅通，故一次治愈。此患者在今后的日常生活中需劳逸结合、加强背部肌肉的锻炼，防复发。

6.其他疗法 按摩、热疗、针灸、药物、理疗、熏蒸、小针刀。

附方：

气滞血瘀　气血虚弱

八珍益母汤（《外科发挥》）加减：

茯苓 12g、党参 12g、白术 9g、当归 12g、川芎 6g、白芍 12g、熟地黄 12g、羌活 9g、香附 9g、鸡血藤 12g、伸筋草 12g。

三、外伤瘀血型

腰骶部外伤史或挫伤史，或有受暴力史，日久未愈，局部仍有疼痛症状或不适感，未发现其他原因引起的局部症状，称之为外伤瘀血型软组织劳伤。

1. 诊断

（1）症状：腰骶部扭挫伤病史，腰骶部肌肉酸痛不适，初期稍作休息即可恢复，病程长者，调节肌肉活动，症状仍不缓解。时轻时重，缠绵不愈，久坐、久站、固定姿势、劳累后加重，休息后减轻。

（2）舌脉：舌淡、有瘀斑，苔薄白或薄黄，脉浮弦。

（3）体征：无特殊体征，局部偶有条索状物出现。

（4）影像学检查：软组织劳伤，X 线片及其他影像检查无改变。

（5）排除其他病：综合判断排除其他原因引起的以上症状。

符合以上 5 条即可确诊为外伤瘀血型软组织劳伤。

包括现代医学局部软组织急慢性损伤性炎症。

诊断要点：影像学检查无改变，腰骶部有外伤史，腰部疼痛僵硬不适，与天气变化无关，遇热减轻，活动按揉后减轻，固定休息后加重，久坐、久站、长时间弯腰后症状加重，时轻时重，休息后减轻。

2. 鉴别诊断 劳损瘀滞型和痹证型腰骶段软组织劳伤：劳损瘀滞型症状类同，但有明显的劳损史，而痹证型有明显的受风着凉史，症状出现的程度与天气变化有关，遇热减轻、遇冷加重。

3. 钩活术选穴　外伤瘀血型软组织劳伤要根据损伤的部位之不同和影像学检查的结果，进行病位选穴，以新（魏氏）夹脊穴为主穴，腰骶部膀胱经腧穴和阿是穴为配穴。

主穴：新（魏氏）夹脊穴。

配穴：循经取穴或阿是穴，根据具体情况，取双侧穴或单侧穴，单侧取患侧腧穴。

方义提要：腰骶段软组织劳伤主要是腰骶部软组织的疼痛和功能受限，只于新夹脊取穴，即可解决腰骶部的瘀阻，使之经络畅通，酌情配伍阿是穴，达到治疗的目的。

4. 钩活术治疗　外伤瘀血型腰骶段脊柱周围软组织劳伤钩活术治疗应以泻法为主，利用微类内板或内刃钩鍉针进行常规九步钩活。

5. 病案举例

［外伤瘀血　腰部疼痛］

李某，男，40岁，石家庄市元氏人。

初诊：2018年4月20日

主诉：腰痛1个月。

现病史：1个月前因交通事故跌伤腰部，出现腰部青紫，肿胀疼痛，活动受限，经口服药物（药物不详）、休息、按摩等治疗，局部肿胀消失，但仍有疼痛。现腰痛，活动不利，劳累后加重，休息后减轻。于2018年4月20日来我院就诊。

检查：$L_{4、5}$椎旁压痛，局部僵硬，按揉后疼痛症状缓解。抱膝试验（＋），心肺膈未见异常，血压120/80mmHg。舌淡红、有瘀斑，苔薄黄，脉弦紧。

辅助检查：血尿常规、心电图检查无异常。

影像学检查：X线、CT、MRI检查未见异常。

诊断：外伤瘀血型腰部软组织劳伤（中医）。

　　　腰部软组织劳伤（西医）。

分析：患者有明显的车祸外伤史，腰骶部肿胀疼痛，活动受限，水肿消失后，症状缓解不彻底，排除其他原因引起的疼痛，考虑为背部软组织劳伤。

治则：活血化瘀，理气止痛。

治法：钩活术疗法。

	选穴	钩鍉针	钩法与钩度	手法与钩角
主穴	L_3穴+L_2穴	微类内板4.5型	单软1分	钩提法85°
配穴	双委中	微类内板2.5型	单软1分	钩提法90°

按照《中医钩活术技术操作规范》完成钩活术操作。

二诊：2018年4月27日

腰痛症状消失，未作处理。

随访：2019年4月27日电话随访，腰痛症状未见反复。

【按语】此患者为外伤瘀血所致的腰骶部疼痛。外伤日久，背部血瘀，经络受阻，不通则痛，选用 L_3 穴 + L_2 穴 + 委中穴以泻法为主，直达病灶，活血化瘀，畅通经络，故一次治愈。此患者在今后的日常生活中需强体质，防外伤。

6. 其他疗法 热疗、按摩、针灸、冷疗（48 小时内）、药物、手术。

附方：

外伤瘀血

桃红四物汤（《中国医学大辞典》）加减：

桃仁 12g、红花 10g、川芎 10g、当归 10g、赤芍 15g、生地黄 12g、牡丹皮 10g、制香附 10g、延胡索 10g、伸筋草 15g、鸡血藤 15g、地龙 6g、血竭 1g（冲服）。

第五节　康复与预防

由于腰骶段脊柱周围软组织劳伤为外伤和劳损性疾病，劳伤经治疗后的康复非常重要，治疗后的残留症状和功能的恢复，康复占据了重量级的份额。防止劳伤就是对于本病的预防，非常重要。

一、康复

1. 药物、针灸、推拿的康复治疗 正气虚损和正虚邪恋是软组织劳伤康复阶段的主要病理机制。经过临床治疗，尚余留一些症状未能完全消退，如酸软无力，隐隐作痛，在某些诱因的引动下，余邪仍有复燃的可能。尚需一较长的治疗和恢复过程。

根据正气虚损和正虚邪恋的病理特点，扶正固本和扶正祛邪成为康复阶段的主要治疗原则，因而常需一方面扶正，一方面又应兼以祛邪，使扶正而不恋邪，祛邪而不伤正。

在本病的康复阶段，重在调理，可用一些丸、散、膏、丹之类小剂量长期服用。使用补剂时，应辅以疏导之药，使补而不滞；在使用祛邪通剂时，则必加少量收敛之药，使散中有收而不耗伤正气。

坚持较长期的推拿治疗，是脊柱软组织劳伤康复的首选疗法。施术者手法宜轻巧，以揉、按、点、擦、擦为主，以达活血通络、舒筋理筋之效。

针灸疗法可两日一次，或用耳针、皮肤针的埋针、压粒等方法。

2. 泉浴疗法 主要是指温泉浴。温泉浴可以温通经络、活血化瘀、舒筋强骨、祛风除湿、通痹止痛、对于软组织劳伤的康复是一种很好的疗法。

温泉浴时应注意水温，37~42℃为最好。20~30 次为一疗程，每天 1 次，6 天后休息 1 天，两次疗程中间应有 1~2 周的时间间隔。

3. 其他

运动锻炼：在软组织劳伤康复治疗的阶段，患者应在医生的指导下，进行适当的身体锻炼，主要是腰背肌的锻炼，活血脉，以促进患部的血循环，进一步消除炎症，以利软组织的康复。

保护：坐位时尽量保持良好的坐姿，站立和走路时应抬头平视，胸部略挺，腹部平坦，忌挺腹，尽量少弯腰活动、工作。要注意纠正原有不良体位和姿势。房间应通风干燥，冷暖适宜，切忌潮湿过冷。

二、预防

肝肾亏虚，气血不足，筋脉失养，在劳损的作用下或风寒湿邪乘虚而入，易诱发软组织劳伤。因此，软组织劳伤主要应从调养肝肾等方面入手。

1. 调养肝肾　劳伤是损伤肾气、肝血的重要原因。在劳作时应当注意劳动保护，不要强力而做，不要疲劳过度，不要损伤筋脉，注意劳逸结合，脑力劳动者，则亦应避免过度劳伤，应注意身体的锻炼。同时亦应节制性生活，防止房劳过度。

2. 运动锻炼　适当的运动锻炼可以增强肌肉、韧带的血供，加强对代谢产物及某些因素造成的局部炎性产物的及时排出，保证其正常的生理功能，进行有序的、适当的运动锻炼可增强肌肉、韧带的活力，缓解肌肉紧张收缩，改善或消除粘连，增强体质，增强机体的抗病能力。

预防软组织劳伤要重点注意腰肌的锻炼，有条件时尽量进行一些体育活动，如游泳、跑步及各种球类活动，太极拳、木兰拳等武术活动。在形体锻炼时亦应注意，锻炼时不可过量，但应持之以恒。

3. 工作劳动　长期处于坐位伏案工作姿势的人，要定时改变姿势，长期弯腰工作的人，要定期直立活动，可站立或坐位作腰部的活动，自我按摩腰部，避免长期持久的疲劳性损伤。在工作劳动中，要尽量避免非生活性体位活动，注意劳动保护，如及时改变各种环境和条件，注意劳逸结合，劳力适度。在每日工作前后做一些如工间操、简易太极拳或其他形体锻炼，以及时调节因工作体位形成的肌肉疲劳现象。

第五章 腰骶段脊柱周围软组织
无菌性炎症

人体腰骶及四肢的筋膜、肌肉、肌腱和韧带等软组织发生无菌性炎症，引起患病部位疼痛、僵硬，活动受限，皮肤麻木，肌肉挛缩等症状，如"肌筋膜纤维织炎""肌风湿""肌筋膜疼痛综合征"等，男女均较常见，以活动多的部位发病较多，常呈急性发作。

本章论述内容包括肌筋膜炎、棘上韧带炎、棘间韧带炎、骶尾韧带炎等。肌筋膜炎属中医学"肌筋痹"范畴，棘上、棘间、骶尾韧带炎属中医"腰背痛""腰痛"范畴。近年来通过理论探讨、实验研究及临床研究，对本病的认识取得一些进展，在临床治疗中，传统的药物内治、外治、推拿和针灸仍具有一定临床疗效。中药离子导入、小针刀疗法等疗法亦有不错效果。

第一节 病因病机

本病的病因，一般分虚、邪、瘀三方面，使肌筋失养而发病。《素问·长刺节论》曰："病在筋，筋挛节痛，不可以行，名曰筋痹。"又曰："病在肌肤，肌肤尽痛，名曰肌痹，伤于寒湿。"筋与肌肉关系密切，中医所谓"筋"，除现代解剖概念的筋膜、肌腱外，还有"经筋"的概念。故一般将筋和肌两者合并讨论。

一般认为肌筋膜炎有原发性和继发性两种。原发性病因不明，常因感受风寒湿、过度疲劳、姿势体位不良以及精神创伤后造成慢性劳损；而继发性肌筋膜炎多与损伤感染、风湿热或寄生虫感染有关。其病因病理可分以下四方面。

一、风寒湿邪浸淫

风、寒、湿邪侵袭，痹阻经络，气血运行不畅，致肌肉、筋膜酸痛、麻木，重者活动不利，外邪的侵袭主要因正气不足，内因是外邪侵袭的基础。如《诸病源候论·风湿腰痛候》曰："劳伤肾气，经络既虚，或因卧湿当风，而风湿乘虚搏于肾，与气血相击而腰痛。"

居处潮湿，夏季过用空调，涉水冒雨，气候剧变，冷热交错，劳累后汗出，腠理空虚，致使风寒湿邪乘虚侵袭人体，行于经络，留于肌筋膜，气血痹阻，肌筋膜失去濡养而诱发肌筋膜炎的产生。

因感受风寒湿邪偏盛之不同，临床表现有所差异。风气胜者，疼痛游走不定，而成行痹；寒气胜者，气血凝滞不通，疼痛剧烈而发痛痹；湿气胜者，因湿性黏滞重着，故肌肉筋膜麻木，而成着痹。其中尤以寒湿之邪最为多见。故《素问·至真要大论》云："诸寒收引，皆属于肾。""诸痉项强，皆属于湿。"

二、脾肾虚弱

由于饮食不节（不洁），饥饱失常，嗜好偏极，偏寒偏热，五味过极，脾胃内伤，或劳倦太过，耗伤中气，久病中阳不振，升降生化功能减弱，气血生化不足，筋肉失于后天气血的充养，从而诱发本病；久病耗伤气血，气血亏损，不足以充养肾精，肾精与筋肉失去了后天气血充养，加剧了筋肉的退变，致发本病；久病气血亏损，脾阳受损，元气耗伤，致使肾气渐损，筋肉失于气血的濡养和真阳的温煦而功能渐衰，而致发本病；过度安逸，使人体气血不畅，脾胃功能减弱，而食少乏力，久则气血亏损，脾阳减弱。《素问·宣明五气》说"久卧伤气"，即是此理。

三、劳倦内伤

这里主要指劳力直接损伤筋骨，《素问·宣明五气》所说"久立伤骨，久行伤筋"，即指此而言。劳损包括工作姿势的不良、睡眠工作姿势不良、不良的生活习惯及不适当的体育锻造，造成腰骶部肌肉韧带的损伤。劳力造成肝肾失调，精血失养，"劳则气耗"（《素问·举痛论》），筋肉失于濡养，致发本病。

四、气滞血瘀

素有心情急躁，或情志不遂，平素心情抑郁，稍有刺激，则疏泄失常，导致肝气郁结，甚则气滞血瘀。局部损伤，血瘀肿胀，筋脉、络脉血行不畅，气机瘀滞，血行瘀阻，气滞与血瘀互为因果。

此外，瘀血和痰饮是继发病因。瘀血作为病理产物和继发病因，阻滞经络气血，筋肉失去正常气血的濡养，进一步导致肌筋膜炎的发生。痰湿阻滞气血，留于肌肉、筋膜，使肌肉、筋膜失去濡养，发生病患部疼痛、麻木，沉重乏力等。

第二节　西医学病因病理与诊断

肌筋膜炎又称"肌筋膜纤维织炎""肌风湿""肌筋膜疼痛综合征"等，为身体纤维组织如筋膜、肌肉、肌腱、腱鞘、肌膜、韧带、骨膜和皮下组织的一种非特异性、无菌性炎症，是较常见的软组织疾病。

一、病因病理

肌筋膜炎与损伤、组织退变、炎症与粘连等有关。一般认为本病有原发性和继发性两种。常发生于腰骶及四肢，以活动多的部位发病较多。多呈急性发作。

以中青年多见，男女均可发生。常有慢性感染、体位不良、外伤后治疗不当、慢性劳损、风湿寒冷病史。

二、临床诊断

1. 临床表现

（1）以腰骶部肌筋膜炎为主者，患部疼痛、麻木为主要临床症状，久坐久睡后疼痛加剧，轻度活动后减轻，劳累过度后加重，常与天气变化有关。若为急性发作者，腰臀部疼痛甚剧，甚至不能翻身和活动。

（2）腰骶部患处可有特定压痛点，即"激发点"，触压时剧痛，有时可出现激惹远处的传导性疼痛，但并不符合周围神经根的解剖分布。一般无神经症状。

2. 体征

（1）腰骶部肌筋膜炎压痛较局限，有僵硬感。肌肉轻度萎缩，可触到肌筋膜内结节或条索状物，重压（特别在臀部）有酸痛。臀部痛点疼痛可放射到坐骨神经分布区。

（2）腰骶部肌筋膜炎，压痛点用 1% 利多卡因 5~8mL 封闭后，疼痛可消失。

3. 影像学检查　X 线摄片检查无特殊发现。通过影像学检查及相关手段排除其他病。

三、鉴别诊断

1. 腰椎间盘突出症　腰痛合并坐骨神经痛，腰部活动受限，可出现姿态拘谨，躯干前倾或跛行，压痛点主要位于椎旁，压痛时可出现沿神经根走行的下肢放射痛。直腿抬高试验阳性，CT 检查椎间盘膨出或椎间盘突出、脱出。而腰骶部肌筋膜炎压痛较局限，并且作压痛点局封后，臀部疼痛或腿痛减轻或消失。而腰椎间盘突出症局封后臀部疼痛减轻或消失而腿痛无改变，表示为神经根病变所引起的放射痛。

2. 急性腰椎滑膜嵌顿　有明确的腰部扭伤史，在扭伤后立即出现急性剧烈腰痛，范围局限，有准确的疼痛部位，疼痛可放射到臀部及下肢，并出现特有的腰部侧弯姿势——坐、立、走均呈侧弯姿势，多弯向患侧，出现腰部活动障碍，骶棘肌痉挛，脊椎运动受限。但 X 线检查则无病理表现。

第三节　辨病与辨证

根据临床症状表现的不同，辨别致病之因以外，尤对肌筋膜炎出现的主证——疼痛详加辨证以求因，并根据肌筋膜炎的临床表现，以辨别疾病的虚实，判断疾病的发展和预后。

一、辨病

腰骶段肌筋膜炎是以局部疼痛为主要症状的软组织无菌性炎症，根据查体和搜集病史及患者的主诉，即可诊断，并通过影像学检查等相关手段，进行鉴别诊断和排除其他病。

二、辨证

1.病因病机辨证

（1）风寒湿邪浸淫：起病较急，全身肢体肌肉疼痛，身痛重着，腰骶强痛不适，关节屈伸不利，局部皮色不红，触之不肿，遇寒痛增，得温痛减。风盛者疼痛游走不定；湿盛者腰骶部麻木不仁，身重如裹；寒盛者，遇寒痛增，得温痛减。舌质淡，苔白腻，脉弦滑。

风寒湿邪郁久体内，痹阻经脉，遏阻气血，则多夹瘀，可见痛处固定不移，面色无华或黧黑，甚则肌肤粗糙、甲错，舌质紫暗，脉细涩或弦细。

（2）脾肾虚弱：形寒肢冷，腰骶部冷痛，面色淡白，纳差，下利清谷，遇风寒湿邪袭扰后尤甚，四肢乏力，舌体淡或有齿痕，苔白，脉沉细。

（3）气滞瘀血：肌肉麻木肿痛，或震颤抽搐，或肌肉萎缩，有时因情志改变而发作，常见心情不佳，口苦，胁肋部胀痛，善太息，舌质淡红，舌边可见瘀斑，苔白，脉弦紧。

肌筋膜炎以疼痛或（和）压痛为主要表现，且压痛点位置较浅，有敏感性"激发点"的特征，局部或患处有皮下条索状物。说明瘀血阻滞，瘀而不散，与本病的发病密切相关，以上三类型辨证，气滞血瘀贯穿其中。

2.分型辨证　根据腰骶段肌筋膜炎中医病因病机和临床特点，把腰骶段肌筋膜炎分为痹证型、劳损瘀滞型、外伤瘀血型。目的在于有效地指导临床治疗。

（1）痹证型：是由于风寒湿瘀等邪气滞留于腰骶段的肌筋膜，或有外伤史，或有劳损史，或气血两亏、肝肾不足，使腰骶段肌筋膜的局部经络受阻，瘀血内停，出现肌筋膜的功能障碍和局部僵硬、疼痛、酸沉、冷凉为主症的临床表现，根据风寒湿邪的入侵程度不同，在临床有不同的表现。但此型肌筋膜炎临床症状与天气及温度、湿度有关，常在阴雨天及劳累后疼痛加重。舌淡，苔薄白，脉弦紧。

（2）劳损瘀滞型：是由于久坐、久站、久视等固定姿势时间太长，使腰骶段肌筋膜长期处于一种紧张状态，而产生疲劳性劳损，使局部肌筋膜处于缺血、缺氧、瘀滞状态，出现肌筋膜的功能障碍和局部僵硬、疼痛、酸沉为主症的临床表现，劳损的程度不同而临床症状也随之不同，其缓解的程度也相应不同，劳累后加重，休息后减轻，腰骶部可触及皮下结节，索条肿块。舌淡或有瘀斑，苔薄白或薄黄，脉沉迟或弦滑。

（3）外伤瘀血型：是由于外力作用于腰骶段的肌筋膜，使腰骶段肌筋膜及其功能受到损伤，出现无菌性炎症，以肌筋膜的功能障碍和局部僵硬、疼痛、酸沉为主症的临床表现，部位固定于受损肌筋膜的局部，有敏感点（即激发点），腰骶部肌肉痉挛、局部肿胀、活动受限。舌淡或有瘀斑，苔薄白，脉滑。

3. 分期辨证

急性期：腰骶部突然疼痛剧烈，得温略减，遇寒则重，脊柱屈伸或摇转不利；有固定压痛点，痛而拒按，活动困难，翻身受限，痛如针刺，昼轻夜重，俯仰不便，经久不愈，有时与天气变化有关。

慢性期：腰骶部隐隐作痛，反复发作，不能久卧、久坐，局部皮肤增厚，呈橘皮样改变，可触到结节或条索状物，伴有畏寒肢冷、面色苍白，或伴潮热盗汗、失眠多梦。

第四节　中医分型钩活术治疗

钩活术治疗腰骶段脊柱周围肌筋膜炎，根据中医分型的证候特点选用相应的腧穴，运用钩活术的各种手法进行综合治疗。对肌筋膜炎急性期和慢性期都有很好的疗效。

腰骶段脊柱周围肌筋膜炎是钩活术的适应证，要排除禁忌证，同时进行相关的各种检查，检查的结果应符合腰骶段脊柱周围肌筋膜炎的诊断，未发现其他疾病引起的相关症状，综合辨证分析后确定所选腧穴。

1. 选穴　腰骶段的新（魏氏）夹脊穴、阿是穴。

2. 注意　主穴大部分钩治新（魏氏）夹脊穴，配穴取阿是穴。

3. 选钩　根据疾病轻重和补泻法选择微类内板或内刃型一次性使用钩活术钩鍉针钩针。

4. 钩深（深度）　进入皮肤，深达病灶为之钩治深度，因患者肥胖差异的不同其深度也不同。

（1）新（魏氏）夹脊穴腰椎进入深度为 1.50~2.50cm；垂直深度为 1.49~2.49cm。

（2）阿是穴为肌筋膜的深度。

5. 钩角（钩进角）　钩活术操作过程中，钩针与所钩治腧穴表面进针的角度为钩进角度，又称钩进角。

（1）新（魏氏）夹脊穴腰段倾斜 85°。

（2）阿是穴倾斜 70°~90°。

6. 手法与钩法

手法：新（魏氏）夹脊穴钩提法；

　　　阿是穴钩提法。

钩法：新（魏氏）夹脊穴单软；

　　　阿是穴单软。

7. 钩度　1~3 分为准，严格执行"宁可不及，不可太过"的原则。

钩鍉针治疗腰骶椎退变性及软组织疾病

一、痹证型

腰骶部有受风着凉史，腰部或腰骶部疼痛，持续性钝痛或痉挛性疼痛或肿胀僵硬，与天气变化有密切关系，恶风恶湿，遇冷加重，得热则缓，晨僵明显，反复发作，常因受风着凉而发作，局部疼痛或僵硬不适，未发现其他原因引起的局部症状。

1. 诊断

以中青年多见，男女均常见。有感风湿寒冷史。

（1）症状：腰骶部疼痛，疼痛发生的性质与时间变化甚不一致，有时持续性钝痛，也可为突然性锐痛，同时疼痛的变化与天气及空气湿度、温度有关，常发生腰骶部肌肉痉挛，软组织肿胀、增厚，活动受限。患处可有特定压痛点，即"激发点"，触压时剧痛，有时可有激惹远处的传导性疼痛，但并不符合周围神经根的解剖分布。一般无神经症状。

（2）舌脉：舌淡，苔薄白，脉浮弦。

（3）体征：腰骶部活动往往受限，有僵硬感，腰骶部可触及皮下结节、条索肿块，一般无传电样神经放射痛。压痛点（激发点）用 1% 利多卡因 5~8mL 封闭后，疼痛可消失。

（4）影像学检查：X 线摄片检查无特殊发现。

（5）排除其他病：综合判断排除其他原因引起的以上症状。

符合以上 5 条即可确诊为痹证型腰骶部肌筋膜炎。

包括现代医学所讲的急慢性腰骶部肌筋膜炎。

诊断要点：在检查结果的支持下，未发现其他原因引起的局部疼痛，腰骶部有受风着凉史，疼痛僵硬不适与天气变化有关，遇热减轻，活动按揉后减轻，固定休息后加重。

2. 鉴别诊断

（1）腰骶部软组织劳伤：腰骶部亦有软组织的疼痛和僵硬，但其先决条件是必须有外伤和劳损史，而且压痛点不灵敏。

（2）腰椎间盘突出症：二者都有腰痛，一旦发生后，多伴有下肢的疼痛或感觉的改变，或下肢痿软无力，甚至二便困难，CT 检查可明确诊断。

（3）腰骶椎骨折脱位：骨折包括压缩、撕脱和小关节骨折；脱位包括半脱位、全脱位和滑脱。这些都会压迫相应的神经根硬膜囊，而出现相应的临床症状。影像学检查可以明确鉴别诊断。

（4）椎间盘炎：腰痛明显，甚至肌痉挛，活动后明显加重，被迫体位，或有体温增高，血沉增快，ASO（+），白细胞升高，利多卡因封闭无效，抗炎脱水有效。肌筋膜炎疼痛程度较轻，体温、实验室检查正常，利多卡因封闭有效。

3. 钩活术选穴　痹证型肌筋膜炎的选穴，要根据痹阻的部位之不同和影像学检查的结果，进行病位选穴。

主穴：新（魏氏）夹脊穴。

配穴：循经取穴或阿是穴，根据具体情况，取双侧穴或单侧穴，单侧取患侧腧穴。

4. 钩活术治疗 痹证型腰骶段脊柱周围肌筋膜炎钩活术治疗应以平补平泻为主，利用微类内板或内刃钩鍉针进行常规九步钩活。

5. 病案举例

［风寒侵袭 经络不通］

梁某，男，29岁，内蒙赤峰人。

初诊：2015年7月1日

主诉：腰骶部疼痛不适3年，加重10天。

现病史：风湿病史多年，3年前因受凉而出现腰骶部疼痛、僵硬不适，经按摩和热敷后缓解。之后每遇风寒则腰骶部疼痛，遇热减轻，遇冷加重。10天前因吹空调而出现腰骶部疼痛发作，翻身困难，活动受限。

检查：L_4、L_5椎旁压痛，局部有条索状物，按揉后稍有缓解，L_4椎旁有一激发点，触压时剧痛，可激惹同侧下肢的传导性疼痛。坐位屈颈试验、鞠躬试验（±），直腿抬高试验、跟臀试验、股神经牵拉试验均（−），心肺膈未见异常，血压120/80mmHg。舌淡红，苔薄白，脉弦紧。

辅助检查：血尿常规、心电图检查无异常。

影像学检查：腰骶部X线、CT、MRI检查无异常。

诊断：痹证型肌筋膜炎（中医）。

腰骶部肌筋膜炎（西医）。

分析：有感受风湿寒冷史，同时疼痛的变化与天气及空气湿度、温度有关，重则发生腰部肌肉痉挛，软组织肿胀，活动受限。有固定的易发部位和压痛点，符合肌筋膜炎的诊断。

治则：祛风除湿，活血止痛。

治法：钩活术疗法。

	选穴	钩鍉针	钩法与钩度	手法与钩角
主穴	L_1穴 +L_2穴	微类内板4.5型	单软1分	钩提法85°
配穴	双气海俞 + 双大肠俞	微类内板3.5型	单软1分	钩提法90°

按照《中医钩活术技术操作规范》完成钩活术操作。

二诊：2015年7月8日

腰骶部疼痛好转60%左右。

治疗：

	选穴	钩鍉针	钩法与钩度	手法与钩角
主穴	L_1'穴 +L_2'穴	微类内板4.5型	单软1分	钩提法85°
配穴	双关元俞	微类内板2.5型	单软1分	钩提法90°

按照《中医钩活术技术操作规范》完成钩活术操作。

随访：2016 年 7 月 8 日电话随访，上述症状无反复。

【按语】此病例系风寒侵袭，经络不通所致，患者有风湿病史，3 年来间断性发作，10 天前由于感受风寒，腰骶部筋脉受阻，经络不通，不通则痛，采用新夹脊 L_1+L_2 穴，辅配气海俞、大肠俞、关元俞平补平泻，直达病灶，筋脉畅通，故两次治愈。嘱患者在今后的日常生活中需避风寒，慎劳作，强体质，防复发。

6. 其他疗法　热疗、按摩、针灸、冷疗、药物、封闭、小针刀、拨针、腹针、平衡针。

附方：

风寒湿邪　侵袭经络

腰部筋膜活血汤（经验方）

独活 10g、威灵仙 10g、杜仲 10g、牛膝 15g、赤芍 9g、薏苡仁 12g、乳香 5g、没药 5g、地龙 6g、鸡血藤 9g、桃仁 6g、千年健 4.5g、土鳖虫 5g、红花 15g、甘草 5g、五加皮 9g、麻黄 5g、细辛 3g、秦艽 15g。

二、劳损瘀滞型

有腰骶部劳损史或久坐史，或长期固定姿势，日久天长，局部疼痛或不适，按揉后缓解，时好时坏，每遇劳累后加重，腰骶部有压敏点（激发点），未发现其他原因引起的局部症状，称之为劳损瘀滞型腰骶部肌筋膜炎。

1. 诊断

（1）症状：青壮年多见。有体位不良、慢性劳损史。腰骶部疼痛，疼痛发生的性质与时间变化甚不一致，有时持续性钝痛，也可为突然性锐痛，常发生腰骶部肌肉痉挛，软组织肿胀、增厚，活动受限。腰骶部患处可有特定压痛点，即"激发点"，触压时剧痛，有时可有激惹远处的传导性疼痛，但并不符合周围神经根的解剖分布。一般无神经症状。

（2）舌脉：舌淡，有瘀点或斑，苔薄白或薄黄，脉浮弦无力。

（3）体征：腰骶部活动往往受限，有僵硬感。长期发作性肌痉挛可使关节处于失衡状态而影响关节功能。腰骶后可触及皮下结节、条索肿块，一般无传电样神经放射痛。压痛点用 1% 利多卡因 5~8mL 封闭后，疼痛可消失。

（4）影像学检查：X 线摄片检查无特殊发现。

（5）排除其他病：综合判断排除其他原因引起的以上症状。

符合以上 5 条即可确诊为劳损瘀滞型腰骶部肌筋膜炎。

包括现代医学所讲腰骶部急、慢性肌筋膜炎。

诊断要点：在影像学检查结果排除其他病的前提下，腰骶部有劳损史，疼痛僵硬不适，劳累后加重，休息按揉后减轻，固定工作后加重，腰骶部有明显的"激发点"。

2. 鉴别诊断　除与腰骶部软组织劳伤、腰椎间盘突出症相鉴别外，还应与痹证型肌筋膜炎和外伤瘀血型肌筋膜炎相鉴别。

3. 钩活术选穴　劳损瘀滞型肌筋膜炎要根据劳损的部位之不同和影像学检查的结果，进行病位选穴。

主穴：新（魏氏）夹脊穴。

配穴：循经取穴或阿是穴，根据具体情况，取双侧穴或单侧穴，单侧取患侧腧穴。

4. 钩活术治疗　应以平补平泻或泻法为主，利用微类内板或内刃钩鎤针进行常规九步钩活。

5. 病案举例

〔弯腰劳损　腰部瘀滞〕

姜某，女，31 岁，工人，河北武安人。

初诊：2016 年 2 月 28 日

主诉：腰部疼痛、酸胀 1 年。

现病史：患者 1 年前不明原因出现腰部疼痛、酸胀不适，劳累后加重，按揉捶打后减轻，时发时止，缠绵难愈，曾行针灸、拔罐、热疗等各种方法治疗效果不佳，近一个月上述症状加重，偶有腰酸、无力等，于 2016 年 2 月 28 日来我院就诊。

检查：腰部活动稍受限，腰椎两侧压痛，L_3、L_4 椎旁压痛有一激发点，局部捶击痛，可触及条索状物。舌淡红，苔薄黄，脉弦紧。

辅助检查：血常规、尿常规、心电图检查无异常。

影像学检查：腰部 X 线、CT、MRI 检查无异常。

诊断：劳损瘀滞型肌筋膜炎（中医）。

　　　　腰部肌筋膜炎（西医）。

分析：弯腰伤筋，腰部劳伤，有腰痛发作史，劳累后加重，按揉捶击后症状缓解，并且有局部激发点，符合腰部肌筋膜炎的诊断，腰为肾之府，病久则肾虚，而出现腰酸、无力。

治则：理气活血，散结止痛。

治法：钩活术疗法。

	选穴	钩鎤针	钩法与钩度	手法与钩角
主穴	L_3 穴 +L_2 穴	微类内板 4.5 型	单软 1 分	钩提法 85°
配穴	双气海俞 + 双委中	微类内板 3.5 型	单软 1 分	钩提法 90°

按照《中医钩活术技术操作规范》完成钩活术操作。

随访：2017 年 2 月 28 日电话随访，1 年间，腰部疼痛酸胀症状未见反复。

【按语】此病例系弯腰劳损，腰部瘀滞所致。患者由于长期从事弯腰劳动，固定姿势过久，而致腰部肌肉劳损，筋脉受阻，经络不通。采用新夹脊 L_3+L_4 穴，辅以气海俞、委中穴，以平补平泻之法，直达病灶，使筋脉畅通，故一次治愈。嘱患者在今后的日常生活中需劳逸结合，纠正姿势，调整体位，防复发。

6. 其他疗法 热疗、按摩、针灸、蜡疗、封闭、药物。

附方：

气血虚弱　气滞血瘀

补肾通络筋膜汤（经验方）：

杜仲 30g、寄生 20g、狗脊 15g、巴戟天 15g、茯苓 12g、党参 12g、白术 9g、当归 12g、川芎 6g、白芍 12g、熟地黄 12g、羌活 9g、香附 9g、鸡血藤 12g、伸筋草 12g。

三、外伤瘀血型

有腰骶部外伤史或挫伤史，或有受暴力史，日久未愈，局部仍有疼痛或不适感，腰骶部有固定压痛点（激发点），按揉后缓解，时作时止，未发现其他原因引起的局部症状，称之为外伤瘀血型腰骶部肌筋膜炎。

1. 诊断

（1）症状：有外伤史，或挫伤史，或受暴力史。腰骶部疼痛，疼痛发生的性质与时间变化甚不一致，有时持续性钝痛，也可为突然性锐痛，腰骶部肌肉常发生痉挛，软组织肿胀、增厚，活动受限。腰骶部患处可有特定压痛点，即"激发点"，触压时剧痛，有时可有激惹远处的传导性疼痛，但并不符合周围神经根的解剖分布。一般无神经症状。

（2）舌脉：舌淡，有瘀点或斑，苔薄白或薄黄，脉浮弦有力。

（3）体征：腰骶部活动往往受限，有僵硬感。长期发作性肌痉挛可使关节处于失衡状态而影响关节功能。腰骶后可触及皮下结节、条索肿块，腰骶部有固定压痛点，一般无传电样神经放射痛。压痛点用 1% 利多卡因 5~8mL 封闭后，疼痛可消失。

（4）影像学检查：X 线照片检查无特殊发现。

（5）排除其他病：综合判断，排除其他原因引起的以上症状。

符合以上 5 条即可确诊为外伤瘀血型腰骶部肌筋膜炎。

包括现代医学所讲腰骶部急、慢性肌筋膜炎。

诊断要点：在影像学检查结果的支持下，排除其他病。腰骶部有外伤史，或挫伤史，或受暴力史，腰骶部疼痛僵硬不适，腰骶部有明显的"激发点"。

2. 鉴别诊断 除与腰骶部软组织劳伤、腰椎间盘突出症相鉴别外，还应与痹证型肌筋膜炎和劳损瘀滞型肌筋膜炎相鉴别。

3. 钩活术选穴 外伤瘀血型肌筋膜炎要根据外伤的部位之不同和影像学检查的结果，进行病位选穴。

主穴：新（魏氏）夹脊穴。

配穴：循经取穴或阿是穴，根据具体情况，取双侧穴或单侧穴，单侧取患侧腧穴。

4. 钩活术治疗 应以泻法为主，利用微类内板或内刃钩鍉针进行常规九步钩活。

5. 病案举例

［外伤瘀血　腰部疼痛］

韦某，男，28 岁，北京丰台人。

初诊：2017 年 7 月 1 日

主诉：腰痛 2 个月。

现病史：2 个月前外伤，当时腰部青紫、肿胀疼痛，不能活动，经当地医院治疗（具体情况不详），局部肿胀消失，但外伤部位的疼痛时作时止，活动稍有受限，于 2017 年 7 月 1 日来院就诊。

检查：L_3、L_4 椎旁压痛，局部叩击痛，L_3、L_4 椎旁压痛有一激发点。可触及条索状物。心肺腹未见异常，血压 120/70mmHg。舌淡红兼有瘀斑，苔薄白，脉弦滑。

辅助检查：血常规、尿常规、心电图检查无异常。

影像学检查：胸椎 X 线、CT、MRI 检查未发现腰椎间盘突出症、腰骶骨折和腰骶错位。

诊断：外伤瘀血型肌筋膜炎（中医）。

　　　　腰段肌筋膜炎（西医）。

分析：有明显外伤史，疼痛部位固定不移，有明显的激发点，活动按揉后减轻，而且腰部疼痛僵硬不适，符合腰部筋膜炎的诊断。

治则：活血化瘀，舒筋活络。

治法：钩活术疗法。

	选穴	钩鍉针	钩法与钩度	手法与钩角
主穴	L_3 穴 +L_4 穴	微类内板 4.5 型	单软 1 分	钩提法 85°
配穴	无	-	-	-

按照《中医钩活术技术操作规范》完成钩活术操作。

二诊：2017 年 7 月 8 日，患者自述腰部疼痛症状消失，未作处理。

随访：2018 年 7 月 8 日电话随访，1 年间，腰部疼痛症状未见反复。

【按语】此患者系外伤瘀血所致的腰部疼痛。外伤日久，腰部血瘀，筋脉受阻，经络不通，不通则痛，采用新夹脊 L_3+L_4 穴，平补平泻，直达病灶，使筋脉畅通，故一次治愈。

嘱患者在今后的日常生活中需注意防跌伤，适当锻炼，防止复发。

6. 其他疗法　冷疗（48 小时内）、热疗（120 小时后酌情）、针灸、按摩、封闭、药物。

附方：

瘀血阻滞

身痛逐瘀汤（《医林改错》）加减：

秦艽 3g、川芎 6g、桃仁 9g、红花 9g、甘草 6g、羌活 3g、没药 6g、当归 9g、五灵脂 6g、香附 3g、牛膝 9g、地龙 6g。

第五节　康复与预防

腰骶段肌筋膜炎的治疗很重要，康复则是治疗的延续，在消除症状、功能康复等方面，康复治疗显得极为重要。

任何疾病的预防应该说是治疗疾病的前题，因为预防到位就能防止疾病的发生，或防止疾病的演变，所以防重于治是科学的。

一、康复

1. 药物、针灸、推拿　正气虚损和正虚邪恋是肌筋膜炎康复阶段的主要病机，因此扶正固本和扶正祛邪为康复阶段的主要治疗原则。在肌筋膜炎康复治疗阶段，重在调理。使用补剂，应辅以疏导之药，使补而不滞，同时注意对正虚邪恋者常需兼以祛邪，使扶正而不恋邪；在使用祛邪之剂时，则必加少量收敛之药，使散中也收，而不耗伤正气，祛邪又不伤正。

此外，在使用祛邪之剂时，还要注意应尽量使用灵动的药物，不宜使用峻猛性烈之品，如活血化瘀药，可用当归、川芎、丹参等，通络可用蜈蚣、全蝎子、地龙。临床常用一些丸、散、膏、丹之类，以便长期服用。

在康复阶段，针灸治疗应以补为主，补泻结合，手法宜轻巧，不宜使用重补重泻之法；在选择腧穴时，应少而精，一方面以轻灵取效，另一方面可以使患者易于长期坚持，多疗程治疗，而不至于产生畏惧心理。在推拿治疗中，手法宜轻巧，不宜使用粗重的手法，应以疏通经络、行气活血、燮理阴阳为要。同时教给患者一些自我按摩和功能锻炼的方法。

2. 运动康复疗法　肌筋膜炎临床治愈后，应指导患者进行科学、合理的身体锻炼，使血脉流通，关节流利，血液循环增强，从而加速肌肉筋膜等组成的代谢产物的排出，以利于修复肌肉、筋膜的损伤，增强体质，促进脏腑功能，提高机体的抗病能力。

这里介绍"通任督导引功"（《实用中医保健学》），可使任督二脉气机畅通。任督二脉乃人身百脉总会之经脉，而项、背、腰乃督脉循行之地，故练好此功法，有利于督脉之气的运行。功法介绍如下。

预备：两脚并立，两手自然放于体侧，头如顶物，两目平视，调匀呼吸，排除杂念，意守丹田，静站片刻。

通尾闾：微躬身前屈，100°~150°，两手相握，虚拱前出，两目视拳心，视而不见，自然呼吸，意领丹田之气会聚于尾闾部位，左右摇摆 36 次。

开双关：接上势，以左手握拳向前伸出，左足同时向左前方迈半步，微成左方右箭步，右手四指在前，拇指在后叉腰，如勇士开弓之状，然后以意领气从尾闾运至夹脊双关，左右摇摆 36 次。再如左势换右势摇摆 36 次。

通玉枕：两脚与肩同宽，两手上举在项上交叉，掌心向上，足跟微提起，再踏实，反复如舂米之状 81 次。以意领气自尾闾穴悠悠而起，过夹脊、双关、玉枕，至于泥丸。

气归丹田：接上势，两手握拳，拱手于胸前，与腰中等高。两膝屈曲下蹲（位置高低根据个人体质情况），如人端坐之状。意领此气从泥丸顺督脉下行至丹田守之。

收功：直立，两手放于体侧，两手相搓，再搓面部，自由活动一下，即可收功。

进行上述锻炼时，练功前应解大小便，最好在早晚练习。

此外，练习如太极拳、五禽戏、易筋经等功法，皆有助于本病的康复。

3. 泉浴康复疗法　有条件时可以进行湿泉浴。湿泉外浴可以温通经络，活血化瘀，舒筋强骨，祛风除湿，通痹止痛，是肌筋膜炎康复治疗的很好手段。

温泉浴应注意以下几点。

水温：应在 37~42℃最好。若水温超过 42℃，则体力消耗大，心脏负担加重，尤其是有心脑血管疾病的患者要慎用。

沐浴方法：可以采用全身浴。一般沐浴 15~20 分钟。少则疗效不佳，长则消耗较大，容易疲倦。

疗程：20~30 次为一疗程。每天 1 次，6 天后休息 1 次，两次疗程中间应有 1~2 周的间隔。

注意事项：一是防止发生意外，身体虚弱者、老年人、高血压或低血压者等要注意发生脑缺血、虚脱、脑血管意外等。因此沐浴时间不宜过长，水温不宜过高。其次，沐浴后注意避风受凉。

二、预防

任何疾病的预防都重于治疗，所以"防重于治"是中医的特色。首先是预防，其次是治疗，再次是康复。首先谈谈肌筋膜炎的预防。

1. 未病先防

（1）运动锻炼：防止肌筋膜炎的形体锻炼重在腰骶肌，尽量适当地进行一些体育活动，如跑步、武术及各种球类活动等。锻炼时的运动量要因人而宜，即不可过量，但应持之以恒。

（2）工作劳动：长期处于伏案工作姿势的人，弯腰用力的，要定时改变坐位、站立位的姿势，如站立或坐位进行一些腰骶部的活动，自我按摩腰骶部，避免长期持久的疲劳性损伤，在工作劳动中，要尽量避免非生理性体位活动，应注意劳动保护，可及时改变各种环境和条件，注意劳逸结合，劳力适度，在每日工作前后作一些工间操、太极拳或其他简易的形体锻炼。

2. 既病防变

（1）早期诊断，早期治疗：肌筋膜炎的早期诊断，无论对于临床疗效还是预后都至关重要，一旦早期诊断未能明确，肌纤维炎加重，患处出现结节状或条索状物，则疗效较差。

当肌筋膜炎早期明确诊断之后，尽早予以科学、合理的治疗是影响疾病疗效和预后的决定因素。

（2）当发生腰骶部软组织损伤、感受外邪出现症状后，应及时治疗，以防演变为本病。

第六章　第三腰椎横突综合征

　　第三腰椎横突综合征指第三腰椎横突与附近组织发生牵拉、摩擦、压迫刺激形成慢性腰痛或腰腿痛，临床不仅第三腰椎两侧或一侧横突有明显压痛点，因牵拉刺激神经，还可出现沿着大腿向下的放射痛，少数放射至小腿的外侧。其临床症状主要是腰部疼痛（特别是在第三腰椎横突处），临床习惯称之为第三腰椎横突综合征。

　　在古文献中没有单独设立专论，其有关论述多归入"腰痛""腰脊痛""腰腿痛"等条目。近年来，中医学对本病在理论探讨、实验研究及临床研究等作了大量的工作，在临床治疗上，针灸推拿疗法治疗本病由于疗效可靠、显著，已广泛应用于临床，尤其是钩活术疗法的出现，使第三腰椎横突综合征的临床疗效显著提高。

第一节　病因病机

　　本病主要由于横突顶端周围筋脉瘀阻，气滞血瘀而发生。第三腰椎横突综合征的发生与第三腰椎的生理结构有着极其密切的关系。第三腰椎的横突比另外 4 个腰椎横突长，附着在横突上的有腰脊筋膜之深层及腰方肌，横突的背侧有骶棘肌，当这些肌肉收缩时，此处牵拉杠杆力最强，尤其是横突左右不对称或横突向后偏斜时，当腰椎左右侧弯及扭屈活动时，第三腰椎横突尖部摩擦损伤肌肉筋膜附着处，从而引起症状。

　　跌仆外伤，屏气闪挫，或久病劳损，均可导滞经络气血阻滞不通，使瘀血留着腰部而发生疼痛。《杂病源流犀烛·腰脐病源流》指出："腰痛，精气虚而邪客病也……肾虚其本也。风寒湿热痰饮，气滞血瘀闪挫其标也，或从标，或从本，贵无失其宜而已。"说明肾虚是本病发生的重要原因，对于第三腰椎横突综合征，瘀血留着局部是导致疼痛的最主要原因。

一、气滞血瘀

　　与第三腰椎横突综合征的发生发展有直接关系的是腰椎外伤。外伤的原因有跌仆外伤；体位不正，腰部用力不当，屏气闪挫；持久、反复、长期、超负荷弯腰屈伸活动造成腰部肌和筋膜的损伤；医源性对腰部肌肉和筋膜的损伤。腰部外伤造成的后果与损伤的轻重及患者体质状况有关。

　　一是可能并未引起严重的后果，轻微的肌肉纤维断裂，毛细血管出血，造成腰部

（特别第三腰椎横突尖部）肌肉的结疤和横突尖部粘连，限制了腰背筋膜和骶棘肌的活动，也就是限制了腰部的屈伸活动，为今后第三腰椎横突综合征的发生留下了隐患。另一种可能是直接造成本病的发生，造成本病的发生有两个前提条件：一是暴力性扭伤，使附着于横突尖部的筋肉撕裂，肌肉纤维断裂，毛细血管出血，引起局部严重的充血肿胀，气血瘀阻不行，不通而痛，引发本病；二是肾精亏虚，筋脉失养，在跌仆损伤或长期反复牵拉等的作用下，一旦外力达到一定程度，破坏腰部原有的平衡状态，使腰背深筋膜和骶棘肌受到牵拉而损伤，则易引发本病，此时肾虚和气血瘀阻并存，瘀血为标，而肾虚为本。

因此第三腰椎横突尖部筋膜瘀阻，不通而痛，气血不荣筋而痛，是本病发生的最主要原因病机。

二、肾亏体虚

造成肾亏体虚的原因主要有以下几点。

先天不足：肾气本虚，筋骨失于正常精血的濡养，如第三腰椎横突过长，尤其是横突左右不对称，使肌肉的牵拉杠杆力强而左右不对称，则损伤机会增加。

久病气血亏损：筋骨受肾中精气濡养，亦受后天气血的濡养。久病之后，气血亏虚，肾精与筋骨皆失去了后天气血的充养和培育，从而加剧了本病的发生概率。

劳倦内伤：这种劳损包括工作姿势的不良，不良的生活习惯及不适当的体育锻炼，如长时间坐位、站立或弯腰姿势不正确，人体做过多的持久的弯腰屈伸活动从而加速腰背肌肉和筋骨的劳损等。

三、外邪侵袭

外邪系由风寒湿邪侵袭，痹阻经络，气血运行不畅，而致腰部肌肉、筋骨发生酸痛、麻木、重着，活动不利，外邪侵袭主要是因正气不足，人体的防卫能力降低而致。

风寒湿邪侵袭人体，行于经络，留于腰部（特别是第三腰椎横突尖部）筋肉处，气血痹阻，使腰部肌肉、筋膜处疼痛。若原有第三腰椎横突尖部筋脉瘀阻，外邪侵袭则使气血痹阻进一步加重，从而诱发本病。

第二节　西医学病因病理及诊断

西医学对第三腰椎横突综合征在病因病理方面有明确的阐述，在诊断方面也有相应的标准，下面分别进行论述。

一、病因病理

腰椎具有生理前凸，第三腰椎位于腰椎生理前凸的顶点，同时位于整个腰椎的中心，是5个腰椎活动的中心，是腰椎前屈后伸及左右旋转活动的枢纽。第三腰椎横突比其他腰椎横突较长，活动幅度也大，受到的拉力也最大，在腰椎行屈伸活动时，增加了损伤机会。外伤、体位不正、腰部用力不当，引起急性腰扭伤时，横突的软组织因强烈收缩而造成肌纤维，筋膜等撕伤。此外，长期慢性劳损，腰部作持久、反复、长期超负荷的弯腰屈伸活动时，第三腰椎横突尖部摩擦损伤腰背深筋膜和骶棘肌，就会造成毛细血管出血，肌纤维断裂，人体在自我修复过程中，一定条件下，肌肉在内部结疤、挛缩，同时在第三腰椎横突尖部粘连，造成筋膜增厚、瘢痕形成、肌腱挛缩等病理变化，从而限制了腰脊筋膜和肌肉的活动，也就是限制腰部的屈伸活动。当用力作弯腰活动或劳动时，腰脊筋膜和肌肉受到牵拉而进一步损伤，从而使粘连更加严重，形成恶性循环。这也是本病日趋加重并长久不愈的重要原因。

由于以上的病理改变，使穿过肌筋膜的臀上皮神经、第三腰椎横突末端附近通过的腰丛神经中的股外侧皮神经和闭孔神经及血管囊受到刺激压迫，产生一系列的腰腿痛等症状。若刺激闭孔神经会出现腹痛、内收肌紧张和下肢疼痛；若刺激到股神经就会出现腰臀、大腿后外侧疼痛综合征。由于损伤主要集中在第三腰椎横突尖部周围，粘连挛缩，瘢痕必在横突尖部附近，因此，痛点就固定在第三横突尖部附近，故而形成第三腰椎横突综合征。

二、临床诊断

多发于青壮年，常在腰部外伤后出现一侧或两侧同时发生的腰部或腰臀部疼痛，严重时可有膝关节以上、大腿后侧的放射痛；腰部活动时特别是向前弯腰和向对侧侧弯时疼痛加重。药物治疗效果不明显。

有突然弯腰、跌扑扭伤史，长期慢性劳损或腰部受凉史。

多见于从事体力劳动的青壮年。

1. 症状

（1）一侧或两侧慢性腰痛，晨起或弯腰时疼痛加重，久坐直起困难，疼痛多呈持续性，长期不愈。

（2）部分严重患者主诉疼痛为向膝关节以上、大腿后侧的放射痛。

2. 体征

（1）第三腰椎横突处压痛明显，部分向臀及大腿后侧放射痛。

（2）患侧腰部肌肉僵硬，个别患者因病变累及 L_{1-3} 脊神经而反射性引起股内侧肌痉挛，出现"4"字试验完成困难。

（3）第三腰椎横突旁可触及条索状硬结，常在皮肤上发现麻木区。

（4）部分患者有脊柱侧凸，患者骶棘肌可有轻度紧张，腰部前屈略受限。

3. 影像学检查　X线检查可无异常改变，或有第三腰椎横突明显过长或左右不对称，或横突尖部略有密度增高区。

4. 诊断　按照第三腰椎横突综合征的定义，对第三腰椎横突综合征的诊断必须符合下列条件。

（1）典型病史、症状、体征。

（2）符合影像学检查的诊断，并与（1）相符。

（3）综合判断排除其他病。

1+2+3= 第三腰椎横突综合征

5. 诊断标准如下

（1）青壮年腰部中段单侧或双侧疼痛，双侧疼痛的程度不同。

（2）L_3 横突尖端有固定的疼痛和明显压痛。

（3）L_3 横突尖端局麻药阻滞后疼痛消失。

（4）腰椎正位片示 L_3 横突过长、肥大，且无其他发现者。

（5）排除内脏疾病反射性 L_3 横突痛。

（6）综合判断排除其他原因引起的腰痛。

2+3+4+5、1+2+4+5+6、1+2+3+4+5+6= 第三腰椎横突综合征

三、鉴别诊断

1. 腰椎间盘突出症　腰椎间盘突出是在腰椎间盘退行性变的情况下，因受损伤后导致纤维环破裂，髓核突出，压迫或刺激神经根、马尾神经而引起的以腰腿痛为主要表现的一组综合征，最常见于 $L_{4/5}$ 及 L_5S_1 间隙，其鉴别要点如下。

（1）腰椎间盘突出症患者多在发病前有慢性腰痛史，腰痛向臀部及下肢放射，腹内压增加（如咳嗽、喷嚏）时疼痛加重，病变部位椎旁有压痛，并向下肢放射，腰部活动受限，常有脊柱侧凸，腰椎生理弧度消失，压痛点多位于 $L_{4/5}$ 及 $L_5 \sim S_1$ 间隙旁，沿坐骨神经放射痛，可伴腱反射、感觉和肌力异常。第三腰椎横突综合征在腹内压增加时（如咳嗽、喷嚏时）不会引起疼痛加重。影像学检查生理弧度存在。虽有时可伴有向下肢的牵涉痛，但下肢无腱反射、感觉和肌力的异常。

（2）腰椎间盘突出症患者直腿抬高试验及加强试验阳性情况：让患者仰卧，两腿伸直，在保持膝关节伸直的情况下，分别做直腿抬高动作，测量抬高时无痛的范围（抬高肢体与床面的夹角），如有神经根受压时，可出现直腿抬高明显受限，一般多在 60° 以内，即出现受压神经根区疼痛，为直腿抬高试验阳性。然后将下肢降低 5°~10° 至疼痛消失，并突然将足背屈，坐骨神经痛再度出现为阳性，此为本病的特殊试验，可与第三腰椎横突综合征鉴别。

（3）腰椎间盘突出症患者屈颈试验阳性情况：患者仰卧，主动或被动屈颈 1~2 分钟，引起腰腿痛为阳性，严重腰椎间盘突出症患者坐位屈颈试验不能完成。而第三腰椎横突综合征患者则无。

（4）影像学检查：X 线片检查，腰椎间盘突出症脊柱前凸消失，病变椎间隙变窄，相邻边缘可有骨骼增生。CT 及 MRI 可显示椎间盘突出的部位及程度，可作为腰椎间盘突出症的确诊方式。

2. 急性腰扭伤　有明显的腰部扭伤史，在扭伤后立即出现急性剧烈腰痛，范围局

限，有准确的疼痛部位，疼痛可放射到臀部及下肢，并出现特有的腰部侧弯姿势，坐、立、走均呈侧弯姿势，多弯向患侧，出现腰部活动障碍，骶棘肌痉挛，脊椎运动受限。本病急性腰痛，可与第三腰椎横突综合征鉴别。

3. 腰肌劳损 本病也有腰痛，但疼痛多在腰部棘突两侧，且压痛点也集中在脊柱两旁。而第三腰椎横突综合征疼痛和压痛均在特征性的第三腰椎横突处。

此外，还应与内脏疾病所致的第三腰椎横突处疼痛相鉴别，如腹主动脉瘤等。

第三节　辨病与辨证

患者一侧或两侧慢性腰痛，晨起或弯腰时疼痛加重。久坐起身困难，疼痛多呈持续性，长期不愈。有时疼痛向臀部及下肢放射，第三腰椎横突处压痛明显，部分向臀及下肢放射。但在腹内压增高时（如咳嗽、喷嚏时），不会引起疼痛加重。以上可作为本病的辨证要点。

根据临床症状表现的不同，辨别致病原因，反过来根据病因，判断疾病的症状和预后，尤对第三腰椎横突综合征出现的主证——疼痛详加辨证，并根据第三腰椎横突综合征的临床表现，辨别疾病的虚实，进行辨证治疗。

一、辨病

第三腰椎横突综合征是以腰痛为主要症状的软组织无菌性炎症，根据查体和搜集病史及患者的主诉即可诊断，并通过影像学检查等相关手段，进行鉴别诊断，排除其他病。

二、辨证

1. 病因病机辨证

（1）气血瘀滞：外力扭伤，跌仆闪挫，腰痛发作，痛点固定，痛如针刺，拒按，腰肌板硬，腰背强直，弯腰时疼痛加重，严重者行走困难。或见面色青黑，皮肤甲错，舌淡紫或暗红，脉细涩。

（2）风寒阻络：疼痛部位固定，腰部冷痛，疼痛较剧，转侧俯仰不利，腰肌硬实，遇寒痛增，得温痛缓，腰部喜暖恶寒，喜两手捂腰部，舌质淡，苔白滑，脉沉紧。

（3）肝肾亏虚：腰痛日久绵绵不休，反复发作，酸软无力，遇劳则腰痛加重，休息则减缓，腰肌萎软，喜按喜揉，站立时，常以双手扶持腰部，站立工作不能持久，偏阳虚者面色无华，手足不温，舌质淡，脉沉细；偏阴虚者，面色潮红，五心烦热，舌质红，脉弦细数等。

2. 分型辨证 根据第三腰椎横突综合征中医病因病机和临床特点，把第三腰椎横突综合征分为痹证型、劳损瘀滞型、外伤瘀血型。目的在于有效地指导临床治疗。

（1）痹证型：由于风寒湿瘀等邪气滞留于腰部，或有外伤史，或有劳损史，或气血两亏、肝肾不足，使腰部的局部经络受阻，瘀血内停，出现腰三横突处疼痛、酸沉和局部僵硬、活动受限为主症的临床表现，偶有臀部及大腿后侧的放射痛，根据风寒湿邪的入侵程度不同，临床表现不同，但此痹证型临床症状与天气变化有关，遇冷加重，遇热减轻。舌淡，苔薄白，脉弦紧或浮滑。

（2）劳损瘀滞型：由于久坐、久站、久视等固定姿势时间太长，腰部软组织长期处于一种紧张状态，而产生疲劳性劳损，使局部处于缺血、缺氧、瘀滞状态，尤其是腰三横突疼痛、酸沉和局部僵硬为主症的临床表现，偶有臀部及大腿后侧的放射痛，根据劳损的程度不同而临床症状也随之不同，其缓解的程度也相应不同。此型第三腰椎横突综合征的预防非常重要。舌淡，苔薄白，脉沉迟或弦滑。

（3）外伤瘀血型：由于外力作用于腰部，使腰部及其功能受到损伤，出现腰三横突处疼痛、酸沉和局部僵硬、活动受限为主症的临床表现，偶有臀部及大腿后侧的放射痛。舌淡或有瘀斑，苔薄白，脉弦滑。

3. 分期辨证

急性期：腰部突然疼痛剧烈，得温略减，遇寒则重，弯腰伸腰不利，翻身困难，痛如针刺，昼轻夜重，有固定压痛点，痛点在腰三横突末端，按揉稍有缓解，舌淡紫或黯，脉细涩或弦细。

慢性期：腰部隐隐作痛，反复发作，不能久卧、久坐，腰三横突处可触及结节或条索状物，舌淡而润，脉沉迟无力。

第四节　中医分型钩活术治疗

第三腰椎横突综合征是钩活术的适应证，要排除禁忌证，同时进行相关的各种检查，检查的结果符合第三腰椎横突综合征的诊断，未发现其他疾病引起的相关症状，综合辨证分析后确定所选腧穴。第三腰椎横突综合征症状最明显时为最佳治疗时间。

1. 选穴原则　腰三横突部压痛点。

2. 选穴注意　因第三腰椎横突解剖位置的特殊性，选穴定位时要准确无误，防止在操作时造成误伤，在 C 形臂引导下定位最佳。

3. 选钩原则　微类内板型一次性使用钩活术钩鍉针钩针。

4. 钩深（深度）　进入皮肤，深达病灶为之钩治深度，患者胖瘦差异不同，其深度也不同。

2.0~3.50cm 为基准，到横突的骨面即可退针。防止伤及肾脏，造成事故。

5. 钩角（钩进角）　钩活术操作过程中，钩针与所钩治腧穴表面进针的角度为钩进角。

倾斜 50°~80° 角。

6. 手法与钩法

手法：分离法和触骨法。

钩法：单软。

7. 钩度

触及第三横突骨面即可。

一、痹证型

符合第三腰椎横突综合征的症状、体征、影像学检查，又符合中医痹证型腰痛第三腰椎横突综合征的诊断。腰痛，有受风着凉史，或无受风着凉史而遇冷加重，急性期疼痛难忍，活动受限，向对侧弯腰时疼痛加重。慢性期呈持续性钝痛或痉挛性疼痛或有局部肿胀僵硬感，与天气变化密切相关，恶风恶湿，遇冷加重，得热则缓，晨僵明显，反复发作，常因受风着凉而发作，未发现其他原因引起的局部症状，为痹证型第三腰椎横突综合征。

1. 诊断

（1）症状：腰痛，腰部冷凉，多见于有受风着凉史的青壮年。一侧或两侧慢性腰痛，晨起或弯腰时疼痛加重，久坐直起困难，疼痛多呈持续性。部分严重患者主诉疼痛向膝关节以上、大腿后侧的放射痛。得热则减，遇风寒则急，与天气变化有关，晨僵。有受风着凉史，或无受风着凉史。

（2）舌脉：舌淡，苔薄白，脉弦紧或濡。

（3）体征：第三腰椎横突处压痛明显，部分向臀及大腿后侧放射痛。患侧腰部肌肉僵硬，按揉后僵硬好转，"4"字试验完成困难。第三腰椎横突旁可触及条索状硬结，部分患者有脊柱侧凸。

（4）影像学检查：X线检查可无异常改变，可有第三腰椎横突明显过长或左右不对称，或横突尖部略有密度增高区。

（5）排除其他病：综合判断排除风湿、类风湿病及其他原因引起的腰痛症状。

符合以上5条即可确诊为痹证型第三腰椎横突综合征。

诊断要点：在影像学检查结果的支持下，腰部有受风着凉史，腰痛、僵硬不适、活动受限，偶有臀部及大腿后侧放射痛，与天气变化有关，遇冷加重，遇热减轻，活动按揉后减轻，固定休息后加重。

2. 鉴别诊断　除与腰骶部肌筋膜炎、腰椎间盘突出症、腰骶椎椎骨骨折相鉴别外，还应与劳损瘀滞型第三腰椎横突综合征和外伤瘀血型第三腰椎横突综合征相鉴别。

3. 钩活术选穴　痹证型第三腰椎横突综合征要根据影像学和局部检查的结果确定阿是穴。

主穴：第三腰椎横突部压痛点。

配穴：无。

4. 钩活术治疗　痹证型第三腰椎横突综合征钩活术治疗手法为分离法和触骨法，触及骨面即可，利用微类内板钩鍉针进行常规九步钩活。

5. 病案举例

[风寒侵袭　痹阻腰痛]

将某，女，24岁，石家庄市裕华区人。

初诊：2016年7月18日

主诉：腰痛1年。

现病史：1年前因受风着凉而腰痛，活动受限，晨僵明显，与天气变化有关，遇冷加重，遇热减轻，经按摩和热敷无缓解，于2016年7月18日来院就诊。

检查：双侧第三腰椎横突处压痛，腰部肌肉僵硬，按揉后僵硬好转，"4"字试验完成困难。心肺腹未见异常，血压120/70mmHg，舌淡，苔薄白，脉沉迟。

辅助检查：血尿常规、心电图检查无异常。

影像学检查：腰骶X线检查。（图6-4-1、图6-4-2）

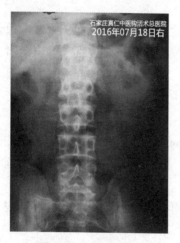

图6-4-1　X线正位

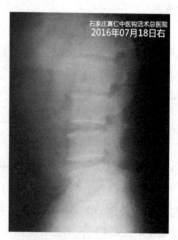

图6-4-2　X线侧位

X线：腰椎顺列整齐，生理曲度欠佳。L_4椎体前缘轻度唇样变。椎旁软组织未见异常。

印象：腰椎未见明显异常。

诊断：痹症型第三腰椎横突综合征（中医）。

　　　第三腰椎横突综合征（西医）。

分析：有受风着凉史，腰部疼痛，腰部功能受限，疼痛得热则减，得风寒则急，与天气变化有关，晨僵，疼痛部位固定，符合痹证型第三腰椎横突综合征特征。

治则：祛风除湿，活血止痛。

治法：钩活术疗法。

	选穴	钩鍉针	钩法与钩度	手法与钩角
主穴	双侧第三腰椎横突压痛点	微类内板7.5型	单软1分	分离法80°
配穴	无	—	—	—

按照《中医钩活术技术操作规范》完成钩活术操作。

随访：2017 年 7 月 18 日电话随访，自我保护很好，上述症状无反复。

【按语】此病例系风寒侵袭，经络不通所致，患者有受风着凉病史，1 年前由于有受风着凉史，腰部筋脉受阻，经络不通，不通则痛，第三腰椎横突压痛点为阿是穴，直达病灶，筋脉畅通，故一次治愈。此患者在今后的日常生活中需避风寒，慎劳作，强体质，防复发。

6.其他疗法　热疗、按摩、小针刀、药物、平衡针、锋勾针。

附方：

风寒阻络　痹阻疼痛
方药：麻桂温经汤（《伤科补要》）加味
麻黄 5g、桂枝 10g、细辛 3g、白芷 10g、桃仁 15g、红花 10g、赤芍 15g、甘草 6g。

二、劳损瘀滞型

符合第三腰椎横突综合征的症状、体征、影像学检查，又符合中医劳损瘀滞造成的腰痛的诊断。

久坐史或腰部劳损史，腰痛或局部不适感，按揉后缓解，每遇劳累后加重，局部压痛，可触及结节或条索状物。未发现其他原因引起的局部症状，为劳损瘀滞型第三腰椎横突综合征。

1.诊断

（1）症状：腰痛，急性期疼痛难忍，被迫固定姿势，时好时坏，与劳累和体位不良有明显关系，中青年多见。体位不良，慢性劳损史或外伤史。多见于从事体力劳动的青壮年。一侧或两侧慢性腰痛，晨起或弯腰时疼痛加重，久坐起身困难，疼痛多呈持续性，长期不愈。部分严重患者主诉疼痛向膝关节以上、大腿后侧的放射痛。药物治疗效果不明显。

（2）舌脉：舌淡，苔薄白，脉弦紧或沉迟。

（3）体征：第三腰椎横突处压痛明显，可触及条索状硬结，部分患者可有臀及大腿后侧放射痛。因劳累后病变累及 $L_{1\sim3}$ 脊神经而反射性引起股内侧肌痉挛，出现"4"字试验完成困难。

（4）影像学检查：X 线检查可无异常改变，有第三腰椎横突明显过长或左右不对称，或横突尖部略有密度增高区。

（5）排除其他病：综合判断排除其他原因引起的腰痛症状。

符合以上 5 条即可确诊为劳损瘀滞型第三腰椎横突综合征。

诊断要点：在影像学检查结果的支持下，排除其他病。腰部有劳损史，疼痛僵硬不适，按揉后减轻，劳损、工作后加重，疼痛持续，缠绵难愈，第三腰椎横突有压痛点，并有结节或条索状物。

2. 鉴别诊断 除与腰骶部肌筋膜炎、腰椎间盘突出症、腰骶椎椎骨骨折、腰肌劳损、腰部扭伤相鉴别外，还应与痹证型第三腰椎横突综合征和外伤瘀血型第三腰椎横突综合征相鉴别。

3. 钩活术选穴 劳损瘀滞型第三腰椎横突综合征要根据影像学和局部检查的结果确定阿是穴。

主穴：第三腰椎横突压痛点。

配穴：无。

4. 钩活术治疗 劳损瘀滞型第三腰椎横突综合征钩活术治疗手法为分离法和触骨法，触及骨面即可，利用微类内板钩鍉针进行常规九步钩活。

5. 病案举例

［弯腰劳损　瘀滞腰部］

韩某，男，45岁，工人，河北承德人。

初诊：2016年2月27日

主诉：腰痛1年，加重1个月。

现病史：从事机床工作10年，腰痛、腰酸，时轻时重，病史1年，劳累后加重，休息后减轻。1个月前因工作劳累而症状加重，伴翻身不利，活动受限。经按摩、拔罐、口服药物等治疗效果不佳。于2016年2月27日来我院就诊。

检查：双侧第三腰椎横突处压痛，可触及条索状物。余无阳性体征，心肺腹未见异常。血压120/70mmHg。舌淡，苔薄白，脉弦滑。

辅助检查：血尿常规、心电图检查无异常。

影像学检查：腰骶X线检查。（图6-4-3、图6-4-4）

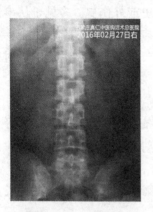

图6-4-3　X线正位

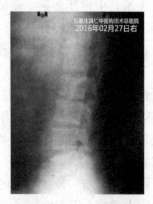

图6-4-4　X线侧位

X线：腰椎顺列尚整齐，生理曲度减小。L_{3-5}椎体缘轻度增生。椎旁软组织未见异常。

印象：腰椎未见明显异常。

诊断：劳损瘀滞型第三腰椎横突综合征（中医）。

第三腰椎横突综合征（西医）。

分析：慢性劳损史，腰痛，劳累后加重，间歇性发作，时好时坏，缠绵难愈，与劳累和体位不良有明显关系，腰部两侧疼痛明显，符合劳损瘀滞型腰痛特征。

治则：益气活血，通络止痛。

治法：钩活术疗法。

	选穴	钩鍉针	钩法与钩度	手法与钩角
主穴	双侧第三腰椎横突压痛点	微类内板 7.5 型	单软 1 分	触骨法 80°
配穴	无	–	–	–

按照《中医钩活术技术操作规范》完成钩活术操作。

随访：2017 年 2 月 27 日电话随访，自我保护很好，上述症状无反复。

【按语】此病例系弯腰劳损，腰部瘀滞所致。患者由于长期从事弯腰姿势工作，固定姿势过久，而致腰部肌肉劳损，筋脉受阻，经络不通。第三腰椎横突压痛点为阿是穴，直达病灶，使筋脉畅通，故一次治愈。此患者在今后的日常生活中需调整工作姿势，适当锻炼，防复发。

6.其他疗法 热疗、按摩、推拿、药物、熏蒸、小针刀、平衡针。

附方：

劳损瘀滞 气滞血瘀

方药：补肾壮筋汤（《伤科补要》）化裁

当归 15g、赤芍 15g、川芎 10g、血竭 1.5g（冲）、青皮 10g、五加皮 12g、杜仲 20g、续断 15g、狗脊 15g。

三、外伤瘀血型

符合第三腰椎横突综合征的症状、体征、影像学检查，又符合中医外伤瘀血造成的腰痛的诊断。

有腰骶部外伤史或挫伤史，或有暴力史，腰痛不适，重则疼痛难忍，固定姿势加重，疼痛固定不移，休息后减轻，第三腰椎横突压痛，或有放射痛至大腿后侧，久坐起身困难，时轻时重，未发现其他原因引起的局部症状，为外伤瘀血型第三腰椎横突综合征。

1.诊断

（1）症状：突然腰痛。多见于从事体力劳动的青壮年。一侧或两侧慢性腰痛，弯腰时疼痛加重，久坐起身困难，疼痛多呈持续性，长期不愈。部分严重患者主诉疼痛向膝关节以上、大腿后侧的放射痛，药物治疗效果不明显。有外伤史，或跌扑挫伤史，或受暴力史。

（2）舌脉：舌淡，或有瘀斑，苔薄白，脉弦滑，或沉滑有力。

（3）体征：第三腰椎横突处压痛明显，部分向臀及大腿后侧放射痛。患侧腰部肌肉僵硬，骶棘肌可有轻度紧张，腰部前屈略受限。个别患者因病变累及 L_{1-3} 脊神经而反射性引起股内侧肌痉挛，出现"4"字试验完成困难。第三腰椎横突旁可触及条索状硬结，常在皮肤上发现麻木区。部分患者有脊柱侧凸。

（4）影像学检查：X 线检查可无异常改变，有第三腰椎横突明显过长或左右不对称，或横突尖部略有密度增高区。

（5）排除其他病：综合判断排除其他原因引起的腰痛，尤其是腰椎间盘突出症，腰椎骨折。

符合以上 5 条即可确诊为外伤瘀血型第三腰椎横突综合征。

诊断要点：参考影像学检查的结果，排除其他病，腰骶部有外伤史，或挫伤史，或受暴力史，腰痛，第三腰椎横突部位有明显的压痛，可触及结节或条索状物。

2. 鉴别诊断　除以上所说腰椎间盘突出症、急性腰扭伤、腰肌劳损外，还应与以下疾病相鉴别。

（1）腰部肌筋膜炎：腰部患处可有特定压痛点，即"激发点"，触压时剧痛，有时可激惹远处的传导性疼痛，但并不符合周围神经或神经根的解剖分布。一般无神经症状。腰肌筋膜炎可触及皮下结节、条索肿块、痛性结节，但不在腰三横突的位置。

（2）腰骶椎骨折脱位：骨折包括压缩、撕脱和小关节骨折；脱位包括半脱位、全脱位和滑脱。这些都会压迫相应的神经、血管和硬膜囊，而出现相应的临床症状。影像学检查可以明确鉴别和诊断。

3. 钩活术选穴　外伤瘀血型第三腰椎横突综合征要根据影像学和局部检查的结果确定取穴。

主穴：腰三横突部压痛点。

配穴：无。

方义提要：急性外伤不能进行钩活术治疗，通过冷疗抗炎脱水 96 小时后，辨证施治，选穴钩活。

4. 钩活术治疗　外伤瘀血型第三腰椎横突综合征钩活术治疗手法为分离法和触骨法，触及骨面即可，利用微类内板钩鍉针进行常规九步钩活。

5. 病案举例

［外伤瘀血　阻络腰痛］

刘某，男，28 岁，河南安阳人。

初诊：2016 年 5 月 10 日。

主诉：腰痛 5 年，加重 50 天。

现病史：5 年前因腰部外伤而出现腰痛，5 年间时好时坏，疼痛部位固定不移，左侧重于右侧，重则放射于左大腿的后侧，50 天前不慎跌倒而腰痛加重，翻身困难，腰部沉重。曾诊断为第三腰椎横突综合征，经理疗、按摩、牵引、口服药物，症状缓解不明显，前来就诊。

检查：双侧第三腰椎横突处压痛，左重于右，并向左臀及大腿后侧放射痛。"4"字试验完成困难。第三腰椎横突旁可触及条索状。脊柱略有左侧凸。心肺腹未见异常，血压 120/80mmHg，舌淡，或有瘀斑，苔薄白，脉弦滑。

辅助检查：血尿常规、心电图无异常。

影像学检查：腰骶 X 线检查。（图 6-4-5、图 6-4-6）

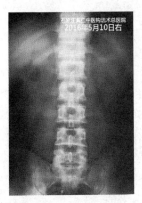

图 6-4-5　X 线正位

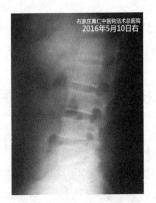

图 6-4-6　X 线侧位

X 线：腰椎顺列整齐，生理前凸平直。$L_5 \sim S_1$ 椎间隙稍变窄。L_4 椎体前缘轻度唇样变。椎旁软组织未见异常。

S_1 两侧椎板未愈合，局部可见裂隙及游离棘突影。

印象：腰椎未见明显异常。

　　　骶椎隐性裂。

诊断：外伤瘀血型第三腰椎横突综合征（中医）。

　　　第三腰椎横突综合征（西医）。

治则：活血化瘀，舒筋活络。

分析：患者男，28 岁青壮年，5 年前腰部外伤史而出现腰痛，5 年间疼痛未能休止，50 天前再次外伤而腰痛加重，各种方法治疗效果不明显，未发现腰椎间盘突出症和其他原因引起的腰痛，由外伤引起的腰痛，再次受伤后加重，当是外伤瘀血型第三腰椎横突综合征。

治法：钩活术疗法。

	选穴	钩鍉针	钩法与钩度	手法与钩角
主穴	双侧第三腰椎横突压痛点	微类内板 7.5 型	轻单 1 分	分离法 80°
配穴	无	-	-	-

按照《中医钩活术技术操作规范》完成钩活术操作。

随访：2017 年 5 月 10 日电话随访，自我保护很好，上述症状无反复。

【按语】此病例属外伤后腰部瘀血形成，经络不通所致，患者有外伤史，5 年前由于外伤伤及腰部，必然形成瘀血，经络不通，不通则痛，反复外伤后疼痛加重，采用钩活术疗法，选用微内板钩鍉针治疗第三腰椎横突压痛点一次告愈。应严防再次外伤，避风寒，并进行功能锻炼。

6. 其他疗法 按摩、针灸、冷疗、药物、封闭、小针刀、拨针、腹针、平衡针。

附方：

瘀血停滞　经络不通

方药：桃红四物汤（《医宗金鉴》）加减

桃仁 10g、红花 10g、当归 12g、赤芍 10g、川芎 10g、杜仲 10g、牛膝 10g、威灵仙 10g、炙甘草 6g、血竭 2g（冲服）、乳香 6g、没药 6g、延胡索 15g、肉桂 15g。

第五节　康复与预防

由于第三腰椎横突综合征因外伤和劳损性积累及风寒湿侵入经络致病，康复和预防都非常重要。增强体质，补肾强脊，防止劳伤，防重于治。

一、康复

第三腰椎横突综合征急性期过后，仍有不同程度的疼痛和不适感，时作时止，劳累受凉后症状较前明显，需要康复治疗。

1. 药物、针灸、推拿 第三腰椎横突综合征的康复阶段主要病理机制是邪恋正虚。一些患者虽经临床治疗后，腰部仍隐隐作痛，酸软无力，劳累后加重，或运动略有不当，或遇天气变化则疼痛加重，臀部及腿不适。这是因为瘀邪并未尽除，气血尚未通畅，筋脉失养，在某些诱因的引动下，余邪仍有复燃的可能。

根据本病康复阶段的病理特点，可用下方并酌情化裁。

黄芪、当归、杜仲、桑寄生、川续断、怀牛膝、陈皮、伸筋草、鸡血藤

瘀血未尽者，酌加川芎、五灵脂、延胡索、血竭；久病络脉瘀阻者，可酌加全蝎、蜈蚣；外邪未尽者，可酌加制川乌、制草乌、威灵仙、苍术等。

在康复阶段，针灸治疗应以补为主、补泻结合，手法宜轻巧，不宜使用重泻重补之法，在选择腧穴时，应少而精，以轻灵取效。在推拿治疗中，手法宜轻巧实用，不宜使用过重（更忌粗暴）的手法，应以疏通经络、行气活血为要，同时可以教授患者自我按摩及功能锻炼的方法。

2. 运动疗法 运动治疗第三腰椎横突综合征的原理，是通过经络的生理功能来实现的，通过锻炼，增强人体的真气，畅通经络气血，使腰部筋膜和肌肉松弛。

预备：站中档式，全身放松，自然呼吸。

运腰强筋：两手叉腰，以腰部为轴，向左旋转 36 圈，再向右旋转 36 圈，捶腰骶，以双手握空拳，交互捶击腰部两侧肾区及骶部，共 36 次，搓腰，两手掌搓热，自上而

第七章　臀部软组织坐骨神经疼痛综合征

本病是一组由于臀部软组织的变异、外伤、粘连、炎症等引起坐骨神经受到压迫、牵拉而产生的以臀部向大腿、小腿外侧放射痛为主要症状的综合征。

臀部软组织坐骨神经疼痛综合征包括坐骨神经盆腔出口综合征和梨状肌综合征，由于二者的病因病理、临床症状表现、治疗过程均十分相似，前者重点是出口处的狭窄粘连等使通道缩窄，压迫神经；后者则强调坐骨神经与梨状肌的关系异常。钩活术在治疗上基本相同，在此我们一并介绍。

坐骨神经盆腔出口综合征：坐骨神经盆腔出口处受嵌压，产生以臀部向大腿、小腿外侧放射痛为主要临床症状的情况，称坐骨神经出口综合征。

梨状肌综合征：系因梨状肌病变或梨状肌、坐骨神经及（或）血管解剖变异，在外伤、劳损、炎症的作用下，致梨状肌孔狭窄，使通过其间的神经、血管等受到压迫、牵拉而产生以臀痛、腿痛为主的一系列症状。

臀部软组织坐骨神经疼痛综合征属中医学"痹证"范畴，亦称"臀痛""腿痛"，伴有腰痛时称"腰腿痛"。

第一节　病因病机

臀部软组织坐骨神经疼痛综合征主要是由于变异、劳损、跌仆闪挫损伤压迫或牵拉梨状肌引起局部产生无菌性炎症，梨状肌挛缩或形成瘢痕组织，构成坐骨神经盆腔狭窄，导致坐骨神经在出盆腔下行通路上受到嵌压，引发一系列临床症状。

中医认为本病主要因外伤导致气滞血瘀、脉络受阻为主，即有"不通则痛"之意。

一、原发病因病机

1. 跌仆闪挫，气滞血瘀　臀部软组织坐骨神经疼痛综合征的发生最直接的原因是梨状肌的外伤，大腿主动或被动牵拉，过度外旋（髋关节的突然内收、内旋拉伤梨状肌），或臀部在跌倒时直接伤及此肌。此外，大腿反复地、较长时间地处于内收、内旋位，反复牵拉梨状肌，或者由于跌仆闪挫，使骶髂或髋关节产生错缝，使梨状肌长期处于被牵拉状态而发生损伤。损伤后的梨状肌形成弥漫性肿胀、挛缩，造成坐骨神经盆腔出口狭窄，影响坐骨上、下孔的血管、神经，导致不同的血管、神经受挤压而产生症状。

中医学认为，梨状肌损伤导致局部气滞血瘀、损伤筋脉、气机淤滞，瘀血积聚而导致肿胀，瘀血长期不去，留滞经脉，气血运行不畅，新血不生，肌肉、筋骨失于濡养，肌肉薄弱、无力，一旦闪挫跌仆，使症状加重。

临床上腰骶部发生急性扭伤，腰椎间盘突出症或其他腰骶部疾患，常可并发或继发臀部软组织坐骨神经疼痛综合征。这是由于腰骶部气滞血瘀，经络不通，血行不畅，使梨状肌失于濡养，易受外邪或损伤而发生梨状肌的并发症。由于腰骶的疾患，使坐骨神经在臀部的出口处发生粘连，造成坐骨神经的可移动范围缩小，故在患者活动时，由于腰、臀、腿肌肉张力增大，刺激或压迫坐骨神经而产生疼痛。

部分患者由于梨状肌和坐骨神经的变异而发生疼痛综合征。脉络异常，气血运行不畅，受外邪侵袭或局部损伤，易致气滞血瘀，产生疼痛。如腓总神经穿越梨状肌，胫神经自梨状肌下缘穿出，有的腓总神经自梨状肌上缘出骨盆，亦有坐骨神经从梨状肌的两肌腹之间穿出者。由于梨状肌的变异，轻微的梨状肌损伤，肿胀、挛缩，就会挤压牵拉周围的血管、神经，导致坐骨神经疼痛。

2. 肝肾不足，外邪侵袭 久病气血亏损，元气耗伤，使肾气渐损，肾精不足，筋肉失于肝血肾精的濡养，而渐衰损。肝肾不足，筋肉失养，易受外邪侵袭，风、寒、湿邪痹阻经络，气血运行不畅，致使臀、腿发生疼痛、麻木。因感受风、寒、湿邪偏盛之不同，临床表现也有差异。此外，若机体素阳盛或本阴虚有热，湿邪侵及，易从热化。寒湿之邪留滞于经络关节，久则郁而化热，而成湿热。或因伤后而复感风寒湿邪，使梨状肌痉挛、肥厚，痹阻经络，而引起臀腿部疼痛麻木者。

二、继发病因

1. 瘀血 跌打闪挫，离经之血停积体内，则成瘀血。气滞血瘀，经络痹阻不通则痛，瘀血内滞，积聚留着而肿胀。所谓"气伤痛，形伤肿"即此谓也。瘀血作为病理产物和继发病因，阻滞经络气血，使筋肉失于正常气血濡养，亦可日渐萎缩。

2. 痰湿 瘀血留滞经络，阻遏气机，津液失去输布，则聚生痰湿，痰湿留滞经络，血流受阻而生血瘀，痰瘀互相交结，相兼为患，使病情复杂。

痰湿留滞肌肉筋骨，则阻滞气血的濡养，使臀腿麻木，沉重乏力，日渐萎缩；若痰湿化生痰火、湿热，则见臀腿呈"刀割样"或"烧灼痛"；若痰瘀相结，留着不去，积聚则成肿块或条索状物。

第二节 西医学病因病理及诊断

梨状肌呈三角形，似梨形，故名。起自骶骨外侧部的盆面，相当于第2、3、4骶椎平面，肌束通过坐骨大孔走出盆腔，约成水平状抵达臀部，止于股骨大粗隆上缘后部。有一部分纤维起自坐骨大切迹上缘与骶结节韧带的盆面，出坐骨大孔向外向前行，呈一圆腱，在臀中肌止点部深处止于股骨大转子上缘的内侧。

梨状肌起于第 2~4 骶椎前面骶前孔的外侧，外行出坐骨大孔形成肌腱，止于股骨大粗隆后上缘。梨状肌为股骨的外旋肌，髋关节屈曲位时梨状肌则为外展肌。梨状肌肌腹大小不一，几乎填满坐骨大孔，约 50% 的梨状肌与坐骨间具有滑膜囊。梨状肌将坐骨大孔分为上下两个骨纤维孔，上孔有臀上神经及血管束通过，下孔呈三角形，上界为梨状肌下缘，内下方为骶棘韧带，外侧为坐骨切迹。有两组血管神经束通过，内侧为会阴神经血管束，外侧正常为坐骨神经或其两大分支——腓总神经及胫神经。

梨状肌穿行坐骨大孔时，将坐骨大孔分为梨状肌上孔和梨状肌下孔。梨状肌上孔由梨状肌上缘和坐骨大切迹构成，梨状肌下孔由梨状肌下缘和坐骨棘、骶棘韧带构成（图 7-2-1）。

梨状肌的体表投影：各家测定的方法不同。Grant 认为髂后上棘与尾骨尖连线中点，至大转子顶点连线即为梨状肌下缘。我国李品良经测定认为：以大转子顶点为 A 点，髂后上棘与尾骨尖连线中点上方 1.8cm 处为 B 点，中点下方 1.5cm 处为 C 点，梨状肌即位于此三角形深处。

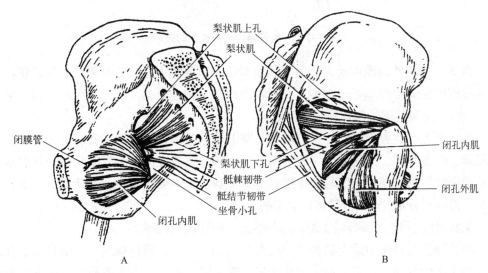

图 7-2-1　梨状肌和闭孔内、外肌

A. 前面观　B. 后面观

坐骨神经与梨状肌的关系存在着变异，各家对变异的统计数字不一，据 Beaton 和 Ansan 调查：①坐骨神经两支皆自梨状肌下缘穿出者，占 84.2%；②胫神经自梨状肌之下、腓总神经自梨状肌两肌腹之间穿出者，占 11.7%；③腓总神经自梨状肌上缘、胫神经穿梨状肌者，占 3.3%；④胫腓神经皆自梨状肌穿出者占 0.8%（图 7-2-2）。我国潘铭紫调查则分别为 61.6%、34.9%、0.1%、1.0%。国内外大宗标本统计：①坐骨神经自梨状肌之下出骨盆者，占 60%~89%；②胫神经出梨状肌下缘，腓总神经经梨状肌两束间者，占 10%~25%；③胫神经梨状肌下缘，腓总神经经梨状肌下缘者，占 1%~7%；④其余形式约 1%。

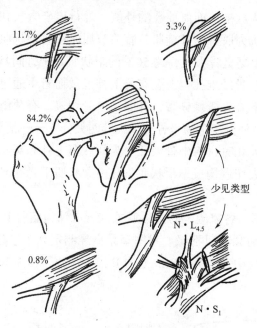

图 7-2-2　坐骨神经与梨状肌的关系

当下肢主动外旋或被动内旋时梨状肌紧张，直腿抬高达 20° 时梨状肌亦紧张。由骶丛形成的坐骨神经其张力也不一，在腰椎前凸时神经松弛，前凸减少时紧张。梨状肌肥大时，通过其下的坐骨神经也将受压。

梨状肌上孔有臀上神经、臀上动脉、臀上静脉穿出，梨状肌下孔有臀下神经、臀下动脉、臀下静脉、坐骨神经、股后神经、阴部神经等穿出。一旦梨状肌变异刺激与压迫周围的血管、神经，容易产生疼痛等众多症状。主要是由通过梨状肌上、下孔的血管、神经所分布支配的区域部位决定的。

梨状肌由第 1、2 骶神经支配，参与髋关节的外旋与外展。

坐骨神经为身体中最大的神经，起自 $L_{4、5}$ 及 $L_{1、2、3}$，通过骶丛，出梨状肌下孔以后在臀大肌的深处跨过上孖肌、闭孔内肌、下孖肌、股方肌及大收肌的后面下行至股后部。至臀大肌下缘的下方即位于阔筋膜的深处，过大转子与坐骨结节之间至大腿后面，多在腘窝上角附近分为胫神经和腓总神经二终支，在小腿三头肌深面伴胫后动脉下行，通过内踝后方至足底。

坐骨神经在大腿后面从坐骨神经发出关节支，支配大腿股后肌群，而胫神经和腓总神经支配膝盖以下的诸肌群。坐骨神经受累则会出现股后肌群、小腿诸肌群，乃至踝趾的功能障碍。

一、病因病理

1. 梨状肌损伤跌倒时臀部直接着地而伤及此肌　髋部扭转时梨状肌急剧收缩或收缩不协调，牵拉损伤此肌；梨状肌反复受到牵拉或损伤。肌肉受到损伤可引起疼痛，或由于损伤程度较重，形成弥漫性肿胀、挛缩，造成坐骨大孔狭窄，嵌压、刺激坐骨上、下孔通过的血管、神经而导致不同的血管、神经受挤压症状。梨状肌慢性损伤后发生粘连、肥厚，并使梨状肌同周围的血管、神经发生粘连，再受到寒冷的刺激，使梨状肌产生痉挛而挛缩，刺激或挤压了坐骨上、下孔的血管、神经，引起局部的血液循环障碍，使局部发生充血、水肿、渗出等无菌性炎症改变，使上述的病理过程持续发展，并形成恶性循环。

2. 其他病因波及梨状肌 部分女性因慢性附件炎或一些骶髂关节病，患者病损由骨盆波及梨状肌而产生症状。由于腰骶骨部闪挫、腰椎间盘突出症、腰椎骨性关节炎等其他病变，使由椎间孔到臀部一段的坐骨神经粘连而造成可移动的范围缩小，故患者活动时梨状肌收缩而挤压，牵拉坐骨神经而引起疼痛。

3. 致痛机制 坐骨神经在梨状肌、韧带、坐骨三者形成的管道中受挤压的机制，至今不甚清楚。骨盆固定需臀部肌肉包括梨状肌的肌力增加、肌肉肥大，梨状肌增大时，可挤压经过其纤维束间或其下的坐骨神经。梨状肌综合征的发生机制可能为：①骶髂部病变导致臀部肌肉（包括梨状肌）紧张痉挛；②梨状肌及其肌腱筋膜的炎症病变；③坐骨切迹的退变畸形；④坐骨神经行程变异，如上所述的各种少见行程；⑤屈髋久坐压迫及臀部的直接损伤。苗华等则认为变异的梨状肌与坐骨神经的关系，再加上创伤和炎症，是导致痛苦的原因。

二、临床诊断

1. 症状

（1）常发生于从事体育活动的人，或中老年人，病程缠绵。

（2）有髋关节或臀部外伤史，也有受寒湿侵袭或妇女盆腔炎等病史。

（3）臀部疼痛，并向下肢放射，不能行走或跛行，主要沿坐骨神经分布区域在大腿后侧、小腿外侧呈放射性疼痛，甚至麻木胀痛，劳累或受风寒湿邪后症状加重，严重者呈"刀割样"或"烧灼样"疼痛，下肢屈曲困难，腰臀部疼痛向小腹及大腿外侧放散，会阴部不适（因阴部神经从梨状肌下孔通过），大便用力、咳嗽、喷嚏增加腹压时，向下肢放射痛可有增加。

（4）慢性梨状肌损伤可见臀肌和下肢肌肉萎缩，患肢无力，站立行走不稳，患肢怕潮怕凉。

2. 体征

（1）梨状肌体表投影区有明显压榨痛（梨状肌的体表投影部位：由髂后上棘至尾骨尖作一连线，在距髂后上棘约3cm处作一点，由该点至股骨大转子连线，将此线分三等份，其上、中三分之一交点处为梨状肌肌腹部），患侧臀肌疼痛深在，可有轻度萎缩。

（2）臀部梨状肌部位可触及条索状隆起的肌束，条索状硬结、钝厚、僵硬。

3. 特殊试验 凡是引起梨状肌紧张性增加而压迫周围血管、神经的试验大多为阳性。

（1）直腿抬高试验：直腿抬高 60° 前，被损伤梨状肌受牵拉呈紧张状态，疼痛明显，使抬举受限，当超过 60° 以上，损伤的梨状肌不再被继续拉长，疼痛减轻。

（2）Freiberg 试验：在患者伸髋时，让其用力被动内旋髋关节，因梨状肌紧张而压迫周围的神经（主要是坐骨神经），产生坐骨神经痛并加剧，即为阳性。

（3）Torile 试验：令患者屈曲，内旋髋关节，使梨状肌紧张，压迫周围的神经（主要是坐骨神经）而产生坐骨神经痛并加剧，即为阳性。

（4）梨状肌试验：患者仰卧，患肢屈髋屈膝，术者一手按压膝关节外侧，使患肢极度内收，顶向腹部，另一手握住踝部，使小腿外旋，梨状肌部位出现疼痛即为阳性。

4. 影像学检查　一般无明显变化。

5. 诊断　按照臀部软组织坐骨神经疼痛综合征的定义，对臀部软组织坐骨神经疼痛综合征的诊断必须符合下列条件。

（1）典型病史、症状、体征。

（2）符合影像学检查的诊断，并与①相符。

（3）综合判断排除其他病。

①＋②＋③＝臀部软组织坐骨神经疼痛综合征

6. 诊断标准如下

（1）臀部疼痛大腿后侧、小腿后外侧放射性痛或感觉异常。

（2）触诊腰部无压痛，臀部可发现梨状肌紧张、压痛甚则成索状。

（3）直腿抬高试验特征：直腿抬高小于 60° 时出现疼痛，超过 60° 疼痛反而减轻。

（4）梨状肌紧张试验：在膝关节屈曲 90° 时，作髋关节的内旋、内收、屈曲动作时可使梨状肌紧张。若出现臀部疼痛并向大腿后侧、小腿后外侧放射，或出现疼痛加重，则为阳性。本试验说明病变多系梨状肌损伤所致。

（5）排除其他疾病导致的坐骨神经痛。

（6）梨状肌局麻药阻滞疼痛减轻或消失。

1+3+4+5、1+2+3+4+5+6、1+2+3+4+5= 坐骨神经盆腔综合征

三、鉴别诊断

1. 腰椎间盘突出症　L_{4-5} 及 $L_5 \sim S_1$，是全身应力的中点，负重及活动度亦大，由于椎间盘逐渐发生退化，最易引起腰椎间盘突出症，若突破后纵韧带而压迫神经根时，则臀部及下肢出现坐骨神经痛。故须与本病鉴别。

（1）腰椎间盘突出症多有不同程度的腰部外伤史，少数患者有腰部着凉史。而梨状肌综合征则为臀、髋部外伤史。

（2）症状：腰椎间盘突出症腰部疼痛及下肢放射痛，腰痛常在腰骶部附近，并在腰椎下段棘突间有深压痛，并沿下肢出现坐骨神经痛。而本病的疼痛主要在臀及下肢。

（3）体征：腰椎间盘突出症腰生理前突减少或消失，直腿抬高有不同程度的障碍，

甚至抬高 20°~30°，在超过 60° 疼痛加重出现坐骨神经痛，伴有下肢神经系统症状。而本病则相反，直腿抬高超过 60° 时疼痛反而减轻。

（4）影像学检查：X 线摄片可见腰椎间盘突出症生理前凸消失，病变椎间隙变窄，相邻边缘可有骨质增生，MRI 和 CT 可显示椎间盘突出部位和程度，具有确诊意义。而本病多无。

2. 腰椎管狭窄症　由于腰椎管狭窄使根神经受到卡压而产生坐骨神经痛，故须与本病鉴别。腰椎管狭窄症具有间歇型跛行、主诉多而体征少、腰椎后伸受限及压痛之三大症状。臀部软组织坐骨神经疼痛综合征腰部无明显压痛。鉴别诊断并不困难。但最终鉴别要靠影像学检查。

3. 盆腔疾患　女性因盆腔疾患所引起的骶丛神经受压，除坐骨神经受刺激而引起的症状和体征外，臀上神经、股神经、阴部神经、闭孔神经及股外侧皮神经等皆可同时被波及。因此，盆腔疾患所引起的症状更广泛，与骶丛神经分布相一致。一般不难诊断。必要时，进行妇科检查可作最后诊断。

其他如椎管内肿瘤等亦须从临床的角度认真鉴别。

第三节　辨病与辨证

臀部软组织坐骨神经疼痛综合征在临床应辨证与辨病相结合，明确诊断，准确钩活，一般臀部软组织坐骨神经疼痛综合征需选用微类钩鍉针，微类 4.5~9.0cm 钩鍉针较为常用。

一、辨病

辨病是指西医学的诊断与鉴别诊断，通过辨病明确臀部软组织坐骨神经疼痛综合征的原因、病理及准确的压痛点，并通过相关的鉴别诊断排除其他病，为准确治疗打下基础。

在辨病方面，臀部软组织坐骨神经疼痛综合征无特异性影像学检查和实验室检查表现，梨状肌紧张试验、压痛点和结节及条索状物是查体中的重点，应注意与腰椎间盘突出症、风湿痛、肿瘤、盆腔疾患、腰椎退变、压缩性骨折、椎管狭窄等进行区别。

二、辨证

1. 主症辨证　臀部软组织坐骨神经疼痛综合征的疼痛常在臀部和臀腿部出现。

臀部痛：由于跌仆、闪挫等损伤，伤及脉络，局部出现瘀血肿块，瘀血不去，瘀阻脉络而见刺痛，拒按，持续不解。瘀血阻滞脉络，妨碍气血运行，使气血不足以供应臀部筋肉而见酸麻痛日久不除，久则见筋肉痿废，若再受到风寒湿外邪侵袭，则见酸痛重着或固定不移，或肌肤麻木不仁。肝肾不足，气血亏虚，供养筋肉，则见臀部酸软无力乏困，甚或痿废不用。

臀腿痛：多为瘀血日久，阻滞经脉循行，主要是足少阳胆经、足太阳膀胱经经输不利，若受风寒湿邪侵袭，加重经脉气血运行不利而兼活动不利，刺痛，或跳窜痛，怕冷喜暖，酸痛重着。若肝肾不足，筋脉失养，则腿乏困无力，酸软日久痿废。

2. 分型辨证　根据臀部软组织坐骨神经疼痛综合征中医病因病机和临床特点，可把臀部软组织坐骨神经疼痛综合征分为痹证型、痿证型、劳损瘀滞型、外伤瘀血型。目的在于有效地指导临床治疗。

（1）痹证型：由于风寒湿瘀等邪气滞留于腰骶部的软组织，或有外伤史，或有劳损史，或气血两亏、肝肾不足，使腰骶部软组织的局部经络受阻，瘀血内停，进而影响坐骨神经的通道，临床出现坐骨神经痛为主症的临床表现，根据风寒湿邪的入侵程度不同，在临床有不同的表现，但此痹证型臀部软组织坐骨神经疼痛综合征临床症状与天气变化有关，遇冷加重、遇热减轻、晨僵明显。舌淡，苔薄白，脉弦紧或浮紧。

（2）痿证型：由于各种原因引起的臀部软组织坐骨神经疼痛综合征，临床上在坐骨神经疼痛和局部感觉异常的基础上，同时或滞后出现下肢的肌肉萎缩，功能下降为主要表现。此型在临床上是比较严重的一个证型，应积极治疗，各种疗法无效或进行性加重，可考虑手术治疗。

（3）劳损瘀滞型：由于久坐、久站、久视等固定姿势时间太长，使腰骶部软组织长期处于一种紧张状态，而产生疲劳性劳损，使局部的软组织（梨状肌）处于缺血、缺氧、瘀滞状态，出现软组织的功能障碍和局部僵硬疼痛，久而久之引发臀部向大腿后侧、小腿后外侧放射性痛或麻木等感觉异常的临床表现，根据劳损的程度不同而临床症状也随之不同，其缓解的程度也相应不同。此型臀部软组织坐骨神经疼痛综合征的预防与治疗有极大关系，治疗得当、及时，预后较好，治疗不当，会形成肌肉萎缩的后遗症。舌淡或有瘀斑，苔薄白，脉沉迟或弦滑。

（4）外伤瘀血型：由于外力作用于腰骶部的软组织，使腰骶部软组织及其功能受到损伤，进一步影响到坐骨神经的通道，出现臀部向大腿后侧、小腿后外侧放射性痛或感觉异常的临床表现，疼痛的根部固定于梨状肌周围，有局限性的瘀血结节或瘀血敏感区（阿是穴）。舌淡或有瘀斑，苔薄白，脉弦滑。

3. 分期辨证

（1）早期：多因跌仆闪挫，瘀血阻络所致。由于外伤直接伤及局部脉络，瘀血或溢于脉外，或阻滞脉络，而见局部刺痛、放射样痛，动辄加重，拒按，局部瘀斑青紫，或见肿块，舌暗红，苔黄，脉弦。

（2）中期：久病失治、误治，瘀血日久不去，新血不生，筋肉得不到充足气血供养而见麻木、酸痛、肌肤不仁、痿软无力。若受到风寒湿外袭，则使症状加重。偏湿者，肢体酸痛，重者麻木；偏寒者，得寒痛增，肢体发凉，或固定不移，或跳窜痛；若寒湿郁而化为湿热，可见"刀割样"或"烧灼样"痛；肝肾不足者，可见酸软无力，遇劳加甚，卧则减轻；偏阳虚者，面色无华，手足不温，舌质淡，脉沉细；偏阴虚者，面色潮红，手足心热，舌质红，脉弦细数。

（3）后期：早中期过后，疼痛症状基本消失，进入了邪恋正伤阶段，临床以不同程度的麻木或异样感为主，或局部没有不适感，逐渐出现肌肉萎缩，舌淡，苔薄白，脉细无力。

第四节　中医分型钩活术治疗

钩活术治疗臀部软组织坐骨神经疼痛综合征，根据中医理论将此病证分为痹证型、痿证型、劳损瘀滞型、外伤瘀血型四型，根据中医分型的证候特点选用相应的腧穴，运用钩活术的各种手法进行综合治疗。

臀部软组织坐骨神经疼痛综合征是钩活术的适应证，要排除禁忌证，同时进行相关的各种检查，检查的结果符合本病表现，未发现其他疾病引起的相关症状，综合辨证分析后确定所选腧穴。臀部软组织坐骨神经疼痛综合征发作期为最佳治疗时间。

1.选穴原则　梨三穴、阿是穴。

2.选穴注意　根据坐骨神经出口软组织（梨状肌）的位置，应从其后位诊察、正位按压、上下位互推定穴，准确选择梨三穴。

3.选钩原则　微类内板一次性使用钩活术钩鍉针钩针。

4.钩深（深度）　进入皮肤，深达病灶为之钩治深度，根据患者肥胖差异的不同其深度也不同。

（1）梨三穴深度 4.5~5.5cm 为基准深度，根据胖瘦差异不同在深度上进行调整。

（2）阿是穴为肌筋膜的深度。

5.钩角（钩进角）　钩活术操作过程中，钩针与所钩治腧穴表面进针的角度为钩进角度，简称钩进角。

（1）梨三穴倾斜 80°~90° 角。

（2）阿是穴倾斜 70°~90° 角。

注意安全，防止损伤神经，造成事故。

6.手法与钩法

手法：分离法和触骨法。

钩法：单软。

7.钩度　1~3 分为准，严格执行"宁可不及，不可太过"的原则。

一、痹证型

由于臀部软组织坐骨神经疼痛综合征引起的坐骨神经疼痛，急性期疼痛难忍，被迫固定姿势，臀部活动受限，过时呈持续性钝痛或痉挛性疼痛或肿胀僵硬，与天气变化有密切关系，恶风恶湿，遇冷加重，得热则缓，晨僵明显，反复发作，常因受风着凉而发作，局部疼痛或不适僵硬，未发现其他原因引起的坐骨神经疼痛，称之为痹证型臀部软组织坐骨神经疼痛综合征。

1. 诊断

（1）症状：有受风着凉史，或无受风着凉史，坐骨神经疼痛，急性期疼痛难忍，被迫固定姿势，疼痛难忍，不能转身、深呼吸、咳嗽、大笑和大哭，否则疼痛加重，过时呈持续性钝痛或痉挛性疼痛或肿胀僵硬，与天气变化有密切关系，恶风恶湿，遇冷加重，得热则缓，晨僵明显，反复发作，局部功能受限，每次疼痛的位置和性质基本相同。

（2）舌脉：舌淡，苔薄白，脉弦紧或濡。

（3）体征：臀部活动受限，梨状肌压痛、紧张，可触及结节或条索状物，直腿抬高 60° 前疼痛明显，超过 60° 疼痛反而减轻。梨状肌紧张试验阳性，肛诊可触及紧张而肿胀的梨状肌，并有触痛，排除腰骶椎骨关节损伤和局部风湿、类风湿性炎症。或只有坐骨神经疼痛，因受风着凉而发作，梨状肌紧张试验阳性，未发现其他原因引起的坐骨神经疼痛。

（4）影像学检查：无特殊发现。

（5）排除其他病：综合判断排除风湿、类风湿疾病，以及其他原因引起的坐骨神经疼痛。

符合以上 5 条即可确诊为痹证型臀部软组织坐骨神经疼痛综合征。

包括现代医学的梨状肌综合征和坐骨神经盆腔出口综合征。

诊断要点：在影像学检查结果的支持下，未发现腰骶椎脱位、骨折、增生等，腰骶部有或无受风着凉史，坐骨神经疼痛与天气变化有关，晨僵，遇热减轻，活动按揉后减轻，遇冷、固定休息后加重，符合臀部软组织坐骨神经疼痛综合征的体征。

2. 鉴别诊断　除以上所述与腰椎间盘突出症、盆腔疾病和退变性腰椎管狭窄症鉴别外，还应与以下疾病鉴别。

（1）痹证型第三腰椎横突综合征：本病的疼痛部位在腰部的两边，第三腰椎横突压痛明显，下肢放射痛不超过膝关节，以腰痛为主，偶有放射痛，而梨状肌综合征是以臀部向大腿、小腿外侧的放射痛为主，无腰痛。

（2）风湿性腰腿痛：风湿性腰腿痛一般双侧痛，晨僵明显，与天气变化有关，有风湿病史，疼痛部位弥散，无固定压痛点，实验室检查多能为诊断提供帮助。

3. 钩活术选穴　痹证型臀部软组织坐骨神经疼痛综合征，要根据损伤的部位不同和影像学检查的结果，进行病位选穴，以梨三穴为主穴，同时根据瘀阻的经络不同而选择相应的配穴。

主穴：① 梨三穴

②S_2 穴 +S_3 穴 + 大转子穴（首尾同治）

配穴：阿是穴。

方义提要：主穴梨三穴，配穴循经取穴。行痹为风胜，取后溪、血海祛风散寒，血海活血养血，含"治风先治血，血行风自灭"之意。寒胜为痛痹，痛痹日久，可致阳气衰惫，取温溜、四渎温阳散寒，理气止痛。湿胜为着痹，取阴陵泉、足三里活血以通络止痛。

4. 钩活术治疗 痹证型臀部软组织坐骨神经疼痛综合征钩活术治疗手法为分离法和触骨法，触及骨面即可，利用微类内板钩鍉针进行常规九步钩活。

5. 病案举例

（1）［风寒侵袭 经络不通］

臻某，女，49 岁，陕西安康人。

初诊：2014 年 5 月 8 日

主诉：左下肢疼痛 2 年，加重 15 天。

现病史：2 年前因受风着凉后，引发左下肢疼痛，经按摩和热敷后缓解。之后每遇风寒疼痛发作。15 天前连续阴雨出现左臀部疼痛放射至小腿外侧，晨僵，局部冷凉感，遇热减轻，时作时止。患者平素身体虚弱，易感冒，此次发作经各种治疗效果不佳，前来就诊。

检查：左臀部梨状肌压痛，用力按压此处疼痛向左小腿外侧放射，梨状肌紧张试验（＋），直腿抬高腿试验 60°（＋）（超过 60° 时疼痛症状反而减轻），肛诊可触及紧张而肿胀的梨状肌，并有触痛。舌淡，苔薄白，脉沉迟。

辅助检查：血尿常规、心电图检查无异常。

影像学检查：腰骶 X 线、CT、MRI 检查无异常。

诊断：痹证型臀部软组织坐骨神经疼痛综合征（中医）。

臀部软组织坐骨神经疼痛综合征（西医）。

分析：有受风着凉史，坐骨神经疼痛，疼痛得热则减，得风寒则急，局部冷凉感，遇风遇寒疼痛明显，晨僵，遇热减轻，时作时止，与天气变化有关。符合风寒侵袭的臀部软组织坐骨神经疼痛。

治则：祛风散寒，舒筋通络。

治法：钩活术疗法。

	选穴	钩鍉针	钩法与钩度	手法与钩角
主穴	S_2 穴 +S_3 穴 + 股骨大转子穴	微类内板 4.5 型	单软 1 分	钩提法 90°
配穴	左血海 + 左承扶	微类内板 4.5 型	单软 1 分	钩提法 90°

按照《中医钩活术技术操作规范》完成钩活术操作。

二诊：2014 年 5 月 15 日

左下肢疼痛好转 60% 左右，阿是穴敏感度较前降低。

治疗：

	选穴	钩鍉针	钩法与钩度	手法与钩角
主穴	$S_2{}'$ 穴 +$S_3{}'$ 穴	微类内板 4.5 型	单软 1 分	钩提法 90°
配穴	左殷门 + 左承筋	微类内板 4.5 型	单软 1 分	钩提法 90°

按照《中医钩活术技术操作规范》完成钩活术操作。

随访：2015年5月15日电话随访，左下肢疼痛未见反复。嘱其避风寒，慎劳作，注意保养，合理膳食，增加免疫力。

【按语】此病例系风寒侵袭，经络不通所致，患者有受风着凉病史，2年前由于坐车感受风寒，经络不通，不通则痛，引发坐骨神经疼痛，采用新夹脊S_2穴+S_3穴+股骨大转子穴，平补平泻，辅配殷门、承筋、承扶，平补平泻，血海（治风先治血，血行风自灭）以补法为主，直达病灶，筋脉畅通，故2次治愈。此患者在今后的日常生活中需避风寒，慎劳作，强体质，防复发。

（2）［寒湿侵袭　经络不通］

曹某，男，59岁，河南安阳人。

初诊：2015年1月8日

主诉：右下肢麻木疼痛5年，加重1个月。

现病史：5年前因受潮湿后引发右下肢疼痛，经按摩和热敷后缓解。之后每遇雨雪寒冷潮湿而发作，1个月前因气温下降，右臀部及右下肢沉重僵硬不适，兼有麻木疼痛，经针灸、理疗、按摩、中药各种治疗，效果不佳，前来我院诊治。

检查：右臀部梨状肌压痛，梨状肌紧张试验（+），直腿抬高腿试验60°（+）（超过60°时疼痛症状反而减轻），肛诊可触及紧张而肿胀的梨状肌。舌淡，苔薄白，脉沉迟濡。

辅助检查：血尿常规、心电图检查无异常。

影像学检查：腰骶X线、CT、MRI检查无异常。

诊断：痹证型臀部软组织坐骨神经疼痛综合征（中医）。

臀部软组织坐骨神经疼痛综合征（西医）。

分析：有寒湿侵袭史，坐骨神经疼痛，每遇雨雪寒冷潮湿，则坐骨神经区域沉重僵硬，活动受限，兼有麻木疼痛，得热则减，得寒湿则急，与天气变化有关，符合寒湿侵袭臀部软组织坐骨神经痛。

治则：除湿散寒，舒筋通络。

治法：钩活术疗法。

	选穴	钩鍉针	钩法与钩度	手法与钩角
主穴	S_2穴+S_3穴+大转子穴	微类内板4.5型	单软1分	钩提法90°
配穴	右承扶+右殷门	微类内板7.5型	单软1分	钩提法90°

按照《中医钩活术技术操作规范》完成钩活术操作。

随访：2016年1月8日电话随访，上述症状未见反复。嘱其避风寒，慎劳作，注意保养，合理膳食，增加免疫力。

【按语】此病例系寒湿侵袭，经络不通所致坐骨神经区域沉重疼痛，患者有受寒湿病史，5年前着湿受寒，经络不通，不通则痛，引发坐骨神经沉重疼痛，采用新夹脊S_2穴+S_3穴+承扶、殷门穴，平补平泻，辅配承扶、殷门平补平泻，直达病灶，筋脉畅通，故 2 次治愈。湿邪为主的坐骨神经疼痛，缠绵难愈，容易复发。所以嘱患者在今后的日常生活中需避寒湿，慎劳作，强体质，防复发。

（3）［风湿侵袭　经络不通］

张某，女，41 岁，山西盂县人。

初诊：2017 年 7 月 8 日

主诉：左下肢沉重疼痛 2 年，加重 10 天。

现病史：1 年前因受风着湿后引发左下肢疼痛，时轻时重，10 天前因空调温度过低而左下肢疼痛，自臀部向大腿后侧、小腿外侧放射痛，伴沉重僵硬不适，遇热减轻，经热敷后稍缓解。来院就诊。

检查：左侧梨状肌压痛，用力按压向小腿外侧放射，梨状肌紧张试验（＋），肛诊可触及紧张而肿胀的梨状肌。舌淡，苔薄白，脉浮弦。

辅助检查：血尿常规、心电图检查无异常。

影像学检查：腰骶 X 线、CT、MRI 检查无异常。

诊断：痹证型臀部软组织坐骨神经疼痛综合征（中医）。

　　　　臀部软组织坐骨神经疼痛综合征（西医）。

分析：有受风着湿史，左侧坐骨神经疼痛，沉重僵硬和放射痛，疼痛得热则减，得风湿则急，与天气变化有关，晨僵。遇风遇湿加重，沉重和放射痛并存，符合风湿侵袭臀部软组织坐骨神经疼痛。

治则：祛风除湿，舒筋通络。

治法：钩活术疗法。

	选穴	钩鍉针	钩法与钩度	手法与钩角
主穴	S_2 穴 +S_3 穴 + 股骨大转子穴	微类内板 4.5 型	单软 1 分	钩提法 90°
配穴	左委中 + 左殷门	微类内板 7.5 型	单软 1 分	钩提法 90°

按照《中医钩活术技术操作规范》完成钩活术操作。

随访：2018 年 7 月 8 日电话随访，上述症状无反弹。嘱其避风寒，慎劳作，注意保养。

【按语】此病例系风湿侵袭，经络不通所致坐骨神经疼痛，患者有受风着湿病史，1 年前由于感受风湿，经络不通，不通则痛，引发坐骨神经疼痛，采用新夹脊 S_2 穴 +S_3 穴 + 股骨大转子，辅配委中、殷门平补平泻，直达病灶，筋脉畅通，故 1 次治愈。嘱患者在今后的日常生活中需避风湿，慎劳作，强体质，防复发。

6.其他疗法　热疗、按摩、针灸、小针刀、药物、平衡针、锋勾针。

附方：

风湿痹痛

方药：麻桂温经汤（《伤科补要》）加味

麻黄 6g、桂枝 9g、细辛 3g、白芷 10g、羌活 10g、红花 9g、秦艽 15g、甘草 6g。

二、痿证型

由于臀部软组织坐骨神经疼痛综合征引起的下肢疼痛痿软，通过中医病因病机辨证，隶属中医痿证，筋脉弛缓，软弱无力，不能随意运动，或伴有肌肉萎缩。

1. 诊断

（1）症状：突然臀痛、腿痛、放射痛，继而出现下肢无力，跛行步态，肌肉萎缩，足下垂。或有坐骨神经疼痛史，疼痛缓解后，轻度跛行步态，随着时间的延续而出现肢体筋脉弛缓不收，下肢抬举无力，单侧多于双侧，双侧者必有一则重于另一侧，重则瘫痪，影响二便，伴有肌肉萎缩，夜晚、白昼临床症状无明显变化，与天气变化无关，休息后稍减轻。

（2）舌脉：舌淡，苔薄白，脉沉迟无力。

（3）体征：臀部活动受限，梨状肌紧张压痛，可触及结节或条索状物，局部活动受限，不同程度的肌肉萎缩，患肢足背伸肌力减弱或足下垂。局部按揉、理疗、热疗无缓解。直腿抬高试验 60°（±），超过 60° 疼痛消失。梨状肌紧张试验（＋），肛诊可触及紧张而肿胀的梨状肌。

（4）影像学检查：无特殊表现。

（5）排除其他病：综合判断排除其他原因引起的下肢肌肉萎缩。

符合以上 5 条即可确诊为痿证型臀部软组织坐骨神经疼痛综合征。

包括现代医学的梨状肌综合征和坐骨神经盆腔出口综合征。

诊断要点：在影像学检查结果的支持下，受累的肢体软弱无力，或局部肌肉萎缩，活动受限，足下垂，跛行，甚至进行性加重。

2. 鉴别诊断　除以上所述鉴别腰椎间盘突出症、盆腔疾病和退变性腰椎管狭窄症外，还应与以下疾病鉴别

（1）周期性麻痹和周围神经病变：一般情况是对称性肌肉萎缩，功能下降，伴有麻木，无腰部神经根受压和腰髓受压的腰椎间盘突出症病史。

（2）运动神经元疾病

① 进行性肌肉萎缩症：以脊髓前角细胞变性为主，受累肌群有明显的肌束颤动，呈弛缓性瘫痪，无腰部板僵，腰部影像学表现无异常。肌电图对此有鉴别意义，腰椎间盘突出症肌肉萎缩可出现去神经电位和多相电位；本病肌肉萎缩出现高振幅电位及同步电位。

② 原发性侧索硬化：锥体束受损为主，表现为慢性进行性痉挛性截瘫或四肢瘫，有假性球麻痹征，如吞咽困难、发音不清、咽喉反射活跃、强笑等。

③ 肌萎缩侧索硬化：脊髓前角及椎体束均受损，上述两型损害混合存在。

（3）腰脊髓炎：有感染病史，多发于青壮年，起病急，症状重，急性期下肢多呈迟缓性瘫痪，1~2 周可出现硬瘫，多伴括约肌障碍。脑脊液蛋白升高。

腰椎结核：反复发作的腰腿痛，久则出现受累肢体的冷凉、麻木、肌肉萎缩。兼

有五心烦热、盗汗、消瘦等消耗性全身症状，或有结核史。影像学检查可明确诊断。

3. 钩活术选穴 劳损瘀滞型臀部软组织坐骨神经疼痛综合征，要根据损伤的部位不同和影像学检查的结果进行病位选穴，以梨三穴为主穴，同时根据瘀滞的经络不同而选择相应的配穴。

主穴：① 梨三穴。

② S_2 穴 + S_3 穴 + 大转子穴（首尾同治）。

配穴：阿是穴。

"补其荥"，根据不同的位置，选用不同正经五输"荥穴"。

阳经五输"荥穴"

足阳明胃经荥穴，内庭

足少阳胆经荥穴，侠溪

足太阳膀胱经荥穴，足通谷

阴经五输"荥穴"

足太阴脾经荥穴，大都

足少阴肾经荥穴，然谷

足厥阴肝经荥穴，行间

配穴：阿是穴。

4. 钩活术治疗 劳损瘀滞型臀部软组织坐骨神经疼痛综合征钩活术治疗手法为分离法和触骨法，触及骨面即可，利用微类内板钩錑针进行常规九步钩活。

5. 病案举例

（1）[寒湿浸淫 弛纵不收]

陆某，男，55 岁，重庆市渝中区人。

初诊：2015 年 8 月 15 日

主诉：右下肢疼痛逐渐肌肉萎缩 3 年。

现病史：3 年前不明原因右下肢疼痛，经过口服药物症状消失。之后每逢天气变化而出现疼痛，自感右下肢冷凉，同时发现右下肢肌肉萎缩，跛行，并逐渐加重，天气好转则症状缓解，遇冷加重，遇热减轻，二便正常，经针灸、牵引、理疗、药物、封闭治疗效果不佳，前来就诊。

查体：右梨状肌压痛，可触及结节，右小腿肌肉萎缩，左右周径相差 1cm，右足背伸肌力减弱，右足下垂，梨状肌紧张试验（+），肛诊可触及紧张而肿胀的梨状肌。舌淡苔白腻，脉沉滑无力。

辅助检查：血尿常规、心电图检查无异常，RF（+），ASO（+）。

影像学检查：X 线、CT、MRI 无异常。

诊断：痿证型臀部软组织坐骨神经疼痛综合征（中医）。

臀部软组织坐骨神经疼痛综合征（西医）。

分析：不明原因坐骨神经疼痛，每逢天气变化而发作，右下肢肌肉萎缩逐渐加重，与天气变化有明显关系，遇冷加重，遇热减轻，符合寒湿浸淫、弛纵不收的臀部软组织坐骨神经疼痛综合征。

治则：祛湿散寒，益气活血。

治法：钩活术疗法。

	选穴	钩鍉针	钩法与钩度	手法与钩角
主穴	S_2穴 +S_3穴 + 股骨大转子穴	微类内板 4.5 型	单软 1 分	钩提法 90°
配穴	右环跳 + 右承扶	微类内板 7.5 型	单软 1 分	钩提法 90°

按照《中医钩活术技术操作规范》完成钩活术操作。

二诊：2015 年 8 月 22 日

下肢肌力有所好转。

治疗：

	选穴	钩鍉针	钩法与钩度	手法与钩角
主穴	梨三穴	微类内板 7.5 型	单软 1 分	分离 + 触骨法 90°
配穴	右委中 + 右承筋	微类内板 7.5 型	单软 1 分	钩提法 90°

按照《中医钩活术技术操作规范》完成钩活术操作。

三诊：2015 年 8 月 29 日

右下肢肌力明显改善，冷凉感基本消失。自述好转 50% 左右。

治疗：

	选穴	钩鍉针	钩法与钩度	手法与钩角
主穴	$S_2{}'$穴 +$S_3{}'$穴 + 股骨大转子穴	微类内刃 4.5 型	单软 1 分	钩提法 90°
配穴	右足三里 + 右行间	微类内刃 3.5 型	单软 1 分	钩提法 90°

右下肢有发热感，下肢灵活度有明显改善，自述好转 80% 左右，嘱其注意保养，合理膳食营养。

四诊：2015 年 9 月 5 日

上述症状基本消失，肌肉萎缩稍有恢复，仍存在不同程度的跛行，口服益气活血、祛风除湿的中药汤剂进行康复治疗。

随访：2016 年 9 月 5 日电话随访，右下肢感觉正常，天气变化时无任何不适，肌肉萎缩无发展。

【按语】此病例是以寒湿浸淫为主的痿证（弛纵不收）型臀部软组织坐骨神经疼痛综合征，病因与受风着凉有关，风寒湿痹是引发痿证型臀部软组织坐骨神经疼痛综合征的原因，久痹又反复发作而致痿。病程长，逐渐发展，病情较重，主穴 S_2穴 +S_3穴 + 股骨大转子上穴，循经取环跳、承扶、委中、殷门、承筋等穴，治痿独取阳明足三里，"补其荥"，取行间直达病所，畅通气机，祛风除湿，散寒通络，因病久而进行 3 次钩活。

风寒湿痹类疾病易反复发作，久则致痿，痿则气虚，功能下降，钩治 3 次才有明显疗效，之后以益气活血、祛风除湿的中药巩固治疗，次年随访未再发作。随年龄增长，此证有再发的可能，注意调养，病情反复可再钩活治疗。嘱患者今后生活应起居有常，饮食规律，避免受风着凉，增强自身免疫力。

（2）［肝肾阴亏　筋脉失养］

贾某，女，70岁，湖南永州人。

初诊：2015年6月16日

主诉：左下肢无力逐渐肌肉萎缩1年。

现病史：10年前有左下肢疼痛史，之后劳累后反复发作，曾诊断为梨状肌综合征，近1年不明原因出现左下肢沉重、麻木、疼痛，且逐渐肌肉萎缩。经针灸、理疗、按摩口服药物等治疗症状不见缓解，并逐渐加重。近几年小便频数，夜尿增多，于2017年6月16日前来就诊。

查体：左侧梨状肌紧张压痛，可触及条索状物，左小腿肌肉萎缩，左右周经相差1.5cm，左足背伸肌力减弱，梨状肌紧张试验（+），肛诊可触及紧张而肿胀的梨状肌。舌淡苔白腻，脉沉滑无力。

辅助检查：血尿常规、心电图检查无异常。

影像学检查：X线、CT、MRI轻度椎间盘突出，未发现腰骶部骨质畸形。

诊断：痿证型臀部软组织坐骨神经疼痛综合征（中医）。

　　　　臀部软组织坐骨神经疼痛综合征（西医）。

分析：年老（年龄70岁及以上）之体，肝肾阴亏必然存在，加之10年前有左侧坐骨神经疼痛病史，曾诊断为梨状肌综合征，之后劳累后间歇性发作数次。肝肾阴亏会日渐加重，肝主筋，肾主骨，人之行，筋骨主之，肝肾不足，筋脉失养，左下肢肌肉萎缩。符合痿证型臀部软组织坐骨神经疼痛综合征。

治则：祛湿散寒，益气活血。

治法：钩活术疗法。

	选穴	钩鍉针	钩法与钩度	手法与钩角
主穴	S_2穴+S_3穴+大转子穴	微类内板4.5型	单软1分	钩提法90°
配穴	左委中+左殷门	微类内板7.5型	单软1分	钩提法90°

按照《中医钩活术技术操作规范》完成钩活术操作。

二诊：2015年6月23日

下肢肌力有所好转。

治疗：

	选穴	钩鍉针	钩法与钩度	手法与钩角
主穴	梨三穴	微类内板7.5型	单软1分	分离+触骨法80°
配穴	左足三里	微类内板4.5型	单软1分	钩提法70°

按照《中医钩活术技术操作规范》完成钩活术操作。

三诊：2015 年 6 月 30 日

左下肢肌力明显改善，冷凉感基本消失。

治疗：

	选穴	钩鍉针	钩法与钩度	手法与钩角
主穴	S_2' 穴 +S_3' 穴 + 大转子穴	微类内刃 4.5 型	单软 1 分	钩提法 90°
配穴	左然谷	微类内刃 2.5 型	单软 1 分	钩提法 90°

左下肢有发热感，下肢灵活度有明显改善，自述好转 90% 左右，嘱其注意保养，合理膳食营养。

四诊：2015 年 7 月 7 日

上述症状消失，肌肉萎缩稍有恢复，仍存在跛行，口服益气补肾、强筋键骨、活血化瘀的中药汤剂康复治疗。

随访：2016 年 7 月 7 日电话随访，左下肢感觉正常，肌肉萎缩无发展。

【按语】此病例是以肝肾阴亏、筋脉失养为主的痿证型臀部软组织坐骨神经疼痛综合征，病因与年老和梨状肌综合征病史有关。病程长，逐渐发展，病情较重，主穴 S_2 穴 +S_3 穴 + 股骨大转子上穴，循经取穴委中、殷门，治痿独取阳明足三里，"补其荥"，取然谷直达病所，滋补肝肾，畅通气机，因病久而 3 次钩活。随年龄增长，此症有再发的可能，注意调养，病情反复可再钩活术治疗。今后生活应起居有常，劳逸结合，饮食规律，增强自身免疫力。

（3）[严重瘀血　筋脉痿软]

戴某，男，28 岁，四川鄞都人。

初诊：2016 年 4 月 2 日

主诉：右下肢痛、逐渐肌肉萎缩 1 年，加重 10 天。

现病史：1 年前右臀部及腰部外伤局部青紫，臀部疼痛活动受限，并向右大腿后侧及小腿外侧放射，如"刀割样"疼痛难忍，影响睡眠，不能行走，经住院治疗 1 个月，局部青紫开始消退，疼痛逐渐消失，不知不觉中出现了左下肢肌肉萎缩。10 天前不慎跌倒又伤及右臀，疼痛加重，疼痛的性质和部位与上一次基本相同，再次住院治疗症状不缓解，住院期间经 X 线、CT、MRI 检查未发现椎间盘突出和骨折，出院诊断为坐骨神经出口综合征。

查体：右侧梨状肌压痛，可触及条索状物，右小腿肌肉萎缩，左右周经相差 1cm、右足背伸肌力减弱。直腿抬高试验 60°（±），超过 60° 反而（－）。梨状肌紧张试验（＋），肛诊可触及紧张而肿胀的梨状肌。舌淡，舌边尖有瘀斑，苔薄黄，脉滑有力。

辅助检查：血尿常规、心电图检查无异常。

影像学检查：X 线、CT、MRI 未发现椎间盘突出和腰骶部骨质畸形。

诊断：痿证型臀部软组织坐骨神经疼痛综合征（中医）。

臀部软组织坐骨神经疼痛综合征（西医）。

分析：臀部两次外伤，形成了严重局部瘀血现象，瘀阻不通，筋脉失养，必然疼痛和肌肉萎缩，第 1 次外伤瘀血还未消散，2 次外伤雪上加霜，病情发展，各种疗法效果不理想，瘀血是祸根，病位于臀部，此病的发病过程符合臀部软组织坐骨神经疼痛综合征表现。

治则：祛湿散寒，益气活血。

治法：钩活术疗法。

	选穴	钩鍉针	钩法与钩度	手法与钩角
主穴	梨三穴	微类内板 7.5 型	单软 1 分	分离 + 触骨法 80°
配穴	右殷门 + 右承筋	微类内板 7.5 型	单软 1 分	钩提法 90°

按照《中医钩活术技术操作规范》完成钩活术操作。

二诊：2016 年 4 月 9 日

右下肢肌力明显改善。

治疗：

	选穴	钩鍉针	钩法与钩度	手法与钩角
主穴	S_2' 穴 +S_3' 穴 + 股骨大转子穴	微类内刃 3.5 型	单软 1 分	钩提法 90°
配穴	右解溪 + 右后溪	微类内刃 2.5 型	单软 1 分	钩提法 90°

右下肢有发热感，下肢灵活度有明显改善，自述好转 80% 左右，嘱其注意保养，合理膳食营养。

三诊：2016 年 4 月 16 日

右下肢疼痛全部消失，肌肉萎缩稍有恢复，仍存在不同程度的跛行，口服益气活血、舒筋活络的中药汤剂，进行针灸、按摩康复治疗。

随访：2017 年 4 月 16 日电话随访：右下肢感觉正常，肌肉萎缩继续好转。

【按语】此病例是以严重瘀血为主的痿证型臀部软组织坐骨神经疼痛综合征，病因与两次外伤有关，外伤臀部瘀血是臀部软组织坐骨神经疼痛综合征的原因，久瘀致痿。病程长，逐渐发展，病情较重，主穴梨三穴 +S_2 穴 +S_3 穴 + 股骨大转子上穴，循经取殷门、承筋、解溪、后溪穴直达病所，活血化瘀，畅通气机。随年龄增长，此病症有再发的可能，注意调养，病情反复可再钩活术治疗。嘱患者今后生活应起居有常，避免外伤，增强自身免疫力。

6. 其他疗法　内服法、中药外用法、推拿、针灸、熏蒸疗法、小针刀疗法、电疗、封闭、手术疗法。

附方：

1. 肝肾阴虚

左归丸（《景岳全书》）加减

熟地黄 20g、山药 20g、山萸肉 10g、菟丝子 30g、枸杞子 10g、川牛膝 20g、鹿角胶 15g。

2. 气血不足

归脾汤（《济生方》）加减

人参 10g、黄芪 20g、白术 20g、当归 10g、茯神木 20g、远志 10g、炙甘草 10g、木香 3g、杜仲 20g、熟地黄 20g。

3. 气虚血瘀

补阳还五汤（《医林改错》）加减

黄芪 30g、当归尾 10g、地龙 10g、赤芍 15g、川芎 15g、桃仁 10g、红花 10g。

4. 湿痰瘀虚

二妙散（《丹溪心法》）加减

苍术 15g、黄柏 15g、当归 10g、牛膝 20g、防己 15g、草薢 15g、伸筋草 15g、透骨草 10g。

三、劳损瘀滞型

由于臀部软组织坐骨神经疼痛综合征引起的坐骨神经疼痛，按揉后缓解，时好时坏，每遇劳累后加重，未发现其他原因引起该病症，称之为劳损瘀滞型臀部软组织坐骨神经疼痛综合征。

1. 诊断

（1）症状：中青年多见。体位不良，慢性劳损史。臀部疼痛，主要沿大腿后侧、小腿外侧呈放射性疼痛，甚至麻木胀痛，不能行走或跛行，劳累后症状加重，严重者呈"刀割样"或"烧灼样"疼痛，下肢屈曲困难，会阴部不适（因阴部神经从梨状肌下孔通过），大便用力、咳嗽增加腹压时，向下肢放射痛可有增加。

（2）舌脉：舌淡，苔薄白，脉弦紧或沉迟。

（3）体征：臀部活动受限，梨状肌压痛，可触及结节或条索状物，直腿抬高试验 60°（+），超过 60° 减轻。梨状肌紧张试验（+），肛诊可触及紧张而肿胀的梨状肌。

（4）影像学检查：无特殊发现。

（5）排除其他病：综合判断排除其他原因引起的坐骨神经疼痛。

符合以上 5 条即可诊断为劳损瘀滞型臀部软组织坐骨神经疼痛综合征。

包括现代医学的梨状肌综合征和坐骨神经盆腔出口综合征。

诊断要点：在影像学检查结果的支持下，否定其他病。坐骨神经疼痛，按揉后减轻，劳损、工作后加重，直腿抬高试验 60°（+），超过 60° 减轻。梨状肌紧张试验（+），肛诊可触及紧张而肿胀的梨状肌。

2. 鉴别诊断 除以上所述与腰椎间盘突出症、盆腔疾病和退变性腰椎管狭窄症鉴别外，还应与以下疾病鉴别。

（1）劳损瘀滞型第三腰椎横突综合征：本病的疼痛部位在腰部的两边，腰三横突压痛明显，下肢放射痛不超过膝关节，以腰痛为主，偶有放射痛；而梨状肌综合征是以臀部向大腿、小腿外侧的放射痛为主,无腰痛。

（2）风湿性腰腿痛:风湿腰腿痛一般双侧痛,晨僵明显,与天气变化有关,有风湿病史,疼痛部位弥散,无固定压痛点,化验室检查多能为诊断提供帮助。

3. 钩活术选穴 劳损瘀滞型臀部软组织坐骨神经疼痛综合征,要根据损伤的部位不同和影像学检查的结果,进行病位选穴,以梨三穴为主穴,同时根据瘀滞的经络不同而选择相应的配穴。

主穴:① 梨三穴。

② S_2 穴 + S_3 穴 + 大转子穴（首尾同治）。

配穴:阿是穴。

4. 钩活术治疗 劳损瘀滞型臀部软组织坐骨神经疼痛综合征钩活术治疗手法为分离法和触骨法,触及骨面即可,利用微类内板钩鍉针进行常规九步钩活。

5. 病案举例

（1）[低头弯腰 臀部瘀滞]

张某,女,56 岁,工人,河北承德人。

初诊:2013 年 1 月 20 日

主诉:右下肢疼痛 10 年,加重 1 个月。

现病史:患者 10 年前不明原因出现左臀部疼痛,向大腿后侧和小腿外侧放射,劳累后加重,按揉捶打后减轻,时发时止,30 天前因连续工作 3 小时疼痛发作,经休息后症状未见缓解,行针灸、拔罐、热疗等各种方法治疗效果不佳,于 2013 年 1 月 20 日来我院就诊。

检查:右侧梨状肌压痛,可触及结节或条索状物,腰椎旁无压痛,腰骶部无畸形。直腿抬高试验 60°（±）,超过 60° 疼痛消失,梨状肌紧张试验（+）,肛诊可触及紧张而肿胀的梨状肌。舌淡红,苔薄白,脉滑。

辅助检查:血尿常规、心电图检查无异常。

影像学检查:胸椎 X 线、CT、MRI 检查无异常。

诊断:劳损瘀滞型臀部软组织坐骨神经疼痛综合征（中医）。

臀部软组织坐骨神经疼痛综合征（西医）。

分析:年老体弱,必然肝肾阴亏。慢性弯腰低头劳损史,时好时坏,缠绵难愈,与劳累和体位不良有明显关系,休息后症状有所缓解,反复发作,疼痛自臀部向大腿后侧和小腿外侧放射,符合劳损瘀滞型臀部软组织坐骨神经疼痛表现。

治则:补肾强脊,舒筋通络。

治法:钩活术疗法。

	选穴	钩鍉针	钩法与钩度	手法与钩角
主穴	梨三穴	微类内板 7.5 型	单软 1 分	分离 + 触骨法 80°
配穴	无	无	无	无

按照《中医钩活术技术操作规范》完成钩活术操作。

二诊：2013 年 1 月 27 日

右下肢疼痛、麻木好转 50% 左右。

	选穴	钩鍉针	钩法与钩度	手法与钩角
主穴	梨三穴	微类内板 7.5 型	单软 1 分	分离法 80°
配穴	右委中	微类内板 3.5 型	单软 1 分	钩提法 90°

按照《中医钩活术技术操作规范》完成钩活术操作。

随访：2014 年 1 月 27 日电话随访，1 年间右下肢疼痛未见反复。

【按语】此病例系低头弯腰劳损病例，由于长期从事低头弯腰姿势工作，固定姿势过久，而致臀部劳损，筋脉受阻，经络不通。长期低头弯腰工作，劳损筋骨，年老体弱，病程较长，采用中度钩活以补法为主，梨三穴辅以委中穴直达病灶，使筋脉畅通，故 2 次治愈。嘱患者在今后的日常生活中需劳逸结合，合理膳食营养，适当锻炼，防复发。

（2）[抬头久坐　臀部瘀滞]

杨某，男，51 岁，司机，河北石家庄人。

初诊：2015 年 1 月 28 日

主诉：左下肢疼痛 2 年，加重 10 天。

现病史：两年前连续驾驶 8 小时，出现左臀部疼痛，并向大腿后侧、小腿外侧放射，休息后疼痛缓解。之后连续驾车 5 小时以上就会出现左腿疼痛，按摩理疗后缓解，间断性发作数次。10 天前连续驾驶 5 小时出现左臀部疼痛向左大腿和小腿的外侧放射痛，影响走路，跛行，经休息、按摩、针灸、理疗、口服药物等症状不缓解，于 2015 年 1 月 28 日前来就诊。

检查：左侧梨状肌压痛，用力按压时向小腿外侧放射，可触及结条索状物，梨状肌紧张试验（+)，肛诊可触及紧张而肿胀的梨状肌，舌淡，苔薄白，脉沉滑。

辅助检查：血尿常规、心电图检查无异常。

影像学检查：胸椎 X 线、CT、MRI 检查无异常。

诊断：劳损瘀滞型臀部软组织坐骨神经疼痛综合征（中医）。

　　　　臀部软组织坐骨神经疼痛综合征（西医）。

分析：职业司机，连续驾驶，抬头久坐，慢性劳损，影响经络气血的运行，久而久之，损伤筋脉，气血瘀滞，出现疼痛。符合劳损瘀滞的臀部软组织坐骨神经疼痛表现。

治则：补肾活血，舒筋止痛。

治法：钩活术疗法。

	选穴	钩鍉针	钩法与钩度	手法与钩角
主穴	梨三穴	微类内板 7.5 型	单软 1 分	分离 + 触骨法 80°
配穴	左殷门 + 左委中	微类内板 7.5 型	单软 1 分	钩提法 90°

按照《中医钩活术技术操作规范》完成钩活术操作。

二诊：2015年2月4日

左下肢疼痛好转70%左右。

治疗：

	选穴	钩鍉针	钩法与钩度	手法与钩角
主穴	S$_2$穴+S$_3$穴+大转子穴	微类内板7.5型	单软1分	钩提法90°
配穴	左阳陵泉+左承山	微类内板7.5型	单软1分	钩提法90°

按照《中医钩活术技术操作规范》完成钩活术操作。

随访：2016年2月4日电话随访，1年间坐骨神经疼痛未见反复。

【按语】此病例系久坐劳损，臀部瘀滞所致坐骨神经疼痛。患者由于长期从事固定姿势工作，固定姿势过久，而致臀部肌肉经脉劳损，筋脉受阻，经络不通。采用梨三穴+S$_2$穴+S$_3$穴+股骨大转子穴，选用内板型钩鍉针相结合，配穴选用殷门、委中、阳陵泉、承山直达病灶，使筋脉畅通，2次治愈。嘱患者在今后的日常生活中需调整工作姿势，适当锻炼，防复发。

（3）[低头久坐　臀部瘀滞]

靳某，男，47岁，公务员，河北无极人。

初诊：2015年1月28日

主诉：间断性左臀部和小腿外侧疼痛2年，加重20天。

现病史：2年前因坐位工作时间过久出现左臀部及小腿疼痛，休息3天，未经过任何治疗疼痛消失，20天前因坐位工作5小时而疼痛发作，自左臀部向大腿后侧和小腿外侧放射，休息调整不能缓解，腰椎CT、X线未见异常，前来就诊。

检查：左侧梨状肌压痛，未触及结节或条索状物，直腿抬高试验60°（+），超过60°反而（-）。梨状肌紧张试验（+），肛诊未触及紧张而肿胀的梨状肌。舌淡，苔薄白，脉沉弦。

辅助检查：血尿常规、心电图检查无异常。

影像学检查：胸椎X线、CT、MRI检查无异常。

诊断：劳损瘀滞型臀部软组织坐骨神经疼痛综合征（中医）。

臀部软组织坐骨神经疼痛综合征（西医）。

分析：低头工作，久坐发病，气虚瘀滞。久坐低头工作伤肾伤气，下肢经络受阻，必然引起下肢疼痛。慢性劳损史，有反复发作史、休息调养症状缓解史，符合劳损瘀滞型坐骨神经疼痛表现。腰椎CT、X线未见异常。

治则：舒筋活血，通络止痛。

治法：钩活术疗法。

	选穴	钩鍉针	钩法与钩度	手法与钩角
主穴	梨三穴	微类内板7.5型	单软1分	分离+触骨法80°
配穴	双委中+双殷门	微类内板7.5型	单软1分	钩提法90°

按照《中医钩活术技术操作规范》完成钩活术操作。

随访：2016年1月28日电话随访，1年间劳逸结合非常到位，左下肢疼痛未见反复。

【按语】此病例系久坐劳损，臀部瘀滞所致坐骨神经疼痛。患者由于长期从事文秘工作，固定姿势过久，而致臀部肌肉劳损，筋脉受阻，经络不通。主穴梨三穴，配穴委中、殷门，直达病灶，使筋脉畅通，1次治愈。嘱患者在今后的日常生活中需调整工作姿势，适当锻炼，劳逸结合，防复发。

6.其他疗法　热疗、按摩、针灸、推拿、药物、熏蒸、小针刀、平衡针、手术。

附方：

劳损血瘀

方药：补肾壮筋汤（《伤科补要》）化裁

当归15g、赤芍15g、川芎15g、血竭1g（冲）、青皮10g、五加皮12g、杜仲20g、续断12g、狗脊12g。

四、外伤瘀血型

由于臀部软组织坐骨神经疼痛综合征引起的臀及下肢出现疼痛症状或不适感，或当时无明显不适，日久出现梨状肌病变而臀部疼痛及下肢放射疼，感觉异常，重者功能受限，时轻时重，未发现其他原因引起的局部症状，称之为外伤瘀血型臀部软组织坐骨神经疼痛综合征。

1.诊断

（1）症状：外伤史，或挫伤史，或受暴力史。臀部疼痛，梨状肌紧张压痛或条索状或稍有放射痛，感觉异常，局部功能受限，重则疼痛难忍。

（2）舌脉：舌淡或有瘀斑，苔薄白，脉弦滑或沉滑无力。

（3）体征：臀部活动受限，梨状肌压痛、紧张，可触及结节或条索状物，直腿抬高60°前疼痛明显，超过60°疼痛反而减轻。梨状肌紧张试验阳性，肛诊可触及紧张而肿胀的梨状肌并有触痛，可作为诊断梨状肌综合征的一个特殊检查，同时有利于鉴别盆腔内疾病和直肠肿瘤压迫而导致梨状肌部位的疼痛。梨状肌局部阻滞疼痛减轻或消失。

（4）影像学检查：无特殊发现。

（5）排除其他病：综合判断排除其他原因引起的以上症状，尤其是髋关节骨折和脱位。

符合以上5条即可确诊为外伤瘀血型臀部软组织坐骨神经疼痛综合征。

包括现代医学梨状肌综合征和坐骨神经盆腔出口综合征。

诊断要点：参考影像学检查的结果否定其他病，腰臀部有外伤史，或挫伤史，或受暴力史，坐骨神经痛，向大腿后侧、小腿外侧放射痛、感觉异常、功能受限。直腿抬高试验、梨状肌紧张试验、肛诊符合臀部软组织坐骨神经疼痛综合征表现。

2.鉴别诊断　除以上所述与腰椎间盘突出症、盆腔疾病和退变性腰椎管狭窄症鉴别外，还应与以下疾病鉴别。

（1）第三腰椎横突综合征：本病的疼痛部位在腰部的两边，腰三横突压痛明显，下肢放射痛不超过膝关节，以腰痛为主，偶有放射痛；而臀部软组织坐骨神经痛综合征，是以臀部向大腿、小腿外侧的放射痛为主，无腰痛。

（2）腰骶椎骨折脱位：骨折包括压缩、撕脱和小关节骨折；脱位包括半脱位、全脱位和滑脱。这些都会压迫相应的神经、血管和脊髓，而出现相应的临床症状。影像学检查可以明确鉴别和诊断。

（3）风湿性腰腿痛：风湿腰腿痛一般双侧痛，晨僵明显，与天气变化有关，有风湿病史，疼痛部位弥散，无固定压痛点，化验室检查多能为诊断提供帮助。

3.钩活术选穴　外伤瘀血型臀部软组织坐骨神经疼痛综合征要根据损伤的部位不同和影像学检查的结果，进行病位选穴，以梨三穴为主穴，同时根据瘀阻的经络不同而选择相应的配穴。

主穴：① 梨三穴。

②S_2穴 +S_3穴 + 大转子穴（首尾同治）。

配穴：阿是穴。

方义提要：急性期不宜钩活术治疗，通过冷疗抗炎脱水 96 小时后，辨证施治，选择阿是穴和相应的配穴进行钩活术治疗。

4.钩活术治疗　外伤瘀血型臀部软组织坐骨神经疼痛综合征钩活术治疗手法为分离法和触骨法，触及骨面即可，利用微类内板钩鍉针进行常规九步钩活。

5.病案举例

（1）［外伤瘀血　经络不通］

沈某，男，39 岁，河北邢台人。

初诊：2015 年 5 月 11 日

主诉：左下肢痛 2 年，加重 20 天。

现病史：2 年前左臀部外伤史，出现一过性的左下肢放射痛痛，经休息和口服药物后缓解，20 天前不明原因左臀部疼痛放射至大腿后侧、小腿外侧呈"刀割样"痛兼麻木，各种方法治疗效果不佳，于 2015 年 5 月 11 日来我院就诊。

检查：左侧梨状肌紧张压痛，可触及条索状物，直腿抬高 60° 前疼痛明显，超过 60° 疼痛反而减轻。梨状肌紧张试验（+），肛诊可触及紧张而肿胀的梨状肌，未发现其他肿物存在。舌淡或有瘀斑，苔薄白，脉弦滑。

辅助检查：血尿常规、心电图无异常。

影像学检查：腰骶 X 线、CT、MRI 检查无异常。

诊断：外伤瘀血型臀部软组织坐骨神经疼痛综合征（中医）。

臀部软组织坐骨神经疼痛综合征（西医）。

分析：患者男，39 岁，按年龄属年富力强，由于 2 年前的外伤而臀部瘀血，当时有一过性的坐骨神经疼痛，瘀血未能消散，之后疼痛反复发作，每次疼痛的性质基本相同，重则呈"刀割样"。有外伤史，坐骨神经疼痛，每次疼痛的性质基本相同，符合外伤瘀血引起的坐骨神经疼痛表现。

治法：钩活术疗法。

	选穴	钩鍉针	钩法与钩度	手法与钩角
主穴	梨三穴	微类内板 9.0 型 +4.5 型	单软 1 分	分离 + 触骨法 80°
配穴	无	无	无	无

按照《中医钩活术技术操作规范》完成钩活术操作。

随访：2016 年 5 月 11 日电话随访，上述症状无反复。

【按语】此病例属外伤后局部瘀血形成，经络不通所致坐骨神经疼痛，患者有外伤史，2 年前由于臀部受伤，必然形成瘀血，经络不通，不通则痛，采用钩活术疗法，选用梨三穴为主穴，以泻法为主活血化瘀，畅通经络，部位准确，所以 1 次告愈。嘱患者严防再次外伤，避风寒，劳逸结合。

（2）［扭伤瘀血　经络不通］

余某，男，48 岁，湖北武汉人。

初诊：2016 年 8 月 1 日

主诉：右下肢疼痛 15 天。

现病史：15 天前因扭伤，右臀部疼痛放射至小腿外侧，重则有"烧灼样"疼痛，右下肢屈曲困难，活动后加重，休息后减轻，经各种方法治疗效果不佳，CT 检查未发现腰椎间盘突出，于 2016 年 8 月 1 日来我院就诊。

检查：右臀部活动受限，梨状肌紧张压痛，直腿抬高 60° 前疼痛明显，超过 60° 疼痛反而减轻。梨状肌紧张试验（+），肛诊可触及紧张而肿胀的梨状肌，并有触痛，舌淡或有瘀斑，苔薄白，脉弦滑。

辅助检查：血尿常规、心电图无异常。

影像学检查：腰骶 X 线、CT、MRI 检查无异常。

诊断：外伤瘀血型臀部软组织坐骨神经疼痛综合征（中医）。

　　　　臀部软组织坐骨神经疼痛综合征（西医）。

分析：因扭伤而发病，有"烧灼样"疼痛，CT 检查未发现腰椎间盘突出，排除了椎间盘突出，局部梨状肌压痛。符合外伤瘀血引起的坐骨神经疼痛。

治法：钩活术疗法。

	选穴	钩鍉针	钩法与钩度	手法与钩角
主穴	梨三穴	微类内板 9.0 型 +4.5 型	单软 1 分	分离 + 触骨法 80°
配穴	双承扶 + 双殷门	微类内板 4.5 型	单软 1 分	钩提法 90°

按照《中医钩活术技术操作规范》完成钩活术操作。

随访：2017 年 8 月 1 日电话随访，上述症状无反复。

【按语】此病例属外伤后局部瘀血形成，经络不通所致坐骨神经疼痛，外伤后形成瘀血，经络不通，不通则痛，采用钩活术疗法，主穴选用梨三穴，以泻法为主，配穴选用承扶、殷门活血化瘀，畅通经络，部位准确，时间短，所以 1 次告愈。应严防再次外伤，避风寒，并进行功能锻炼。

（3）[手术瘀血　经络不通]

李某，女，35 岁，河北沧州人。

初诊：2017 年 9 月 11 日

主诉：左下肢疼痛 1 年，加重 10 天。

现病史：1 年前因左侧股骨头坏死行髓芯减压术，术后左髋疼痛好转，渐出现左下肢放射痛，时轻时重，现不明原因左臀部疼痛，放射至小腿外侧 10 天，劳累及受凉后症状加重，休息后减轻，各种方法治疗无明显缓解。于 2017 年 9 月 11 日来我院就诊。

检查：左髋外侧可见一长约 10cm 术后瘢痕，左髋活动受限，左臀部梨状肌肌腹压痛并有硬结，用力按压此处时坐骨神经痛加重，向小腿外侧放射兼有麻木。梨状肌紧张试验（+），肛诊可触及紧张而肿胀的梨状肌。舌淡或有瘀斑，苔薄黄，脉弦滑。

辅助检查：血尿常规、心电图无异常。

影像学检查：腰骶 X 线、CT、MRI 检查无异常。

诊断：外伤瘀血型臀部软组织坐骨神经疼痛综合征（中医）。

　　　　臀部软组织坐骨神经疼痛综合征（西医）。

分析：1 年前股骨头坏死而手术治疗，术后开始出现放射痛，呈逐渐加重的趋势，考虑手术的位置必然影响梨状肌的功能，而且术后开始出现坐骨神经疼痛，符合外伤瘀血型坐骨神经疼痛。

治法：钩活术疗法。

	选穴	钩鍉针	钩法与钩度	手法与钩角
主穴	梨三穴	微类内板 9.0 型 +4.5 型	单软 1 分	分离 + 触骨法 90°
配穴	承扶 + 殷门	微类内板 3.5 型	单软 1 分	钩提法 90°

按照《中医钩活术技术操作规范》完成钩活术操作。

二诊：2017 年 9 月 18 日

放射性疼痛基本消失，自述疼痛缓解 60% 左右。

治疗：

	选穴	钩鍉针	钩法与钩度	手法与钩角
主穴	S_2 穴 +S_3 穴 + 股骨大转子穴	微类内板 4.5 型	单软 1 分	钩提法 90°
配穴	双风市 + 双足三里	微类内板 4.5 型	单软 1 分	钩提法 90°

按照《中医钩活术技术操作规范》完成钩活术操作。

随访：2018 年 9 月 18 日电话随访，上述症状无反复。

【按语】此病例属手术后局部瘀血形成，经络不通，所致坐骨神经疼痛，1年前髋部手术，必然形成瘀血，经络不通，不通则痛，采用钩活术疗法，主穴选用梨三穴 +S$_2$ 穴 +S$_3$ 穴 + 股骨大转子穴，配穴选用承扶、殷门、风市、足三里活血化瘀，畅通经络，部位准确，由于时间较长，所以 2 次告愈。避风寒，强体质，并进行功能锻炼。

6.其他疗法 热疗、按摩、针灸、药物、封闭、小针刀、拨针、腹针、平衡针、手术。

附方：

气血瘀滞

方药：桃红四物汤（《医宗金鉴》）加减

桃仁 10g、红花 10g、当归 12g、熟地黄 12g、赤芍 10g、川芎 10g、杜仲 20g、牛膝 20g、威灵仙 10g、炙甘草 3g、血竭 1g（冲服）、乳香 6g、没药 6g、延胡索 10g、肉桂 6g。

钩活术在治疗臀部软组织坐骨神经疼痛综合征方面效果很好，但是在临床上操作是有一定难度的，也是有一定危险系数的，所以要特别注意以下几点。

1. 操作方面 坐骨神经盆腔出口综合征的施术部位为梨状肌处。该病在患者臀部梨状肌体表投影区有明显压痛点，尤其当触及硬结、筋结、条索状时，在此处进行具体操作，实施治疗。

患者俯卧于治疗床上，在本病的治疗中要注意以下几点：①定点：在患臀梨状肌体表投影区找压痛点，此为进针点，同时对此点的解剖结构应有一个立体而全面准确的认识，这是保证疗效的基础。钩活术是特异针疗法，确保安全和疗效主要靠针感来判断碰到的是肌肉、韧带还是神经。②定向：根据梨状肌处压痛点的具体结构，钩尖与梨状肌肌纤维方向垂直，与坐骨神经走向平行，针体垂直于臀部平面，将钩尖压在进针点。③在臀部行钩活术操作，应缓慢试探性进针，一方面可通过血管、神经的自身保护性作用"躲避"开钩针；另一方面，如进钩针过程中出现剧痛、麻木时，说明可能触及大的血管、神经，此时应调整钩针的角度后再进针，以免损伤重要结构。

2. 钩鍉针运用方面 钩鍉针刺入皮肤后，手法治疗最为关键。以压痛点为进针点，针体垂直于臀部平面，刺破皮肤后，摸索继续深入，待患者诉有酸胀感时，说明已达到梨状肌肌腹，沿坐骨神经方向纵行分离 2~3 下，然后慢慢出针，并以无菌纱布覆盖包扎。

另外需注意：① 应掌握臀部、梨状肌周围解剖结构层次，对患者全身情况有正确估计，对思想紧张和体弱患者，应防止晕针休克，不可过多广泛地钩提梨状肌。要严格按照九步规程操作，当钩尖刺入皮肤后，必须摸索进针，如有电击感，立刻停顿，原路退回针体，改变一下方向，继续进针。待患者有酸胀感，再进行钩提，钩提时如出现电击、麻木感，应立刻停止钩提，钩尖稍移动一下位置。在治疗过程中，严防损伤坐骨神经及其他神经、血管。② 操作手法要轻柔、快捷、准确，不要用力过猛或旋转针体，以免进针太深或针断于体内，术前应仔细检查钩鍉针的质量，对疲劳钩鍉针应定期更换，对有质量问题的钩鍉针绝对不能应用于临床。③ 手术适应证是经过严格科学的非手术治疗无效，症状严重或不能进行非手术治疗者，或者由于梨状肌与坐骨神经的关系异常时，经非手术治疗无效或有加重趋势，同时全身情况尚好，主要脏器无严重病变，无凝血机制异常，可以承受手术者。行坐骨神经盆腔出口松解术或梨状肌切断（除）式。

第五节　康复与预防

臀部软组织坐骨神经疼痛综合征因外伤和劳损性积累及风寒湿侵入经络致病，康复和预防都非常重要，增强体质，防止劳伤，防重于治。

一、康复

臀部软组织坐骨神经疼痛综合征初中期过后，进入后期阶段，在临床上仍有不同程度的疼痛和不适感，时作时止，劳累受凉后症状较前明显，或残留不同程度的肌肉萎缩和功能障碍，需要康复治疗。在疾病的后期需要全面康复治疗，如心理、药物、针灸、理疗等。

1.心理康复　慢性损伤经久不愈，臀肌和下肢肌肉萎缩，患肢无力，行走不稳，稍剧烈活动则疼痛加重，从而影响肢体活动功能，患者产生害怕肢体功能障碍、瘫痪的心理。因此，对每个患者进行本病科学知识的普及和教育，使他们了解到，经过科学的治疗，是完全可以好转或痊愈的，从而解除患者的心理负担。

2.药物、针灸、推拿康复　正虚邪恋是坐骨神经盆腔出口综合征康复阶段的主要病理机制。由于正虚邪恋，一些患者仍感觉臀腿酸软无力，隐隐作痛，劳累后加重，遇天气变化或运动略有不当则疼痛加重或臀腿不适，这是因为病邪尚未完全祛除，气血尚未通畅。

根据正虚邪恋的病理特点，扶正祛邪为康复阶段的主要治疗原则，需一方面扶正，一方面又兼以祛邪，使扶正而不恋邪，祛邪又不伤正。根据本病康复阶段的病理特点，可使用下方酌情化裁。

黄芪、当归、桑寄生、牛膝、川续断、五加皮、木瓜、鸡血藤、伸筋草

寒湿痹阻筋脉者，可酌加独活、桂枝、制川乌、制草乌、虎胫骨（可用狗骨代）；若病久瘀血阻络者，可加川芎、全蝎、蜈蚣、地龙等。

在康复阶段用针灸疗法，应补泻结合，手法宜轻巧，不宜使用重补重泻之法，在选择腧穴时应少而精，一方面以轻灵取效，另一方面可以使患者易于坚持长期、多疗程的治疗而不至于产生畏惧心理。在推拿治疗中，手法宜轻巧实用，不宜使用过重（更忌粗暴）的手法，应疏通经络，行气活血止痛。也可教授患者一些功能锻炼的方法，帮助肢体功能逐渐恢复。

3. 泉浴康复　泉浴疗法主要指温泉浴。温泉性味辛热，有微毒，可温经通络、活血化瘀、舒筋强骨、祛风除湿、通痹止痛，是用于坐骨神经盆腔出口综合征康复治疗的一种很好的疗法。

温泉浴时应注意以下几点。

水温：应在 37~42℃ 为最好。

沐浴方法：可以采用半身浴，患者半坐在浴盆或浴池中，水面平脐或平腰，浸泡在矿泉中，其上身覆盖大毛巾，以免受凉。时间在 15~30 分钟，以舒适为度。

疗程：20~30 次为一疗程。每天 1 次，6 天后休息一天，两次疗程中间应有 1~2 周的间隔。

注意事项：防止发生意外。身体虚弱者、老年人、高血压者要注意避免发生脑缺血、虚脱、脑血管意外等。因此沐浴时间不宜过久，水温不宜过高。其次，沐浴后注意避风受凉。

4. 热砂康复　使用天然热砂。该法在历代医籍中多有论述。《本草纲目·河沙》云："风湿顽痹不仁，筋骨挛缩，冷风瘫痪，血脉断绝。"六月取河砂，烈日暴风极热，伏坐其中，冷即易之，取热彻通汗，随病用药，切忌风冷劳作。该方法具有日光疗法、空气疗法、热疗与局部按摩疗法的综合作用，使用西北砂地砂石，可能还多一个磁疗的作用。人工热砂就只有温热和局部按摩作用。热砂疗法可活血化瘀，除湿通络，通过扶助正气而起康复作用。

运用热砂疗法应注意以下几点。

方法：主要使用西北漠地砂。6~8 月是砂疗的最佳季节，如气温平均 40℃，则 10cm 深度的砂层温度为 41~58℃，20cm 的砂层温度约为 36~44℃。

一般认为 10cm 较适宜。采用分部砂埋，患者穿短裤，脐以下部位埋入砂中，头部用伞遮挡，时而接受阳光，每次半小时至 2 小时不等，视体力强弱而定，并摄入果瓜和饮料，以抗酷暑，完毕后以温水洁身。

疗程：10~15 天为 1 个疗程，每天 1 次，6 天后休息 1 天，两次疗程中间应停 5~7 天，可做 2~3 个疗程。

注意事项：身体虚弱者，老年人高血压或低血压者，脑血管病患者，要防止意外发生，如脑缺血、虚脱、脑血管意外等，因此砂疗时间不宜过久。

二、预防

臀部软组织坐骨神经疼痛综合征是以劳损和外邪为主要病因的腰腿疼痛性疾病，如果能够针对病因进行预防，在不同程度上可避免此病的发生，如果发生此病，应针对性进行保护性治疗，防止疾病的加重。

1. 未病先防　臀部软组织坐骨神经疼痛综合征主要是由于受到外力的撞击、跌仆闪挫等，在直接或间接暴力作用下而导致急性伤筋，络脉损伤，气血瘀阻。若由于体质的虚弱，在劳损和风寒湿邪侵袭下，导致气血搏击，瘀血难化，从而经络不畅，筋肉僵硬、柔弱，伤筋恢复缓慢，甚则形成恶性循环而反复发病。因此臀部软组织坐骨神经疼痛综合征的预防应重点注意工作劳动生活中防止急性伤筋，同时增强体质，防止外邪和劳损。

（1）工作劳动：人体下肢负担人体的体重，其运动能力较大但灵活性较差，在人的日常生活中，由于搬物不慎，运动不当，可使髋关节急剧外旋，梨状肌猛烈收缩，或髋关节突然内收内旋，使梨状肌遭受损伤。因此，在工作劳动中，要避免猛烈撞击、重物挫压、跌仆闪伤，以及强力扭转。尤其下肢外展、外旋再由蹲位变直立时，或下肢负重内收内旋，应缓慢稳妥而行之；避免在风寒之地久居，受外邪侵犯；要注意劳力适度，劳逸结合，防止劳损，特别是长期单调、反复内收、内旋、外旋大腿或髋关节。

（2）运动锻炼：对于腰臀部筋肉发生的轻微伤筋，通过锻炼运动，可使气血通畅，舒筋活络，滑利关节，避免关节粘连。运动锻炼的目的，可以增强臀部肌肉、韧带的血供，及时排除代谢产物及某些因素造成的炎性产物，保证正常的生理功能。通过适当的运动锻炼，可以增强臀部各组肌肉、韧带的活力，增强梨状肌的肌力，减少其损伤的概率。但在形体锻炼中亦应注意，锻炼时的运动量要因人而宜，持之以恒。臀部软组织坐骨神经疼痛综合征的预防应重点放在增强腰臀、下肢的灵活性和肌力，可进行跑步及各种球类活动。打太极拳、木兰拳适合老年人及体质虚弱之人。

2. 既病防变　早期诊断，早期治疗。当出现腰骶部和臀部跌仆损伤后，对造成的损伤应仔细观察和诊断。对于本病，结合临床症状，一般可明显诊断。臀部软组织坐骨神经疼痛综合征的早期诊断，无论对临床疗效还是预后都是至关重要的。一般来说，病程和疗效间有着密切的关系，病程越短，疗效越好，反之越差。

腰骶部和臀部急性损伤后，可使用合理的推拿手法及中药内治、外治等疗法，消肿祛瘀，活血定痛，加快损伤梨状肌的愈合，避免梨状肌的粘连、痉挛、挛缩，从而加快疾患的康复。

临床上如果由于患者未能及时治疗，或错过最佳的治疗时机，出现梨状肌痉挛、挛缩、肥厚，与周围组织粘连（纤维化、钙化）等，此时治疗，将会疗程变长，疗效明显降低。

在早期治疗中，急性期宜静卧，康复期宜动静结合，进行功能锻炼。在急性期，如瘀血不能尽除，陈伤久久不愈，就会转为慢性，病情缠绵，因此，在早期治疗中，强调医患配合是取得疗效的又一重要方面。

第八章 其他腰骶部软组织疼痛综合征

本病主要是由于腰骶部软组织的劳损、扭伤、外伤、无菌性炎症等，引起肌肉的痉挛、局部缺血、软组织代谢物质，刺激局部疼痛感觉器，产生疼痛。疼痛的刺激本身又常引起或加重肌肉痉挛，形成恶性循环，最终在受伤部位形成固定性病灶，长期不愈，最终形成腰骶软组织疼痛综合征。

腰骶部软组织疼痛综合征包括肌筋膜痛综合征、第三腰椎横突综合征、髂嵴综合征、臀中肌综合征、脊神经后支嵌压综合征、臀上皮神经嵌压综合征、臀筋膜脂肪疝、梨状肌综合征、坐骨神经盆腔出口综合征、股外侧皮神经嵌压综合征。梨状肌综合征和坐骨神经盆腔出口综合征我们在上一章节已有介绍，肌筋膜痛综合征、第三腰椎横突综合征分别在第五章、第六章中作了介绍。此章节介绍髂嵴综合征、臀中肌综合征、脊神经后支嵌压综合征、臀上皮神经嵌压综合征、臀筋膜脂肪疝、股外侧皮神经嵌压综合征，

钩活术根据病灶形成的部位之不同，直接钩治局部腧穴，即刻解除局部痉挛，使软组织得到松解，改变恶性循环状态，加速血液循环，使疼痛得到缓解。

腰骶软组织疼痛综合征属中医学"痹证"范畴，亦称"臀痛""腿痛"，伴有腰痛时称"腰腿痛"。

第一节 病因病机

腰骶部闪挫扭伤或急性外伤，日久未愈，以及慢性劳伤，均可导致经筋肌肉功能失常，"气伤痛""形伤肿"出现气血瘀滞，风寒湿邪内侵，痹阻经脉；肝肾亏损，筋脉失养，经筋功能低下，从而导致本病的发生。对于腰骶部软组织疼痛综合征的病因病机应从以下三个方面认识。

一、气滞血瘀（劳损扭伤）

与腰骶部软组织疼痛综合征的发生发展有着直接关系的是急性损伤后未能及时治疗恢复。造成损伤的原因可以是交通事故、运动损伤、生活或工作中的意外事故损伤；各种强烈动作致使腰骶部过度前屈、后伸或侧弯等，使筋肉过度牵拉，而发生的闪挫伤；或在日常生活中，长期弯腰工作学习，"久视伤血，久卧伤气，久坐伤肉，久立伤

骨，久行伤筋"，长期持久的单一动作造成的疲劳性损伤都是本病损伤的原因。筋肉损伤，脉络受损，气机不畅，气血瘀阻，造成本病的发生。加之肝肾亏虚，精血不足，筋肉失养，筋肉退化，一旦受到外伤或劳损，易造成腰骶部软组织疼痛综合征。软组织如筋膜、肌肉、韧带等在外伤后未能及时治疗恢复，或工作学习等非生理性体位损伤失治、误治，瘀血留滞经络，气血运行不畅，肌肉、筋脉失养，再次或反复多次损伤，可以使本病进一步加重。

二、肝肾亏损（先天不足或体质虚弱）

"肝肾同源"是指精和血间存在着相互资生和相互转化的关系。在病理上，肝血不足可引起肾精亏损，反之，肾精亏损亦可导致肝血不足。肝血不足则经脉亏虚，筋肉失于濡养，导致本病发生。腰为肾之府，腰部疼痛与肾有直接关系，肾虚是根本，治病必求其本。

三、外邪侵袭（受风着凉或居住潮湿）

外邪系指六淫的风、寒、暑、湿、燥、火之邪侵袭腰骶部筋脉，痹阻经脉，气血运行不畅，致使腰骶部发生疼痛、麻木、重着。或因居处潮湿、涉水冒雨，或气候剧变、冷热交错，劳累后汗出当风，腠理空虚，风寒湿邪趁虚而入，侵袭人体，走窜经络，留滞筋肉，气血痹阻，筋肉失于濡养，发生本病。

第二节　西医学病因病理与诊断

腰骶部软组织疼痛综合征主要是指腰骶部肌肉、肌腱及其附着点筋膜或骨膜的急慢性损伤。使局部功能障碍，或局部通路受阻，临床以局部软组织疼痛，酸胀不适，时作时止，休息后减轻，按摩后减轻，劳累受凉后加重，局部肌肉活动稍有受限为主要症状（图8-2-1）。

一、病因病理

1. 腰骶部外伤，如交通事故、运动损伤、生活或工作的意外事故等，致使腰骶部受到过度的前屈、后伸或侧弯等损伤，腰骶部负荷过度，使肌肉、韧带、筋膜受到损伤，从而导致损伤性炎症反应，如急性期外伤后未能及时治疗或治疗不当，损伤的组织如肌肉、筋膜、韧带或骨膜未得到充分的修复而遗留为腰骶部软组织疼痛综合征。

2. 长期低头，伏案工作学习，睡眠姿势不当，腰骶部韧带或筋膜处于长时间牵伸状态，形成了积累性的劳损变性。

3. 腰骶椎先天或后天畸形，均可造成软组织动态平衡失调，也易发生软组织损伤。

腰骶部软组织疼痛综合征是在以上诸原因作用下，首先引起创伤性软组织炎症反应，到后期则根据炎性反应的程度不同，导致软组织不同程度的粘连、纤维化、瘢痕化，而易诱发本病。

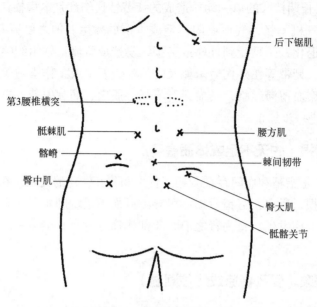

后下锯肌

第3腰椎横突

骶棘肌   腰方肌

髂嵴   棘间韧带

臀中肌   臀大肌

骶髂关节

图 8-2-1　腰背部常见激痛点

二、发病机制

1. 髂嵴综合征　髂嵴及髂后上棘处有腰背筋膜附着，向上有骶棘肌、腰方肌、腹内斜肌起点，向下有臀大肌、臀中肌及其肌膜附着。在腰臀部躯干活动中，受力大，易劳损。第三腰神经后外支（偶尔第四支）分支供应此区皮肤及皮下组织，在穿出筋膜处易受卡压，Maigne（1980）认为疼痛系脊神经后支在髂嵴附近穿出处卡压所致。

2. 臀中肌综合征　臀中肌综合征为发生于臀中肌的肌筋膜痛。臀中肌位于髂骨翼的外面。其前 2/3 肌束呈三角形，后 1/3 为羽翼状，向外下走行，至大转子上形成短腱止于大转子的外面及其后上角，为主要的髋关节外展肌，并参与外旋及后伸髋关节。该肌在人体站立时可稳定骨盆，从而稳定躯干，特别在步行中的单足着地期尤为重要。日常生活中的躯干活动，如弯腰、直立、行走、下蹲等，臀中肌都起很重要的作用，因而易产生劳损，尤其当突然改变体位时更易损伤，劳损后臀中肌肌筋膜处发生无菌性炎症而引发疼痛。

3. 脊神经后支嵌压综合征　脊神经后支被嵌压导致腰骶痛的问题，解剖及临床不乏文献探讨，被认为是腰骶痛的主要原因之一。陈冲等经过解剖及临床研究认为，87%的非特异性腰骶痛与脊神经后支主干的直接受刺激有关，并建议用"脊神经后支综合征"来命名这类腰骶痛。

脊神经在出椎间孔后分为前支及后支，后支经下位椎骨横突上缘、上关节突外侧穿横突间韧带后行，在此以 60° 角分为内侧支及外侧支，内侧支绕关节突向下内，在关节突与副突的间沟中，通过骨纤维管向内下行 3 个椎体，在中线附近穿深筋膜到皮下，沿途分支到韧带、关节突和筋膜。外侧支则穿过脊旁肌及腰背筋膜到达腰骶部及臀部，沿途分支供应脊旁肌。陈志伸等在新鲜标本上测定，腰椎做三维运动时脊神经后支可受牵拉，以主干处应力最大。Howe等及Calvin等提出，神经干在受机械性刺激部位发生脱髓鞘改变，产生自发的传入放电活动，引起腰部肌痉挛和腰骶部疼痛。

4. 臀上皮神经嵌压综合征 陶甫等曾对60例腰神经后支作了解剖观察，发现臀上皮神经可来自T_{11}至L_4的脊神经后支的外侧支，其中以来自T_{12}至L_3者最恒定。50%为4支，30%为5支。上述脊神经的后外侧支在髂嵴上方骶棘肌外缘处穿出腰背筋膜后层到皮下，然后跨越髂嵴到臀部，在跨越髂嵴处有骨纤维管道固定，并保护神经不受压迫或损伤。在臀部亦可在穿出筋膜到皮肤时受嵌压，作者曾对痛点组织切除活检，证明系小血管周围圆细胞浸润。有人认为在髂嵴或臀部摸到痛性索条系臀上皮神经离位变粗所致。中医骨伤称筋出槽。曾昭荣等经手术及活检证明，此索条系纤维组织或肌束，称为痛性筋束。刘广杰等也手术证明无肌纤维变性，均非臀上皮神经变粗。脊神经后支被嵌压导致腰骶痛的问题已有详细研究，其中臀上皮神经嵌压尤其被关注。当臀上皮神经在其越过髂嵴及穿出臀部深筋膜处受嵌压产生的疼痛，曾称臀上皮神经炎或臀上皮神经损伤，现称臀上皮神经嵌压综合征。

5. 臀筋膜脂肪疝 早在1944年，Copeman及Ackeyman即报告腰骶部筋膜疝出之脂肪可以导致腰臀部痛。Cyriax报告骶棘肌表面腰背筋膜处疝出的脂肪球可导致疼痛症状，称为筋膜炎，或肌硬结。1987年，李兆顺报告骶髂筋膜脂肪疝所致腰骶痛，以后报道渐多，称骶髂筋膜或腰骶筋膜脂肪疝。常见的脂肪疝主要位于臀肌表面，此处深筋膜解剖命名为臀筋膜，故应称为臀筋膜脂肪疝。在髂嵴以下、臀肌表面的深筋膜称为臀筋膜，沿髂嵴后部外缘处，有腰神经后外侧支的皮神经支及小血管穿出，脂肪丰富的人，特别是女性，常有脂肪球经此裂孔疝出至皮下，如果发生嵌顿，则形成痛性球形的包块，称臀筋膜脂肪疝嵌顿，简称臀筋膜脂肪疝或皮下脂肪疝。

6. 股外侧皮神经嵌压综合征 股外侧皮神经发自腰丛的L_{1-3}神经前根，自腰大肌外缘穿出后，斜向外下，经髂肌表面斜行至髂前上棘内下方1cm处，穿腹股沟韧带纤维管道，或经腹股沟韧带外端之下，在缝匠肌起点之前或穿缝匠肌纤维至股部分为前、后两支，后支在髂前上棘下5cm处穿出深筋膜，供应大腿外侧及臀部皮肤，前支下行5cm后穿出深筋膜后分布于大腿前外侧皮肤，直至膝关节（图8-2-2）。

股外侧皮神经在穿过腹股沟韧带时成陡角下行，并可受纤维的挤压，行程中穿过肌纤维管道及筋膜裂口时也可受挤压；此外，髂腰肌血肿、局部外伤骨折、手术损伤及瘢痕、过紧的束带等，均可导致神经受压。张天宏等报道19例，其中髋关节手术后瘢痕12例，髂骨取骨后瘢痕3例，骨折1例，无诱因3例。诊疗中有的病例在劳损及受风寒后亦可发生该问题。

三、临床诊断

1. 症状

（1）髂嵴综合征：多发生于中年，突发或渐发，患者诉髂后上棘处疼痛，钝痛，劳累、寒湿后重，休息及温热时轻，压痛在髂后上棘及其周围的肌起止点处，以臀肌后缘、骶棘肌及其筋膜附着处多见。压痛点局限，贴近骨膜，一般不向远处放射。本征应与臀上皮神经卡压综合征区别。

（2）臀中肌综合征：臀中肌综合征主要表现为臀部酸痛，深夜、晨起、活动之初皆感疼痛。劳累、冷凉、潮湿时加重。疼痛半数可扩散至大腿外侧，少数可感小腿外侧不适，但无明确节段分布。有时可有同侧下肢惧冷、发凉、麻木或蚁走感。多数为慢性发病，约 1/5 可为急性发病。

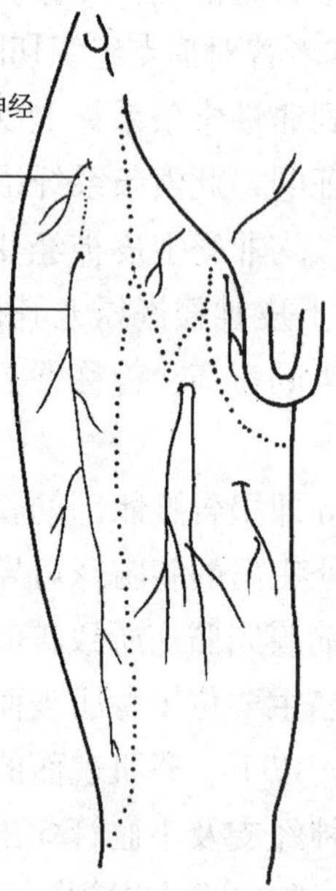

（3）脊神经后支嵌压综合征：本症可产生急、慢性腰骶痛，伴臀部痛及大腿后痛，但不过膝关节。在主诉痛区上方 2~3 个节段有深压痛点。无下肢感觉、运动等障碍。X 线、CT、MRI 无检查正常，实验室检查无特异性。

本症无特异性，在具备上述条件时，如局部封闭压痛点可止痛，则诊断可成立。应排除内脏感应痛。本症与小关节综合征、腰肌劳损、肌筋膜痛等在概念上互相重叠，并主要排除器质性病变。

（4）臀上皮神经嵌压综合征：本症亦为典型的肌筋膜痛综合征，患者多为中年，多数有臀部损伤或劳损史，诉腰臀部剧痛或酸胀痛，重者不敢翻身，弯腰时加重，可放射至臀部及大腿外侧。在髂嵴及其下方可找到压痛点，较臀中肌综合征者高而表浅。在有下肢感应痛时，应与椎间盘突出症的坐骨神经痛区别。

股外侧皮神经
后支
前支

图 8-2-2　股外侧皮神经

（5）臀筋膜脂肪疝：臀部皮下脂肪球在女性臀部检查时常见，正常不痛。当受到嵌压时，可因伴随的血管或神经组织受卡压出现缺血、炎症，而产生疼痛。疼痛限于外侧及臀部酸痛、钝痛或锐痛，可涉及大腿后，弯腰劳累时易发作。扪诊可发现疼痛的球形肿块，多不能还纳。推拉或按压肿块，疼痛加剧，直腿抬高及"4"字试验阴性。普鲁卡因肿块根部封闭，可立即止痛。

（6）股外侧皮神经嵌压综合征：大腿相应区皮肤疼痛、过敏或麻木，走路时重，卧床休息时轻。后伸大腿可诱发或加重疼痛。指压髂前上棘处，可诱发大腿外侧痛。但无肌肉萎缩。诱发电位仪测感觉传导，均有 P_1、N_1 波潜伏期延长。

2. 体征

（1）髂嵴综合征：压痛在髂后上棘及其周围的肌起止点处，以臀肌后缘及骶棘肌及其筋膜附着处多见。压痛点局限，贴近骨膜，一般不向远处放射。本征应与臀上皮神经卡压综合征区别。

（2）臀中肌综合征：体检时直腿抬高可有臀部疼痛，多无典型放射痛，加强试验阴性。扪诊可发现臀中肌中的激痛点，或有痛性筋束。激痛点可一个或多个，可出现在臀中肌前、中、后部。按压激痛点或痛性筋束可重现与平时相似的局部疼痛及下肢的扩散痛。

（3）脊神经后支嵌压综合征：在主诉痛区上方2~3个节段有深压痛点。无下肢感觉、运动障碍。抬腿试验阴性（－），股神经牵拉试验阴性（－）。

（4）臀上皮神经嵌压综合征：在髂峰及其下方可找到压痛点，较臀中肌综合征者高而表浅。在有下肢感应痛时，应与椎间盘突出症的坐骨神经痛区别。

（5）臀筋膜脂肪疝：扪诊可发现疼痛的球形肿块，多不能还纳。推拉或按压肿块，疼痛加剧，直腿抬高及"4"字试验阴性。抬腿试验、股神经牵拉试验、鞠躬试验、"4"字试验均阴性。

（6）股外侧皮神经嵌压综合征：指压髂前上棘处，可诱发大腿外侧痛。股神经牵拉试验、跟臀试验大多阴性（－），直腿抬高试验、抱膝试验、鞠躬试验、坐位屈颈试验、坐位伸膝试验均阴性（－）。

3. 影像学检查 髂峰综合征、臀中肌综合征、脊神经后支嵌压综合征、臀上皮神经嵌压综合征、臀筋膜脂肪疝、股外侧皮神经嵌压综合征X线、CT、MRI检查无特异性改变。

常规化验及抗O、血沉等皆正常。实验室检查无特异性。

4. 排除其他病 进行综合判断排除其他病。

1+2+3+4=诊断。

四、鉴别诊断

1. 腰椎间盘突出症 腰痛、下肢放射痛，一般是单侧发病，活动后加重，休息后减轻。强迫体位，翻身困难，椎旁压痛，抬腿试验、抬腿加强试验、坐位屈颈试验、坐位伸膝试验、鞠躬试验、股神经牵拉试验、跟臀试验一般为（＋）。以上六种腰骶部软组织疼痛综合征一般无放射痛，痛点明显，一般无强迫体位，偶尔翻身受影响。直腿抬高试验、直腿抬高加强试验、坐位屈颈试验、坐位伸膝试验、鞠躬试验、股神经牵拉试验、跟臀试验一般为（－）。影像学检查（CT、MRI）可明确鉴别诊断。

2. 下肢末梢神经炎 下肢末梢神经炎表现为以臀部及大腿前后侧麻木为主的临床症状，一般无腰痛，腰腿部无激痛点或结节及条索状物，临床检查无特异性指征。

3. 风湿痛 腰痛、腿痛、无放射痛，晨僵，与天气变化有关，活动后减轻、静止后再活动时加重，风湿活动期局部肿痛，甚至关节变形，有时有特异性环形红斑和皮下结节，皮下结节与腰骶软组织疼痛综合征的结节和条索状物及激痛点有所不同，此皮下结节压痛不明显，局部封闭症状缓解不明显，实验室检查ASO、RF、ESR等可明确鉴别诊断。

4. 肿瘤 腹部肿瘤、椎管肿瘤、骨转移瘤等恶性肿瘤部分引发腰骶部疼痛，或放射痛，其疼痛特点是夜间加重，白昼减轻，全身情况较差，在腰骶部有时还有特发性反应区"激痛点"。但"激痛点"局部封闭疼痛缓解不明显。

5. 椎弓崩裂 椎弓崩裂出现腰痛、腿痛、放射痛，最主要的区别症状是间歇性跛行，慢性发病过程，时轻时重，波浪式发展，或外伤后突然发病，之后渐进性波浪式发展，X 线腰椎四位片、CT 能清晰地确定椎弓崩裂的节段和程度。

6.六种软组织疼痛综合征的压痛点（激痛点） 多数肌肉内的激痛点只有一处，或以一处为主；但也可有两处或多处。有的初发时有一个激痛点，但日久可出现两个或多个点，这可能是活动的激痛点激活了潜在激痛点的缘故；或因长期肌痉挛，形成了新的激痛点。新的激痛点一般摸不到硬结或痛性筋束。旧的激痛点治愈或消失后，硬结或肌束仍可存在，遇有刺激还可激发再次疼痛。激痛点的位置多在肌肉肌腱交界处，肌筋膜边缘易拉伤处，骨突的附着处。

检查时可发现局部肌肉痉挛，急性者有较局限的压痛点，触压此点可立即引起剧烈疼痛，并可向一定部位扩散，此即"激痛点"。位于肌肉的激痛点，痛可布及全肌，或有放射性疼痛及麻木；位于肌腱附着处者，常有局限性痛。慢性病程者，在痛的部位可触到较硬的肌硬结或痛性筋束，压迫此点可引起患者疼痛症状再现。重复检查，部位不变，说明此检查正确。腰腿痛常见的部位为后下锯肌、腰方肌、骶棘肌、臀中肌、臀大肌后部、髂嵴等。

关于后下锯肌、第三腰椎横突、骶棘肌、腰方肌、髂嵴、肌间韧带、臀中肌、臀大肌、骶髂关节的激痛点或检查的区域，如前图所示（图 8-2-1）。

第三节 辨病与辨证

治疗腰骶部软组织疼痛综合征，在临床应辨证与辨病相结合，明确诊断，准确钩活，一般需选用微类钩鳀针，微类 2.5~9.0cm 钩鳀针在此较为常用。

一、辨病

辨病是指西医学的诊断与鉴别诊断，通过辨病明确腰骶部软组织疼痛综合征的原因、病理及准确的位置，并通过相关的鉴别诊断排除其他病，为准确治疗打下基础。

在辨病方面，腰骶部疼痛综合征无特异性影像学检查和实验室检查，激痛点和结节及条索状物是查体中的重点，应注意与腰椎间盘突出症、风湿痛、肿瘤、椎弓崩裂、腰椎退变、压缩性骨折、椎管狭窄等进行区别。

二、辨证

1.病因病机辨证

（1）闪挫劳损，气滞血瘀：疼痛发作时间短，往往有明显的外伤史或劳损史，腰骶部单侧、正中或两侧酸痛不适，有时有固定的压痛点，舌质青紫，或有瘀血、瘀点，脉弦细或弦细涩。

（2）血瘀日久，气血两虚：本来体弱，或腰骶痛反复发作，经久不愈，腰骶部强硬，伴面色萎黄，精神不振，饮食欠佳，少言懒动，舌淡白，苔薄白，脉象细弱或缓慢。

（3）气血两虚，复感风寒湿邪：素体少动懒言，腰骶部酸痛不适，腰骶部强直不适，同时伴有恶风或恶寒。若汗出恶风，肌肤麻木不仁，或复感风寒湿邪而症状反弹，脉浮缓者，为风邪侵袭太阳经脉肌腠。若无汗恶寒，脉浮者，为寒邪郁于经脉，腰骶部困重，舌苔白腻，脉濡缓或濡细，多为湿邪。

2. 分型辨证　根据腰骶部软组织疼痛综合征中医病因病机和临床特点，把腰骶部软组织疼痛综合征分为痹证型、劳损瘀滞型、外伤瘀血型。目的在于有效地指导临床治疗。

（1）痹证型：是由于风寒湿瘀等邪气滞留于腰骶部的软组织，或有外伤史，或有劳损史，或气血两亏、肝肾不足，使腰骶部软组织的局部经络受阻，瘀血内停，出现软组织的功能障碍和局部僵硬、酸痛、冷凉为主症的临床表现，根据风寒湿邪的入侵程度不同，在临床有不同的表现，但此痹证型腰骶部软组织疼痛综合征临床症状与天气变化有关，遇冷加重、遇热减轻、晨僵明显。舌淡，苔薄白，脉弦紧或浮紧。

（2）劳损瘀滞型：是由于久坐、久站、久视等固定姿势时间太长，使腰骶部软组织长期处于一种紧张状态，而产生疲劳性劳损，使局部韧带处于缺血、缺氧、瘀滞状态，出现软组织的功能障碍和局部僵硬疼痛酸沉为主症的临床表现，根据劳损的程度不同，临床症状也随之不同，其缓解的程度也相应不同。此型软组织劳损，预防非常重要，因劳损的位置不同，疼痛的位置也不同，在治疗时应根据阿是穴的不同而选择不同的腧穴。舌淡或有瘀斑，苔薄白，脉沉迟或弦滑。

（3）外伤瘀血型：是由于外力作用于腰骶部的软组织，使腰骶部软组织及其功能受到损伤，出现软组织的功能障碍和局部僵硬、酸痛为主症的临床表现，部位固定于受损软组织的局部，局部皮肤或皮下有时有紫斑出现，有局限性的瘀血结节或瘀血敏感区（阿是穴）。舌淡或有瘀斑，苔薄白，脉弦滑。

3. 分期辨证

急性期：腰骶部肌肉酸痛不适、沉重、冷凉，时轻时重，劳累后加重，休息后减轻。

慢性期：腰骶部偶有酸痛，缠绵不愈，劳累后加重，休息后减轻，按摩、热疗后减轻。

第四节　中医分型钩活术治疗

钩活术治疗腰骶部软组织疼痛综合征，根据中医理论将此劳伤分为痹证型、劳损瘀滞型、外伤瘀血型三型腰骶部软组织疼痛综合征，根据中医分型的证候特点选用相应的腧穴，运用钩活术的各种手法进行综合治疗。

腰骶部软组织疼痛综合征是钩活术的适应证，要排除禁忌证，同时进行相关的各种检查，检查的结果符合腰骶部软组织疼痛综合征的诊断，未发现其他疾病引起的相关症状，综合辨证分析后确定所选阿是穴或其他腧穴。但是，腰骶部软组织外伤必须在受伤后96小时或更长时间进行钩活治疗，因急性水肿期进行钩活治疗不利于康复，对劳损瘀滞型腰骶部软组织疼痛综合征，症状最明显时为最佳治疗时间。

1. 选穴原则 腰骶段的新（魏氏）夹脊穴、阿是穴。

2. 选穴注意 主穴为新（魏氏）夹脊穴，配穴为阿是穴。

3. 选钩原则 根据疾病轻重和补泻法选择微类内板或内刃型一次性使用钩活术钩鍉针钩针。

4. 钩深（深度） 进入皮肤，深达病灶，为钩治深度，患者肥胖差异不同，其深度也不同。

（1）新（魏氏）夹脊穴腰椎进入深度为1.50~2.50cm，垂直深度为1.49~2.49cm。

（2）阿是穴深度为肌筋膜的深度。

5. 钩角（钩进角） 钩活术操作过程中，钩针与所钩治腧穴表面进针的角度为钩进角度，简称钩进角。

（1）新（魏氏）夹脊穴腰段倾斜85°角。

（2）阿是穴倾斜角70°~90°角。

6. 手法与钩法

手法：新（魏氏）夹脊穴钩提法；

　　　阿是穴钩提法。

钩法：新（魏氏）夹脊穴单软；

　　　阿是穴单软。

7. 钩度

1~3分为准，严格执行"宁可不及，不可太过"的原则。

一、痹症型

腰骶部疼痛综合征符合以下条件：腰骶部有受风着凉劳损史，或腰痛史，因受风着凉而发病，或不明原因而发病，腰骶疼痛或僵硬不适，遇冷加重，遇热减轻，晨僵，与天气变化有关，未发现其他原因引起的局部症状，称之为痹证型腰骶部软组织疼痛综合征。

1. 诊断

（1）症状：腰骶部肌肉酸痛，冷凉不适，受风着凉而发作，同时伴有恶风或恶寒。若汗出恶风，肌肤麻木不仁，或复感风寒湿邪而症状反弹，遇热减轻、遇冷加重。初期稍作休息即可恢复，病程长者，调节肌肉活动，症状仍不缓解。时轻时重，缠绵不愈，久坐、久站、固定姿势、劳累后易发作，休息后初期动作障碍，稍活动则症状缓解。

（2）舌脉：舌淡红，苔薄白或薄黄，脉沉弦涩或沉滑濡。

（3）体征：腰骶部肌肉僵硬或痉挛，腰骶部活动部分受限，腰骶部活动可引起疼痛，但无放射痛，可巡查到压痛点和敏感点，部分患者可触及条索状物及结节。

（4）影像学检查：X 线片及其他影像检查无改变。

（5）排除其他病：综合判断排除其他原因引起的以上症状。

符合以上 5 条即可确诊为痹证型腰骶部软组织疼痛综合征。

包括现代医学腰骶部疼痛综合征。

诊断要点：在影像学检查结果的支持下，腰骶部有受风着凉史，疼痛、僵硬不适与天气变化有关，遇热减轻，活动按揉后减轻，固定休息后加重，影像学检查无变化支持本病的诊断。

2.鉴别诊断 除以上所讲的应与腰椎间盘突出症、风湿痛、末梢神经炎、椎弓崩裂、肿瘤鉴别外，同时还应与外伤瘀血型和劳损瘀滞型腰骶部软组织疼痛综合征相鉴别，外伤瘀血型以外伤而引发，劳损瘀滞型有劳损史，无晨僵，与天气变化无关。

3.钩活术选穴 痹证型腰骶部软组织疼痛综合征要根据劳损的部位之不同和影像学检查的结果，进行病位选穴，以新（魏氏）夹脊穴为主穴，腰骶部膀胱经腧穴和阿是穴为配穴。

主穴：新（魏氏）夹脊穴。

配穴：循经取穴或阿是穴，根据具体情况，取双侧穴或单侧穴，单侧取患侧腧穴。

4.钩活术治疗 痹证型腰骶部软组织疼痛综合征钩活术治疗应以平补平泻法为主，利用微类内板或内刃钩鍉针进行常规九步钩活。

5.病案举例

（1）［风寒湿痹　髂嵴疼痛］

斯琴某，男，48 岁，内蒙古赤峰人。

初诊：2014 年 5 月 21 日

主诉：腰骶痛 3 年，加重 4 个月。

现病史：腰骶痛病史 3 年，时轻时重，遇天气变化时症状出现，4 个月前因受风着凉而出现下腰骶部疼痛，晨僵，遇热减轻，遇冷加重，活动后减轻，劳累后加重，热敷理疗后症状有所缓解。经针灸、理疗、中药治疗后效果不佳。于 2014 年 5 月 21 日来我院就诊。

检查：双侧髂后上棘缘压痛明显，并有硬结及条索状物，局部按揉后疼痛症状缓解。神经根牵拉试验（－），二便正常，舌淡红，苔薄白，脉弦紧。

辅助检查：血尿常规、心电图检查无异常。

影像学检查：X 线、CT、MRI 检查未见椎间盘突出、骶髂关节融合。

诊断：痹症型腰骶部软组织疼痛综合征（中医）。

　　　　髂嵴综合征（西医）。

分析：患者有明显的风湿史，风邪侵入腰部，则下腰部疼痛，遇冷加重，遇热减轻、晨僵，与天气变化有关，热敷理疗症状缓解，时轻时重，符合痹症型腰骶部软组织疼痛综合征。

治则：祛风除湿，理气止痛。

治法：钩活术疗法。

	选穴	钩鍉针	钩法与钩度	手法与钩角
主穴	L_1穴 +L_2穴	微类内板 4.5 型	单软 1 分	钩提法 90°
配穴	阿是穴	微类内板 7.5 型	单软 1 分	钩提法 90°

按照《中医钩活术技术操作规范》完成钩活术操作。

二诊：2014 年 5 月 28 日

腰骶部疼痛症状消失，未作处理。

随访：2015 年 5 月 28 日电话随访，腰骶部疼痛症状未见反复。

【按语】此患者为风寒湿所致的腰骶部疼痛。风寒湿邪，侵犯腰部，腰部经络受阻，不通则痛，选用 L_1穴 +L_2穴 + 阿是穴平补平泻，直达病灶，祛风除湿，畅通经络，故一次治愈。嘱此患者在今后的日常生活中需避风寒，强体质，劳逸结合，防复发。

（2）［风寒湿痹　臀部疼痛］

江某，女，49 岁，山西省太原人。

初诊：2016 年 6 月 1 日

主诉：右臀部疼痛 4 个月。

现病史：腰痛病史 5 年，每遇天气变化疼痛发作，按摩理疗症状缓解，4 个月前，因受风着凉出现臀部酸痛，晨僵，休息后加重，活动后减轻，弯腰工作后加重，热敷理疗后症状暂时缓解。经针灸、理疗、针刀等治疗后效果不佳。

检查：右臀中部压痛向左下肢放射性疼痛，以压痛点为中心上下长约 1cm 条索状物，神经根牵拉试验（−），二便正常，舌淡红，苔薄白，脉弦紧。

辅助检查：血尿常规、心电图检查无异常。

影像学检查：X 线、CT、MRI 检查未发现椎间盘突出、骶髂关节融合。

诊断：痹症型腰骶部软组织疼痛综合征（中医）。

　　　　臀中肌综合征（西医）。

分析：患者有明显的风湿史，风寒湿邪侵犯腰臀部，腰臀部经络受阻，出现臀部酸痛，晨僵，遇热减轻，遇冷加重，固定姿势后加重，活动后减轻，热敷理疗症状缓解，劳累后症状加重，时轻时重，符合痹症型腰骶部软组织疼痛综合征。

治则：祛风除湿，理气止痛。

治法：钩活术疗法。

	选穴	钩鍉针	钩法与钩度	手法与钩角
主穴	L_1穴 +L_2穴	微类内板 4.5 型	单软 1 分	钩提法 90°
配穴	阿是穴	微类内板 7.5 型	单软 1 分	钩提法 90°

按照《中医钩活术技术操作规范》完成钩活术操作。

二诊：2016 年 6 月 8 日

腰骶部疼痛症状消失，未作处理。

随访：2017 年 6 月 8 日电话随访，右臀部疼痛症状未见反复。

【按语】此患者为风寒湿所致的右臀部疼痛。风寒湿邪，侵犯腰部经络，腰骶部经络受阻，不通则痛，选用 L_1 穴 +L_2 穴 + 阿是穴平补平泻，直达病灶，祛风除湿，畅通经络，故一次治愈。嘱此患者在今后的日常生活中需避风寒，劳逸结合，防复发。

（3）[风寒湿痹　腰腿疼痛]

钱某，女，41 岁，山东济南人。

初诊：2015 年 2 月 11 日

主诉：腰骶部疼痛 2 个月。

现病史：2 个月前因长时间劳作受风着凉，而出现腰骶部疼痛，偶有放射痛至膝关节，晨僵，遇冷加重，遇热减轻，休息固定姿势后加重，活动后减轻，劳累后加重，热敷理疗后症状暂时有所缓解。为求进一步治疗来我院就诊。

检查：双侧髂嵴缘下压痛，无下肢感觉、运动功能障碍。神经根牵拉试验（-），二便正常，舌淡红，苔薄白，脉弦紧。

辅助检查：血尿常规、心电图检查无异常，ASO（+）。

影像学检查：X 线、CT、MRI 检查未见异常。

诊断：痹症型腰骶部软组织疼痛综合征（中医）。

脊神经后支嵌压综合征（西医）。

分析：患者有明显的受风着凉史，劳累则气虚，气虚则邪气趁虚而入，故腰骶部经络不通则疼痛，风寒之邪，遇热减轻，遇冷加重，晨僵，与天气变化有关，热敷理疗症状稍缓解，劳累后症状加重，符合痹症型腰骶部软组织疼痛综合征。

治则：祛风除湿，理气止痛。

治法：钩活术疗法。

	选穴	钩鍉针	钩法与钩度	手法与钩角
主穴	L_3 穴 +L_4 穴	微类内板 4.5 型	单软 1 分	钩提法 80°
配穴	阿是穴	微类内板 7.5 型	单软 1 分	钩提法 90°

按照《中医钩活术技术操作规范》完成钩活术操作。

二诊：2015 年 2 月 18 日

腰骶部疼痛症状消失，未作处理。

随访：2016 年 2 月 18 日电话随访，腰骶部疼痛症状未见反复。

【按语】此患者为风寒湿所致的腰骶部疼痛。风寒湿邪侵犯腰骶部，腰骶部经络受阻，不通则痛，选用 L_3 穴 +L_4 穴 + 阿是穴平补平泻直达病灶，祛风除湿，畅通经络，故一次治愈。

（4）[风寒湿痹　腰部疼痛]

卫某，女，49 岁，衡水市冀县人。

初诊：2015 年 5 月 3 日

主诉：腰及右臀部疼痛 4 年，加重 4 个月。

现病史：腰及右臀部疼痛 4 年，遇冷、受凉后加重，6 个月前曾封闭治疗一次，症状消失，4 个月前因乘车受风，疼痛反复，较前加重。弯腰时加重。遇热减轻，局部按揉理疗后稍有缓解，再次封闭治疗效果不佳。于 2015 年 5 月 3 日来我院就诊。

检查：右侧髂嵴缘下 1cm 处有明显的压痛无扩散，局部可按揉到条索状物，神经根牵拉试验（－），二便正常，舌淡红，苔薄白，脉弦紧。

辅助检查：血尿常规、心电图检查无异常。

影像学检查：X 线、CT、MRI 未见椎间盘突出、骶髂关节融合。

诊断：痹症型腰骶部软组织疼痛综合征（中医）。

　　　　臀上皮神经嵌压综合征（西医）。

分析：有右臀部疼痛史，遇冷遇风加重，封闭后症状好转，乘车受风症状反复，局部封闭症状消失符合腰骶部软组织疼痛综合征诊断。

治则：祛风除湿，理气止痛。

治法：钩活术疗法。

	选穴	钩鍉针	钩法与钩度	手法与钩角
主穴	T_1 穴 +L_5 穴	微类内板 4.5 型	单软 1 分	钩提法 70°
配穴	阿是穴	微类内板 7.5 型	单软 1 分	钩提法 90°

按照《中医钩活术技术操作规范》完成钩活术操作。

二诊：2015 年 5 月 10 日

右臀部疼痛症状消失，未作处理。

随访：2016 年 5 月 10 日电话随访，右臀部疼痛症状未见反复。

【按语】此患者为风寒湿邪所致的右臀部疼痛。风寒湿邪趁虚而入，腰臀部经络受阻，不通则痛，选用 T_1 穴 +L_5 穴 + 阿是穴平补平泻，直达病灶，祛风除湿，畅通经络，故一次治愈。嘱此患者在今后的日常生活中需避免受风着凉，劳逸结合，防复发。通过钩活术治疗，大部分痛性筋束可以消失，对极少数不能消失者可行手术切开周期筋膜松解，但一般不宜做神经切除。

（5）[风寒湿痹　脂瘤疼痛]

郑某，男，38 岁，湖南省永州人。

初诊：2015 年 5 月 2 日

主诉：右臀部疼痛 20 天。

现病史：1 年前发胖，体重骤增，发现右臀部一肿物，局部无任何不适，20 天前因受风着凉后而出现右臀部疼痛酸胀，可涉及大腿后，热敷、理疗后无缓解。

检查：右髂后上棘处可扪及大约 1.5cm×1.5cm 不可移动的肿物，压痛明显，神经根牵拉试验（－），二便正常，舌淡红，苔薄白，脉弦紧。

辅助检查：血尿常规、心电图检查无异常。

影像学检查：X 线、CT、MRI 检查未见椎间盘突出、骶髂部占位。

诊断：痹症型腰骶部软组织疼痛综合征（中医）。

　　　臀筋膜脂肪疝（西医）。

分析：患者肥胖体质有明显的受风史，扪诊可发现疼痛的球形肿块，不能还纳，推拉或按压肿块，疼痛加剧，热敷理疗后局部舒适感，符合痹症型腰骶部软组织疼痛综合征。

治则：益气活血，散结止痛。

治法：钩活术疗法。

	选穴	钩锃针	钩法与钩度	手法与钩角
主穴	L_1 穴 + L_2 穴	微类内板 4.5 型	单软 1 分	钩提法 85°
配穴	阿是穴	微类内板 4.5 型	单软 1 分	钩提法 90°

按照《中医钩活术技术操作规范》完成钩活术操作。

二诊：2015 年 5 月 11 日

右臀部疼痛症状消失，未作处理。

随访：2016 年 5 月 11 日电话随访，右臀部疼痛症状未见反复。

【按语】此患者为风寒湿所致的腰骶部疼痛。风寒湿邪趁虚而入，腰骶部瘀滞，风寒湿痰瘀凝结于局部，经络受阻，不通则痛，选用 L_1 穴 + L_2 穴 + 阿是穴平补平泻，直达病灶，活血化瘀，祛风除湿，畅通经络，故 1 次治愈。嘱此患者在今后的日常生活中需合理膳食，适当减肥，避免受风着凉，防复发。通过钩活治疗大部分可以治愈，对极少数效果较差者，可手术治疗。

（6）[风寒湿痹　瘢痕疼痛]

村某，男，50 岁，甘肃兰州市人。

初诊：2016 年 4 月 8 日

主诉：右大腿前外侧疼痛 3 年，加重 3 个月。

现病史：3 年前因髂骨外伤而局部缝合。渐出现右大腿前外侧疼痛，时轻时重。3 个月前因户外劳动，汗流浃背，受风着凉而出现右大腿前外侧疼痛、麻木、局部异样感，经休息和各种理疗症状不见缓解。2016 年 4 月 8 日来我院就诊。

检查：右髋部长约 5cm 的缝合瘢痕，瘢痕局部僵硬，后伸大腿可诱发疼痛，髂前上棘内下压痛诱发大腿前外侧疼痛。局部皮温正常，无肌肉萎缩，诱发电位仪测感觉传导，均有 P_1、N_1 波潜伏期延长。神经根牵拉试验（－），二便正常。舌淡红，苔薄白，脉弦紧。

辅助检查：血尿常规、心电图检查无异常，ASO、RF 阳性（＋）。

影像学检查：X 线、CT、MRI 检查未见椎间盘突出，右髂前上棘骨质正常。

诊断：痹症型腰骶部软组织疼痛综合征（中医）。

股外侧皮神经嵌压综合征（西医）。

分析：患者有明显的外伤着凉史，户外劳动时汗出而腠理开放，风寒湿邪趁虚而入，阻滞经络，不通则痛，故出现右大腿前外侧疼痛麻木，符合痹症型腰骶部软组织疼痛综合征。

治则：祛风除湿，理气止痛。

治法：钩活术疗法。

	选穴	钩锃针	钩法与钩度	手法与钩角
主穴	L_3 穴 +L_4 穴	微类内板 4.5 型	单软 1 分	钩提法 80°
配穴	右伏兔 + 右髀关	微类内板 7.5 型	单软 1 分	钩提法 90°

按照《中医钩活术技术操作规范》完成钩活术操作。

二诊：2016 年 4 月 15 日

右大腿前侧疼痛麻木基本消失，调动了工作。

随访：2017 年 4 月 15 日电话随访，症状未见反复。

【按语】此患者为外伤风湿所致的右大腿前外侧疼痛。髂骨外伤，髂部血瘀，局部瘢痕形成，风寒湿邪，趁虚而入，经络受阻，不通则痛，选用 L_3 穴 +L_4 穴 + 右伏兔、髀关穴以平补平泻，直达病灶，活血化瘀，祛风除湿，畅通经络，故一次治愈。嘱此患者在今后的日常生活中需避免受风着凉，劳逸结合，防复发。

6. 其他疗法 封闭、热疗、按摩、针灸、药物、熏蒸、针刀、手术。

附方：

风寒湿邪　侵袭经络

蠲痹汤（《百一选方》）加减

羌活 10g、姜黄 6g、当归 12g、赤芍 10g、黄芪 12g、防风 20g、甘草 3g、独活 10g、怀牛膝 20g、秦艽 15g、杜仲 20g、附子 5g（先煎）。

二、劳损瘀滞型

腰骶部疼痛综合征符合以下条件：腰骶部劳损史或久坐史，或长期固定姿势病史，日久天长，局部疼痛或不适感，局部有固定的压痛点或敏感点，按揉后症状有缓解，日久有结节或条索状物，未发现其他原因引起的局部症状，称之为劳损瘀滞型腰骶部软组织疼痛综合征。

1. 诊断

（1）症状：腰骶部劳损病史，腰骶部肌肉酸痛不适，初期稍作休息即可恢复，病程长者，调节肌肉活动，症状仍不缓解。时轻时重，缠绵不愈，久坐、久站、固定姿势、劳累后加重，休息后减轻。

（2）舌脉：舌淡红，苔薄白或薄黄，脉沉滑。

（3）体征：腰骶部可触及结节和条索状物，或有敏感压痛点。部分活动功能受限，腰骶部活动可引起疼痛，或有或无传导痛。

（4）影像学检查：腰骶部软组织疼痛综合征，X线片及其他影像检查无改变。

（5）排除其他病：综合判断排除其他原因引起的以上症状（实验室检查无特异性改变）。

符合以上5条即可确诊为劳损瘀滞型腰骶部软组织疼痛综合征。

包括现代医学腰骶部疼痛综合征。

诊断要点：在影像学检查结果的支持下，腰骶部有劳损史，疼痛僵硬不适与天气变化无关，遇热减轻，活动按揉后减轻，劳损后加重或发作，有固定的压痛点或敏感点，日久有结节及条索状物。

2. 鉴别诊断　除以上所讲的应与腰椎间盘突出症、风湿痛、末梢神经炎、椎弓崩裂、肿瘤鉴别外，同时还应与外伤瘀血型和痹证型腰骶部软组织疼痛综合征相鉴别，外伤瘀血型因外伤而引发，痹证型有外邪侵袭史，有明显的晨僵，并与天气变化有关。

3. 钩活术选穴　劳损瘀滞型腰骶部软组织疼痛综合征要根据劳损的部位之不同和影像学检查的结果，进行病位选穴，以新（魏氏）夹脊穴为主穴，腰骶部膀胱经腧穴和阿是穴为配穴。

主穴：新（魏氏）夹脊穴。

配穴：循经取穴或阿是穴，根据具体情况，取双侧穴或单侧穴，单侧取患侧腧穴。

4. 钩活术治疗　劳损瘀滞型腰骶部软组织疼痛综合征钩活术治疗应以泻法或平补平泻法为主，利用微类内板或内刃钩鍉针进行常规九步钩活。

5. 病案举例

（1）［劳损瘀滞　髂嵴疼痛］

欧阳某，男，38岁，西藏人。

初诊：2013年5月11日

主诉：腰部疼痛3个月。

现病史：药厂装瓶工作10余年，腰部疼痛间歇性发作，3个月前出现下腰部疼痛，劳累后加重，休息后减轻，热敷理疗后症状有所缓解。针灸、理疗、针刀等治疗后效果不佳。

检查：双侧髂后上棘缘压痛明显，并有硬结及条索状物形成，局部按揉后疼痛症状缓解。神经根牵拉试验（－），二便正常，舌淡红有瘀斑，苔薄黄，脉虚弦紧。

辅助检查：血尿常规、心电图检查无异常。

影像学检查：X线、CT、MRI检查未见椎间盘突出、骶髂关节融合。

诊断：外伤瘀血型腰骶部软组织疼痛综合征（中医）。

　　　　髂嵴综合征（西医）。

分析：患者有明显的劳损史，劳损伤气，气虚则血瘀，瘀血形成则下腰部疼痛，下腰部疼痛固定不移，热敷理疗症状缓解，劳累后症状加重，时轻时重，符合劳损瘀滞型腰骶部软组织疼痛综合征表现。

治则：益气活血，理气止痛。

治法：钩活术疗法。

	选穴	钩鍉针	钩法与钩度	手法与钩角
主穴	L_1 穴 +L_2 穴	微类内板 4.5 型	单软 1 分	钩提法 90°
配穴	双后溪	微类内板 3.5 型	单软 1 分	钩提法 90°

按照《中医钩活术技术操作规范》完成钩活术操作。

二诊：2013 年 5 月 18 日

腰骶部疼痛症状消失，未作处理。

随访：2014 年 6 月 18 日电话随访，腰骶部疼痛症状未见反复。

【按语】此患者为劳损瘀滞所致的腰骶部疼痛。劳损日久，腰骶部血瘀，经络受阻，不通则痛，选用 L_1 穴 +L_2 穴 + 后溪穴平补平泻，直达病灶，活血化瘀，畅通经络，故一次治愈。嘱此患者在今后的日常生活中需慎劳作，强体质，劳逸结合，防复发。

（2）[劳损瘀滞　臀部疼痛]

将某，女，41 岁，山西省汾阳人。

初诊：2017 年 6 月 1 日

主诉：右臀部疼痛 4 个月。

现病史：4 个月前因连续上网 7 个小时后出现右臀部酸痛，弯腰后加重，休息后减轻，热敷理疗后症状有所缓解。经针灸、理疗、针刀等治疗后效果不佳。

检查：右臀中部有一压痛点向右下肢放射性疼痛麻木，以压痛点为中心上下长约 2cm 条索状物，神经根牵拉试验（－），二便正常，舌淡红、有瘀斑，苔薄黄，脉虚弦紧。

辅助检查：血尿常规、心电图检查无异常。

影像学检查：X 线、CT、MRI 检查未发现椎间盘突出、骶髂关节融合。

诊断：劳损瘀滞型腰骶部软组织疼痛综合征（中医）。

　　　　臀中肌综合征（西医）。

分析：患者有明显的劳损史，劳损必然伤气，气虚则血瘀，血瘀则臀中部酸痛，酸痛固定不移，热敷理疗症状缓解，劳累后症状加重，时轻时重，符合劳损瘀滞型腰骶部软组织疼痛综合征诊断。

治则：益气活血，理气止痛。

治法：钩活术疗法。

	选穴	钩鍉针	钩法与钩度	手法与钩角
主穴	L_2 穴 +L_3 穴	微类内板 4.5 型	单软 1 分	钩提法 85°
配穴	阿是穴	微类内板 7.5 型	单软 1 分	钩提法 90°

按照《中医钩活术技术操作规范》完成钩活术操作。

二诊：2017年6月8日

腰骶部疼痛症状消失，未作处理。

随访：2018年6月8日电话随访，右臀部疼痛症状未见反复。

【按语】此患者为劳损瘀滞所致的右臀部疼痛。劳损日久，腰骶部血瘀，经络受阻，不通则痛，选用L_2穴+L_3穴+右阿是穴平补平泻，直达病灶，活血化瘀，畅通经络，故一次治愈。嘱此患者在今后的日常生活中需慎劳作，劳逸结合，防复发。

（3）［劳损瘀滞　腰腿疼痛］

梁某，女，40岁，天津南开区人。

初诊：2014年1月11日

主诉：腰骶部疼痛2个月。

现病史：2个月前因长时间劳作而出现腰骶部疼痛，偶有放射痛至膝关节，劳累后加重，休息后减轻，热敷理疗后症状有所缓解，经针灸、理疗等治疗后效果不佳。

热敷理疗症状稍缓解，劳累后症状加重，时轻时重，符合劳损瘀滞型腰骶部软组织疼痛综合征表现。

检查：右臀部压痛并触及痛性结节，无下肢感觉、运动功能障碍。神经根牵拉试验（－），二便正常，舌淡红、有瘀斑，苔薄黄，脉虚弦紧。

辅助检查：血尿常规、心电图检查无异常。

影像学检查：X线、CT、MRI检查未见异常。

诊断：劳损瘀滞型腰骶部软组织疼痛综合征（中医）。

　　　　脊神经后支嵌压综合征（西医）。

分析：患者有明显的劳损史，劳损则气虚，气虚则瘀血，故腰骶部瘀滞则疼痛，固定不移。

治则：活血化瘀，理气止痛。

治法：钩活术疗法。

	选穴	钩鍉针	钩法与钩度	手法与钩角
主穴	L_3穴+L_4穴	微类内板4.5型	单软1分	钩提法80°
配穴	双承扶+双殷门	微类内板7.5型	单软1分	钩提法90°

按照《中医钩活术技术操作规范》完成钩活术操作。

二诊：2014年1月18日

腰骶部疼痛症状消失，未作处理。

随访：2015年1月18日电话随访，腰骶部疼痛症状未见反复。

【按语】此患者为劳损瘀滞所致的腰骶部疼痛。劳损日久，腰骶部血瘀，经络受阻，不通则痛，选用L_3穴+L_4穴平补平泻，辅配承扶、殷门，直达病灶，活血化瘀，畅通经络，故一次治愈。

（4）［劳损瘀滞　腰部疼痛］

位某，女，45岁，衡水市桃城区人。

初诊：2014年5月3日

主诉：左侧腰臀部疼痛15年，加重3个月余。

现病史：反复腰臀部疼痛15年，5个月前曾封闭治疗一次症状消失，3个月前因连续工作，腰及左臀部酸胀疼痛，臀部重于腰部，偶有放射痛致大腿外侧，伴翻身不利，弯腰时加重。局部按揉理疗后稍有缓解，于2014年5月3日来我院就诊。

检查：左侧髂嵴缘下1cm处有明显的压痛点，无扩散痛，局部可按揉到条索状物，神经根牵拉试验（–），二便正常，舌淡红、有瘀斑，苔薄黄，脉虚弦紧。

辅助检查：血尿常规、心电图检查无异常。

影像学检查：X线、CT、MRI未见椎间盘突出、骶髂关节融合。

诊断：劳损瘀滞型腰骶部软组织疼痛综合征（中医）。

　　　　臀上皮神经嵌压综合征（西医）。

分析：有劳损史多年，腰痛经理疗、按摩、封闭后症状好转，但局部的瘀滞没有消除，既局部的卡压没有解除，在劳累时症状又重复出现。局部封闭症状消失，符合腰骶部软组织疼痛综合征诊断。

治则：益气活血，理气止痛。

治法：钩活术疗法。

	选穴	钩鍉针	钩法与钩度	手法与钩角
主穴	T_1穴 +L_5穴	微类内板4.5型	单软1分	钩提法80°
配穴	阿是穴	微类内板7.5型	单软1分	钩提法90°

按照《中医钩活术技术操作规范》完成钩活术操作。

二诊：2014年5月10日

左臀部疼痛症状消失，未作处理。

随访：2015年5月10日电话随访，左臀部疼痛症状未见反复。

【按语】此患者为劳损瘀滞所致的左臀部疼痛。劳损日久，腰臀部气滞血瘀，经络受阻，不通则痛，选用T_1穴 +L_5穴 + 阿是穴平补平泻，直达病灶，活血化瘀，畅通经络，故一次治愈。嘱此患者在今后的日常生活中需劳逸结合，防复发。通过钩活术治疗，大部分痛性筋束可以消失，对极少数不能消失者可行手术切开周围筋膜松解，但一般不宜做神经切除。

（5）［劳损瘀滞　脂瘤疼痛］

黎某，男，32岁，湖北省武汉人。

初诊：2016年6月2日

主诉：左臀部疼痛30天。

现病史：30天前因久坐而出现左臀部疼痛酸胀，牵扯至大腿后侧，劳累后加重休息后减轻，热敷理疗后症状有所缓解。体质肥胖（95kg）。于 2016 年 6 月 2 日来我院就诊。

检查：左髂后上棘部外缘处可扪及大约 1cm×1cm 的不可移动性肿物，压痛明显，疼痛固定，神经根牵拉试验（–），二便正常，舌淡红、有瘀斑，苔薄黄，脉虚弦紧。

辅助检查：血尿常规、心电图检查无异常。

影像学检查：X 线、CT、MRI 检查未见椎间盘突出、骶髂部占位。

诊断：劳损瘀滞型腰骶部软组织疼痛综合征（中医）。

臀筋膜脂肪疝（西医）。

分析：患者肥胖体质，有明显的劳损史，自述劳损后肿物形成，固定不移，热敷、理疗症状缓解，劳累后肿物周围出现疼痛，扪诊可发现疼痛的球形肿块，不能还纳，推拉或按压肿块时疼痛加剧，符合劳损瘀滞型腰骶部软组织疼痛综合征。

治则：益气活血，散结止痛。

治法：钩活术疗法。

	选穴	钩鍉针	钩法与钩度	手法与钩角
主穴	L₁穴 +L₂穴	微类内板 7.5 型	单软 1 分	钩提法 90°
配穴	阿是穴	微类内板 2.5 型	单软 1 分	钩提法 90°

按照《中医钩活术技术操作规范》完成钩活术操作。

二诊：2016 年 6 月 9 日

左臀部疼痛症状消失，未作处理。

随访：2017 年 6 月 9 日电话随访，左臀部疼痛症状未见反复。

【按语】此患者为劳损瘀滞所致的腰骶部疼痛。劳损日久，腰骶部瘀滞形成，痰瘀凝结于局部，经络受阻，不通则痛，选用 L₁穴 +L₂穴 + 阿是穴平补平泻，直达病灶，活血化瘀，畅通经络，故一次治愈。嘱此患者在今后的日常生活中需合理膳食，适当减肥，强体质，防复发。通过钩活治疗，大部分可以治愈，对极少数效果较差者，可手术治疗。

（6）［劳损瘀滞　瘀阻腿痛］

周某，男，51 岁，甘肃张掖市人。

初诊：2015 年 3 月 8 日

主诉：左大腿前外侧疼痛 2 个月。

现病史：3 年前因颈椎前路手术于左髂嵴部取骨，2 个月前因连续工作出现左大腿前外侧疼痛、麻木、局部蚁行感，劳累后加重，休息后减轻，时轻时重，后伸大腿时疼痛加重，屈髋休息后疼痛减轻，行针灸、按摩、理疗、针刀等治疗效果不佳。而来我院就诊。

检查：左髋部长约 5cm 的术后瘢痕，瘢痕局部僵硬，后伸大腿可诱发疼痛，髂前上棘内下压痛诱发大腿外前侧疼痛。局部皮温正常，无肌肉萎缩，诱发电位仪测感觉传导，均有 P_1、N_1 波潜伏期延长。神经根牵拉试验（－），二便正常，舌淡红、有瘀斑，苔薄黄，脉虚弦紧。

辅助检查：血尿常规、心电图检查无异常。

影像学检查：X 线、CT、MRI 检查未见椎间盘突出，左髂前上棘骨质缺如。

诊断：劳损瘀滞型腰骶部软组织疼痛综合征（中医）。

股外侧皮神经嵌压综合征（西医）。

分析：患者有手术劳损史，手术劳损必然瘀血形成，下腰部疼痛，固定不移，热敷理疗症状缓解，劳累后症状加重，时轻时重，符合劳损型腰骶部软组织疼痛综合征诊断。

治则：益气活血，理气止痛。

治法：钩活术疗法。

	选穴	钩鍉针	钩法与钩度	手法与钩角
主穴	L_4 穴 +L_3 穴	微类内板 4.5 型	单软 1 分	钩提法 80°
配穴	左气冲	微类内板 7.5 型	单软 1 分	钩提法 90°

按照《中医钩活术技术操作规范》完成钩活术操作。

二诊：2015 年 3 月 15 日

左大腿前侧疼痛症状消失无反弹，调动了工作。

随访：2016 年 3 月 15 日电话随访，症状未见反复，活动自如。

【按语】此患者为手术劳损所致的左大腿前外侧疼痛。手术劳损日久，髋部血瘀，局部瘢痕形成，经络受阻，不通则痛，选用阿是穴＋左气冲穴以平补平泻，直达病灶，活血化瘀，畅通经络，故 1 次治愈。嘱此患者在今后的日常生活中需劳逸结合，不做固定姿势的工作，防复发。

6. 其他疗法 封闭、热疗、按摩、针灸、药物、熏蒸、针刀、手术。

附方：

气滞血瘀

舒筋汤（《外伤科学》）加减

当归 10g、白芍 10g、姜黄 6g、松节 6g、海桐皮 12g、羌活 10g、防风 10g、续断 10g、甘草 6g、鸡血藤 12g、伸筋草 12g。

三、外伤瘀血型

腰骶部疼痛综合征符合以下条件：腰骶部外伤史或挫伤史，或有受暴力史，日久未愈，局部仍有疼痛症状或不适感，有明显的阿是痛点，对阿是痛点局部按揉后症状有所缓解，未发现其他原因引起的局部症状，称之为外伤瘀血型腰骶部软组织疼痛综合征。

1.诊断

（1）症状：腰骶部扭挫伤病史，腰骶部肌肉酸痛不适，初期稍作休息即可恢复，病程长者，调节肌肉活动，症状仍不缓解。时轻时重，缠绵不愈，久坐、久站、固定姿势、劳累后加重，休息后减轻，有固定的阿是疼痛敏感区。

（2）舌脉：舌淡、有淤点或斑，苔薄白或薄黄，脉浮弦。

（3）体征：腰骶部肌肉痉挛，腰骶部活动可引起疼痛，或有或无传导及放射痛，部分肌肉和韧带可有固定压痛点，或有结节及条索状物，局部按揉后症状稍有好转。

（4）影像学检查：腰骶部软组织疼痛综合征，X线片及其他影像检查无改变。

（5）排除其他病：综合判断排除其他原因引起的以上症状（实验室检查无特异性改变）。

符合以上5条即可确诊为外伤瘀血型腰骶部软组织疼痛综合征。

包括现代医学腰骶部疼痛综合征。

诊断要点：在影像学检查结果的支持下，腰骶部有外伤史，疼痛僵硬不适与天气变化无关，遇热减轻，活动按揉后减轻，有固定的压痛点或结节及条索状物。

2.鉴别诊断　劳损瘀滞型和痹证型腰骶部软组织疼痛综合征：劳损瘀滞型症状类同，但有明显的劳损史，而痹证型有明显的受风着凉史，症状出现的程度与天气变化有关，遇热减轻、遇冷加重。

3.钩活术选穴　外伤瘀血型腰骶部软组织疼痛综合征要根据瘀血的部位之不同和影像学检查的结果，进行病位选穴，以新（魏氏）夹脊穴为主穴，腰骶部膀胱经腧穴和阿是穴为配穴。

主穴：新（魏氏）夹脊穴。

配穴：循经取穴或阿是穴，根据具体情况，取双侧穴或单侧穴，单侧取患侧腧穴。

4.钩活术治疗　外伤瘀血型腰骶部软组织疼痛综合征钩活术治疗应以泻法为主，利用微类内板或内刃钩鍉针进行常规九步钩活。

5.病案举例

（1）［外伤瘀血　髂嵴疼痛］

藏某，男，38岁，保定市阜平县人。

初诊：2016年5月11日

主诉：腰部疼痛2个月余。

现病史：2年前，因车祸伤于腰骶部，当时腰部青紫，肿胀疼痛，不能活动，经当地医院治疗后（治疗不详），局部肿胀消失，2个月前，因劳累而出现下腰部疼痛，时轻时重，劳累后加重，休息后减轻，热敷理疗后症状有所缓解，经针灸、针刀等治疗后效果不佳。

检查：双侧髂后上棘处压痛明显，并有硬结出现，局部按揉后疼痛症状缓解。神经根牵拉试验（-），二便正常，舌淡红、有瘀斑，苔薄黄，脉弦紧。

辅助检查：血尿常规、心电图检查无异常。

影像学检查：X 线、CT、MRI 检查未见骨折、脱臼、椎间盘突出、骶髂关节融合。

诊断：外伤瘀血型腰骶部软组织疼痛综合征（中医）。

　　　　髂嵴综合征（西医）。

分析：患者有明显的车祸外伤史，外伤必然形成瘀血，下腰部疼痛，固定不移，热敷理疗症状缓解，劳累后症状加重，时轻时重，符合外伤瘀血型腰骶部软组织疼痛综合征诊断。

治则：活血化瘀，理气止痛。

治法：钩活术疗法。

	选穴	钩锃针	钩法与钩度	手法与钩角
主穴	L_1 穴 +L_2 穴	微类内板 4.5 型	单软 1 分	钩提法 90°
配穴	双后溪	微类内板 2.5 型	单软 1 分	钩提法 90°

按照《中医钩活术技术操作规范》完成钩活术操作。

二诊：2016 年 5 月 18 日

腰骶部疼痛症状消失，未作处理。

随访：2017 年 5 月 18 日电话随访，腰骶部疼痛症状未见反复，活动自如。

【按语】此患者为外伤瘀血所致的腰骶部疼痛。外伤日久，腰骶部血瘀，经络受阻，不通则痛，选用 L_1 穴 +L_2 穴 + 后溪穴，以泻法为主，直达病灶，活血化瘀，畅通经络，故一次治愈。此患者在今后的日常生活中需避风寒，慎劳作，强体质，防复发。

（2）［外伤瘀血　臀部疼痛］

姜某，男，48 岁，山西省繁峙人。

初诊：2017 年 4 月 1 日

主诉：右臀部疼痛 5 个月余。

现病史：3 年前因运动伤于腰臀部，当时臀部青紫，肿胀疼痛，不能活动，经当地医院治疗后（治疗不详），局部肿胀消失，5 个月前不明原因出现右臀部疼痛，以酸痛为主，弯腰工作后加重，休息后减轻，时轻时重，热敷理疗后症状有所缓解。经针灸、理疗、针刀等治疗后效果不佳。

检查：右臀中部有一压痛点，向右下肢放射性疼痛麻木，以压痛点为中心上下长约 3cm 条索状物，神经根牵拉试验（－），二便正常，舌淡红、有瘀斑，苔薄黄，脉弦紧。

辅助检查：血尿常规、心电图检查无异常。

影像学检查：X 线、CT、MRI 检查未见骨折、脱臼、椎间盘突出、骶髂关节融合。

诊断：外伤瘀血型腰骶部软组织疼痛综合征（中医）。

　　　　臀中肌综合征（西医）。

分析：患者有明显的运动外伤史，外伤必然形成瘀血，臀中部酸痛，固定不移，热敷理疗症状缓解，劳累后症状加重，时轻时重，符合外伤瘀血型腰骶部软组织疼痛综合征诊断。

治则：活血化瘀，理气止痛。

治法：钩活术疗法。

	选穴	钩鍉针	钩法与钩度	手法与钩角
主穴	L_2 穴 +L_3 穴	微类内板 4.5 型	单软 1 分	钩提法 80°
配穴	右承扶 + 右殷门	微类内板 7.5 型	单软 1 分	钩提法 90°

按照《中医钩活术技术操作规范》完成钩活术操作。

二诊：2017 年 4 月 8 日

腰骶部疼痛症状消失，未作处理。

随访：2018 年 4 月 8 日电话随访，右臀部疼痛症状未见反复。

【按语】此患者为外伤瘀血所致的右臀部疼痛。外伤日久，腰骶部血瘀，经络受阻，不通则痛，选用 L_2 穴 +L_3 穴 + 右承扶、殷门穴，以泻法为主，直达病灶，活血化瘀，畅通经络，故一次治愈。嘱此患者在今后的日常生活中需避风寒，慎劳作，防外伤，防复发。

（3）[外伤瘀血　腰腿疼痛]

王某，女，48 岁，北京昌平区人。

初诊：2016 年 1 月 11 日

主诉：腰骶部疼痛 1 个月余。

现病史：患者于 4 年前，因骑自行车摔伤腰骶部，当时无不适，1 个月前因劳累而出现腰骶部疼痛，时轻时重，针灸、理疗治疗后效果不佳。

检查：腰$_2$、腰$_3$椎旁有深压痛点，无下肢感觉、运动功能障碍。神经根牵拉试验（−），二便正常，舌淡红、有瘀斑，苔薄黄，脉弦紧。

辅助检查：血尿常规、心电图检查无异常。

影像学检查：X 线、CT、MRI 检查未见异常。

诊断：外伤瘀血型腰骶部软组织疼痛综合征（中医）。

脊神经后支嵌压综合征（西医）。

分析：患者有明显的摔伤史，摔伤必然形成瘀血，腰骶部疼痛，固定不移，热敷理疗症状稍缓解，劳累后症状加重，时轻时重，符合外伤瘀血型腰骶部软组织疼痛综合征诊断。

治则：活血化瘀，理气止痛。

治法：钩活术疗法。

	选穴	钩鍉针	钩法与钩度	手法与钩角
主穴	L_3 穴 +L_4 穴	微类内板 4.5 型	单软 1 分	钩提法 80°
配穴	双承扶 + 双殷门	微类内板 7.5 型	单软 1 分	钩提法 90°

按照《中医钩活术技术操作规范》完成钩活术操作。

二诊：2016年1月18日

腰骶部疼痛症状消失，未作处理。

随访：2017年1月18日电话随访，腰骶部疼痛症状未见反复。

【按语】此患者为外伤瘀血所致的腰骶部疼痛。外伤日久，腰骶部血瘀，经络受阻，不通则痛，选用L_3穴+L_4穴+承扶、殷门穴，以泻法为主，直达病灶，活血化瘀，畅通经络，故一次治愈。

（4）［外伤瘀血　腰部疼痛］

魏某，女，40岁，唐山市塘沽区人。

初诊：2018年6月15日

主诉：右臀部疼痛1年，加重1个月余。

现病史：1年前外伤致腰及右臀部至酸胀疼痛，偶有放射痛至大腿外侧，翻身困难，弯腰时加重。局部按揉理疗后稍有缓解，3个月前曾封闭治疗一次，症状消失。1个月前不明原因症状反复，较前加重。

检查：右侧髂嵴缘下1cm处有明显的压痛点，无扩散痛，局部可按揉到条索状物，神经根牵拉试验（−），二便正常，舌淡红、有瘀斑，苔薄黄，脉弦紧。

辅助检查：血尿常规、心电图检查无异常。

影像学检查：X线、CT、MRI未见椎间盘突出、骶髂关节融合。

诊断：外伤瘀血型腰骶部软组织疼痛综合征（中医）。

　　　　臀上皮神经嵌压综合征（西医）。

分析：有臀部外伤史一年，臀部外伤瘀血形成，理疗、按摩、封闭后症状好转，但局部的瘀血没有消除，既局部的卡压没有解除，症状又重复出现。局部封闭症状消失符合腰骶部软组织疼痛综合征诊断。

治则：活血化瘀，理气止痛。

治法：钩活术疗法。

	选穴	钩鍉针	钩法与钩度	手法与钩角
主穴	T_1穴+L_5穴	微类内板4.5型	单软1分	钩提法80°
配穴	右委中	微类内板3.5型	单软1分	钩提法90°

按照《中医钩活术技术操作规范》完成钩活术操作。

二诊：2018年6月22日

右臀部疼痛症状消失，未作处理。

随访：2019年6月22日电话随访，右臀部疼痛症状未见反复。

【按语】此患者为外伤瘀血所致的右臀部疼痛。外伤日久，腰臀部血瘀，经络受阻，不通则痛，选用T_1穴+L_5穴+委中穴，以泻法为主，直达病灶，活血化瘀，畅通经络，故一次治愈。嘱此患者在今后的日常生活中需防外伤，防复发。通过钩活术治疗，大部分痛性筋束可以消失，对极少数不能消失者可行手术切开周期筋膜松解，但一般不宜做神经切除。

（5）［外伤瘀血　脂瘤疼痛］

姚某，女，28岁，河北承德市人。

初诊：2017年4月5日

主诉：左臀部疼痛2年，加重20天。

现病史：2年前因臀部外伤而出现左臀部的局部肿物，当时，经各种治疗后局部疼痛消失，但肿物没有消失，曾诊断为臀筋膜脂疝。20天前，因弯腰劳累而出现疼痛，休息后减轻，热敷理疗后症状无缓解，体质肥胖（90kg）。

检查：左髂后上棘外缘处可扪及约2cm×2cm的不可移动的球肿物，压痛明显，疼痛固定，神经根牵拉试验（−），二便正常，舌淡红、有瘀斑，苔薄黄，脉弦紧。

辅助检查：血尿常规、心电图检查无异常。

影像学检查：X线、CT、MRI检查未见椎间盘突出。

诊断：外伤瘀血型腰骶部软组织疼痛综合征（中医）。

　　　臀筋膜脂肪疝（西医）。

分析：患者肥胖体质，有明显的外伤史，自述外伤后肿物形成，固定不移，热敷、理疗症状无缓解，劳累后肿物周围出现疼痛，扪诊可发现疼痛的球形肿块，不能还纳，推拉或按压肿块，疼痛加剧，直腿抬高试验、"4"字试验均阴性，符合外伤瘀血型腰骶部软组织疼痛综合征的臀筋膜脂肪疝的诊断。

治则：活血化瘀，散结止痛。

治法：钩活术疗法。

	选穴	钩锃针	钩法与钩度	手法与钩角
主穴	L_1穴+L_2穴	微类内板4.5型	单软1分	钩提法90°
配穴	双委中	微类内板3.5型	单软1分	钩提法90°

按照《中医钩活术技术操作规范》完成钩活术操作。

二诊：2017年4月12日

左臀部疼痛症状消失，未作处理。

随访：2018年4月12日电话随访，左臀部疼痛症状未见反复。

【按语】此患者为外伤瘀血所致的腰骶部疼痛。外伤日久，腰骶部血瘀，痰瘀凝结于局部，经络受阻，不通则痛，选用L_1穴+L_2穴+委中穴，以泻法为主，直达病灶，活血化瘀，畅通经络，故一次治愈。嘱此患者在今后的日常生活中需合理膳食，适当减肥，强体质，防复发。通过钩活治疗大部分可以治愈，对极少数效果较差者，可手术治疗。

（6）［手术瘀血　瘢痕疼痛］

李某，男，58岁，河南栾川县人。

初诊：2015年5月11日

主诉：右大腿前外侧疼痛3个月。

现病史:3个月前不明原因出现右大腿前外侧疼痛、麻木、局部异样感,时轻时重,劳累后加重,休息后减轻。针灸、按摩、理疗、针刀等治疗效果不佳。两年前患者行右股骨头坏死股骨头置换术。

检查:右髋部有长约20cm的术后瘢痕,瘢痕局部僵硬,后伸大腿可诱发或加重疼痛,指压髂前上棘处未发现硬结和条索状物,但可找到敏感点,诱发大腿外前侧疼痛。局部皮温正常,无肌肉萎缩,诱发电位仪测感觉传导,均有 P_1、N_1 波潜伏期延长。神经根牵拉试验(−),二便正常,舌淡红、有瘀斑,苔薄黄,脉弦紧。

辅助检查:血尿常规、心电图检查无异常。

影像学检查:X线、CT、MRI检查未见椎间盘突出,均发现右股骨头置换术后改变,其他骨质未见异常。

诊断:外伤瘀血型腰骶部软组织疼痛综合征(中医)。

股外侧皮神经嵌压综合征(西医)。

分析:右股骨头坏死股骨头置换术后,瘀血形成,下腰部疼痛,固定不移,后伸大腿可诱发或加重疼痛,屈髋休息后疼痛减轻,与冷热无关,与天气变化无关,热敷理疗症状缓解,劳累后症状加重,时轻时重,符合外伤瘀血型腰骶部软组织疼痛综合征的诊断。

治则:活血化瘀,理气止痛。

治法:钩活术疗法。

	选穴	钩鍉针	钩法与钩度	手法与钩角
主穴	L_3穴 +L_4穴	微类内板4.5型	单软1分	钩提法80°
配穴	阿是穴 + 右气冲穴	微类内板3.5型	单软1分	钩提法90°

按照《中医钩活术技术操作规范》完成钩活术操作。

二诊:2015年5月18日

右大腿前侧疼痛症状消失,嘱其避风寒、慎劳作。

随访:2016年5月18日电话随访,上述症状未见反复。

【按语】此患者为手术瘀血所致的右大腿前外侧疼痛。手术日久,髋部血瘀,局部瘢痕形成,经络受阻,不通则痛,选用 L_3穴 +L_4穴 + 阿是穴 + 右气冲穴(微内板7.5)以泻法为主,直达病灶,活血化瘀,畅通经络,故一次治愈。嘱此患者在今后的日常生活中需劳逸结合,防复发。

6.其他疗法 封闭、热疗、按摩、针灸、药物、熏蒸、针刀、手术。

附方:

气血瘀滞

橘术四物汤(《医宗金鉴》)加减

白术10g、白芍10g、红花10g、桃仁10g、陈皮12g、川芎10g、当归10g、生地黄12g、苏木10g。

第五节 康复与预防

由于腰骶部软组织疼痛综合征因外伤和劳损性积累及风寒湿侵入经络致病，康复和预防都非常重要，恢复残留症状，康复工作占据了重量级的份额。防止劳伤，防重于治。

一、康复

正气虚损和正虚邪恋是腰骶部软组织疼痛综合征康复阶段的主要病理机制。经过临床治疗，其致病因素多已控制，尚余留一些症状未能完全消退，如酸软无力，隐隐作痛，在某些诱因的引动下，余邪仍有复燃的可能，尚需一较长的治疗和恢复过程。

1. 药物、针灸、推拿的康复治疗 根据正气虚损和正虚邪恋的病理特点，扶正固本和扶正祛邪则成为康复阶段的主要治疗原则，因而常需一方面扶正，一方面又应兼以祛邪，使扶正而不恋邪，祛邪而不伤正。

本病的康复阶段重在调理。可用一些丸、散、膏、丹之类，小剂量长期服用，使用补剂时，应辅以疏导之药，使补而不滞，补而不腻；在使用祛邪通剂时，则必加少量收敛之药，使散中有收，而不耗伤正气。

坚持较长期的自我推拿治疗，是脊柱腰骶部软组织疼痛综合征康复治疗的首选方式。以揉、按、点、搓、擦为主，以达活血通络、舒筋理筋之效。

针灸疗法可两日一次，或用耳针、皮埋针、压粒等方法。

2. 泉浴疗法 泉浴疗法主要是指温泉浴。温泉浴可以温通经络，活血化瘀，舒筋强骨，祛风除湿，通痹止痛，对于腰骶部软组织疼痛综合征的康复是一种很好的疗法。但要注意在温泉浴的过程中，防止受风着凉。

3. 其他 在腰骶部软组织疼痛综合征康复治疗中，应在医生的指导下，进行适当的身体锻炼，主要是项背肌和腰背肌的锻炼，活血脉，以促进患部的血循环，进一步消除炎症，以利软组织的康复。

二、预防

肝肾亏虚，气血不足，筋脉失养，劳伤或风寒湿邪趁虚而入，易诱发腰骶部软组织疼痛综合征。因此，腰骶部软组织疼痛综合征的预防主要应从调养肝肾和防止外邪入手。

1. 未病先防 日常注意调养肝肾以增强体质，运动锻炼以提高免疫力，工作劳动应防止外伤。保护自我，枕头高低适中（建议用魏氏保健枕），坐位时尽量保持良好的坐姿，站立和走路时应抬头平视，胸部略挺，腹部平坦，忌挺腹，尽量少弯腰活动、工作。要注意纠正原有不良体位和姿势。房间应通风干燥，冷暖适宜，切忌潮湿过冷。

2. 以病防变　如果因腰骶部软组织疼痛综合征而出现了临床症状，应及时休息，及时钩活治疗，防止病情发展；如果因腰骶部外伤而出现软组织症状，应在第一时间进行冷疗、抗炎、脱水综合治疗，以控制炎症和水肿。48 小时过后停止冷疗，96 小时后仍有症状者及时进行钩活治疗。

附录1　常用特殊检查

一、脊神经检查

脊神经检查是选择性地刺激脊神经的不同节段，同时观察患者对刺激的反应，借以确定脊神经是否受到刺激、脊神经的哪一节段受到刺激的诊断方法。

二、屈颈试验

又称 Hepu 试验、Soto-Hall 征。患者仰卧，检查者一手置于患者胸前，一手置于其枕后，然后徐徐用力使头部前屈。若活动时患者出现腰痛、坐骨神经痛或臂丛神经痛为试验阳性，提示神经根有刺激现象，临床常见于腰椎间盘突出症和椎体压缩骨折。

三、颈静脉加压试验

又称 Narraiger 征。检查者用手压迫患者一侧或两侧颈静脉 1~3 分钟，也可用血压计气囊绕于颈部，并加压到 40~60mmHg。若加压时出现坐骨神经痛为试验阳性，提示椎管内病变。

四、仰卧挺腹试验

患者仰卧，两手置于腹部或身侧，嘱患者以枕部及两足为着力点，将腹部及骨盆用力、向上挺起。若活动中出现腰痛及下肢放射痛为试验阳性。挺腹试验阴性者可嘱其保持挺腹姿势，深吸气后停止呼吸，腹部用力鼓气，约 30 秒后出现下肢放射疼痛同样为试验阳性。挺腹屏气后不出现坐骨神经痛者，可嘱患者用力咳嗽，或检查者用两手压迫两侧颈静脉，观察其是否出现坐骨神经痛。以上操作一般依次进行。试验出现阳性后不再进行下一步试验。

五、直腿抬高试验

患者仰卧，两腿伸直，检查者一手放在膝上部，一手放在跟腱部，缓慢直腿抬高。正常时，两下肢抬高 80° 以上无疼痛感，若一侧下肢抬高幅度降低，同时下肢出现放射性疼痛为试验阳性，提示坐骨神经有刺激现象。试验时应注意排除腘绳肌和膝关节后关节囊张力增高的影响，并记录左右抬高的度数。与此类似的是 Laseque 征，其先屈膝屈髋 90°，然后再逐步伸膝，出现坐骨神经痛者为阳性。

六、直腿抬高背屈踝试验

又称 Bragard 附加试验、Sicads 征、Cukaps 试验等。在直腿抬高到出现坐骨神经痛时，将下肢稍放下一些，使疼痛消失，然后将患肢踝关节背屈。若踝关节背屈时出现坐骨神经痛为试验阳性，提示坐骨神经有刺激现象。本试验能排除腘绳肌和膝关节后侧关节囊张力升高对直腿抬高的影响。

七、坐位伸膝试验

又名床边试验、弓弦试验。患者坐于床缘或高凳下，头及腰部保持正直，两小腿自然下垂，嘱患者将患肢膝关节逐渐伸直，活动中出现坐骨神经痛者阳性，提示坐骨神经有刺激。临床检查时医者可先以手按压患肢腘窝，再被动伸直患膝，观察有无坐骨神经痛，如果有则为阳性。

八、坐位压膝试验

又名别赫节列夫征。嘱患者双侧膝伸直坐于床上，对不能伸直的膝，用手向下按压，按压时出现坐骨神经痛者为阳性，提示坐骨神经受到刺激。

九、健肢抬高试验

又名法捷斯坦试验。患者仰卧，作健肢直腿抬高试验，活动中患侧出现腰痛和坐骨神经痛者为阳性，提示腰椎间盘有较大突出。

十、林纳尔征

即 Lindner 征。患者坐位或半坐位，两腿伸直，使坐骨神经处于十分紧张状态，再嘱其主动屈颈或使其被动屈颈，活动过程中出现患肢疼痛者即为阳性，提示坐骨神经受到刺激。

十一、腰椎间盘突出症运动试验

本试验用于判断腰椎间盘突出物与脊神经根的位置关系。腰椎间盘突出症患者站立位腰前屈幅度越大，腰痛越重。若向健侧方向前屈或侧屈，疼痛加剧。而偏向患侧方向前屈或侧屈时，疼痛减轻或正常，提示突出物尖端位于神经根之前。若站立位前屈并向健侧旋转时，疼痛加剧，相反方向运动时，疼痛减轻或缓解，提示突出物位于神经根内侧。若站立位前屈并向健侧旋转时，疼痛减轻或缓解，向相反方向运动时，疼痛加剧，提示突出物位于神经根外侧。

十二、Milgram 试验

患者仰卧，嘱其两腿伸直并抬高，离床约 6cm，并尽可能保持这一体位。若患者能保持此种体位 30 秒而不产生疼痛，可以排除椎管内病变。若患者不能保持体位 30 秒或完全不能抬腿，或抬腿就出现疼痛，为试验阳性，提示硬膜内或硬膜外有病变，或硬膜本身受病变的压迫。

十三、脊柱侧弯试验

患者自然站立，足跟并拢，检查者站在患者后侧，一手按在健侧肩部的外上方，另手放在患侧骨盆的外上方，在不增加患者腰腿痛情况下，先让患者躯干适当后仰，再双手对向用力，使患者头部及躯干向患侧侧屈，到达极限后检查者双手交换，再推患者躯干向健侧。检查过程中，让患者双膝保持伸直，足跟接触地面，同时询问被动活动时有无患侧腰骶部深在痛和患肢放射痛。患侧侧弯时出现患侧腰骶部疼痛和患肢放射痛者为阳性，提示病变位于椎管内；健侧侧弯时患侧腰骶部疼痛和患肢放射痛消失者，提示病变位于椎管外；左右侧弯时均出现腰骶部疼痛和患肢放射痛者，提示椎管内外均有病变；侧弯时腰骶部有浅在疼痛，提示原发性臀部软组织损伤。

十四、胸腹部垫枕试验

患者俯卧，双上肢伸直置于身旁，全身放松。检查者在患者椎板间线上进行深压痛检查。确定压痛点后，将患者胸部用垫枕垫高约 30cm，使腰过伸，然后在痛点上加压，同时了解有无疼痛、放射痛；胸部垫高检查后将垫枕移到腹部，再进行同样检查。腹部垫枕后，患者腰过伸时（胸部垫枕）出现的症状消失或基本消失，提示病变位于椎管内；腹部垫枕后，原有症状有所减轻，提示病变位于椎管外；腹部垫枕后，原有症状无改善，提示椎管内无病变。

十五、胫神经弹拨试验

患者俯卧，全身放松，检查者一手提起患侧踝部，使患膝屈曲 90°，一手食指尖在腘窝中间内侧找到胫神经后，作横向拨动，同时询问患者局部有无不适，小腿后外侧有无胫神经刺激征，拨完患侧后依法检查健侧。正常胫神经检查时不会出现刺激征，出现刺激征者为阳性，提示病变位于椎管内。

十六、股神经牵拉试验

又称 Wasserman 征。患者俯卧，检查者一手固定患者骨盆，一手握住患肢小腿下端，使膝关节伸直或屈曲，大腿强力后伸。若出现大腿前方放射性疼痛为试验阳性，提示有股神经（L_{2-4}）刺激现象。

十七、展髋试验

患者健侧卧位，双下肢伸直，检查者将患侧下肢抬起使髋关节外展，活动中出现大腿前侧疼痛为阳性，提示股神经受到刺激。

十八、屈膝试验

又称跟臀试验。患者俯卧位，双下肢伸直。检查者一手按于其骶髂关节部，一手握住患侧踝部，并将小腿向上提起，使足跟接近臀部。活动中出现腰部和大腿前侧放射性疼痛为试验阳性，提示股神经受到刺激，并可根据起始位置判断受损部位。

附录 2　常见疾病分期

一、腰椎间盘突出症

根据腰椎间盘突出症的发病规律分为发作期、持续期、缓解期、康复期、反复期，共五期（膨隆型、突出型、脱出型）。

1. 发作期　指腰椎间盘突出症症状开始出现的发作阶段，其临床症状会一天比一天加重，或一天之内发展到最高峰。

病因病理：慢性劳损、急性外伤、椎间盘及椎周软组织退变、风寒湿侵袭、内分泌失调，引发腰椎失稳、骨赘形成、韧带肥厚骨化、脊椎旋转、小关节紊乱、椎间隙变窄、椎间孔变小。刺激压迫硬膜囊、神经根等，使椎旁软组织水肿、痉挛或松弛、神经根水肿、营养障碍或变性、传导延迟、纤维化等。

中医病因病机：因年龄、环境、劳损、外伤、气血不足、肝肾阴亏、先天因素及瘀血痰饮等原因，引起腰部及下肢的经络不通、瘀血阻滞、痰湿凝滞、阴阳失衡、局部失养的病理变化。可视为腰椎间盘突出症的初期阶段。

症状：主要为腰痛伴坐骨神经痛。其疼痛性质为典型的根性神经痛，初为腰部酸痛、钝痛；逐渐由臀部放射至大腿后部、小腿外侧、足背、足趾或足底外侧，并伴有麻木或感觉异常。当咳嗽、喷嚏或活动时疼痛加剧。

体征：多数病例在椎间盘突出的椎间隙旁有明显的压痛点，按压此处可引起或加重放射性疼痛。在椎旁有明显压痛点，局部肌肉防御性紧张。直腿抬高试验、加强试验、屈颈试验均为阳性（＋）。膝、跟腱反射出现异常（亢进或减弱、消失）。

时间：发作期常持续 1~3 天（即发病的第 1 天至第 3 天），特殊情况下有 1 天而告愈者。

影像学检查：X 线可见平腰或反弓，椎体前后缘骨质增生，椎间隙变窄，椎间孔变小，椎体滑移，阶梯样变，脊椎旋转，CT、MRI 上可清楚显示椎间盘突出、骨赘、变性的黄韧带、后纵韧带骨化对硬膜囊和神经根的压迫程度，椎管矢状径的大小。

舌脉：舌淡或有瘀斑，苔薄白或薄黄。脉弦紧或浮紧。

2. 持续期　指腰椎间盘突出症的临床症状和病理表现发展到高峰阶段而持续存在的时期，数天或更长。

病因病理：同发作期，病理变化在持续或稍有加深。

中医病因病机：因外邪侵袭、年老体弱、气血不足、肝肾阴亏、气滞血瘀、痰湿困阻等原因引起腰部及下肢的阴阳失衡、经络不通、局部失养等病理变化。为正实邪胜阶段，在此持续期视为腰椎间盘突出症的中期阶段。

症状：基本症状同发作期，在原基础上症状稍有增加，如腰痛、下肢放射痛，伴麻木、酸胀加重，不能久坐久站，因疼痛而强迫体位，影响睡眠、下肢无力、不能行走，有或无二便功能障碍。

体征：基本同发作期，或有不同程度的加重。

时间：持续期一般3~7天（即发病的第3天至第10天），或更长。也有不存在此期者，这与疾病的轻重有直接关系。

影像学检查：同发作期。

舌脉：舌淡，苔白或苔薄黄；脉沉迟，或有力或无力，或沉迟而滑。

3. 缓解期　指腰椎间盘突出症的临床症状开始缓解，病情趋于康复的阶段，数天或数周。

病因病理：通过各种治疗或自然康复，病椎周围的生物力趋于平衡、异常应力消失、水肿消退，致炎、致痛物质吸收。受压的神经根得到修复，局部软组织痉挛和挛缩解除。

中医病因病机：因各种治疗或自然修复，正邪相争，邪气开始逐渐衰退，正气还未复原。在此缓解期视为腰椎间盘突出症的末期阶段。

症状：各种症状较持续期明显缓解。腰痛、下肢放射痛，伴酸胀、麻木减轻或消失，下肢无力好转或正常，二便功能改善或正常。

体征：腰部压痛点消失，直腿抬高试验、直腿抬高加强试验、鞠躬试验、挺腰试验、坐位屈颈试验、股神经牵拉试验等阳性程度降低或为阴性，跚指背伸肌力增加或正常，肌力正常或较前好转。

时间：缓解期一般需要10~14天（即发病的第10天至第24天）或更长。也有不存在此期者，这与疾病的轻重有直接关系。

影像学检查：影像学检查较发作期无明显变化。

舌脉：舌淡，苔白，脉沉迟或沉滑。

4. 康复期　指腰椎间盘突出症通过各种方法治疗，临床症状大部分消失，残留部分难以消失的症状，数月或数年。随着疾病的康复，如果后遗症逐渐消失，则康复期就此结束。缓解期之后后遗症依然存在而不能消失者，反复期以前都属于康复期。如无反复期而存在后遗症者，终身为康复期。

病因病理：同缓解期。

中医病因病机：因各种治疗或自然恢复，通过正邪相争，邪气已经衰退，正气渐渐复原。在此康复期视为腰椎间盘突出症的余邪未尽或经络失养阶段。

症状：大部分症状消失，还遗留不同程度的腰酸、腰部不适、下肢麻木、冷凉、无力，二便功能有不同程度的障碍。偶有一过性的腰痛、腿痛，与天气变化有关。

体征：上述阳性体征和病理征基本消失。

时间：康复期常在 1 个月以后。

影像学检查：部分患者 CT、MRI 可显示突出的椎间盘不同程度吸收，部分患者腰椎侧弯有不同程度的改善。其他同恢复期。

舌脉：舌淡或有齿痕，苔薄白，脉细沉无力，或沉迟稍滑。

5. 反复期 指腰椎间盘突出症临床治愈或基本治愈，经过数月或数年，腰椎间盘突出症的症状重新出现，与原腰椎间盘突出症基本相同。反复期内又可分为发作期、持续期、缓解期、康复期。

病因病理：基本同发作期，减轻或加重。

中医病因病机：主要表现为督脉经输不利。督主一身之阳，为阳脉之海，属肾络脑，若督脉因肾气虚损，失于温煦，则经气不利，而见腰部隐隐疼痛，有时牵及臀及下肢，腰脊酸软无力，但痛无定处。在此反复期视为腰椎间盘突出症的再次发作初期阶段。

症状：腰及下肢症状基本同发作期，减轻或加重。但病椎不同，其临床症状也相应不同。

体征：相应的体征和病理征同发作期，减轻或加重。但病椎不同，其体征也相应不同。

时间：反复期一般始于 3 个月以后。

影像学检查：X 线、CT、MRI 表现基本同发作期，在某些程度上反复期的影像学检查要重于同一个患者的发作期。但病椎不同，其影像也相应不同。

舌脉：舌淡或兼有瘀斑，苔薄白或薄黄，脉弦紧，或浮紧。

二、脊柱胸腰段骨质疏松症

分度辨证

Ⅰ度：纵向骨小梁明显。其临床表现不明显，或有轻度腰酸背痛。

Ⅱ度：纵向骨小梁变稀疏。其临床表现为腰酸背痛间断性发作，劳累后加重，自感支撑力下降，腰部冷凉，与天气变化有关，穿衣戴帽较正常时增多，偶有晨僵。

Ⅲ度：纵向骨小梁不明显。其临床表现为腰背酸痛时时发作，时轻时重，与活动劳累有关，天气变化时加重，逐渐弯腰驼背，身高变矮。

三、脊柱腰骶段周围软组织劳伤

1. 急性期 腰骶部肌肉酸痛不适、沉重、冷凉，时轻时重，劳累后加重，休息后减轻。

2. 慢性期 腰骶部偶有酸痛，缠绵不愈，劳累后加重，休息后减轻，按摩、热疗后减轻。

四、腰骶段脊柱周围软组织无菌性炎症疾病

1. 急性期　腰骶部突然疼痛剧烈，得温略减，遇寒则重，脊柱屈伸或摇转不利；有固定压痛点，痛而拒按，活动困难，翻身受限，痛如针刺，昼轻夜重，俯仰不便，经久不愈，有时与天气变化有关。

2. 慢性期　腰骶部隐隐作痛，反复发作，不能久卧、久坐，局部皮肤增厚，呈橘皮样改变，可触及结节或条索状物，伴有畏寒肢冷，面色苍白，或伴潮热盗汗，失眠多梦。

五、第三腰椎横突综合征

1. 急性期　腰部突然疼痛剧烈，得温略减，遇寒则重，弯腰伸腰不利，翻身困难，痛如针刺，昼轻夜重，有固定压痛点，痛点在腰三横突末端，按揉稍有缓解，舌淡紫或黯，脉细涩或弦细。

2. 慢性期　腰部隐隐作痛，反复发作，不能久卧、久坐，腰三横突处可触及结节或条索状物，舌淡而润，脉沉迟无力。

六、臀部软组织坐骨神经疼痛综合征

1. 早期　多因跌仆闪挫，瘀血阻络所致。由于外伤直接伤及局部脉络，瘀血或溢于脉外，或阻滞脉络，而见局部刺痛、放射样痛，动辄加重，拒按，局部瘀斑青紫，或见肿块，舌暗红，苔黄，脉弦。

2. 中期　久病失治、误治，瘀血日久不去，新血不生，筋肉得不到充足气血供养而见麻木，酸痛肌肤不仁，废软无力。若受到风寒湿外袭，则使症状加重。偏湿者，肢体酸痛，重着麻木；偏寒者，得寒痛增，肢体发凉，或固定不移或跳窜痛；若寒湿郁而化为湿热，可见"刀割样"或"烧灼样"痛；肝肾不足者，可见酸软无力，遇劳加甚，卧则减轻，偏阳虚者，面色无华，手足不温，舌质淡，脉沉细，偏阴虚者，面色潮红，手足心热，舌质红，脉弦细数。

3. 后期　早中期过后，疼痛症状基本消失，进入了邪恋正伤阶段，临床以不同程度的麻木或异样感为主，或局部没有不适感而逐渐出现肌肉萎缩，舌淡，苔薄白，脉细无力。

七、腰骶部软组织疼痛综合征

1. 急性期　腰骶部肌肉酸痛不适、沉重、冷凉，时轻时重，劳累后加重，休息后减轻。

2. 慢性期　腰骶部偶有酸痛，缠绵不愈，劳累后加重，休息后减轻，按摩、热疗后减轻。

附录 3　新（魏氏）夹脊穴

1. 骶一脊穴（S₁ 穴）

S_1 穴

［定位］第四骶椎棘突下引一条平行于两侧第四骶后孔的直线，与两侧骶中间嵴的交点，在骶后体表的投影。

［解剖］在臀大肌起始部；布有骶外侧动、静脉后支，第四骶神经后支。

［主治］中医：腰骶疼痛、白带、腹痛、泄泻、遗尿、痔疾、遗精。

西医：遗尿、妇科慢性炎症、精神性遗精、内外混合痔、脊柱相关疾病等。

注：微类钩鍉针慎钩治。距第四骶神经后支及动、静脉后支很近。

2. 骶一脊撇撇穴（S₁″ 穴）

［定位］骶一穴与同侧尾骨角体表连线的中点。

［解剖］在臀大肌起始部；布有骶外侧动、静脉后支，第四骶神经后支。

［主治］同骶一穴主治，是局部穴位注射时使用的穴位点，骶一穴主治疾病的再治疗或巩固治疗。

注：只注药，不钩治。距第四骶神经后支及动、静脉后支很近，容易误伤。

3. 骶二脊穴（S₂ 穴）

［定位］第三骶椎棘突下引一条平行于两侧第三骶后孔的直线，与两侧骶中间嵴的交点，在骶后体表的投影。

［解剖］在臀大肌起始部；布有骶外侧动、静脉后支，布有第三骶神经后支。

［主治］中医：腰骶疼痛、痛经、泄泻、遗尿。

西医：遗尿、经前期综合征、前列腺炎、脊柱相关疾病等。

注：微类钩鍉针慎钩治。距第三骶神经后支及动、静脉后支很近。

4. 骶二脊撇撇穴（S₂″ 穴）

［定位］骶二穴与同侧骶一穴体表连线的中点。

［解剖］在臀大肌起始部；布有骶外侧动、静脉后支，第三骶神经后支。

［主治］中医：同骶二穴主治，是局部穴位注射时使用的穴位点。

西医：骶二穴主治疾病的再治疗或巩固治疗。

注：只注药，不钩治。距第三骶神经后支及动、静脉后支很近，容易误伤。

5. 骶三脊穴（S_3 穴）

［定位］第二骶椎棘突下引一条平行于两侧第二骶后孔的直线，与两侧骶中间嵴的交点，在骶后体表的投影。

［解剖］在臀大肌起始部；布有骶外侧动、静脉后支，第二骶神经后支。

［主治］中医：腰骶疼痛、小便不利、遗尿、泄泻。

西医：遗尿、慢性结肠炎、骶尾韧带炎、脊柱相关疾病等。

注：微类钩鍉针慎钩治。距第二骶神经后支及动、静脉后支很近。

6. 骶三脊撇撇穴（S_3'' 穴）

［定位］骶三穴与同侧骶二穴体表连线的中点。

［解剖］在臀大肌起始部；布有骶外侧动、静脉后支，第二骶神经后支。

［主治］中医：同骶三穴主治，是局部穴位注射时使用的穴位点。

西医：骶三穴主治疾病的再治疗或巩固治疗。

注：只注药，不钩治。距第二骶神经后支及动、静脉后支很近，容易误伤。

7. 骶四脊穴（S_4 穴）

［定位］第一骶椎棘突下引一条平行于两侧第一骶后孔的直线，与两侧骶中间嵴的交点，在骶后体表的投影。

［解剖］在骶棘肌、臀大肌起始部；布有骶外侧动、静脉后支，第一骶神经后支。

［主治］中医：腰骶疼痛、遗尿、遗精、月经不调、白带。

西医：腰椎间盘突出症、遗尿、骶髂融合（强直性脊柱炎）、骶髂退变性疾病。

注：微类钩鍉针慎钩治。距第一骶神经后支及动、静脉后支很近。

8. 骶四脊撇撇穴（S_4'' 穴）

［定位］骶四穴与同侧骶三穴体表连线的中点。

［解剖］在骶棘肌、臀大肌起始部；布有骶外侧动、静脉后支，第一骶神经后支。

［主治］中医：同骶四穴主治，是局部穴位注射时使用的穴位点。

西医：骶四穴主治疾病的再治疗或巩固治疗。

注：只注药，不钩治。距第一骶神经后支及动、静脉后支很近，容易误伤。

9. 腰一脊穴（L_1 穴）

［定位］第五腰椎棘突旁，两侧下关节突在腰后的体表投影点。

［解剖］在骶棘肌起始部；布有腰最下动、静脉后支的内侧支，第五腰神经后内侧支。

［主治］中医：下肢小腿外侧冷、麻、凉、胀、痛、痹、痿；腰痛、腿痛，放射痛。

西医：腰椎间盘突出症、腰椎退变性疾病、腰椎管狭窄症、强直性脊柱炎、脊柱相关疾病等（骶髂腰段）。

10. 腰一脊撇穴（L_1' 穴）

［定位］骶一棘突旁，两侧椎板中央点在腰后的体表投影点。

［解剖］同腰一穴解剖位置。

［主治］同腰一穴主治，用于腰一穴主治疾病的再治疗或巩固治疗。

11. 腰一脊撇撇穴（L$_1''$穴）

［定位］腰一穴与腰一撇穴体表连线的中点。

［解剖］同腰一穴解剖位置。

［主治］中医：同腰一穴主治，是局部穴位注射时使用的穴位点。

西医：腰一穴主治疾病的再治疗或巩固治疗。

注：只注药，不钩治，防止损伤关节囊或神经、血管。

12. 腰二脊穴（L$_2$穴）

［定位］第四腰椎棘突旁，两侧下关节突在腰后的体表投影点。

［解剖］有腰背筋膜、骶棘肌；布有第四腰动、静脉后支，第四腰神经后内侧支。

［主治］中医：下肢痛、下肢痿痹、腰痛。

西医：腰椎间盘突出症、腰椎退变性疾病、腰椎管狭窄症、强直性脊柱炎、脊柱相关疾病等（骶髂腰段）。

13. 腰二脊撇穴（L$_2'$穴）

［定位］第五腰椎棘突旁，两侧椎板中央点在腰后的体表投影点。

［解剖］同腰二穴解剖位置。

［主治］同腰二穴主治，用于腰二穴主治疾病的再治疗或巩固治疗。

14. 腰二脊撇撇穴（L$_2''$穴）

［定位］腰二穴与腰二撇穴体表连线的中点。

［解剖］同腰二穴解剖位置。

［主治］中医：同腰二穴主治，是局部穴位注射时使用的穴位点。

西医：腰二穴主治疾病的再治疗或巩固治疗。

注：只注药，不钩治，防止损伤关节囊或神经、血管。

15. 腰三脊穴（L$_3$穴）

［定位］第三腰椎棘突旁，两侧下关节突在腰后的体表投影点。

［解剖］有腰背筋膜、骶棘肌；布有第三腰动、静脉后支，第三腰神经后内侧支，深层为腰丛。

［主治］中医：腰痛、下肢痛、下肢痿痹。

西医：腰椎间盘突出症、腰椎退变性疾病、腰椎管狭窄症、腰段强直性脊柱炎、脊柱相关疾病等。

16. 腰三脊撇穴（L$_3'$穴）

［定位］第四腰椎棘突旁，两侧椎板中央点在腰后的体表投影点。

［解剖］同腰三穴解剖位置。

［主治］同腰三穴主治，用于腰三穴主治疾病的再治疗或巩固治疗。

17. 腰三脊撇撇穴（L_3'' 穴）

［定位］腰三穴与腰三撇穴体表连线的中点。

［解剖］同腰三穴解剖位置。

［主治］中医：同腰三穴主治，是局部穴位注射时使用的穴位点。

西医：腰三穴主治疾病的再治疗或巩固治疗。

注：只注药，不钩治，防止损伤关节囊或神经、血管。

18. 腰四脊穴（L_4 穴）

［定位］第二腰椎棘突旁，两侧下关节突在腰后的体表投影点。

［解剖］有腰背筋膜、骶棘肌；布有第二腰动、静脉后支，第二腰神经后内侧支，深层为腰丛。

［主治］中医：腰痛、腰酸、腰部不适。

西医：腰椎间盘突出症、腰椎退变性疾病、腰椎管狭窄症、腰段强直性脊柱炎、脊柱相关疾病等。

19. 腰四脊撇穴（L_4' 穴）

［定位］第三腰椎棘突旁，两侧椎板中央点在腰后的体表投影点。

［解剖］同腰四穴解剖位置。

［主治］同腰四穴主治，用于腰三穴主治疾病的再治疗或巩固治疗。

20. 腰四脊撇撇穴（L_4'' 穴）

［定位］腰四穴与腰四撇穴体表连线的中点。

［解剖］同腰四穴解剖位置。

［主治］中医：同腰四穴主治，是局部穴位注射时使用的穴位点。

西医：腰四穴主治疾病的再治疗或巩固治疗。

注：只注药，不钩治，防止损伤关节囊或神经、血管。

21. 腰五脊穴（L_5 穴）

［定位］第一腰椎棘突旁，两侧下关节突在腰后的体表投影点。

［解剖］有腰背筋膜、骶棘肌；布有第一腰动、静脉后支，深层为第一腰神经后内侧支。

［主治］中医：腰背强痛、腹胀、泄泻、便秘、水肿。

西医：腰椎间盘突出症、腰椎退变性疾病、腰椎管狭窄症、腰段强直性脊柱炎、神经性腹泻、神经性便秘。

22. 腰五脊撇穴（L_5' 穴）

［定位］第二腰椎棘突旁，两侧椎板中央点在腰后的体表投影点。

［解剖］同腰五穴解剖位置。

［主治］同腰五穴主治，用于腰五穴主治疾病的再治疗或巩固治疗。

23. 腰五脊撇撇穴（L_5'' 穴）

［定位］腰五穴与腰五撇穴体表连线的中点。

[解剖] 同腰五穴解剖位置。

[主治] 中医：同腰五穴主治，是局部穴位注射时使用的穴位点。

西医：腰五穴主治疾病的再治疗或巩固治疗。

注：只注药，不钩治，防止损伤关节囊或神经、血管。

24. 胸一脊穴（T_1 穴）

[定位] 第十二胸椎棘突旁，两侧下关节突在背后的体表投影点。

[解剖] 有腰背筋膜、骶棘肌；布有肋下动、静脉后支，深层为第十二胸神经后内侧支。

[主治] 中医：胸胁痛、胃脘痛、呕吐、腹胀、肠鸣。

西医：胸椎退变性疾病（胸椎脊神经受累）、脊源性慢性结肠炎、胸段强直性脊柱炎、脊柱相关疾病等。

25. 胸一脊撇穴（T_1' 穴）

[定位] 第一腰椎棘突旁，两侧椎板中央点在背后的体表投影点。

[解剖] 同胸一穴解剖位置。

[主治] 同胸一穴主治，用于胸一穴主治疾病的再治疗或巩固治疗。

26. 胸一脊撇撇穴（T_1'' 穴）

[定位] 在胸一穴与胸一撇穴体表连线的中点。

[解剖] 同胸一穴解剖位置。

[主治] 中医：同胸一穴主治，是局部穴位注射时使用的穴位点。

西医：胸一穴主治疾病的再治疗或巩固治疗。

注：只注药，不钩治，防止损伤关节囊或神经、血管。

27. 胸二脊穴（T_2 穴）

[定位] 第十一胸椎棘突旁，两侧下关节突在背后的体表投影点。

[解剖] 有背阔肌、骶棘肌；布有第十一肋间动、静脉后支，深层为第十一胸神经后内侧支。

[主治] 中医：胸胁痛、腹胀、黄疸、呕吐、泄泻。

西医：胸椎退变性疾病（胸椎脊神经受累）、脊源性慢性结肠炎、脊源性慢性胆囊炎、胸段强直性脊柱炎、脊柱相关疾病等。

28. 胸二脊撇穴（T_2' 穴）

[定位] 第十二胸椎棘突旁，两侧椎板中央点在背后的体表投影点。

[解剖] 同胸二穴解剖位置。

[主治] 同胸二穴主治，用于胸二穴主治疾病的再治疗或巩固治疗。

29. 胸二脊撇撇穴（T_2'' 穴）

[定位] 在胸二穴与胸二撇穴体表连线的中点。

[解剖] 同胸二穴解剖位置。

[主治] 中医：同胸二穴主治，是局部穴位注射时使用的穴位点。

西医：胸二穴主治疾病的再治疗或巩固治疗。

注：只注药，不钩治，防止损伤关节囊或神经、血管。

30. 胸三脊穴（T_3 穴）

［定位］第十胸椎棘突旁，两侧下关节突在背后的体表投影点。

［解剖］有下后锯肌、骶棘肌；布有第十肋间动、静脉后支，深层为第十胸神经后内侧支。

［主治］中医：胸胁痛、黄疸、口苦。

西医　胸椎病退变性疾病（胸椎脊神经受累）、脊源性慢性胆囊炎、胸段强直性脊柱炎、脊柱相关疾病等。

31. 胸三脊撇穴（T_3' 穴）

［定位］第十一胸椎棘突旁，两侧椎板中央点在背后的体表投影点。

［解剖］同胸三穴解剖位置。

［主治］同胸三穴主治，用于胸三穴主治疾病的再治疗或巩固治疗。

32. 胸三脊撇撇穴（T_3'' 穴）

［定位］胸三穴与胸三撇穴体表连线的中点。

［解剖］同胸三穴解剖位置。

［主治］中医：同胸三穴主治，是局部穴位注射时使用的穴位点。

西医：胸三穴主治疾病的再治疗或巩固治疗。

注：只注药，不钩治，防止损伤关节囊或神经、血管。

33. 胸四脊穴（T_4 穴）

［定位］第九胸椎棘突旁，两侧下关节突在背后的体表投影点。

［解剖］有下后锯肌、骶棘肌；布有第九肋间动、静脉后支，深层为第九胸神经后内侧支。

［主治］中医：脊背痛、胁痛、黄疸、呕血。

西医：胸椎退变性疾病（胸椎脊神经受累）、脊源性慢性胆囊炎、脊源性慢性胃炎、脊源性慢性胰腺炎、胸段强直性脊柱炎、脊柱相关疾病等。

34. 胸四脊撇穴（T_4' 穴）

［定位］第十胸椎棘突旁，两侧椎板中央点在背后的体表投影点。

［解剖］同胸四穴解剖位置。

［主治］同胸四穴主治，用于胸四穴主治疾病的再治疗或巩固治疗。

35. 胸四脊撇撇穴（T_4'' 穴）

［定位］在胸四穴与胸四撇穴体表连线的中点。

［解剖］同胸四穴解剖位置。

［主治］中医：同胸四穴主治，是局部穴位注射时使用的穴位点。

西医：胸四穴主治疾病的再治疗或巩固治疗。

注：只注药，不钩治，防止损伤关节囊或神经、血管。

36. 胸五脊穴（T_5 穴）

［定位］第八胸椎棘突旁，两侧下关节突在背后的体表投影点。

［解剖］有骶棘肌；布有第八肋间动、静脉后支，深层为第八胸神经后内侧支。

［主治］中医：脊背痛、胁痛、黄疸、呕血、胃痛、腹胀、腹泻。

西医：胸椎退变性疾病（胸椎脊神经受累）、脊源性慢性胆囊炎、脊源性慢性胃炎、脊源性慢性胰腺炎、胸椎强直性脊柱炎、脊柱相关疾病等。

37. 胸五脊撇穴（T_5' 穴）

［定位］第九胸椎棘突旁，两侧椎板中央点在背后的体表投影点。

［解剖］同胸五穴解剖位置。

［主治］同胸五穴主治，用于胸五穴主治疾病的再治疗或巩固治疗。

38. 胸五脊撇撇穴（T_5'' 穴）

［定位］在胸五穴与胸五撇穴体表连线的中点。

［解剖］同胸五穴解剖位置。

［主治］中医：同胸五穴主治，是局部穴位注射时使用的穴位点。

西医：胸五穴主治疾病的再治疗或巩固治疗。

注：只注药，不钩治，防止损伤关节囊或神经、血管。

39. 胸六脊穴（T_6 穴）

［定位］第七胸椎棘突旁，两侧下关节突在背后的体表投影点。

［解剖］有骶棘肌；布有第七肋间动、静脉后支，深层为第七胸神经后内侧支。

［主治］中医：胁痛、胸痛、腹胀、腹泻。

西医：胸椎退变性疾病（胸椎脊神经受累）、脊源性结肠炎、胸椎强直性脊柱炎、脊柱相关疾病等。

40. 胸六脊撇穴（T_6' 穴）

［定位］第八胸椎棘突旁，两侧椎板中央点在背后的体表投影点。

［解剖］同胸六穴解剖位置。

［主治］同胸六穴主治，用于胸六穴主治疾病的再治疗或巩固治疗。

41. 胸六脊撇撇穴（T_6'' 穴）

［定位］在胸六穴与胸六撇穴体表连线的中点。

［解剖］同胸六穴解剖位置。

［主治］中医：同胸六穴主治，是局部穴位注射时使用的穴位点。

西医：胸六穴主治疾病的再治疗或巩固治疗。

注：只注药，不钩治，防止损伤关节囊或神经、血管。

42. 胸七脊穴（T_7 穴）

［定位］第六胸椎棘突旁，两侧下关节突在背后的体表投影点。

［解剖］有斜方肌、骶棘肌；布有第六肋间动、静脉后支，深层为第六胸神经后内侧支。

［主治］中医：胁痛、脊背痛、胃痛、腹胀。

西医 胸椎退变性疾病（胸椎脊神经受累）、脊源性胃病、脊源性肠炎、胸椎强直性脊柱炎、脊柱相关疾病等。

43. 胸七脊撇穴（T_7' 穴）

［定位］第七胸椎棘突旁，两侧椎板中央点在背后的体表投影点。

［解剖］同胸七穴解剖位置。

［主治］同胸七穴主治，用于胸七穴主治疾病的再治疗或巩固治疗。

44. 胸七脊撇撇穴（T_7'' 穴）

［定位］在胸七穴与胸七撇穴体表连线的中点。

［解剖］同胸七穴解剖位置。

［主治］中医：同胸七穴主治，是局部穴位注射时使用的穴位点。

西医：胸七穴主治疾病的再治疗或巩固治疗。

注：只注药，不钩治，防止损伤关节囊或神经、血管。

45. 胸八脊穴（T_8 穴）

［定位］第五胸椎棘突旁，两侧下关节突在背后的体表投影点。

［解剖］有斜方肌、菱形肌，深层为骶棘肌；布有第五肋间动、静脉后支，深层为第五胸神经后内侧支。

［主治］中医：背痛、心痛、惊悸。

西医：胸椎退变性疾病（胸椎脊神经受累）、脊源性心绞痛、脊源性冠心病、胸椎强直性脊柱炎、脊柱相关疾病等。

46. 胸八脊撇穴（T_8' 穴）

［定位］第六胸椎棘突旁，两侧椎板中央点在背后的体表投影点。

［解剖］同胸八穴解剖位置。

［主治］同胸八穴主治，用于胸八穴主治疾病的再治疗或巩固治疗。

47. 胸八脊撇撇穴（T_8'' 穴）

［定位］在胸八穴与胸八撇穴体表连线的中点。

［解剖］同胸八穴解剖位置。

［主治］中医：同胸八穴主治，是局部穴位注射时使用的穴位点。

西医：胸八穴主治疾病的再治疗或巩固治疗。

注：只注药，不钩治，防止损伤关节囊或神经、血管。

48. 胸九脊穴（T_9 穴）

［定位］第四胸椎棘突旁，两侧下关节突在背后的体表投影点。

［解剖］有斜方肌、菱形肌，深层为骶棘肌；布有第四肋间动、静脉后支，深层为第四胸神经后内侧支。

［主治］中医：背痛、乳房胀痛、乳房肿块、乳房硬结、心痛、胸闷。

西医：胸椎退变性疾病（胸椎脊神经受累）、脊源性乳腺增生症、脊源性冠心病、胸椎强直性脊柱炎、脊柱相关疾病等。

49. 胸九脊撇穴（T₉′ 穴）

［定位］第五胸椎棘突旁，两侧椎板中央点在背后的体表投影点。

［解剖］同胸九穴解剖位置。

［主治］同胸九穴主治，用于胸九穴主治疾病的再治疗或巩固治疗。

50. 胸九脊撇撇穴（T₉″ 穴）

［定位］在胸九穴与胸九撇穴体表连线的中点。

［解剖］同胸九穴解剖位置。

［主治］中医：同胸九穴主治，是局部穴位注射时使用的穴位点。

西医：胸九穴主治疾病的再治疗或巩固治疗。

注：只注药，不钩治，防止损伤关节囊或神经、血管。

51. 胸十脊穴（T₁₀ 穴）

［定位］第三胸椎棘突旁，两侧下关节突在背后的体表投影点。

［解剖］有斜方肌、菱形肌，深层为骶棘肌；布有第三肋间动、静脉后支，深层为第三胸神经后内侧支。

［主治］中医：肩背痛、鼻塞、流涕、头痛、咳嗽、气喘。

西医：胸椎退变性疾病（胸椎脊神经受累）、脊源性鼻炎、脊源性支气管炎、胸椎强直性脊柱炎、脊柱相关疾病等。

52. 胸十脊撇穴（T₁₀′ 穴）

［定位］第四胸椎棘突旁，两侧椎板中央点在背后的体表投影点。

［解剖］同胸十穴解剖位置。

［主治］同胸十穴主治，用于胸十穴主治疾病的再治疗或巩固治疗。

53. 胸十脊撇撇穴（T₁₀″ 穴）

［定位］在胸十穴与胸十撇穴体表连线的中点。

［解剖］同胸十穴解剖位置。

［主治］中医：同胸十穴主治，是局部穴位注射时使用的穴位点。

西医：胸十穴主治疾病的再治疗或巩固治疗。

注：只注药，不钩治，防止损伤关节囊或神经、血管。

54. 胸十一脊穴（T₁₁ 穴）

［定位］第二胸椎棘突旁，两侧下关节突在背后的体表投影点。

［解剖］有斜方肌、菱形肌、上后锯肌，深层为骶棘肌；布有第二肋间动、静脉后支，深层为第二胸神经后内侧支。

［主治］中医：胸背痛、咳嗽、发热、喘憋、头痛。

西医：胸椎退变性疾病（胸椎脊神经受累）、脊源性支气管炎、脊源性哮喘、胸段强直性脊柱炎、脊柱相关疾病等。

55. 胸十一脊撇穴（T_{11}' 穴）

［定位］第三胸椎棘突旁，两侧椎板中央点在背后的体表投影点。

［解剖］同胸十一穴解剖位置。

［主治］同胸十一穴主治，用于胸十一穴主治疾病的再治疗或巩固治疗。

56. 胸十一脊撇撇穴（T_{11}'' 穴）

［定位］在胸十一穴与胸十一撇穴体表连线的中点。

［解剖］同胸十一穴解剖位置。

［主治］中医：同胸十一穴主治，是局部穴位注射时使用的穴位点。

西医：胸十一穴主治疾病的再治疗或巩固治疗。

注：只注药，不钩治，防止损伤关节囊或神经、血管。

57. 胸十二脊穴（T_{12} 穴）

［定位］第一胸椎棘突旁，两侧下关节突在背后的体表投影点。

［解剖］有斜方肌、菱形肌、上后锯肌，深层为骶棘肌；布有第一肋间动、静脉后支，深层为第一胸神经后内侧支。

［主治］中医：肩背痛、臂痛、指麻、咳嗽、痰多、气短、鼻塞、发热。

西医：颈椎病（臂丛神经受累）、胸椎退变性疾病（胸椎脊神经受累）、脊源性支气管炎、脊源性鼻炎、胸段强直性脊柱炎、脊柱相关疾病等。

58. 胸十二脊撇穴（T_{12}' 穴）

［定位］第二胸椎棘突旁，两侧椎板中央点在背后的体表投影点。

［解剖］同胸十二穴解剖位置。

［主治］同胸十二穴主治，用于胸十二穴主治疾病的再治疗或巩固治疗。

59. 胸十二脊撇撇穴（T_{12}'' 穴）

［定位］在胸十二穴与胸十二撇穴体表连线的中点。

［解剖］同胸十二穴解剖位置。

［主治］中医：同胸十二穴主治，是局部穴位注射时使用的穴位点。

西医：胸十二穴主治疾病的再治疗或巩固治疗。

注：只注药，不钩治，防止损伤关节囊或神经、血管。

60. 颈一脊穴（C_1 穴）

［定位］第七颈椎棘突旁，两侧下关节突在颈后体表的投影点。

［解剖］有斜方肌、头夹肌、颈夹肌，深层为骶棘肌、头半棘肌；布有椎动脉、椎静脉，深层为第八颈神经后内侧支。

［主治］中医：上肢痛、肩背痛、指痛、咳嗽、气喘、发热、头痛、项强、外感、鼻塞、流涕。

西医：颈椎病（以臂丛神经受累为主）、颈段强直性脊柱炎、脊柱相关疾病等。

61. 颈一脊撇穴（C_1' 穴）

［定位］第一胸椎棘突旁，两侧椎板中央点在颈后的体表投影点。

［解剖］同颈一脊穴解剖位置。

［主治］同颈一脊穴主治，用于颈一脊穴主治疾病的再治疗或巩固治疗。

62. 颈一脊撇撇穴（C_1'' 穴）

［定位］在颈一脊穴与颈一脊撇穴体表连线的中点。

［解剖］同颈一脊穴解剖位置。

［主治］中医：同颈一脊穴主治，是局部穴位注射时使用的穴位点。

西医：颈一脊穴主治疾病的再治疗或巩固治疗。

注：只注药，不钩治，防止损伤关节囊或神经、血管。

63. 颈二脊穴（C_2 穴）

［定位］第六颈椎棘突旁，两侧下关节突在颈后体表的投影点。

［解剖］有斜方肌、头夹肌、颈夹肌，深层为骶棘肌、头半棘肌；布有椎动脉、椎静脉，深层为第七颈神经后内侧支。

［主治］中医：上肢痛、肩背痛、指痛、头晕、头痛、恶心、呕吐、项强、咽部异物感、咳喘、心悸。

西医：颈椎病（以臂丛神经、交感神经受累为主）、颈段强直性脊柱炎、脊柱相关疾病等。

64. 颈二脊撇穴（C_2' 穴）

［定位］第七颈椎棘突旁，两侧椎板中央点在颈后的体表投影点。

［解剖］同颈二脊穴解剖位置。

［主治］同颈二脊穴主治，用于颈二脊穴主治疾病的再治疗或巩固治疗。

65. 颈二脊撇撇穴（C_2'' 穴）

［定位］颈二脊穴与颈二脊撇穴体表连线的中点。

［解剖］同颈二脊穴解剖位置。

［主治］中医：同颈二脊穴主治，是局部穴位注射时使用的穴位点。

西医：颈二脊穴主治疾病的再治疗或巩固治疗。

注：只注药，不钩治，防止损伤关节囊或神经、血管。

66. 颈三脊穴（C_3 穴）

［定位］第五颈椎棘突旁，两侧下关节突在颈后体表的投影点。

［解剖］有斜方肌、头夹肌、颈夹肌，深层为骶棘肌、头半棘肌；有椎动脉的横突部与该部椎静脉的丛环，深层为第六颈神经后内侧支。

［主治］中医：臂痛、肩背痛、指痛、颈痛、颈僵、项强、头晕、头痛、失眠、健忘、不寐。

西医：颈椎病（以臂丛神经、交感神经受累为主）、颈段强直性脊柱炎、脊柱相关疾病等。

67. 颈三脊撇穴（C_3' 穴）

［定位］第六颈椎棘突旁，两侧椎板中央点在颈后的体表投影点。

［解剖］同颈三脊穴解剖位置。

［主治］同颈三脊穴主治，用于颈三脊穴主治疾病的再治疗或巩固治疗。

68. 颈三脊撇撇穴（C₃″穴）

［定位］在颈三脊穴与颈三撇穴体表连线的中点。

［解剖］同颈三脊穴解剖位置。

［主治］中医：同颈三脊穴主治，是局部穴位注射时使用的穴位点。

西医：颈三脊穴主治疾病的再治疗或巩固治疗。

注：只注药，不钩治，防止损伤关节囊或神经、血管。

69. 颈四脊穴（C₄穴）

［定位］第四颈椎棘突旁，两侧下关节突在颈后体表的投影点。

［解剖］有斜方肌，深层为骶棘肌、头半棘肌；有椎动脉的横突部与该部椎静脉的丛环，深层为第五颈神经后内侧支。

［主治］中医：项强、项痛、头晕、头痛、呕吐、鼻塞、流涕、胸闷、失眠。

西医：颈椎病（以颈丛神经、交感神经受累为主）、颈段强直性脊柱炎、脊柱相关疾病等。

70. 颈四脊撇穴（C₄′穴）

［定位］第五颈椎棘突旁，两侧椎板中央点在颈后的体表投影点。

［解剖］同颈四脊穴解剖位置。

［主治］同颈四脊穴主治，用于颈四脊穴主治疾病的再治疗或巩固治疗。

71. 颈四脊撇撇穴（C₄″穴）

［定位］颈四脊穴与颈四撇穴体表连线的中点。

［解剖］同颈四脊穴解剖位置。

［主治］中医：同颈四脊穴主治，是局部穴位注射时使用的穴位点。

西医：颈四脊穴主治疾病的再治疗或巩固治疗。

注：只注药，不钩治，防止损伤关节囊或神经血管。

72. 颈五脊穴（C₅穴）

［定位］第三颈椎棘突旁，两侧下关节突在颈后体表的投影点。

［解剖］有斜方肌，深层为骶棘肌、头半棘肌；有椎动脉的横突部与该部椎静脉的丛环，深层为第四颈神经后内侧支。

［主治］中医：头项痛、项强、眩晕、耳鸣、目痛、鼻塞。

西医：颈椎病（以颈丛神经受累为主）、颈段强直性脊柱炎、脊柱相关疾病等。

73. 颈五脊撇穴（C₅′穴）

［定位］第四颈椎棘突旁，两侧椎板中央点在颈后的体表投影点。

［解剖］同颈五脊穴解剖位置。

［主治］同颈五脊穴主治，用于颈五脊穴主治疾病的再治疗或巩固治疗。

74. 颈五脊撇撇穴（C₅″ 穴）

［定位］颈五脊穴与颈五撇穴体表连线的中点。

［解剖］同颈五脊穴解剖位置。

［主治］中医：同颈五脊穴主治，是局部穴位注射时使用的穴位点。

西医：颈五脊穴主治疾病的再治疗或巩固治疗。

注：只注药，不钩治，防止损伤关节囊或神经、血管。

75. 颈六脊穴（C₆ 穴）

［定位］第二颈椎棘突旁，两侧下关节突在颈后体表的投影点。

［解剖］有斜方肌，深层为骶棘肌、头半棘肌；有椎动脉的横突部与该部椎静脉的丛环，深层为第三颈神经后内侧支。

［主治］中医：颈痛、头项痛、项强、眩晕、耳鸣、目痛、鼻塞。

西医：颈椎病（以颈丛神经受累为主）、颈段强直性脊柱炎、脊柱相关疾病等。

76. 颈六脊撇穴（C₆′ 穴）

［定位］第三颈椎棘突旁，两侧椎板中央点在颈后的体表投影点。

［解剖］同颈六脊穴解剖位置。

［主治］同颈六脊穴主治，用于颈六脊穴主治疾病的再治疗或巩固治疗。

77. 颈六脊撇撇穴（C₆″ 穴）

［定位］颈六脊穴与颈六撇穴体表连线的中点。

［解剖］同颈六脊穴解剖位置。

［主治］中医：同颈六脊穴主治，是局部穴位注射时使用的穴位点。

西医：颈六脊穴主治疾病的再治疗或巩固治疗。

注：只注药，不钩治，防止损伤关节囊或神经、血管。

78. 颈七脊穴（C₇ 穴）

［定位］寰椎后结节旁，两侧下关节面后缘在颈后体表的投影点。

［解剖］有斜方肌，深层为骶棘肌、椎枕肌；有椎动脉的横突部与该部椎静脉的丛环，深层为第二颈神经。

［主治］中医：头项痛、项强、眩晕、耳鸣、目痛、鼻塞、癫、狂、痫、热病。

西医：颈椎病（以颈丛神经受累为主）、颈段强直性脊柱炎、脊柱相关疾病等。

注：慎钩治，因没有椎弓下椎间孔，第二颈神经裸露在寰椎后结节旁，如钩治只选微类内板 1.2 型钩鍉针。不安全，最好不钩。

79. 颈七脊撇穴（C₇′ 穴）

［定位］枢椎棘突旁，两侧上关节面后缘在颈后的体表投影点。

［解剖］同颈七脊穴解剖位置。

［主治］同颈七脊穴主治，用于颈七脊穴主治疾病的再治疗或巩固治疗。

注：只注药，不钩治（两侧寰枢关节囊后缘下方有椎动脉第二颈神经通过，如果钩治容易误伤椎动脉、脊神经或关节囊）。

80. 颈七脊撇撇穴（C_7'' 穴）

［定位］颈七脊穴与颈七脊撇穴体表连线的中点。

［解剖］同颈七脊穴解剖位置。

［主治］中医：同颈七脊穴主治，是局部穴位注射时使用的穴位点。

西医：颈七脊穴主治疾病的再治疗或巩固治疗。

注：只注药，不钩治（两侧寰枢关节囊后缘下方有椎动脉第二颈神经通过，如果钩治容易误伤椎动脉、脊神经或关节囊）。

81. 颈八脊穴（C_8 穴）

［定位］寰椎后结节旁，两侧枕骨髁后缘在枕后部投影。

［解剖］有斜方肌，深层为骶棘肌止点、椎枕肌；布有椎内静脉丛和来自颈深部的小静脉，深层为第一颈神经。

［主治］中医：头晕、目眩、耳鸣、头痛、失眠、多梦、心悸、健忘、精神抑郁、胆怯、烦躁、热病、癫、狂、痫。

西医：颈椎病（以椎动脉受累为主）、寰枢关节紊乱综合征、脊柱相关疾病等。

注：慎钩治，因没有椎弓下椎间孔，第一颈神经裸露在寰椎后结节旁，如钩治只选微类内板 1.2 型钩鍉针。不安全，最好不钩。

82. 颈八脊撇穴（C_8' 穴）

［定位］寰椎后结节旁，寰椎两侧上关节凹后缘在颈后部体表投影点。

［解剖］同颈八脊穴解剖位置。

［主治］同颈八脊穴主治，用于颈八脊穴主治疾病的再治疗或巩固治疗。

注：只注药，不钩治（寰椎后结节两侧上关节面后缘下方有椎动脉、第一颈神经通过，如果钩治容易误伤椎动脉、脊神经）。

83. 颈八脊撇撇穴（C_8'' 穴）

［定位］颈八脊穴与颈八撇穴体表连线的中点。

［解剖］同颈八脊穴解剖位置。

［主治］中医：同颈八脊穴主治，是局部穴位注射时使用的穴位点。

西医：颈八脊穴主治疾病的再治疗或巩固治疗。

注：只注药，不钩治（两侧寰枕关节囊后缘下方有椎动脉、第一颈神经通过，如果钩治容易误伤椎动脉、脊神经或关节囊）。

【按语】

① 穴位：按骶、腰、胸、颈椎椎骨的序数呈倒序排列。

② 脊穴：脊柱两侧枕骨髁后缘、寰椎下关节面后缘、颈 2 至腰 5 椎骨的下关节突、骶骨各棘突下与两侧中间嵴交点在正后部的体表投影点，称脊穴。共 29 个穴位。

③ 脊撇穴：脊柱两侧寰椎上关节凹后缘、枢椎上关节面后缘、颈 2 至腰 5 椎下一个椎骨椎板的中央点，骶椎各棘突上与两侧中间嵴交点在正后部的体表投影点，称脊撇穴。共 25 个穴位。

④ 脊撇撇穴：脊柱两侧同一序数脊穴与撇穴在体表连线的中点，为同一序数的脊撇撇穴（只注药，不钩治，防止损伤关节囊或神经、血管）。共 29 个穴位。

⑤ 同一序数的脊穴、脊撇穴、脊撇撇穴在同一条竖线上（附图 3–1）。

⑥ 新夹脊穴椎骨侧摆、旋转，脊柱侧弯按坐标定位法定位。

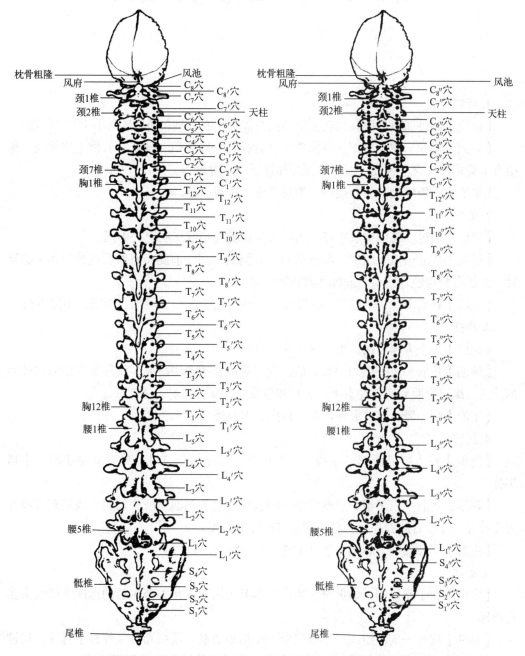

附图 3–1　魏氏夹脊穴的主穴、撇穴、撇撇穴与相邻椎体的关系

C：颈，T：胸，L：腰，S：骶，C_1穴：颈 1 穴，C_1'穴：颈 1 撇穴，C_1''：颈 1 撇撇穴

附录 4　十二正经所取腧穴

1. 环跳

【定位】侧卧屈股，股骨大转子最凸点与骶管裂孔连线的外 1/3 与中 1/3 交点处。

【解剖】皮肤→皮下组织→臀大肌→坐骨神经→股方肌；浅层布有臀上皮神经。深层有坐骨神经、臀下神经、股后皮神经和臀下动、静脉等。

【主治】腰胯疼痛，下肢痿痹，半身不遂，遍身风疹。

2. 委中

【定位】俯卧。在腘横纹中点，当股二头肌腱与半腱肌肌腱的中间。

【解剖】皮肤→皮下组织→腓肠肌内、外侧头之间。前侧布有股后皮神经和小隐静脉。深层有胫神经，腘动、静脉和腓肠动脉等。

【主治】腘筋挛急，下肢痿痹，腰痛，半身不遂，腹痛，吐泻，遗尿，小便不利。

3. 承扶

【定位】位于大腿后面，臀下横纹的中点。

【解剖】皮肤→皮下组织→臀大肌→股二头肌长头及半腱肌。浅层布有股后皮神经的分支。深层有股后皮神经本干，坐骨神经及并行动、静脉。

【主治】腰、骶、臀、股部疼痛，痔疾，下肢瘫痪。

4. 风市

【定位】在大腿外侧部的中线上，当腘横纹水平线上 7 寸。或直立垂手时，中指尖处。

【解剖】皮肤→皮下组织→髂胫束→阔筋膜→股外侧肌→股中间肌。浅层布有股外侧皮神经，深层有旋股外侧动脉降支和股神经的肌支。

【主治】下肢痿痹、麻木，半身不遂，全身瘙痒，脚气。

5. 后溪

【定位】在手掌尺侧，微握拳，当小指本节（第五掌指关节）后的远侧掌横纹头赤白肉际。

【解剖】皮肤→皮下组织→小指展肌→小指短屈肌。浅层布有尺神经手背支，尺神经掌支和皮下浅静脉等。深层有小指尺掌侧固有动、静脉和指掌侧固有神经。

【主治】手指及肘臂挛急，头项强痛，耳聋，目赤目翳，咽喉肿痛，腰背痛，疟疾，癫狂，痫证。

6. 大椎

【主治】在后正中线上，第七颈椎棘突下凹陷中。

【解剖】皮肤→皮下组织→棘上韧带→棘间韧带。浅层主要分布着第八颈神经后支的内侧支和棘突间皮下静脉丛，深层有棘突间的椎外（后）静脉丛和第八颈神经后支的分支。

【主治】热病，疟疾，头痛，颈项强痛，感冒，咳嗽，气喘，骨蒸潮热，风疹，癫痫。

7. 血海

【定位】在大腿内侧，髌底内侧端上 2 寸。简便取法：患者屈膝，医者以左手掌心按在患者右膝髌骨上缘，二至五指向上伸直，拇指约成 45° 斜置，拇指尖下是穴。对侧取法仿此。

【解剖】皮肤→皮下组织→骨内侧肌。浅层布有股神经前皮支，大隐静脉的属支。深层有股动、静脉的肌支和股神经的肌支。

【主治】月经不调，经闭，崩漏，湿疹，瘾疹，丹毒，股内侧痛。

8. 肾俞

【定位】在腰部，当第 2 腰椎棘突下，旁开 1.5 寸。

【解剖】皮肤→皮下组织→斜方肌→背阔肌腱膜和胸腰筋膜浅层→竖脊肌。浅层布有第二、三腰神经后支的皮支和伴行的动、静脉。深层有第二、三腰神经后支的肌支和相应腰动、静脉背侧支的分支或属支。

【主治】腰痛，耳鸣，耳聋，遗精，阳痿，遗尿，月经不调，白带，咳喘少气。

9. 关元俞

【定位】仰卧位。在下腹部，前正中线上，当脐下 3 寸。

【解剖】皮肤→皮下组织→腹白线→腹横筋膜→腹膜外脂肪→壁腹膜。浅层主要有十二胸神经前支的前皮支和腹壁浅动、静脉的分支或属支。深层有十二胸神经前支的分支。

【主治】腰痛，腹胀，泄泻，小便不利，遗尿，消渴。

10. 温溜

【定位】屈肘，在前臂背面桡侧，当阳溪与曲池的连线上，腕横纹上 5 寸。

【解剖】皮肤→皮下组织→桡侧腕长伸肌腱→桡侧腕短伸肌。浅层布有头静脉、前臂外侧皮神经和前臂后皮神经。深层，在桡侧腕长伸肌和桡侧腕短伸肌腱之前有桡神经浅支。

【主治】头痛，面肿，口舌肿痛，喉咙肿痛，肠鸣腹痛，肩臂痛，癫痫。

11. 四渎

【定位】在前臂背侧，肘尖下方 5 寸，当阳池与肘尖的连线上，尺骨与桡骨之间。

【解剖】皮肤、皮下组织、尺侧伸腕肌、骨间后血管神经束、拇长伸肌。皮肤由桡神经发出的前臂后皮神经分布。

【主治】前臂痛，咽喉肿痛，暴聋，齿痛。

12. 膈俞

【定位】在背部，当第七胸椎棘突下，旁开 1.5 寸。

【解剖】皮肤→皮下组织→斜方肌→背阔肌→骶棘肌。浅层布有第七、八胸神经后支的内侧皮支和伴行的动、静脉。深层有第七、八胸神经后支的肌支和相应肋间后动、静脉背侧支的分支或属支。

【主治】背痛，脊强，胃痛，呕吐，呃逆，气喘，吐血，炒热，盗汗。

13. 脾俞

【定位】俯卧。在背部，当第十一胸椎棘突下，旁开 1.5 寸。

【解剖】皮肤→皮下组织→背阔肌→下后锯肌→竖脊肌。浅层布有第十一、十二胸神经后支的皮支和伴行的动、静脉。深层有第十一、十二胸神经后支的肌支和相应胁间、胁下动、静脉的分支或属支。

【主治】背痛，腹胀、呕吐、泄泻、完谷不化，黄疸，水肿。

14. 足三里

【定位】仰卧伸下肢，或正坐屈膝。在小腿前外侧，当犊鼻下 3 寸，距胫骨前缘一横指。

【解剖】皮肤、皮下组织、胫骨前肌、小腿骨间肌、胫骨后肌。浅层布有腓肠外侧皮神经。深层有胫前动、静脉的分支或属支。

【主治】膝胫痛，下肢不遂，胃痛、呕吐、腹胀，肠鸣，腹痛，痢疾，泄泻，便秘，水肿，咳喘痰多，乳痈，头晕，耳鸣，心悸，癫狂，中风，疳疾。

15. 阴陵泉

【定位】在小腿内侧，当胫骨内侧髁后下方凹陷处。

【解剖】皮肤→皮下组织→半腱肌腱→腓肠肌内侧头。浅层布有隐神经的小腿内侧皮支，大隐静脉和膝降动脉分支。深层有膝下内侧动、静脉。

【主治】膝痛，腹胀，泻泄，黄疸，水肿，小便不利或失禁。

16. 承山

【定位】俯卧。在小腿后面正中，委中与昆仑之间，当伸直小腿或足跟上提时，腓肠肌肌腹下出现尖角凹陷处。

【解剖】皮肤→皮下组织→腓肠肌→比目鱼肌。浅层布有小隐静脉和腓肠肌内侧皮神经。深层有胫神经和胫后动、静脉。

【主治】腰腿拘急、疼痛，痔疾、便秘，脚气。

17. 殷门

【定位】俯卧。在大腿后面，当承扶与委中的连线上，承扶下 6 寸。

【解剖】皮肤→皮下组织→股二头肌长头及半腱肌。浅层布有股后皮神经。深层有坐骨神经及并行动、静脉，股深动脉穿支等。

【主治】腰痛，下肢痿痹。

18. 承筋

【定位】在小腿后面，当委中与承山的连线上，腓肠肌肌腹中央，委中下 5 寸。

【解剖】皮肤→皮下组织→腓肠肌→比目鱼肌。浅层布有小隐静脉，腓肠肌内侧皮神经。深层有胫后动、静脉和胫神经。

【主治】腰腿拘急、疼痛，痔疾。

19. 丰隆

【定位】仰卧伸下肢。或正坐屈膝。在小腿前外侧，当外踝尖上 8 寸，条口外，距胫骨前缘二横指。

【解剖】皮肤→皮下组织→趾长伸肌→长伸肌→小腿骨间膜→胫骨后肌。浅层布有腓肠外层皮神经。深层有胫前动、静脉的分支和腓深神经的分支。

【主治】下肢痿痹，痰多，哮喘，咳嗽，头痛，眩晕，癫狂，痫症。

20. 膀胱俞

【定位】俯卧。在骶部，当骶正中嵴旁 1.5 寸，平第二骶后孔。

【解剖】皮肤→皮下组织→臀大肌→竖脊肌腱。浅层布有臀中皮神经。深层布有臀下神经的属支和相应脊神经后支的肌支。

【主治】腰脊强痛，腹痛，泄药，便秘，癃闭，遗尿。

21. 上巨虚

【定位】仰卧伸下肢。或正坐屈膝。在小腿前外侧，当犊鼻下 6 寸，距胫骨前缘一横指。

【解剖】皮肤→皮下组织→胫骨前肌→小腿骨间膜→胫骨后肌。浅层布有腓肠外层皮神经。深层有胫前动、静脉和腓深神经。如深刺可能刺中胫后动、静脉和胫神经。

【主治】下肢痿痹，脚气，腹痛，肠鸣，痢疾，泄泻，便秘，肠痈。

22. 下巨虚

【定位】仰卧伸下肢。或正坐屈膝。在小腿前外侧，当犊鼻下 9 寸，距胫骨前缘一横指。

【解剖】皮肤、皮下组织、胫骨前肌、小腿骨间膜、胫骨后肌。浅层布有腓肠外层皮神经。深层有胫前动、静脉和腓深神经。

【主治】下肢痿痹，小腹痛，腰脊痛引睾丸，泄泻，痢疾，乳痈。

23. 小肠俞

【定位】在骶部，当骶正中嵴旁 1.5 寸，平第一骶后孔。

【解剖】皮肤→皮下组织→背阔肌→臀大肌内侧缘→竖脊肌腱。浅层布有臀中皮神经。深层布有臀下神经的属支和相应脊神经后支的肌支。

【主治】腰腿痛，小腹胀痛，痢疾，泄泻，痔疾，遗精，遗尿，尿血，白带。

24. 肝俞

【定位】正卧或侧卧。当第九胸椎棘突下，旁开 1.5 寸。

【解剖】皮肤→皮下组织→斜方肌→背阔肌→下后锯肌→竖脊肌。浅层布有第九、十胸神经后支的皮支和伴行的动、静脉。深层有第九、十胸神经后支的肌支和相应的肋间后动、静脉的分支或属支。

【主治】脊背痛，胁痛，目赤，目视不明，夜盲，吐血，眩晕，癫狂，痫证。

25. 条口

【定位】仰卧伸下肢，或正坐屈膝。在小腿前外侧当犊鼻下 8 寸，距胫骨前缘一横指。

【解剖】皮肤、皮下组织、胫骨前肌、小腿骨间膜、胫骨后肌。浅层布有腓肠外侧皮神经。深层有胫前动、静脉和腓深神经。如深刺可能刺中腓动、静脉。

【主治】下肢痿痹，跗肿，转筋，脘腹疼痛，肩臂痛。

26. 大肠俞

【定位】在腰部，当第四腰椎棘突下，旁开 1.5 寸。

【解剖】皮肤→皮下组织→背阔肌腱膜和胸腰筋膜浅层→竖脊肌。浅层布有第四、五腰神经后支的皮支和伴行的动、静脉。深层有第四、五腰神经后支的肌支和相应腰动、静脉背侧支的分支或属支。

【主治】腰痛，腹痛，腹胀，泄泻，便秘，痢疾。

27. 二间

【定位】在手食指本节（第二掌指关节）桡侧前缘，当赤白肉际凹陷处；微握拳取之。

【解剖】皮肤→皮下组织→第一蚓状肌腱→食指近节指骨基底部。浅层，神经有桡神经的指背神经与正中神经的指掌侧固有神经双重分布，血管有第一掌背动、静脉的分支和食指桡侧动、静脉的分支。深层有正中神经的肌支。

【主治】目痛，鼻衄，齿痛，口眼㖞斜，喉痹，食指屈伸不利，热病。

28. 三焦

【定位】俯卧。在腰部，当第一腰椎棘突下，旁开 1.5 寸。

【解剖】皮肤→皮下组织→背阔肌腱膜和胸腰筋膜浅层→竖脊肌。浅层布有第十二胸神经和第一腰神经后支的皮支和伴行的动、静脉。深层有第十二胸神经和第一腰神经后支的肌支和相应的动、静脉的分支或属支。

【主治】胸胁痛、胃脘痛，反胃，呕吐，肠鸣，完固不化。

29. 前谷

【定位】在手尺侧，微握拳，当小指本节（第五掌指关节）前的掌指横纹头赤白肉际。

【解剖】皮肤→皮下组织→小指近节指骨基底部。有尺神经的指背神经，尺神经的指掌侧固有神经和小指尺掌侧动、静脉。

【主治】手指麻木，头痛，目痛，目翳，耳鸣，咽喉肿痛，热病。产后无乳，癫痫。

30. 内庭

【定位】足背第二、三趾蹼缘后方赤白肉际处。

【解剖】皮肤→皮下组织→在第二与第三趾的趾长、短伸肌腱之间→第二、第三跖骨头之间。浅层布有足背内侧皮神经的趾骨背神经和足背静脉网。深层有趾骨背动、静脉。

【主治】足背肿痛，齿痛，口㖞，喉痹，鼻衄，胃痛，腹胀，泄泻，痢疾，热病。

31. 侠溪

【定位】第四、五趾间，趾蹼缘后方赤白肉际处。

【解剖】皮肤→皮下组织→第四趾的趾长、短伸肌腱与第五趾的趾长、短伸肌腱之间→第四与第五趾的近节趾骨底之间。布有足背中间皮神经的趾背神经和趾背动、静脉。

【主治】足跗肿痛，头痛，目赤痛，耳鸣，耳聋，胁痛，乳痈。

32. 足通谷

【定位】在足外侧部，足小趾本节（第五跖趾关节）的前方，赤白肉际处。

【解剖】皮肤→皮下组织→小趾近节趾骨底的跖侧面。布有足背外侧皮神经，足背静脉弓的属支，趾骨足底固有动、静脉。

【主治】头痛，项强，目眩，鼻衄，癫狂。

33. 鱼际

【定位】在手拇指本节（第一掌指关节）后凹陷处，约当第一掌骨中点桡侧，赤白肉际处。

【解剖】皮肤→皮下组织→拇短展肌→拇对握肌→拇短屈肌。浅层有正中神经掌皮支及桡神经浅支等分布。深层有正中神经肌支和尺神经肌支。

【主治】咳嗽，咳血，失音，喉痹，咽干，发热。

34. 劳宫

【定位】在手掌心，当第二、三掌骨之间偏于第三掌骨，握拳屈指时中指尖处。

【解剖】皮肤→皮下组织→掌腱膜→分别在桡侧两指前浅、深屈肌腱之间→第二蚓状肌桡侧→第一骨间掌侧肌和第二骨间背侧肌。浅层布有正中神经的掌支和手掌侧静脉网。深层有指掌侧总动脉，正中神经的指掌侧固有神经。

【主治】心痛，中风昏迷，癫狂，中暑，鹅掌风，口疮，口臭。

35. 少府

【定位】在手掌面，第四、五掌骨之间，握拳时，当小指尖处。

【解剖】皮肤→皮下组织→掌腱膜→环指的浅、深屈击腱与小指的浅、深屈肌腱之间→→第四蚓状肌→第四骨间背侧肌。浅层有尺神经掌支分布。深层布有指掌侧总动静脉，指掌侧固有神经（尺神经分支）。

【主治】心悸，胸痛，阴痒，阴痛，掌中热，手小指挛痛。

36. 大都

【定位】在足内侧缘，当足大趾本节（第一跖趾关节）前下方赤白肉际凹陷处。

【解剖】皮肤→皮下组织→第一趾骨基底部。布有足底内侧神经的趾底固有神经。浅静脉网，足底内侧动、静脉的分支或属支。

【主治】腹胀，胃痛，呕吐，泄泻，便秘，热病，心烦，体重肢肿。

37. 然谷

【定位】在足内侧缘，足舟骨粗隆下方，赤白肉际。

【解剖】皮肤→皮下组织→第一趾骨基底部。布有足底内侧神经的趾底固有神经。浅静脉网，足底内侧动、静脉的分支或属支。

【主治】腹胀，胃痛，呕吐，泄泻，便秘，热病，心烦，体重肢肿。

38. 行间

【定位】在足背侧，当第一、二趾间，趾蹼缘的后方赤白肉际处。

【解剖】皮肤→皮下组织→踇趾近节趾骨基底部与第二跖骨头之间。布有腓深神经的趾背神经和趾背动、静脉。

【主治】足跗肿痛，疝气，痛经，胸胁痛，目赤肿痛，头痛，眩晕；中风，崩漏，口喎，下肢痿痹。

39. 秩边

【定位】俯卧。在臀部，平第四骶后孔，骶正中嵴旁开3寸。

【解剖】皮肤→皮下组织→臀大肌→臀中肌→臀小肌。浅层布有臀中皮神经和臀下皮神经。深层有臀上、下动、静脉和臀上、下神经。

【主治】腰骶痛，便秘、小便不利，下肢痿痹，痔疾。

40. 跗阳

【定位】在小腿后面，外踝后，昆仑穴直上3寸。

【解剖】皮肤→皮下组织→腓骨短肌→长屈肌。浅层布有腓肠神经和小隐静脉。深层有胫神经的分支和胫后动、静脉的肌支。

【主治】下肢痿痹，外踝红肿，腰腿疼痛，头痛。

41. 梁丘

【定位】屈膝，在大腿前面，当髂前上棘与髌底外侧端的连线上，髌底上2寸。

【解剖】皮肤→皮下组织→股直肌腱与股外侧肌之间→股中间肌腱的外侧。浅层布有股神经的前皮支和股外侧皮神经。深层有旋股外侧动、静脉的降支和股神经的肌支。

【主治】膝肿痛，胃痛，乳痈，下肢不遂。

42. 髀关

【定位】在大腿前面，髂前上棘与髌底外侧端的连线上，屈股时，平会阴，居缝匠肌外侧凹陷处。

【解剖】皮肤→皮下组织→阔筋膜张肌与缝匠肌之间→股直肌→股外侧肌。浅层布有股外侧皮神经。深层有旋股外侧动、静脉的升支，股神经的肌支。

【主治】髀股痿痹，足麻不仁，腰腿疼痛，筋急不得屈伸。

43. 解溪

【定位】足背与小腿交界处的横纹中央凹陷处，当蹈长伸肌腱与趾长伸肌腱之间。

【解剖】皮肤→皮下组织→蹈长伸肌腱与趾长伸肌腱之间→距骨。浅层布有足背内侧皮神经及足背皮下静脉。

【主治】下肢痿痹、踝部肿痛，头痛，眩晕，腹胀，便秘，癫疾。

44. 太冲

【定位】在足背侧，当第一、二跖骨间隙的后方凹陷处。

【解剖】皮肤→皮下组织→蹈长伸肌腱与趾骨长伸肌腱之间→蹈短伸肌腱的外侧→第一骨间背侧肌。浅层布有足背静脉网、足背内侧皮神经等。深层有腓深神经和第一趾骨背动、静脉。

【主治】足跗肿，下肢痿痹，头痛，疝气，月经不调，小儿惊风，胁痛，呕逆，目赤肿痛，眩晕，瘛疭，癫痫。

45. 气海

【定位】在下腹部，前正中线上，当脐中下 1.5 寸。

【解剖】皮肤→皮下组织→腹白线→腹横筋膜→腹膜外脂肪→壁腹膜。浅层主要布有第十一胸神经前支的前皮支和脐周静脉网。深层主要有第十一胸神经前支的分支。

【主治】腹痛，便秘，泄泻，癃闭，遗尿，疝气，阳痿，月经不调，经闭，不孕，阴挺，中风脱证。

46. 腰阳关

【定位】在腰部，当后正中线上，第四腰椎棘下凹陷中。

【解剖】皮肤→皮下组织→棘上韧带→棘间韧带→弓间韧带。浅层主要布有第四腰神经后支的内侧支和伴行的动、静脉。深层有棘突间的椎外（后）静脉丛，第四腰神经后支的分支和第四腰动、静脉的背侧支的分支或属支。

【主治】腰骶疼痛，下肢痿痹，月经不调，遗精，阳痿。

47. 气冲

【定位】在腹股沟稍上方，当脐中下 5 寸，距前正中线 2 寸。

【解剖】皮肤→皮下神经→腹外斜肌腱膜→腹内斜肌→腹横肌。前侧布有腹壁动、静脉，第十二胸神经前支和第一腰神经前支的外侧皮支及前皮支。深层，下外侧在腹股沟管内有精索（或子宫圆韧带）、髂腹股沟神经和生殖股神经生殖支。

【主治】腹痛，疝气、阴肿、阳痿，月经不调，不孕。

48. 伏兔

【定位】在大腿前面，当髂前上棘与髌底外侧端的连线上，髌底上 6 寸。

【解剖】皮肤→皮下组织→股直肌→股中间肌。前侧布有股外侧静脉，股神经前皮支及股外侧皮神经。深层有旋股外侧动、静脉的降支，股神经的肌支。

【主治】腿膝寒冷、麻木、腰胯疼痛，疝气，脚气。

49. 股骨大转子穴

【定位】股骨干上端大转子凸隆处。

【解剖】皮肤→皮下组织→臀中肌、臀小肌起点→梨状肌止点（详见局部解剖）。

【解剖】髋痛、痹证。

附录5 软组织钩鍉针的分类和分型

巨 类：JL—01；JL—02；JL—03；JL—04；JL—05；JL—06；JL—07；JL—08；JL—09；JL—10；JL—11；JL—12；JL—13；JL—14；JL—15；JL—16；JL—17；JL—18；JL—19；JL—20；JL—21。

中 类：ZL—01；ZL—02；ZL—03；ZL—04；ZL—05；ZL—06；ZL—07；ZL—08；ZL—09；ZL—10；ZL—11；ZL—12；ZL—13；ZL—14；ZL—15；ZL—16；ZL—17；ZL—18；ZL—19；ZL—20；ZL—21；ZL—22；ZL—23；ZL—24；ZL—25；ZL—26；ZL—27；ZL—28；ZL—29；ZL—30；ZL—31；

微 类：WL—01；WL—02；WL—03；WL—04；WL—05；WL—06；WL—07；WL—08；WL—09；WL—10；WL—11；WL—12；WL—13；WL—14；WL—15；WL—16；WL—17；WL—18；WL—19；WL—20；WL—21；WL—22；WL—23；WL—24；WL—25；WL—26。

超 微 类：CW—01；CW—02；CW—03；CW—04；CW—05；CW—06；CW—07；CW—08。

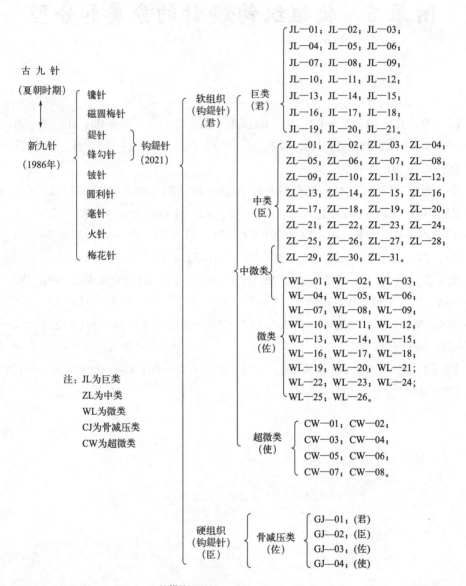

古 九 针
（夏朝时期）

新九针
（1986年）

镵针
磁圆梅针
锃针
锋勾针
铍针
圆利针
毫针
火针
梅花针

钩锃针
（2021）

软组织
（钩锃针）
（君）

硬组织
（钩锃针）
（臣）

巨类
（君）

JL—01；JL—02；JL—03；
JL—04；JL—05；JL—06；
JL—07；JL—08；JL—09；
JL—10；JL—11；JL—12；
JL—13；JL—14；JL—15；
JL—16；JL—17；JL—18；
JL—19；JL—20；JL—21。

中类
（臣）

ZL—01；ZL—02；ZL—03；ZL—04；
ZL—05；ZL—06；ZL—07；ZL—08；
ZL—09；ZL—10；ZL—11；ZL—12；
ZL—13；ZL—14；ZL—15；ZL—16；
ZL—17；ZL—18；ZL—19；ZL—20；
ZL—21；ZL—22；ZL—23；ZL—24；
ZL—25；ZL—26；ZL—27；ZL—28；
ZL—29；ZL—30；ZL—31。

中微类

微类
（佐）

WL—01；WL—02；WL—03；
WL—04；WL—05；WL—06；
WL—07；WL—08；WL—09；
WL—10；WL—11；WL—12；
WL—13；WL—14；WL—15；
WL—16；WL—17；WL—18；
WL—19；WL—20；WL—21；
WL—22；WL—23；WL—24；
WL—25；WL—26。

超微类
（使）

CW—01；CW—02；
CW—03；CW—04；
CW—05；CW—06；
CW—07；CW—08。

骨减压类
（佐）

GJ—01；（君）
GJ—02；（臣）
GJ—03；（佐）
GJ—04；（使）

注：JL为巨类
ZL为中类
WL为微类
CJ为骨减压类
CW为超微类

钩锃针90型

附图5-1 中华钩活术流派技术一次性使用钩锃针

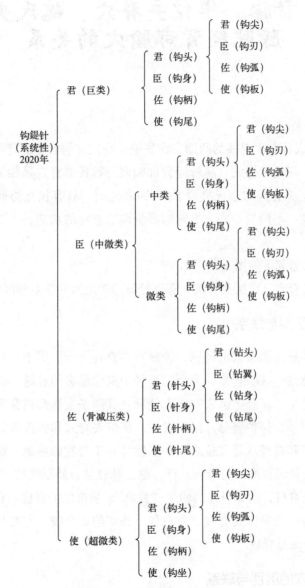

附图 5-2　钩鍉针之君臣佐使

附录6 督脉、华佗夹脊穴、魏氏夹脊穴与膀胱经背部腧穴的关系

魏氏夹脊83穴分布于脊柱的两侧，在华佗夹脊穴和膀胱经的背部腧穴之间，在督脉的两侧。督脉、华佗夹脊穴、膀胱经背部腧穴与魏氏夹脊穴是相邻关系，督脉、足太阳膀胱经、华佗夹脊穴和魏氏夹脊83穴四者之间，具有相互协调、互为因果的关系，从不同的角度、不同的经络、不同的部位调节脊柱的功能、十二正经的功能和五脏六腑的功能。

四者的位置关系如下附图6-1所示。

督脉、华佗夹脊穴、魏氏夹脊穴、膀胱经脉四者之间的联系和区别如下所述。

一、位置的区别与联系

督脉和膀胱经脉是两条大的经脉，督脉贯穿脊柱上下，居于脊柱的中央，为阳脉之首，属奇经八脉之一。膀胱经脉为十二正经中穴位最多的经脉，也是背部腧穴最多的经脉，同时又是十二正经"腧穴"所在经脉，其两条支脉都贯穿于脊柱的两侧，就像督脉的两条护卫线，保护督脉，保护脊柱。华佗夹脊穴和魏氏夹脊穴都属于经外奇穴，不在十二正经和奇经八脉穴位之列，依然分布于脊柱的两侧。魏氏夹脊穴的纵行连线，从上而下，顶天立地，与脊柱并行，是督脉脊柱自始至终的"随从"；华佗夹脊穴的纵行连线紧贴脊柱，就像脊柱的两个"背翼"，装饰保护脊柱。脊柱左右各两条膀胱经脉线、左右各一条魏氏夹脊线、左右各一条华佗夹脊线，左右共八条线，中间是督脉线，八条线中央是脊柱。

二、经脉腧穴的区别与联系

手太阳经腧穴后溪通于督脉。督脉之别，名曰长强，夹脊上项，散头上，下行肩胛左右，别走太阳，入贯膂。实，则脊强；虚，则头重，高摇之。夹脊之有过者，取之所别也。别络进入脊旁的肌肉组织，督之络脉上行路线，即是魏氏夹脊穴的连线，魏氏夹脊穴全部腧穴都在这条督脉上行的络脉路线上。四者之间的腧穴逐层向外扩展，形成层层腧穴、层层保护的网络体系。

三、所治疾病的区别与联系

四者腧穴所治疾病都属于同系统疾病，但每个腧穴都有各自所治特长，腧穴和腧穴之间互相联系，互为因果，在治疗方面也同样是互相为用，互相补充。如腰一穴治疗小腿痛，同时又治疗腰痛和遗尿，与之相邻的关元俞主治遗尿和腰痛，又治腿痛等。

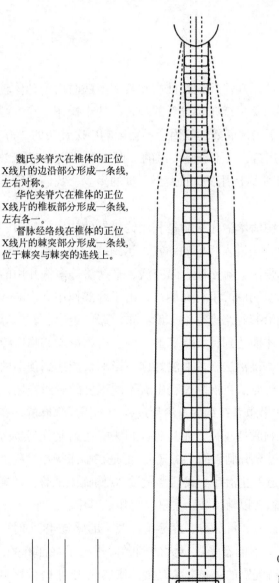

魏氏夹脊穴在椎体的正位
X线片的边沿部分形成一条线，
左右对称。
华佗夹脊穴在椎体的正位
X线片的椎板部分形成一条线，
左右各一。
督脉经络线在椎体的正位
X线片的棘突部分形成一条线，
位于棘突与棘突的连线上。

0.督脉经络线

1.华佗夹脊线

2.魏氏夹脊线

3.膀胱经经络线

4.膀胱经支脉线

0.5寸 0.5寸 1寸

标尺示意图

0 1 2 3 4

附图6-1　魏氏夹脊穴与其他经络穴位位置关系

附录 7 钩活术局部麻醉的探讨

钩活术中医特异针疗法，在治疗颈腰椎病和其他疾病时由于针体较大，给患者带来一定痛苦。局部麻醉可以免去或减轻患者的痛苦，便于操作治疗。可是钩活术是中医针灸的特异针疗法，由于局部麻醉的原因会不会影响中医针灸的"得气"，进而影响疗效呢？既不给患者带来痛苦，又不影响中医的"得气"，更增加临床效果，局部麻醉是用还是不用？对于盐酸利多卡因浓度的大小、量的多少，我们进行了临床观察，探讨如下。

1. 麻醉药使用与否 钩活术治疗疾病是利用钩鎽针的钩尖、钩刃、钩弧、钩板四个不同的部位合为一体的钩头进入相应的腧穴，达到钩治法、割治法、挑治法、针刺法、放血法、减压法、减张法、疏松法、温补法、平衡法等多法并用的效果。患者在钩活术治疗过程中在局部浸润麻醉下行针刺法，由于麻醉作用会影响针刺的效果，因为针刺法就是要在局部或沿其经络产生酸、麻、重、胀、走串、放射等针感，即中医针灸的"得气"，"得气"才能达到针灸治病的目的，否则影响其临床疗效或无效。局部麻醉对钩治法、割治法、挑治法、放血法好像不影响，能达到预期的疗效。其实钩治法、割治法、挑治法、放血法在治疗过程中有不同程度的刺激作用，这个刺激作用也是针感，即"得气"。如果患者在钩活术治疗过程中不用局部麻醉，在理论上能达到很强的刺激，针体较大，刺激性较强，尤其是针刺法能达到充分刺激而"得气"治病的目的，其余四法也能通过充分刺激而"得气"，可是在临床操作过程中患者可能难以忍受这巨大的刺激，而被迫停止治疗。我们曾做过 20 例临床试验，常规无菌操作的前提下不使用局部麻醉，给患者以精神鼓励去忍受疼痛。其中，3 例（15%）成功完成了钩活术治疗，之后局部酸、胀、沉、重、疼等"得气"的感觉 48 小时后逐渐消失，临床疗效较好；17 例（85%）不能忍受这巨大的刺激而进行了局部麻醉，之后局部酸、胀、沉、重、疼等针感"得气"的感觉非常轻微，依然在 48 小时后逐渐消失，对照观察结果，临床疗效稍差于未用盐酸利多卡因者。

2. 无菌水替代盐酸利多卡因 钩活术治疗不用局部麻醉疗效更好，而众多患者不能忍受者占 85%，使用局部麻醉患者容易接受，但又影响一定的临床疗效，那么利用无菌注射用水替代麻药，能不能达到减少痛苦而能实施治疗，又不影响"得气"治病的目的，我们也进行了临床试验研究。随机观察 20 例颈腰椎患者，全部使用与盐酸利多卡因等量的无菌注射用水替代，进行临床观察，结果显示：6 例（30%）患者顺利完成钩活术治疗，基本无痛苦，"得气"感觉 48 小时逐渐消失，临床疗效较好。14 例（70%）患者因疼痛难忍而被迫使用盐酸盐酸利多卡因后，才完成钩活术治疗，"得气"感觉轻微，甚至没有。有"得气"感觉的 8 例，占 14 例患者的 57.14%，48 小时后"得气"感觉逐渐消失；7 例患者无"得气"感觉，占 14 例患者的 42.86%，相对临床效果较差。

3. 盐酸利多卡因浓度大小 由以上临床研究数据和结果可以看出，钩活术在治疗过程中利用盐酸利多卡因已成必然，因为要让众多的患者接受钩活术的治疗，必须使其在能够相对无痛过程中完成治疗。既不影响疗效，产生较好的"得气"感觉，又让患者能够接受。盐酸利多卡因的浓度多少最为合适呢？我们也进行了临床观察研究。随机分组观察，治疗组 20 例颈腰椎患者使用浓度为 0.5% 的盐酸利多卡因，每腧穴使用 2mL，2 分钟后开始操作治疗；观察组 20 例颈腰椎患者使用浓度为 1% 的盐酸利多卡因，每腧穴使用 1mL，与治疗组的盐酸利多卡因浓度不同而总含量等同，2 分钟后开始操作治疗。结果显示：治疗组在操作过程中基本无痛，"得气"感觉基本正常，48 小时后逐渐消失，1 例患者出现一过性头晕；对照组在操作过程中基本无痛，"得气"感觉稍差，48 小时后逐渐消失，3 例患者出现头晕不适的感觉，半小时后消失。考虑因盐酸利多卡因浓度而引起的反应。

4. 盐酸利多卡因量的大小 由以上盐酸利多卡因浓度不同而出现不同的结果可知，浓度大小可影响疗效，且能带来不同的不良反应。在相同浓度的前提下，使用多大的量最为合适呢？我们也进行了临床观察研究。利用 0.25% 的盐酸利多卡因局部浸润麻醉随机分为治疗组 20 例颈腰椎患者（每腧穴 3mL）和对照组 20 例颈腰椎患者（每腧穴 2mL），进行对照观察，结果显示：治疗组临床忍受率 100%，"得气"感觉基本正常，48 小时后逐渐消失，临床疗效较好；对照组临床忍受率 90%（2 例被迫加大了盐酸利多卡因量），"得气"感觉基本正常，临床疗效同治疗组。

5. 盐酸利多卡因注射的深浅度 小浓度、中剂量的盐酸利多卡因麻醉下临床"得气"针感和临床疗效较好，那么，浸润注射合适浓度和剂量的盐酸利多卡因深浅度是多少呢？我们也进行了临床观察研究。根据颈腰椎所取腧穴的深浅度不同，把颈椎魏氏夹脊穴的深度定为 1cm、腰椎魏氏夹脊穴的深度定为 1.5cm，利用小浓度（0.25%）、中剂量（3mL）的盐酸利多卡因进行局部浸润麻醉作为治疗组；把颈椎魏氏夹脊穴的深度定位 0.5cm、腰椎魏氏夹脊穴的深度定位 1cm，利用小浓度、中剂量的麻药进行局部浸润麻醉作为对照组。结果显示：治疗组临床忍受率 100%，"得气"感觉基本正常，48 小时逐渐消失，临床疗效较好；对照组临床忍受率 95%（1 例加大加深了盐酸利多卡因浓度与深度），"得气"感觉基本正常，临床疗效同治疗组。对照组由于用药较浅，局部皮肤肿胀明显。

【结论】 钩活术是中医特异针疗法，有"得气"的感觉时增加临床疗效是科学的，在治疗过程中让患者产生最小的痛苦也是科学的。由以上研究可知，在钩活术治疗前使用小剂量的麻药是必要的，使用浓度为 0.25%~0.5%，剂量为颈魏氏夹脊穴 3mL、腰魏氏夹脊穴 4mL，深度为颈魏氏夹脊穴 1cm、腰魏氏夹脊穴 1.5cm，以盐酸利多卡因局部浸润麻醉，既不影响"得气"的感觉和临床疗效，又能让患者在相对无痛中接受钩活术治疗。

参考文献

[1] 魏玉锁. 中华钩活术 [M]. 北京：中医古籍出版社，2009.

[2] 鲁玉来，蔡钦林. 腰椎间盘突出症 [M]. 北京：人民军医出版社，2002.

[3] 贺普仁. 针具针法 [M]. 北京：科学技术文献出版社，2003.

注：此论文已发表

盐酸利多卡因配方如下。

（1）脊柱病、脊柱相关疾病

①盐酸利多卡因浓度配比

0.5% 盐酸利多卡因 6mL=2% 盐酸利多卡因 1.5mL+ 注射用水 4.5mL

②盐酸利多卡因用量

颈、胸、骶新夹脊穴每个腧穴 3mL

腰椎新夹脊穴每个腧穴 4mL

（2）四肢关节病

①盐酸利多卡因浓度配比

0.75% 盐酸利多卡因 6mL=2% 盐酸利多卡因 2mL+ 注射用水 4mL

②盐酸利多卡因用量

每个腧穴 3mL

（3）带状疱疹后遗神经痛

①盐酸利多卡因浓度配比

0.5% 盐酸利多卡因 6mL=2% 盐酸利多卡因 1.5mL+ 注射用水 4.2mL+ 亚甲蓝注射液 0.3mL

②盐酸利多卡因用量

颈、胸、骶新夹脊穴每个腧穴 3mL

腰椎新夹脊穴每个腧穴 4mL

（4）股骨头坏死

①盐酸利多卡因浓度配比

2% 盐酸利多卡因 2mL+ 注射用水 3.75mL+ 山莨菪碱注射液 2.5mg

② 盐酸利多卡因用量

股骨大转子穴 2mL；股骨颈、股骨头穴每个点 4mL。

注意盐酸利多卡因的过敏反应，注射药液时动作要轻巧，每进针一个层次都要抽回血，不能把盐酸利多卡因打到血管里，进针深度依据局部解剖，谨防刺入胸腔、刺伤脊髓。

在操作过程中要注意三慢：慢进针、慢推药、慢退针。

附录8 中华钩活术度量图

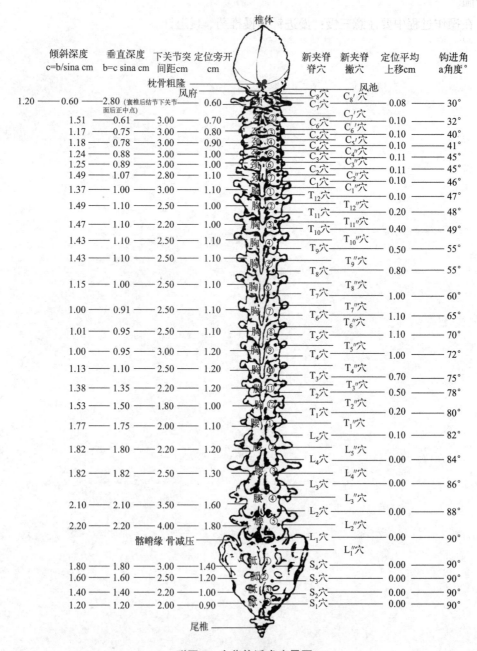

附图8 中华钩活术度量图

2020

附录9　腧穴组合

腰脊穴

$腰_1穴 + 腰_2穴 = L_1穴 + L_2穴$

$腰_2穴 + 腰_3穴 = L_2穴 + L_3穴$

$腰_3穴 + 腰_4穴 = L_3穴 + L_4穴$

$腰_4穴 + 腰_5穴 = L_4穴 + L_5穴$

腰脊撇穴

$腰_1'穴 + 腰_2'穴 = L_1'穴 + L_2'穴$

$腰_2'穴 + 腰_3'穴 = L_2'穴 + L_3'穴$

$腰_3'穴 + 腰_4'穴 = L_3'穴 + L_4'穴$

$腰_4'穴 + 腰_5'穴 = L_4'穴 + L_5'穴$

参考文献

［1］王国强. 中医医疗技术手册［S］. 北京：国家中医药管理局，2013.

［2］于文明. 中医临床基层适宜技术手册［S］. 长春：吉林科学技术出版社，2009.

［3］于文明. 中医临床基层适宜技术［M］. 北京：国家中医药管理局，2009.

［4］王国强. 基层中医药适宜技术手册［M］. 北京：国家中医药管理局，2010.

［5］魏玉锁. 中华钩活术基础理论与专用钩鍉针［M］. 北京：中国中医药出版社，
     2022.

［6］魏玉锁. 中医微创钩活术（钩针）技术诊疗方案和临床路径［S］. 北京：中国中
     医药出版社，2020.

［7］魏玉锁. 中医钩活术技术操作规范［S］. 北京：中医古籍出版社，2019.

［8］魏玉锁. 中华钩活术99问［M］. 2版. 北京：中医古籍出版社，2017.

［9］魏玉锁. 钩针松解术微创治疗腰椎间盘突出症［J］. 中国临床医生，2004，32（4）：
     43-44.

［10］魏玉锁. "钩活术"治疗颈腰椎管狭窄1例报道［J］. 中华脊柱医学，2005，2（3）：
     58.

［11］魏玉锁. "钩活术"治疗腰椎间盘膨隆型突出症300例临床观察［J］. 中国社区
     医师，2005，21（14）：40.

［12］魏玉锁. 钩活术与椎旁注射治疗突出型腰椎间盘突出症临床疗效对比观察［J］.
     社区医学杂志，2006，4（2）：47-49.

［13］魏玉锁. "钩活术"治疗腰椎间盘突出症1例报道［J］. 社区医学杂志，2006，4
     （6）：48-50.

［14］魏玉锁. 钩活术治疗腰椎手术失败综合征228例临床观察［J］. 医药月刊，
     2006，3（10）：56-58.

［15］魏玉锁. 局部麻醉在钩活术中的应用［J］. 社区医学杂志，2010，8（13）：88.

［16］魏玉锁. 中华钩活术治疗腰骶椎退变性及软组织疾病［M］. 北京：中国中医药
     出版社，2012.

［17］伊智雄. 实用中医脊柱病学［M］. 北京：人民卫生出版社，2002.

［18］鲁玉来，蔡钦林. 腰椎间盘突出症［M］. 北京：人民军医出版社，2002.

［19］郑丕舜. 脊椎脊髓关连病与脊髓病诊断治疗学［M］. 北京：北京科学技术出版社，2002.

［20］叶应陵. 腰腿痛的诊断与治疗［M］. 北京：人民军医出版社，2004.

［21］徐恒泽. 针灸学［M］. 北京：人民卫生出版社，2002.

［22］周仲瑛. 中医内科学［M］. 北京：中国中医药出版社，2003.

［23］王和鸣. 中医骨伤科学［M］. 北京：中医中医药出版社，2007.

［24］陈廷明，刘怀清，闵苏. 颈肩腰背痛非手术治疗［M］. 北京：人民卫生出版社，2006.

［25］邵福元，邵华磊，薛爱荣. 颈肩腰腿痛应用解剖学［M］. 郑州：河南科学技术出版社，2000.

［26］谢进，管东辉，于波. 骨科软组织损伤诊疗［M］. 济南：山东科学技术出版社，2008.

［27］李曰庆. 中医外科学［M］. 北京：中国中医药出版社，2002.

［28］黄贤忠. 壮医针挑疗法［M］. 南宁：广西人民出版社，1986.

［29］孙树椿，孙之镐. 临床骨伤科学［M］. 北京：人民卫生出版社，2006.

［30］伦新，易玮. 经络腧穴学［M］. 北京：科学技术文献出版社，2006.

［31］胡有谷. 腰椎间盘突出症［M］. 3 版. 北京：人民卫生出版社，2004.